本教材第2版为"十四五"职业教育国家规划教材
国家卫生健康委员会"十四五"规划教材
全国高等职业教育专科教材

供助产专业用

助产学

第3版

主 编 王 玉 崔 萱

副主编 陈顺萍 刘 慧 姚丽娟

编 者（以姓氏笔画为序）

万俊芳（咸阳职业技术学院）　　　　宋沉思（毕节医学高等专科学校）

王 玉（山东医学高等专科学校）　　张 妤（甘肃卫生职业学院）

王 诺（锡林郭勒职业学院）　　　　陈 敏（南昌医学院）

牛 倩（河南护理职业学院）　　　　陈顺萍（福建卫生职业技术学院）

左欣鹭（承德护理职业学院）　　　　周昔红（中南大学湘雅二医院）

刘 慧（黑龙江护理高等专科学校）　姚丽娟（滨州医学院附属医院）

孙胜男（山东医学高等专科学校）　　贾 佳（重庆医药高等专科学校）

李咏冰（自贡市第一人民医院）　　　崔 萱（江苏护理职业学院）

李金芝（蚌埠医科大学）　　　　　　薛凯凯（徐州医科大学）

杨 波（保山中医药高等专科学校）

新形态教材

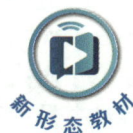

人民卫生出版社
·北京·

图书在版编目（CIP）数据

助产学 / 王玉，崔萱主编 . -- 3 版 . -- 北京 ：人民
卫生出版社，2024. 11（2025. 5 重印）. --（高等职业教育
专科护理类专业教材）. -- ISBN 978-7-117-36683-0

Ⅰ. R717

中国国家版本馆 CIP 数据核字第 2024N52R56 号

人卫智网	www.ipmph.com	医学教育、学术、考试、健康，购书智慧智能综合服务平台
人卫官网	www.pmph.com	人卫官方资讯发布平台

助产学
Zhuchanxue
第 3 版

主　　编：王　玉　崔　萱
出版发行：人民卫生出版社（中继线 010-59780011）
地　　址：北京市朝阳区潘家园南里 19 号
邮　　编：100021
E - mail：pmph @ pmph.com
购书热线：010-59787592　010-59787584　010-65264830
印　　刷：河北新华第一印刷有限责任公司
经　　销：新华书店
开　　本：850×1168　1/16　　印张：21
字　　数：593 千字
版　　次：2014 年 1 月第 1 版　　2024 年 11 月第 3 版
印　　次：2025 年 5 月第 2 次印刷
标准书号：ISBN 978-7-117-36683-0
定　　价：66.00 元
打击盗版举报电话：010-59787491　E-mail：WQ @ pmph.com
质量问题联系电话：010-59787234　E-mail：zhiliang @ pmph.com
数字融合服务电话：4001118166　E-mail：zengzhi @ pmph.com

高等职业教育专科护理类专业教材是由原卫生部教材办公室依据原国家教育委员会"面向21世纪高等教育教学内容和课程体系改革"课题研究成果规划并组织全国高等医药院校专家编写的"面向21世纪课程教材"。本套教材是我国高等职业教育专科护理类专业的第一套规划教材,于1999年出版后,分别于2005年、2012年和2017年进行了修订。

随着《国家职业教育改革实施方案》《关于深化现代职业教育体系建设改革的意见》《关于加快医学教育创新发展的指导意见》等文件的实施,我国卫生健康职业教育迈入高质量发展的新阶段。为更好地发挥教材作为新时代护理类专业技术技能人才培养的重要支撑作用,在全国卫生健康职业教育教学指导委员会指导下,经广泛调研启动了第五轮修订工作。

第五轮修订以习近平新时代中国特色社会主义思想为指导,全面落实党的二十大精神,紧紧围绕立德树人根本任务,以打造"培根铸魂、启智增慧"的精品教材为目标,满足服务健康中国和积极应对人口老龄化国家战略对高素质护理类专业技术技能人才的培养需求。本轮修订重点:

1. 强化全流程管理。 履行"尺寸教材、国之大者"职责,成立由行业、院校等参与的第五届教材建设评审委员会,在加强顶层设计的同时,积极协同和发挥多方面力量。严格执行人民卫生出版社关于医学教材修订编写的系列管理规定,加强编写人员资质审核,强化编写人员培训和编写全流程管理。

2. 秉承三基五性。 本轮修订秉承医学教材编写的优良传统,以专业教学标准等为依据,基于护理类专业学生需要掌握的基本理论、基本知识和基本技能精选素材,体现思想性、科学性、先进性、启发性和适用性,注重理论与实践相结合,适应"三教"改革的需要。各教材传承白求恩精神、红医精神、伟大抗疫精神等,弘扬"敬佑生命、救死扶伤、甘于奉献、大爱无疆"的崇高精神,契合以人的健康为中心的优质护理服务理念,强调团队合作和个性化服务,注重人文关怀。

3. 顺应数字化转型。 进入数字时代,国家大力推进教育数字化转型,探索智慧教育。近年来,医学技术飞速发展,包括电子病历、远程监护、智能医疗设备等的普及,护理在技术、理念、模式等方面发生了显著的变化。本轮修订整合优质数字资源,形成更多可听、可视、可练、可互动的数字资源,通过教学课件、思维导图、线上练习等引导学生主动学习和思考,提升护理类专业师生的数字化技能和数字素养。

第五轮教材全部为新形态教材,探索开发了活页式教材《助产综合实训》,供高等职业教育专科护理类专业选用。

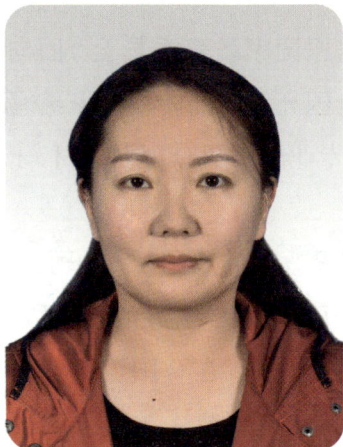

王 玉

教授/副主任医师

山东医学高等专科学校济南校区护理系副主任，妇产科学博士，兼任山东省高等学校创新创业教育导师库学科专业导师、山东省卫生职业教育专业建设指导委员会护理类专业分委员会秘书、山东省健康管理协会母胎医学分会委员。从事妇产科临床工作 8 年、助产教育工作 16 年，承担国家和省厅级教研、科研课题 9 项，主编《妇科护理学》《妇产科护理》《助产士新生儿护士培训》规划教材 3 本，参编教材 8 本，发表论文 10 余篇。参与建设国家级护理专业资源库课程 2 门、山东省精品资源共享课 1 门，主持山东省助产专业教学资源库助产学课程的建设。

希望同学们秉承助产初心，培养高尚的职业道德，刻苦学习专业知识，不断提升助产技能，以温暖的双手承托起生命的重量，用实际行动为健康中国建设贡献青春力量。

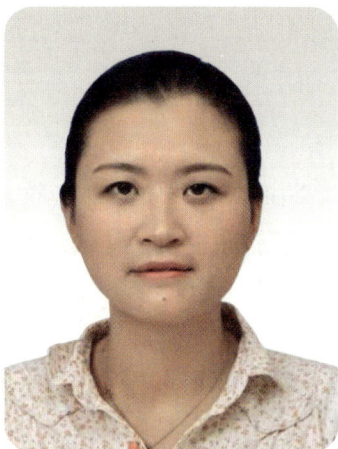

崔 萱

教授/主治医师

担任江苏护理职业学院助产专业带头人,江苏省高校"青蓝工程"优秀教学团队带头人,职业教育国家在线精品课程主持人。兼任江苏省职业院校教学能力比赛评审专家、国家职业技能鉴定考评专家。主编"十四五"国家规划教材 2 本、江苏省重点教材 1 本,副主编教材 1 本。曾荣获"神州数码杯"全国中等职业学校信息化教学大赛一等奖、信息化课堂教学江苏省比赛二等奖、江苏省职业院校教学大赛二等奖、江苏省高校微课教学比赛一等奖。课堂教学案例在全省乃至全国范围内得到广泛推广,并入选国家职业教育护理专业教学资源库。带领江苏省"青蓝工程"优秀教学团队建成职业教育国家精品在线课程 2 门、"十四五"江苏省职业教育首批在线精品课程 4 门。

学习助产专业,不仅是追求一技之长,更是承担着托起新生命、守护家庭幸福的崇高使命。愿你以爱心为帆,以专业为桨,在医学的海洋中乘风破浪,成就非凡人生。

助产学是助产专业的核心课程。《助产学》(第3版)在全国卫生健康职业教育教学指导委员会专家指导下,以立德树人为根本任务,以助产专业培养目标为导向,以助产核心能力培养为根本,满足岗位需要、教学需要和社会需要。本教材由全国18家院校、医院的专家经过反复斟酌,在上一版的基础上共同修订完成。

本教材的修订坚持"以学生为中心",从内容到形式都有创新和改革,主要体现在以下几个方面:

1. 思政元素有机融入　教材内容有机融入了习近平新时代中国特色社会主义思想、党的二十大精神、中华榜样故事等思政元素,坚持正确的政治方向和价值导向,有助于培养学生良好的职业道德、职业精神和人文素养,充分体现助产人文关怀。

2. 体现职业教育精神,突出必需、够用　教材以助产执业内容为主体,助产职业能力为核心,与全国护士执业资格考试、全国助产士规范化培训标准、母婴护理职业技能等级考试紧密衔接,完善教材编写框架和内容,培养学生掌握基本的专业知识和能力。

3. 优化章节结构,更新教材内容　根据知识的内在逻辑结构和层次,调整部分章节顺序,有助于学生逐步掌握系统的学科知识,建立扎实的学科基础。对接临床岗位需求,紧跟学科发展步伐,参照最新的权威专家共识和临床诊治指南,在孕期保健、正常分娩、妊娠合并症、分娩期并发症、产房常用手术及护理配合适宜技术等章节,更新了管理理念、知识和技能,如新产程、自由体位分娩、导乐陪伴分娩、产后康复及现代产房管理等,体现了科学性、先进性。

4. 表现形式丰富,激发学习兴趣　每章提供情境导入,启发学生思考;设置知识链接以拓展学生的知识面,通过讲解榜样的故事提高学生的专业认同感和责任感;每章思考题可促进知识的融会贯通,帮助学生理论联系实际,提高分析问题和解决问题的能力,逐步建立评判性思维。

5. 纸数融合,焕发数字时代活力　教材配套数字化资源,包括教学课件、思维导图、视频、图片、练习题等,可使教材内容的更新与时俱进,充分发挥数字内容的展现优势,表现更立体化、多样化,促进学生自主学习,提升教学效果。

6. 配套学习指导,巩固学习成果　本教材配套《助产学学习指导》,梳理各章知识清单,解析重点难点,浓缩护考考点,实现课岗对接、课证融合的育人模式,帮助学生可持续发展。

本教材适用于高等职业教育专科助产专业师生,也可作为相关人员的参考用书。本教材的编者们在编写过程中付出了辛勤劳动,同时获得各位编者所在单位的大力支持,在此一并感谢。由于编写时间紧、任务重,编者水平有限,内容难免有不妥之处,殷切希望广大师生及同行批评指正,提出宝贵意见,以便不断修订完善。

教学大纲
(参考)

王玉　崔萱

2024年11月

目录

绪 论

ER 0-1

教学课件

学习目标

　　1. 熟悉：助产学的定义与范畴、助产学的特点及学习方法、助产士的基本职责和职业素质。

　　2. 了解：助产学的发展概要、现状与发展趋势。

　　3. 学生树立维护和促进母婴健康的意识，充分体现助产人文关怀。

一、助产学的定义与范畴

　　助产学是一门协助新生命安全诞生的医学科学，是研究妊娠期、分娩期、产褥期妇女以及胎儿、新生儿的生理、心理、病理与社会因素变化，进行保健指导、促进产妇自然分娩的一门学科。它以产科系统理论为基础，重在孕期保健、产前监护、助产及产后护理等理论知识和技能操作，是助产专业中一门专业性、技术性与实践性很强的专业核心课程。此外，助产学还涉及相关的护理理论与技能等多方面的知识，对保障妇女的身心健康和下一代的健康成长有着重要的意义。

二、助产学的发展概要

　　在古代，妇女多靠自己完成分娩过程。在漫长的原始自助式分娩阶段后，逐渐出现了由年长、有过分娩及照顾家人经验的妇女帮助分娩，这就是早期的助产雏形。

　　大约在公元前 1500 年，古埃及《埃伯斯纸草书》中就有关于妇产科学的专论。公元前 460 年，希波克拉底提出"体液学说"，他的著作中已涉及妇产科学内容。19 世纪末到 20 世纪中叶，英国成立了助产士训练班，通过助产士相关法律法规。20 世纪 70 到 80 年代，助产士队伍迅速成长，他们为促进产妇和婴儿的健康做出了贡献。

　　我国公元前 12 世纪的甲骨文就有"育疾"两字。2 000 多年前诞生的《黄帝内经》是我国现存最早的一本医书，其中详述了女子成长、发育、月经疾患、妊娠的诊断与疾病治疗等内容。公元 2 世纪张仲景所著《金匮要略》中记载妇人妊娠病、产后病等。唐代孙思邈（公元 581—682 年）在《千金要方》和《千金翼方》"妇人方"中详细论述了胎儿生长发育和孕妇保健等问题，至今书中的"逐月养胎法"仍具有临床指导价值。公元 9 世纪中叶，昝殷所著《经效产宝》是现存最早的一部中医妇产科专著，标志着在我国传统医学上产科与内科分立。至宋代嘉祐五年（公元 1060 年）正式规定产科为九科之一。1908 年，金韵梅（又称金雅梅）医生创办北洋女医学堂，为我国培养了第一批助产士。新中国成立后，政府普及"新法接生"，各地中等卫生学校相继开办助产士班和医士助产班。随着 20 世纪 70 年代围产医学的兴起和发展以及人们对优生优育的倡导和需求，助产工作进入现代化发展阶段，大量新技术运用于该领域。助产学由以往的经验医学向循证医学发展。

三、助产学的现状与发展趋势

产科学理论体系的转变、产科诊断技术、治疗方法的不断提高，引发了许多新学科的兴起和建立。采用近代科学新技术，开展系列的监护和诊治，如超声测定胎头双顶径；羊膜腔穿刺抽羊水测定胎儿成熟度及筛查先天性代谢性疾病和遗传性疾病、胎儿-胎盘单位功能判断；胎儿宫内情况的电子监护；胎儿镜下观察胎儿生长状态，还可在镜下取血做胎儿血氧分析；宫内输血及给药等。这些新技术，为开展遗传学研究和检测创造了条件，也提高了妇女孕产期保健服务质量及助产水平，有效地降低了孕产妇和围生儿死亡率，促进了家庭幸福和社会稳定。

为适应医学模式转变和社会发展对生育、健康及医疗保健需求的变化，助产模式已发展为以母婴为中心，重视家庭支持和人文关怀的助产服务模式。随着时代的发展和出生人口数量的变化，受过专业训练和具备专科技能的助产士需要更多地参与产时服务及相关管理，提供具有安全性、高质量和充满人文关怀的健康照顾。目前，助产士的工作场所逐渐由医院扩大到家庭、社区。婚前健康检查、生殖各期的保健、设立助产士门诊、孕妇学校、导乐陪伴分娩、无痛分娩等服务已广泛开展；以母婴健康为中心的"生育中心""爱婴医院""温馨待产室""母婴同室""待产、分娩、恢复一体化产房（LDR 产房）"等家庭式的舒适待产及分娩环境，大大降低产妇与家庭成员的紧张与焦虑，有力地保障孕妇以最佳心情轻松、愉快地完成分娩，提高了产妇分娩的满意度。分娩是一个自然的生理现象，已逐渐被人们所接受，正常分娩是由助产士为主导来判断和协助完成的生育观念正在逐步形成。

为加强我国助产专业人才的培养，2015 年 5 月中国妇幼保健协会成立了助产士分会，旨在促进助产士人才培养、助产士规范化培训及开展科研与学术活动。2017 年教育部批准助产学列入高等教育本科招生目录，我国部分高等医学院校陆续开办了助产士本科教育。随着助产专业的不断发展，包含专科、本科、研究生教育在内的多层次助产教育体系正在逐渐形成。随着近年来出生人口数量的减少，助产专业的招生规模有所调整，专业建设的重点侧重于提高人才培养质量，注重加强对学生的世界观、人生观和价值观的教育，传承中华优秀传统文化，积极引导当代学生树立正确的国家观、民族观、历史观、文化观，并与专业知识内容交织交融，实现"教书"和"育人"的相互促进，落实立德树人根本任务。

四、助产学的特点及学习方法

1. **照顾对象的兼顾性**　助产士面对特殊时期的女性和胎儿、新生儿，这两者的生理病理变化上既相互独立，又相互影响。妇女在妊娠期、分娩期及产褥期这三个特殊时期中，随着全身各器官发生明显的生理变化，临床过程中有正常和异常两种表现。由于家庭及社会各种因素的影响，妇女在妊娠、分娩及产褥三个时期也会出现各种心理变化。部分妇女可能表现出紧张、焦虑、恐惧或抑郁状态，这些不良因素可能诱发流产、难产、产时与产后大出血，产后抑郁等异常情况的发生。因此，面对这些特殊的服务对象，助产士等医务人员应加强对孕产妇的照顾和护理，需要根据不同的阶段、不同的个体提供富含助产人文关怀的个性化的助产服务。无论产前、产时及产后均应以母婴健康为中心，作为产科护理工作者在考虑护理问题与护理措施时，既要重视孕产妇的健康、安全，也要保障胎儿在宫内的安危和出生后的健康问题，两者一样重要而且息息相关。

2. **工作性质的特殊性**　临床产科的特点是"危""急""快"。患者多，周转快，产妇、胎儿及新生儿病情变化快，医疗抢救和护理措施能否及时到位，不仅关系到母儿的安危，还关系到孕产妇家庭的幸福和社会的稳定。因此，助产士要做到监测仔细、思维清晰、反应敏捷、判断准确、技能熟练，具备与产科、儿科和麻醉科等医生合作的团队意识，采取切实有效措施，保证母儿生命安全。

3. **服务内容的全面性**　助产学是一门与临床医学（尤其是妇产科学）和护理学均有密切关系的

实践学科,同时还涉及预防医学、伦理学以及家庭社会学等多个学科知识。助产士要将多学科知识综合运用到临床助产实践中,开展个体化的助产服务。

4. 学习方法 树立人是一个整体的观念。人是由生理、心理、社会、文化和精神等诸多因素构成的统一整体。孕妇的身心健康与她所处的各种环境因素有着密切的关系,任何一种健康问题的出现,都要综合考虑上述因素的影响。我们要用整体护理的理念与科学的管理方法,为孕产妇提供优质的护理服务,最大限度满足孕产妇的需求。另外,助产学是一门涉及范围广,整体性及实践性很强的学科,在学习中应能吃苦、肯奋斗,扎实掌握基本知识和技能,坚持理论联系实际,在做中学,学中做,善于总结经验,不断巩固和提高自己的理论知识和技能水平,达到螺旋上升。

五、助产士的基本职责和职业素质

1. 基本职责 针对孕产妇、家庭、新生儿在生理、心理、社会等方面的需要,为她们提供安全、高质量的健康照顾和优质护理。

2. 职业素质

(1) **良好的医德修养**:产科工作是一个高风险的工作,肩负着保障两代人身心健康与安危的光荣职责。一个助产士,应有高度的事业心和强烈的责任感,遵循护理工作的行为规范和护理质量标准,关心、爱护、体贴和尊重服务对象,语言亲切、态度和蔼、工作认真细致、服务热情周到,保障母婴健康,为千家万户的家庭幸福尽职尽责。

(2) **扎实的知识技能**:助产士应具备扎实的理论基础和娴熟的操作技术,具备良好的人际沟通能力,主动了解孕产妇的情况,及时准确地判断其存在的或潜在的健康问题;具备良好的应急处理与协调能力,能针对个案,积极配合医疗,顺利完成助产及护理工作。

(3) **较高的综合素质**:现时代的助产工作,已从单一性的"助产",向"全方位的医疗卫生保健服务"方向发展。助产士除了掌握丰富的专业知识外,还应掌握人文及社会科学等多方面的知识。坚持理论联系实际,创造性开展工作,在工作中不断完善自己,使孕产妇及其家庭成员感到安全、满意与放心。在工作中,形成良好的医、护、患关系。此外,在工作之余,应坚持锻炼身体、增强体质、关爱社会、开阔视野、陶冶性情,具备健康的体魄,保持健康积极的心态,以便更好、更有效地适应产科紧张及繁忙的工作节奏。

(王 玉 崔 萱)

第一章 | 女性生殖系统解剖

ER 1-1 教学课件

ER 1-2 思维导图

学习目标

1. 掌握:内生殖器的解剖和功能,女性骨盆的特点、结构、平面和径线,骨盆底组织在产科中的功能及会阴的解剖特点与分娩的关系。
2. 熟悉:内、外生殖器与邻近器官的关系。
3. 了解:生殖系统的血管、淋巴和神经。
4. 学会:辨认女性骨盆、骨盆底的解剖结构和内、外生殖器的解剖特点。
5. 具有全生命周期护理的理念和女性生殖系统与其他器官系统密不可分的整体意识。

情境导入

李女士,26 岁,怀孕 10 周,来助产门诊咨询,想了解女性的生殖器官和骨盆的生理特点与妊娠、分娩之间关系等相关知识,以便为顺利分娩一个健康的宝宝做好充分准备。

工作任务:

助产人员应对李女士做哪些方面的知识宣教呢?

第一节 外生殖器

女性外生殖器(external genitalia)又称为外阴,是指生殖器官外露部分,位于两股内侧之间,前为耻骨联合,后为会阴。女性外生殖器包括阴阜、大阴唇、小阴唇、阴蒂和阴道前庭(图 1-1)。

一、阴阜

阴阜(mons pubis)即耻骨联合前面隆起的脂肪垫,青春期此部位皮肤开始生长阴毛,呈尖端向下的倒三角形。阴毛疏密、粗细、色泽存在个体和种族差异。阴毛为第二性征之一。

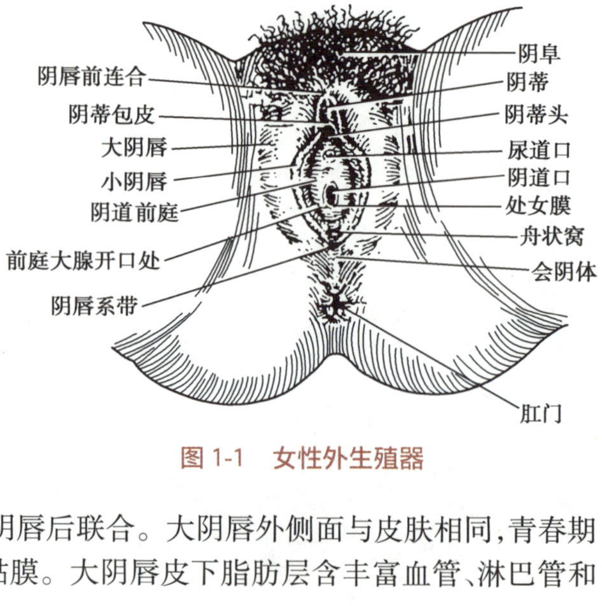

阴阜
阴唇前连合
阴蒂
阴蒂包皮
阴蒂头
大阴唇
尿道口
小阴唇
阴道口
阴道前庭
处女膜
舟状窝
前庭大腺开口处
会阴体
阴唇系带
肛门

图 1-1 女性外生殖器

二、大阴唇

大阴唇(labium majus)为两股内侧的一对隆起的纵行皮肤皱襞。起自阴阜,止于会阴。前端融合形成阴唇前联合,后端在会阴体前相融合形成阴唇后联合。大阴唇外侧面与皮肤相同,青春期长出阴毛,皮层内有皮脂腺和汗腺,内侧面湿润似黏膜。大阴唇皮下脂肪层含丰富血管、淋巴管和神经,当局部受伤时,发生出血易形成大阴唇血肿,疼痛明显。未婚妇女的两侧大阴唇自然合拢,遮盖阴道口及尿道外口。经产妇大阴唇因分娩影响向两侧分开。绝经后女性大阴唇呈萎缩状,阴毛较稀疏。

三、小阴唇

小阴唇(labium minus)为位于大阴唇内侧的一对薄皱襞。其表面湿润、无毛,呈褐色,富含神经末梢,故极敏感。两侧小阴唇前端相互融合,并分为前后两叶包绕阴蒂,前叶形成阴蒂包皮,后叶汇合形成阴蒂系带。小阴唇后端与大阴唇后端相汇于正中线形成一条横皱襞,称为阴唇系带,经产妇受分娩影响此系带已不明显。

四、阴蒂

阴蒂(clitoris)位于两小阴唇顶端的联合处下方,与男性阴茎同源,由海绵体组织构成,具有勃起功能。它分为3部分:前端为阴蒂头,直径为6~8mm,显露于外阴,神经末梢丰富,为性反应器官;中部为阴蒂体;后部分为两个阴蒂脚,分别附着于两侧的耻骨支上。

五、阴道前庭

阴道前庭(vaginal vestibule)为两小阴唇之间的菱形区域,其前为阴蒂,后为阴唇系带。在此区域内,前方有尿道外口,后方有阴道口,阴道口与阴唇系带之间有一浅窝,称为舟状窝(又称为阴道前庭窝)。经产妇受分娩影响此窝消失。在此区域内有以下各部:

(一)前庭球

前庭球(vestibular bulb)又称为球海绵体,位于前庭两侧,由具有勃起性的静脉丛构成,其前部与阴蒂相接,后部与前庭大腺相邻,表面为球海绵体肌覆盖。

(二)前庭大腺

前庭大腺(major vestibular glands)又称为巴氏腺(Bartholin glands),位于大阴唇后部,如黄豆大小,左右各一,被球海绵体肌所覆盖。腺管细长(1~2cm),向内侧开口于前庭后方小阴唇与处女膜之间的沟内。性兴奋时分泌黏液起阴道润滑作用。正常情况检查时不能触及此腺。若因感染致腺管口闭塞,可形成前庭大腺脓肿。若仅腺管开口闭塞使分泌物集聚,形成前庭大腺囊肿。

(三)尿道外口

尿道外口(urethral orifice)位于阴蒂头的后下方,略呈圆形。其后壁上有一对并列腺体称为尿道旁腺,其分泌物有润滑尿道口作用,但此腺常为细菌潜伏之处。

(四)阴道口及处女膜

阴道口(vaginal orifice)位于尿道外口后方,前庭的后部,为阴道的开口,其大小、形状常不规则。阴道口周缘覆有一层较薄黏膜皱襞,称为处女膜(hymen),内含结缔组织、血管与神经末梢。其有一小孔位于中央,孔的形状、大小及膜的厚薄因人而异,常见为环状,也可见间隔状和筛状处女膜。处女膜可因剧烈运动或性交等原因而破裂,破裂时可有少量出血,受分娩影响,产后仅残留部分乳头状突起,称为处女膜痕。

第二节　内生殖器

女性内生殖器(internal genitalia,internal reproductive organs)包括阴道、子宫、输卵管及卵巢,后二者也称为子宫附件(uterine adnexa)(图 1-2)。

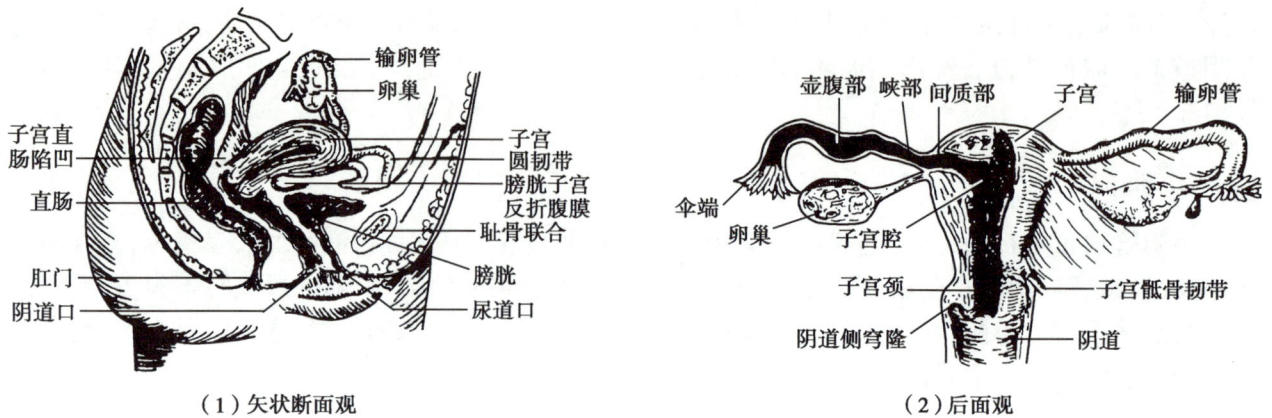

图 1-2　女性内生殖器

（1）矢状断面观

（2）后面观

矢状断面观标注：
输卵管
卵巢
子宫直肠陷凹
直肠
肛门
阴道口
子宫
圆韧带
膀胱子宫反折腹膜
耻骨联合
膀胱
尿道口

后面观标注：
壶腹部
峡部
间质部
子宫
输卵管
伞端
卵巢
子宫腔
子宫颈
阴道侧穹隆
子宫骶骨韧带
阴道

一、阴道

阴道（vagina）是性交器官、月经血排出及胎儿娩出的通道。

（一）位置与形态

阴道位于真骨盆下部中央，外阴与子宫颈之间，呈上宽下窄的管道。上端包绕宫颈阴道部，下端开口于阴道前庭后部。前壁长 7~9cm，与膀胱和尿道相邻；后壁较长，为 10~12cm，与直肠贴近。环绕宫颈阴道部的部分称为阴道穹隆（vaginal fornix），按位置分为前、后、左、右 4 部分，其中后穹隆最深，与盆腹腔最低的直肠子宫陷凹紧密相邻，临床上可经此处行穿刺或引流，是某些疾病诊断和实施手术的途经部位。

（二）组织结构

阴道壁由黏膜层、肌层和纤维层构成，有很多横纹皱襞，故伸展性大。平时阴道前后壁紧贴，自然分娩时皱襞展平，阴道扩张，以利于胎儿通过。阴道黏膜由复层鳞状上皮覆盖，无腺体，呈淡红色。其上端 1/3 处黏膜在性激素影响下呈周期性变化，因此，临床上阴道涂片检测女性卵巢或胎盘功能时在此采集标本。幼女及绝经后女性的阴道黏膜上皮较薄，皱襞少，伸展性较小，容易受创伤而感染。阴道肌层由内环外纵两层平滑肌纤维构成，肌层的外面是一层纤维组织膜，其弹力纤维成分多于平滑肌纤维。阴道壁富有静脉丛，创伤后易出血或形成血肿。

二、子宫

子宫（uterus）是产生月经、性交后精子到达输卵管的通道、孕育胚胎及胎儿、促使胎儿娩出的器官。

（一）位置

子宫位于盆腔中央，膀胱与直肠之间，下端接阴道，两侧有输卵管和卵巢。直立时子宫底位于骨盆入口平面以下，子宫颈外口在坐骨棘水平稍上方。当膀胱空虚时，成人子宫的正常位置呈轻度前倾前屈位，子宫底朝前朝上，宫颈外口则朝向后下，二者间呈 120°~170°，子宫体纵轴与阴道纵轴角度约为 90°，主要靠子宫韧带、骨盆底肌和筋膜起支托作用。

（二）形态

子宫是有腔、壁厚的肌性器官，成人子宫呈前后略扁的倒置梨形，重 50~70g，长 7~8cm，宽4~5cm，厚 2~3cm，子宫腔容积约 5ml。子宫上部较宽称为子宫体（uterine body or corpus uteri），顶部为子宫底，子宫底两侧为子宫角，与输卵管相通。子宫下部较窄呈圆柱状，称为子宫颈（cervix uteri）。子宫体与子宫颈的比例因年龄和卵巢功能而异，青春期前为 1:2，生育期妇女为 2:1，绝经后为 1:1（图 1-3）。

子宫腔（uterine cavity）冠状断面为上宽下窄的三角形。在宫体与宫颈之间形成最狭窄的部分称为子宫峡部（isthmus uteri），在非孕期长约 1cm，妊娠期子宫峡部逐渐伸展延长，妊娠末期可达 7~10cm，形成子宫下段。子宫峡部上端因解剖上较狭窄，称为解剖学内口；其下端因黏膜组织在此处由宫腔内膜转变为宫颈黏膜，称为组织学内口。子宫颈内腔呈梭形称为子宫颈管（cervical canal），成年女性长 2.5~3.0cm，其下端称为子宫颈外口，通向阴道。子宫颈以阴道为界，分为上下两部，上部占子宫颈的 2/3，两侧与子宫主韧带相连，称为子宫颈阴道上部；下部占子宫颈的 1/3，伸入阴道内，称为子宫颈阴道部（图 1-4）。未产妇的宫颈外口呈圆形；经产妇的宫颈外口受分娩影响成"一"字形横裂状。

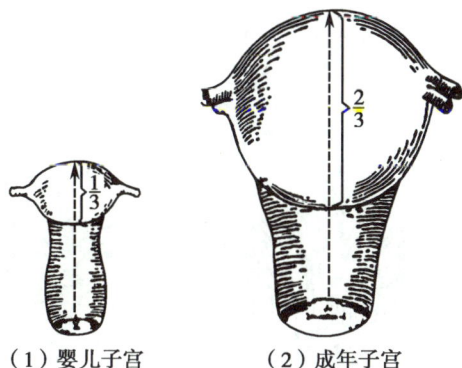

（1）婴儿子宫　　（2）成年子宫

图 1-3　不同年龄子宫体与子宫颈发育的比例

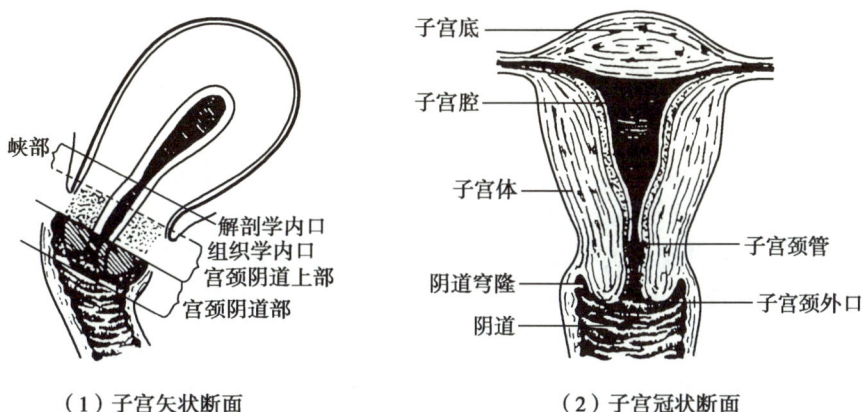

（1）子宫矢状断面

（2）子宫冠状断面

图 1-4　子宫各部

（三）组织结构

子宫体与子宫颈的组织结构不同。

1. 子宫体　子宫体壁由 3 层组织构成，由内向外分为内膜层、肌层和浆膜层。

（1）内膜层：衬于宫腔表面，无内膜下层组织。子宫内膜分为 3 层：致密层、海绵层和基底层。内膜表面 2/3 为致密层和海绵层，统称为功能层，受卵巢性激素影响，发生周期变化而脱落。基底层为靠近子宫肌层的 1/3 内膜，不受卵巢性激素影响，不发生周期变化。

（2）肌层：较厚，非孕时厚约 0.8cm，由大量平滑肌组织、少量弹力纤维与胶原纤维组成，分为 3 层（图 1-5）：内层肌纤维环行排列，痉挛性收缩可形成子宫收缩环；中层肌纤维交叉排列，在血管周围形成"8"字形围绕血管，收缩时可压迫血管，有效地制止子宫出血；外层肌纤维纵行排列，极薄，是子宫收缩（简称宫缩）的起始点。

（3）浆膜层：为覆盖宫底部及其前后面的脏腹膜。在子宫前面，近子宫峡部处的腹膜向前反折覆盖膀胱，形成膀胱子宫陷凹。在子宫后面，腹膜沿子宫壁向下，至子宫颈后方及阴道后穹隆再折向直肠，形成直肠子宫陷凹（rectouterine pouch），也称为道格拉斯陷凹（Douglas pouch）。

2. 子宫颈　主要由结缔组织构成，内含少量血管、平滑肌纤维及弹性纤维。宫颈管黏膜呈纵行皱襞，黏膜为高柱状单层上皮细胞，黏膜层内有许多腺体能分泌碱性黏液，形成宫颈管内的黏液栓，将宫颈管与外界隔开防止细菌侵入宫腔，其成分及性状受性激素影响而发生周期性变化，在排卵期则变得稀薄以利于精子通过。宫颈阴道部为复层鳞状上皮覆盖，表面光滑。宫颈外口柱状上皮与鳞状上皮交界处是子宫颈癌的好发部位。

（四）子宫韧带

子宫韧带共有 4 对（图 1-6），具有维持子宫位置的功能。

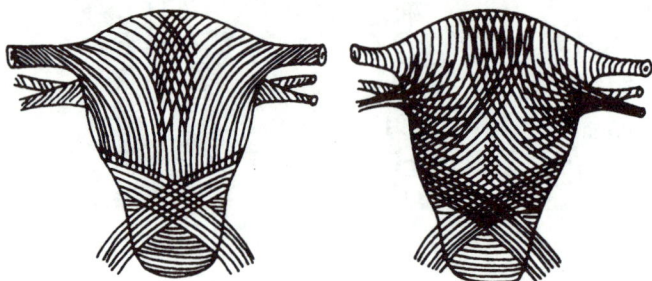

图 1-5　子宫肌层肌束排列

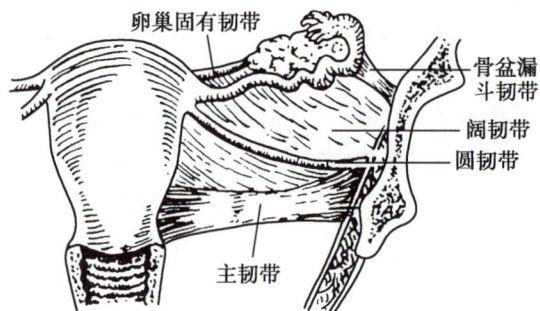

图 1-6　子宫各韧带

1. **圆韧带（round ligament）**　呈圆条索状，长 12~14cm，由结缔组织与平滑肌组成。起自双侧子宫角的前面、输卵管近端的下方，向前下方伸展达两侧骨盆壁，再穿过腹股沟管终止于大阴唇前端。圆韧带肌纤维与子宫肌纤维连接，表面为阔韧带前叶的腹膜层所覆盖，有维持子宫前倾位置的作用。

2. **阔韧带（broad ligament）**　位于子宫两侧，为一对翼形双层腹膜皱襞。起自子宫侧浆膜层，止于两侧盆壁，上缘游离，下端与盆底筋膜相连。阔韧带分为前后两叶，其上缘向上延伸，内 2/3 部包围输卵管（伞部无腹膜遮盖），外 1/3 部从输卵管伞端伸至骨盆壁，形成骨盆漏斗韧带或称为卵巢悬韧带，卵巢动、静脉由此穿过。在输卵管以下、卵巢附着处以上的阔韧带称为输卵管系膜，卵巢与阔韧带后叶相接处称为卵巢系膜。卵巢内侧与宫角之间的阔韧带稍增厚称为卵巢固有韧带或卵巢韧带。在子宫体两侧的阔韧带中有丰富的血管、淋巴、神经和大量疏松结缔组织，称为宫旁组织。子宫动、静脉和输尿管均从阔韧带基底部穿过。阔韧带的作用主要是维持子宫在盆腔正中的位置。

3. **主韧带（cardinal ligament）**　位于阔韧带的下部，横行于宫颈两侧和骨盆侧壁之间，为一对坚韧的平滑肌与结缔组织纤维束，又称为宫颈横韧带，子宫动静脉和输尿管下段穿越此韧带。主韧带是起固定子宫颈位置、防止子宫脱垂的作用。

4. **宫骶韧带（utero-sacral ligament）**　起自子宫颈与子宫体交界处后面的上侧方（相当于组织学内口水平），向两侧绕过直肠到达第 2、3 骶椎前面的筋膜上，由结缔组织和平滑肌纤维组成，外有腹膜遮盖，短厚坚韧，将宫颈向后向上牵引，间接维持子宫前倾位置。

三、输卵管

输卵管（fallopian tube or oviduct）为卵子与精子结合的受精场所及运送受精卵的管道。

（一）解剖结构

输卵管为一对细长而弯曲的肌性管道，位于子宫阔韧带的上缘内，内侧与子宫角相通，外端游离呈伞状，与卵巢接近，全长 8~14cm。输卵管的形态不同，由内向外可分为 4 部分（图 1-7）。①间质部：为潜行于子宫壁内的部分，狭窄而短，长约 1cm，管径 0.5~1mm。②峡部：紧接间质部外侧，管腔较窄，长 2~3cm，管径 2~3mm。③壶腹部：峡部外侧，管腔较宽大，长 5~8cm，管径 6~8mm。④伞部：形似漏斗，也称为漏斗部。为输卵管的最外侧端，游离，开口于腹腔，有许多指状突起。伞的长度多为 1~1.5cm，有"拾卵"作用。

（二）组织结构

输卵管由外到内分为浆膜层、肌层、黏膜层。

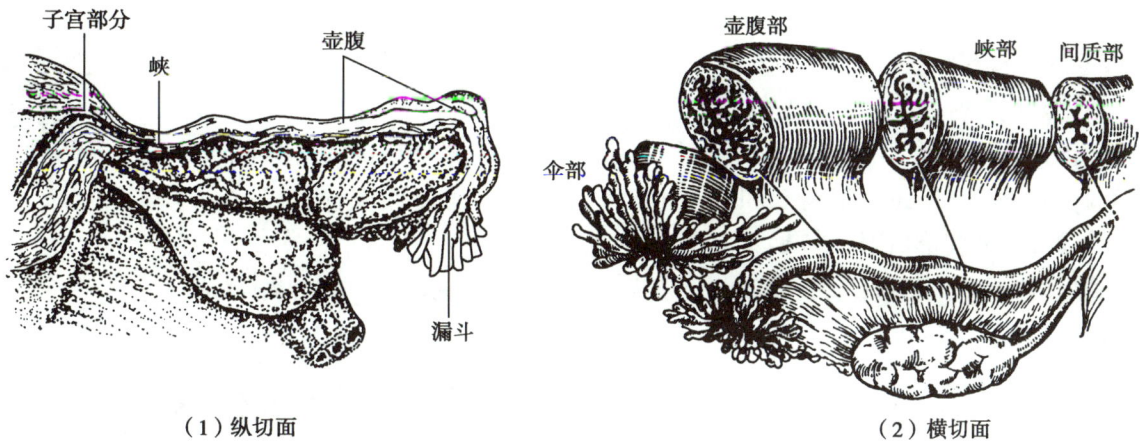

| （1）纵切面 | （2）横切面 |

图 1-7　输卵管各部

1. 浆膜层　为腹膜的一部分,亦为阔韧带上缘。

2. 肌层　由内环行、外纵行的两层平滑肌组成肌层,该层肌肉有节奏地收缩引起输卵管由远端向近端的蠕动,有协助"拾卵"、运送受精卵的作用。

3. 黏膜层　由单层高柱状上皮组成,有 4 种上皮细胞,分别是纤毛细胞、无纤毛细胞、楔状细胞和未分化细胞。其中纤毛细胞的纤毛摆动有助于运送卵子及受精卵;无纤毛细胞有分泌作用,又称为分泌细胞。输卵管肌肉的收缩和黏膜上皮细胞的形态、分泌和纤毛摆动均受性激素影响而有周期性变化。

四、卵巢

卵巢(ovary)具有产生并排出卵子的生殖功能和分泌性激素的内分泌功能。

（一）位置与形态

卵巢位于输卵管的后下方,为一对扁椭圆形的性腺,外侧以骨盆漏斗韧带与骨盆壁连接,内侧以卵巢固有韧带与子宫连接。以卵巢系膜连接于阔韧带后叶的部位称为卵巢门,卵巢血管与神经由此处出入。青春期前,卵巢表面光滑;青春期排卵后,卵巢表面逐渐凹凸不平;成年女性的卵巢大小约为 4cm×3cm×1cm,重 5~6g,呈灰白色;绝经后卵巢萎缩变小变硬。卵巢大小可因个体和月经周期不同阶段而不同。

（二）组织结构

卵巢无腹膜覆盖,表面由单层立方上皮覆盖,称为生发上皮,其内有一层纤维组织称为卵巢白膜。白膜下卵巢组织分为皮质与髓质。外层为皮质,是卵巢的主体,其中有数以万计的原始卵泡(又称为始基卵泡)和致密结缔组织;内层为髓质,无卵泡,由疏松结缔组织及丰富血管、神经、淋巴管及少量与卵巢悬韧带相连续的平滑肌纤维构成(图 1-8)。

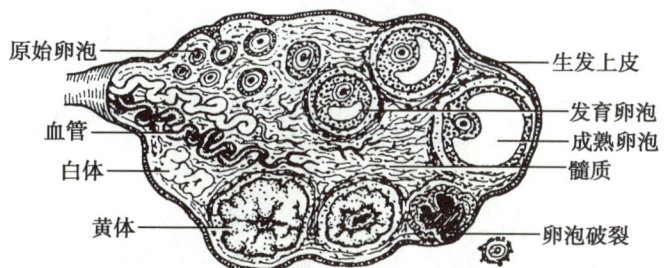

图 1-8　卵巢的构造（切面）

第三节　骨　盆

女性骨盆(pelvis)具有支持躯干和保护盆腔脏器的重要作用,也是胎儿娩出时必经的骨性产道,其大小、形状对分娩过程有直接影响。通常女性骨盆较男性骨盆宽而浅,有利于胎儿娩出。

一、骨盆的组成

（一）骨盆的骨骼

骨盆由左右 2 块髋骨（coxae）、1 块骶骨（sacrum）和 1 块尾骨（coccyx）共同组成。每块髋骨又由髂骨（ilium）、耻骨（pubis）和坐骨（ischium）融合而成；骶骨由 5~6 块骶椎融合而成，呈楔形、内凹外凸，第一骶椎向前突出称为骶岬（promontory）；尾骨由 4~5 块尾椎组成（图 1-9）。

（二）骨盆的关节

骨与骨之间有耻骨联合（pubic symphysis）、骶髂关节（sacro-iliac joint）和骶尾关节（sacro-coccygeal joint）。在骨盆前方的两耻骨之间由纤维软骨相连成为耻骨联合；位于骨盆后方的两髂骨与骶骨相接处为骶髂关节；骶骨末端与尾骨相连处为骶尾关节，骶尾关节有一定活动度，分娩时下降的胎头可使尾骨向后移位，可加大出口前后径，若骨折或病变可使骶尾关节硬化，尾骨前翘，致使骨盆出口狭窄，影响分娩。

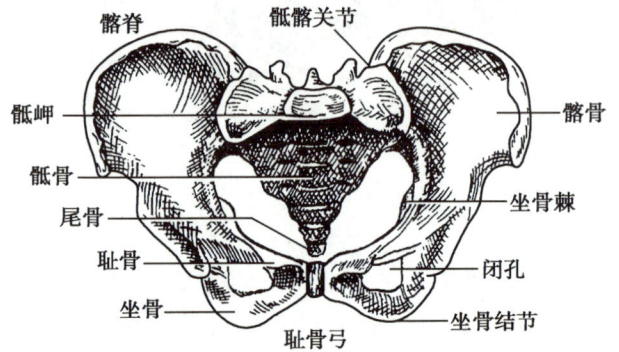

图 1-9　正常女性骨盆

（三）骨盆的韧带

连接骨盆各部之间的韧带中有两对重要的韧带，分别是骶尾骨与坐骨结节之间的骶结节韧带（sacrotuberous ligament）和骶尾骨与坐骨棘之间的骶棘韧带（sacrospinous ligament）。骶棘韧带的宽度即坐骨切迹宽度，是判断中骨盆是否狭窄的重要标志。妊娠期受激素的影响，韧带较为松弛，各关节的活动性略增加，有利于分娩时胎儿通过（图 1-10）。

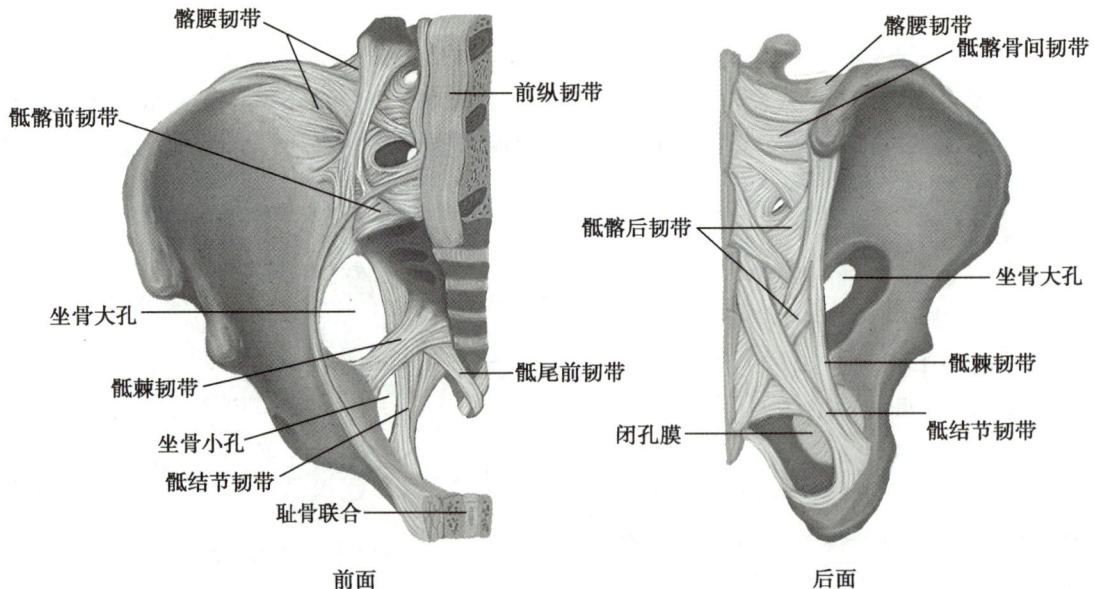

前面　　　　　　　　后面

图 1-10　骨盆的韧带

二、骨盆的分界

以耻骨联合上缘、髂耻缘及骶岬上缘的连线为界，将骨盆分为上、下两部分。

上部为大骨盆,称为假骨盆,为腹腔的一部分,其前为腹壁下部,两侧为髂翼,其后为第5腰椎,假骨盆与分娩产道无直接关系,但测量某些径线可为间接了解骨产道的大小提供参考。下部为小骨盆,称为骨产道,是胎儿娩出的通道。骨产道有上、下两口,即骨盆入口与骨盆出口,两口之间为骨盆腔。骨盆腔的后壁是骶骨与尾骨,两侧为坐骨、坐骨棘和骶棘韧带,前壁为耻骨联合和耻骨支(图1-11)。骨盆腔呈前浅后深的形态,其中轴为骨盆轴,分娩时胎儿沿此轴娩出。

三、骨盆的标记

(一)骶岬

骶骨前面凹陷成骶窝,上缘中部向前隆凸,形成骶岬,相当于髂总动脉分叉水平。骶岬是妇科腹腔镜手术的重要标志之一,也是产科骨盆内测量的重要据点。

(二)坐骨棘

坐骨后缘中点的突起称为坐骨棘,位于中骨盆的中央,是分娩过程中衡量胎先露下降程度的重要标志,肛门指诊和阴道内诊可触及。

(三)耻骨弓

耻骨联合下缘与两侧耻骨降支的前部形成耻骨弓(pubic arch),正常角度约为90°,小于80°视为异常。

四、骨盆的平面及其径线

为便于描述分娩过程中胎儿通过骨产道的机制,把骨盆分成3个假想平面,每个平面有特殊的形态和不同径线。

(一)骨盆入口平面

骨盆入口平面(pelvic inlet plane)即真、假骨盆的分界面,为横椭圆形。前方为耻骨联合上缘,两侧为髂耻缘,后方为骶岬上缘。该平面有4条径线(图1-12)。

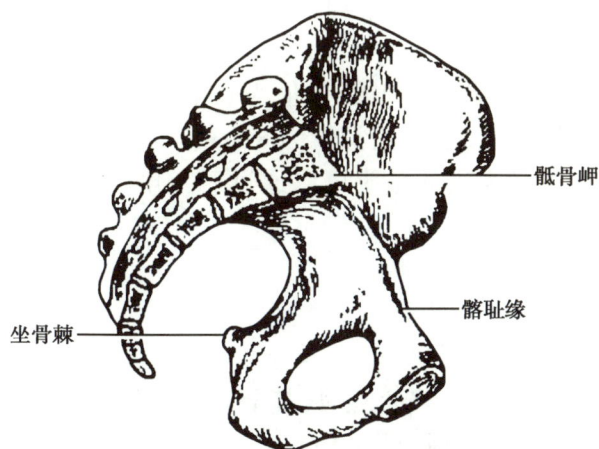

图 1-11　骨盆的分界(侧面观)

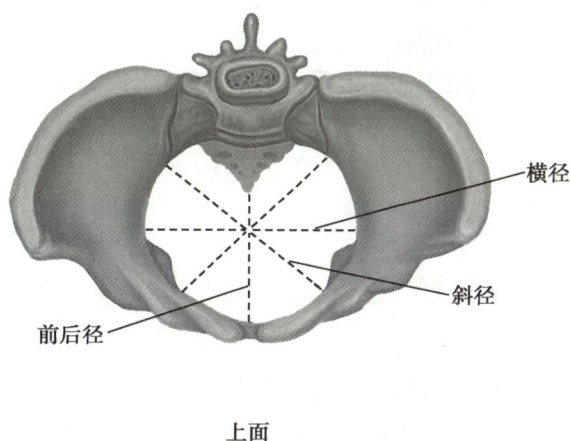

骶骨岬
髂耻缘
坐骨棘

图 1-12　骨盆入口平面及径线

横径
斜径
前后径
上面

1. **入口前后径**　又称为真结合径,从耻骨联合上缘中点至骶岬上缘中点的距离,正常值平均为11cm,由于耻骨联合有一定的厚度,故实际胎儿在娩出时通过的径线是耻骨联合内面自上缘向下1cm处至骶岬前缘中点的距离,称为产科结合径,此径线为胎头进入骨盆腔最短径线,胎头入盆与此径线关系密切。

2. **入口横径**　左右髂耻缘间的最大距离,正常值平均为13cm。

3. 入口斜径 左右各一。左骶髂关节至右髂耻隆突间的距离为左斜径；右骶髂关节至左髂耻隆突间的距离为右斜径。正常值平均为12.75cm。

（二）中骨盆平面

中骨盆平面（midplane of pelvis）为骨盆最小平面，呈前后径长的纵椭圆形，其前方为耻骨联合下缘，两侧为坐骨棘，后方为骶骨下端。该平面在产科临床有重要意义，有2条径线（图1-13）。

1. 中骨盆前后径 耻骨联合下缘中点通过两侧坐骨棘连线中点至骶骨下端间的距离，正常值平均约为11.5cm。

2. 中骨盆横径 又称为坐骨棘间径，指两侧坐骨棘间的距离，正常值平均为10cm，为评估胎头下降程度的重要径线，其长短与分娩有重要关系。

（三）骨盆出口平面

骨盆出口平面（pelvic outlet plane）为骨盆腔下口，由两个在不同平面的三角形所组成。前三角平面顶端为耻骨联合下缘，两侧为耻骨降支；后三角平面顶端为骶尾关节，两侧为骶结节韧带。骨盆出口平面有4条径线（图1-14）。

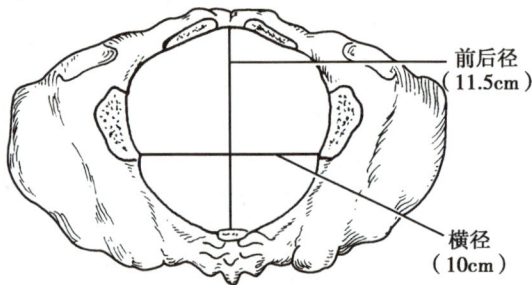

图1-13 中骨盆平面及径线

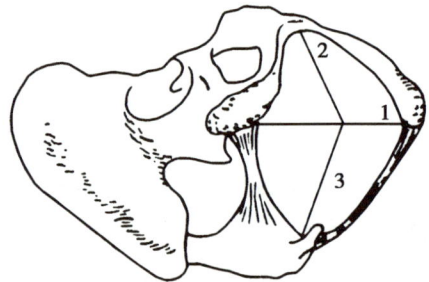

图1-14 骨盆出口平面及径线

1. 出口前后径 耻骨联合下缘至骶尾关节的距离，正常值平均为11.5cm。

2. 出口横径 又称为坐骨结节间径。指坐骨结节内侧缘的距离，平均正常值为9cm，此径线与分娩关系密切。

3. 出口前矢状径 耻骨联合下缘至坐骨结节间径中点的距离，平均正常值为6cm。

4. 出口后矢状径 骶尾关节至坐骨结节间径中点的距离，平均正常值为8.5cm。若出口横径稍短，而出口横径与出口后矢状径之和大于15cm时，正常大小的胎头可以通过后三角区经阴道娩出。

五、骨盆轴及骨盆的倾斜度

（一）骨盆轴

骨盆轴（axis pelvis）为连接骨盆各个平面中心的假想曲线。当直立时，其上段向下稍向后；中段向下，下段向下向前。当分娩时，胎儿沿此轴娩出，故又称为产轴（图1-15）。

（二）骨盆的倾斜度

当女性直立时，骨盆入口平面与水平面所形成的角度为骨盆倾斜度（inclination of pelvis）（图1-16）。正常值为60°左右，若倾斜度过大，则不利于胎头的衔接与下降。

六、骨盆类型

骨盆的形态、大小因人而异，造成差异的因素有遗传、营养、生理发育和疾病等。即使骨盆外径线的测量值接近，其外形和肌肉发育亦可不同，因此没有两个绝对相同的骨盆。通常按卡尔韦尔

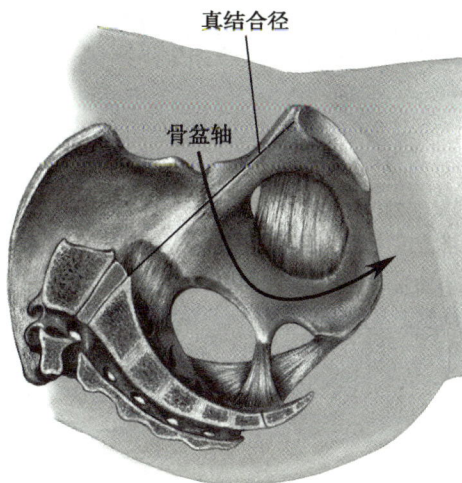

图 1-15 骨盆轴

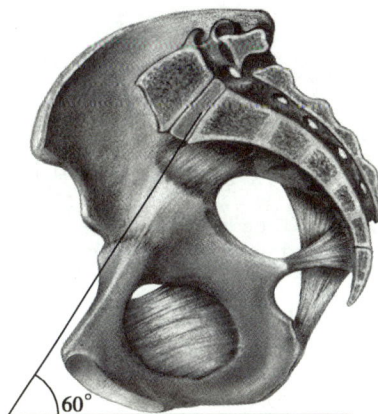

图 1-16 骨盆倾斜度

（Callwell）与莫洛伊（Moloy）的骨盆分类法，可将骨盆分为 4 种类型（图 1-17），临床所见多为混合型骨盆。

1. 女型（gynecoid type） 骨盆入口呈横椭圆形，入口横径稍长于前后径。女性骨盆宽且短，骨盆壁骨质较薄、侧壁直，倾斜度大，入口较宽大，呈横椭圆形。骶骨短宽且呈浅弧状，骶岬前突，坐骨棘平伏，坐骨切迹宽，坐骨结节间距宽，耻骨弓角度较大。女性骨盆诸多特点均有利于胎儿经骨产道分娩。耻骨弓较宽，坐骨棘间径≥10cm。此种类型最常见，为女性正常骨盆，我国妇女占52%~58.9%。

2. 扁平型（platypelloid type） 骨盆入口呈扁椭圆形，入口横径大于前后径。耻骨弓宽，骶骨失去正常弯度，变直后翘或深弧形，故骨盆较浅。

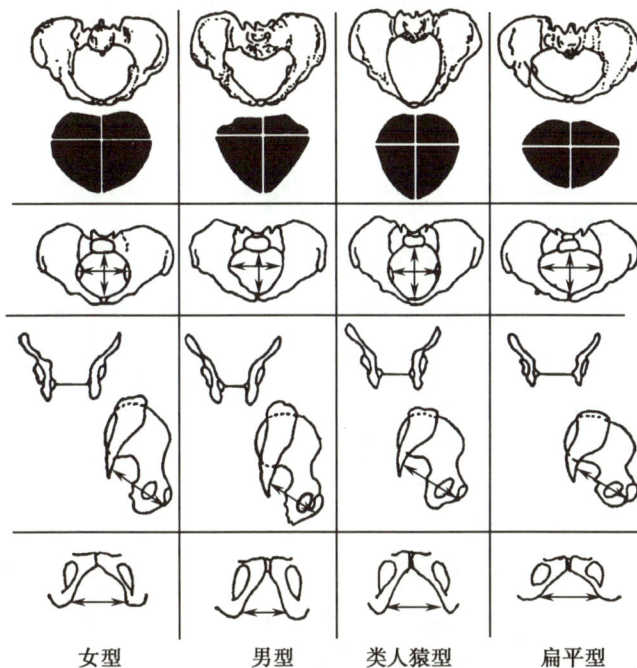

图 1-17 骨盆的 4 种基本类型及各部比较

女型　男型　类人猿型　扁平型

3. 类人猿型（anthropoid type） 骨盆入口呈纵椭圆形，入口前后径大于横径。骨盆两侧壁稍内聚，坐骨棘较突出，坐骨切迹较宽，耻骨弓较窄，骶骨向后倾斜，骨盆前部较窄而后部较宽。类人猿型骨盆较其他类型骨盆深。

4. 男型（android type） 骨盆入口略呈三角形，两侧壁内聚，坐骨棘突出，耻骨弓较窄，坐骨切迹窄呈高弓形，骶骨较直而前倾，致出口后矢状径较短。骨盆腔呈漏斗形，往往容易造成难产。

第四节　骨盆底

骨盆底（pelvic floor）是封闭骨盆出口的软组织，由多层肌肉和筋膜组成，其间有尿道、阴道和直肠贯穿。骨盆底承载和支持盆腔脏器并使之保持正常位置。当分娩时，盆底肌肉伸展而成为软产道的一部分，并能协助调节胎儿先露在产道中转动和下降。骨盆底的前面为耻骨联合和耻骨弓，后面为尾骨尖,两侧为耻骨降支、坐骨升支及坐骨结节。骨盆底由外向内可分为3层。

一、外层

外层由浅层筋膜与肌肉组成,为盆底的浅层。解剖层次为在外生殖器、会阴皮肤和皮下组织下面有一层会阴浅筋膜,其深面为肛门外括约肌及左右成对的球海绵体肌、坐骨海绵体肌和会阴浅横肌。浅肌层的肌腱汇合于阴道外口和肛门之间,形成中心腱(图1-18)。在分娩过程中行会阴切开术时,常涉及会阴浅横肌及球海绵体肌的末端,缝合时应注意对合。

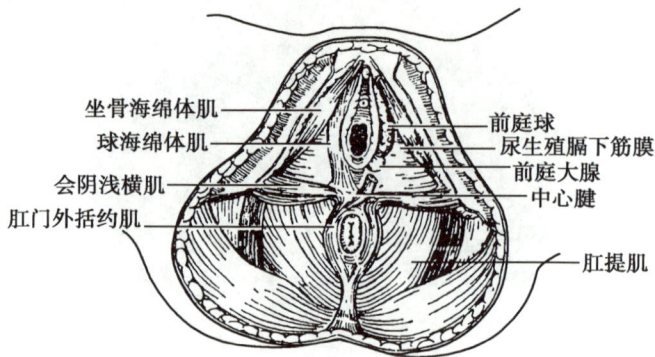

图 1-18　骨盆底外层肌肉

(一)球海绵体肌

球海绵体肌起源于会阴中心腱和尿生殖膈下筋膜,覆盖前庭球和前庭大腺,向前经阴道两侧附于阴蒂海绵体根部,向后与肛门外括约肌交叉混合。此肌收缩时能紧缩阴道,故又称为阴道括约肌。

(二)坐骨海绵体肌

坐骨海绵体肌起于坐骨结节内侧,沿坐骨升支及耻骨降支前行,向上止于阴蒂海绵体(阴蒂脚处)。

(三)会阴浅横肌

会阴浅横肌从两侧坐骨结节内侧面中线向中心腱汇合。

(四)肛门外括约肌

肛门外括约肌是围绕肛门周围的环形肌束,前端汇合于中心腱。

二、中层

中层为泌尿生殖膈(urogenital diaphragm),由上、下两层坚韧的筋膜及其间的一对会阴深横肌及尿道括约肌组成,覆盖于由耻骨弓和两侧坐骨结节形成的骨盆出口前部三角形平面的尿生殖膈上,又称为三角韧带,其中有尿道和阴道穿过。尿道括约肌环绕于尿道口周围,控制排尿。会阴深横肌始于坐骨结节内侧面,止于中心腱处(图1-19)。此层损伤易导致尿失禁及尿道膨出。

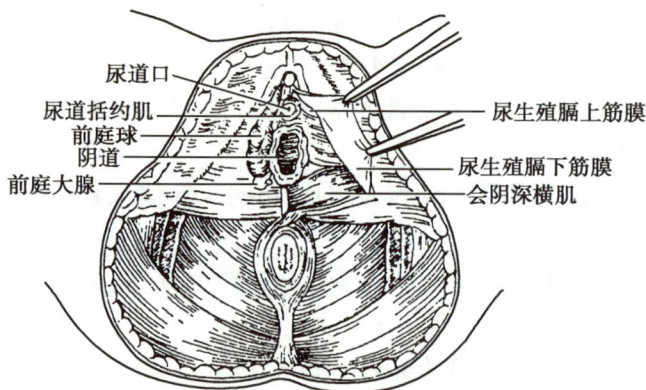

图 1-19　骨盆底中层肌肉及筋膜

三、内层

内层是骨盆最坚韧的一层,即盆膈(pelvic diaphragm),由肛提肌及其筋膜组成,有尿道、阴道和肛管3个管道穿过。该层组织封闭整个盆腔的出口(图1-20)。

肛提肌是位于骨盆底的成对扁阔肌,向

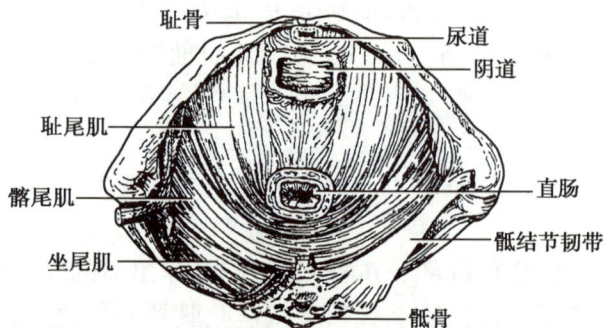

图 1-20　骨盆底内层肌肉

下、向内合成漏斗形,肛提肌构成骨盆底的大部分。每侧肛提肌自前内向后外由3部分组成,由中间向边缘依次为:①耻尾肌:为肛提肌的主要部分,肌纤维从耻骨降支内面,绕过阴道、直肠向后,止于尾骨,其中有小部分肌纤维终止于阴道及直肠周围,耻尾肌受损伤可致膀胱、直肠脱垂。②髂尾肌:为居中部分。从腱弓(即闭孔内肌表浅筋膜的增厚部分)后部,向中间及向后走行,与耻尾肌汇合,绕肛门两侧,止于尾骨。③坐尾肌:两侧坐骨棘,止于尾骨与骶骨。因肌纤维在阴道和直肠周围交织,起到加强肛门和阴道括约肌的作用。

肛提肌封闭整个骨盆出口,其中部分肌纤维在阴道及直肠周围紧密交织。其生理功能除加强盆底的托力、提升和支托盆腔器官外,排便时肛提肌使肛门上提促使粪便排出;加强肛门与阴道括约肌的作用;在分娩机制中协助胎头内旋转。若阴道和直肠周围的肌纤维损伤,可引起膀胱、阴道壁和/或直肠脱垂膨出。

四、会阴

会阴(perineum)有广义与狭义之分。广义的会阴是指封闭骨盆出口的所有软组织,前起自耻骨联合下缘,后至尾骨尖,两侧为耻骨降支、坐骨升支、坐骨结节和骶结节韧带。狭义的会阴是指位于阴道口和肛门之间的楔形软组织,厚3~4cm,又称为会阴体(perineal body),由表及里为皮肤、皮下脂肪、筋膜、部分肛提肌和会阴中心腱。会阴中心腱由部分肛提肌及其筋膜和会阴浅横肌、会阴深横肌、球海绵体肌及肛门外括约肌的肌腱共同交织而成。会阴伸展性大,妊娠后期会阴组织变软,有利于分娩。分娩时需保护会阴,避免发生裂伤。

第五节　内生殖器的邻近器官

女性生殖器官与盆腔其他器官不仅在位置上互相邻接,而且血管、淋巴及神经系统相互也有密切联系。当某一器官有病变时,如创伤、感染和肿瘤等,都易累及邻近器官,增加诊断与治疗上的困难,反之亦然。

一、尿道

尿道(urethra)位于耻骨联合和阴道前壁之间,长4~5cm,直径约为0.6cm,始于膀胱三角尖端,穿过泌尿生殖膈,终于阴道前庭部的尿道外口。尿道内括约肌为不随意肌,尿道外括约肌为随意肌,且与会阴深横肌联合。由于女性尿道短而直,且与阴道接近,易引起泌尿系统上行感染。

二、膀胱

膀胱(urinary bladder)为一囊状肌性器官。位于耻骨联合与子宫之间。膀胱充盈时可凸向盆腔甚至腹腔。成人膀胱平均容量为350~500ml。膀胱分为顶、底、体和颈4部分。膀胱壁由浆膜层、肌层及黏膜层构成,膀胱后壁与宫颈及阴道前壁相邻,因覆盖膀胱顶的腹膜与子宫体浆膜层相连,故膀胱充盈与否影响子宫位置,因此膀胱充盈妨碍盆腔检查,且手术时易受损伤,故妇科检查及手术前必须排空膀胱。

三、输尿管

输尿管(ureter)为一对肌性圆索状管道,各长约30cm,粗细不均,最细部分的内径仅3~4mm,最粗可达7~8mm。输尿管腰段在腹膜后从肾盂开始沿腰大肌前偏中线侧下降;骨盆段在骶髂关节处经髂外动脉起点的前方进入骨盆腔继续下行,至阔韧带基底部向前内方走行,于宫颈外侧约2cm处,在子宫动脉的后方与之交叉;膀胱段经阴道侧穹隆顶端绕向前方而入膀胱壁,在壁内斜行

1.5~2cm,开口于膀胱三角区的外侧角。在行子宫切除术中结扎子宫动脉时,注意避免损伤输尿管。

四、直肠

直肠(rectum)是位于乙状结肠下部与肛管间的一段管道。前为子宫及阴道,后为骶骨,全长10~14cm。直肠上段有腹膜遮盖,至直肠中段腹膜折向前上方,覆于宫颈及子宫后壁,形成直肠子宫陷凹,该陷凹为盆腔最低部。直肠下部无腹膜覆盖。肛管长 2~3cm,在其周围有肛门内、外括约肌和肛提肌,肛门外括约肌为骨盆底浅层肌的一部分。因此,妇科手术及分娩处理时应注意保护会阴,避免损伤直肠和肛管。

五、阑尾

阑尾(vermiform appendix)上连接盲肠,远端游离,长 7~9cm,通常位于右髂窝内,其位置、长短、粗细有较大个体差异。有的下端可达右侧输卵管及卵巢部位,因此,女性患阑尾炎时有可能累及子宫附件,妊娠期时阑尾位置可随妊娠月份增加子宫增大而向外上方移位,应注意鉴别诊断。

第六节　血管、淋巴及神经

一、血管

女性生殖系统的血液供应主要来自卵巢动脉、子宫动脉、阴道动脉和阴部内动脉(图 1-21)。

(一)卵巢动脉

卵巢动脉起自腹主动脉,在腹膜后沿腰大肌前下行至骨盆腔,跨过输尿管与髂总动脉下段,经骨盆漏斗韧带向内横行,再经卵巢系膜进入卵巢门。卵巢动脉在到达卵巢门时分出若干支供应输卵管,其末梢在子宫角附近与子宫动脉上行的卵巢支相吻合。

(二)子宫动脉

子宫动脉为髂内动脉前的分支,在腹膜后沿骨盆侧壁向下向前行。经阔韧带下缘到达子宫外侧,距宫颈内口水平约 2cm 处横跨输尿管至子宫侧缘后分为上、下两支。上支较粗,沿子宫上缘迂曲上行称为宫体支,至子宫角处又分为宫底支(分布于宫底部)、卵巢支(与卵巢动脉末梢吻合)和输卵管支(分布于输卵管);下支较细,分布于宫颈及阴道上段称为宫颈-阴道支(图 1-22)。

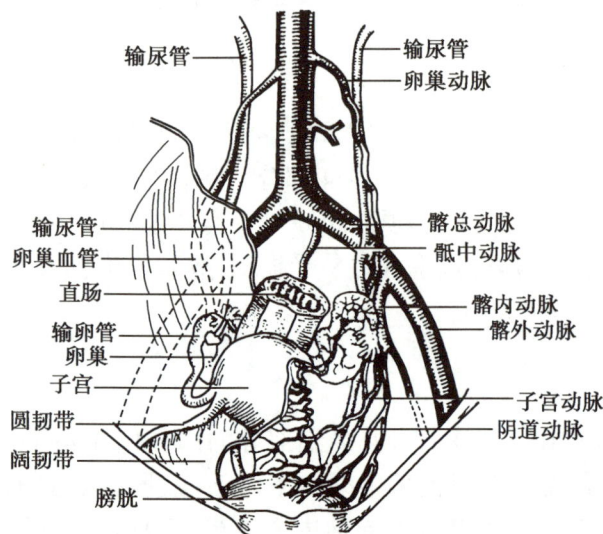

图 1-21　盆腔动脉的血液供应

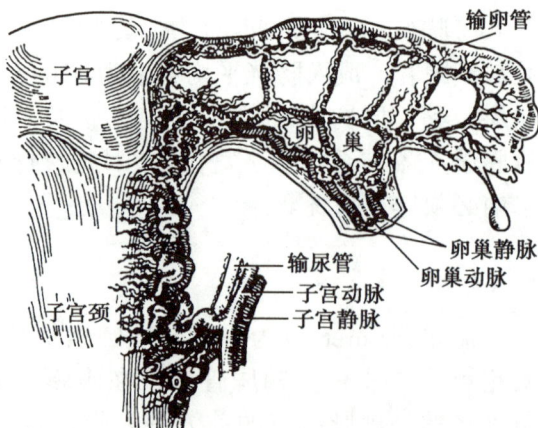

图 1-22　子宫、卵巢动静脉

（三）阴道动脉

阴道动脉为髂内动脉前干分支，与子宫动脉阴道支和阴部内动脉分支相吻合。因此，阴道上段由子宫动脉宫颈-阴道支供应，而中段由阴道动脉供应，下段主要由阴部内动脉和痔中动脉供应。

（四）阴部内动脉

阴部内动脉为髂内动脉前干终支，经坐骨大孔穿出骨盆腔，绕过坐骨棘背面，再经坐骨小孔到达会阴及肛门，并分出4个分支。①痔下动脉：供应直肠下段及肛门部。②会阴动脉：分布于会阴浅部。③阴唇动脉：分布于大、小阴唇。④阴蒂动脉：分布于阴蒂及前庭球。

（五）静脉

盆腔静脉均与同名动脉伴行，但数目较动脉多，并在相应器官及其周围形成静脉丛，且互相吻合，故盆腔静脉感染容易蔓延。卵巢静脉出卵巢门后形成静脉丛，亦与同名动脉伴行，右侧汇入下腔静脉，左侧汇入左肾静脉，故左侧盆腔静脉曲张较常见。

二、淋巴

女性生殖器官具有丰富的淋巴系统，淋巴结一般沿相应的血管排列，是内、外生殖器官发生感染和恶性肿瘤扩散的重要途径。其数目、大小和位置变异性大，主要分为外生殖器淋巴与盆腔淋巴两组（图1-23）。

（一）外生殖器淋巴

外生殖器淋巴分为腹股沟深淋巴结和腹股沟浅淋巴结两部分。

1. 腹股沟深淋巴结　位于股管内、股静脉内侧，收纳阴蒂、股静脉区和腹股沟浅淋巴，汇入闭孔、髂内等淋巴结。

2. 腹股沟浅淋巴结　分上、下两组，上组沿腹股沟韧带排列，收纳外生殖器、阴道下段、会阴和肛门部的淋巴；下组位于大隐静脉末端周围，收纳会阴和下肢的淋巴。

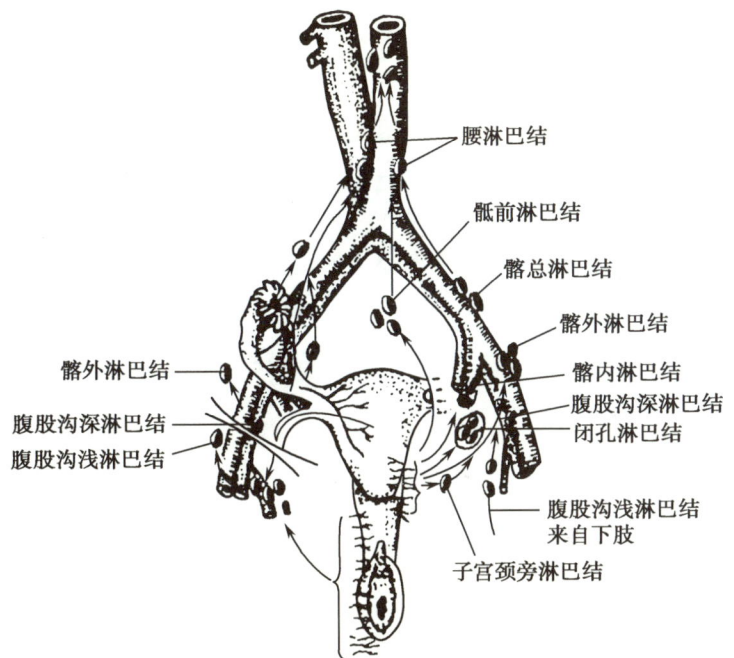

图1-23　女性生殖系统淋巴流向

（图中标注）腰淋巴结　骶前淋巴结　髂总淋巴结　髂外淋巴结　髂内淋巴结　腹股沟深淋巴结　闭孔淋巴结　腹股沟浅淋巴结来自下肢　子宫颈旁淋巴结　髂外淋巴结　腹股沟深淋巴结　腹股沟浅淋巴结

（二）盆腔淋巴

盆腔淋巴包括髂、骶前和腰3组淋巴结。①髂淋巴组：由髂内、髂外和髂总淋巴结组成。②骶前淋巴组：位于骶骨前面。③腰淋巴组：位于主动脉旁。

三、神经

（一）外生殖器的神经支配

外生殖器主要由阴部神经支配，由第Ⅱ、Ⅲ、Ⅳ骶神经分支组成，含感觉和运动神经纤维，在坐骨结节内侧下方分成3支，即会阴神经、阴蒂背神经和肛门神经（又称为痔下神经），分布于会阴、阴唇、阴蒂和肛门周围。

（二）内生殖器的神经支配

内生殖器主要由交感神经与副交感神经支配。交感神经纤维自腹主动脉前神经丛分出，下行入盆腔分为卵巢神经丛和骶前神经丛。因子宫平滑肌有自律活动,完全切除其神经后仍能有节律收缩,故临床上可见下半身截瘫的产妇能顺利完成自然分娩。

(刘 慧)

思考题

1. 王女士,62 岁,因"子宫脱垂"行子宫全切术及阴道前后壁修补术。

请思考:试从子宫韧带和骨盆底组织的解剖学作用解释子宫脱垂发生的可能原因。

2. 郝女士,36 岁,G_3P_1,因宫颈癌进行手术治疗。

请思考:宫颈癌的好发部位是哪儿?

3. 刘女士,35 岁,正常分娩胎儿较大,会阴体紧张,需进行会阴侧切。

请思考:会阴侧切时切到的肌肉是哪些?

ER 1-7

练习题

第二章 | 女性生殖系统生理

ER 2-1 教学课件　　ER 2-2 思维导图

学习目标

1. 掌握：卵巢功能及周期性变化；子宫内膜的周期性变化特点；雌激素和孕激素的生理功能；月经的临床表现。
2. 熟悉：女性一生各时期的生理特点。
3. 了解：下丘脑-垂体-卵巢轴的相互关系。
4. 学会：运用性腺轴的调节解释卵巢排卵和月经的形成；配合医生做好经期保健知识指导工作。
5. 具有良好的人文素养和职业道德，尊重与关爱妇女，工作严谨，责任心强。

第一节 女性一生各时期的生理特点

女性从胎儿的形成至衰老是一个渐进的生理过程，也是下丘脑-垂体-卵巢轴功能发育、成熟和衰退的过程。女性一生根据其年龄和生理特点可分为 7 个阶段，即胎儿期、新生儿期、儿童期、青春期、性成熟期、绝经过渡期、绝经后期。但每一个阶段无截然界限，均有其各自的特点，可因遗传、营养、环境和气候等影响因素而出现个体差异。

（一）胎儿期

从受精卵形成至胎儿娩出称为胎儿期（fetal period）。受精卵是由父系和母系来源的 23 对（46 条）染色体组成的新个体，其中一对为性染色体。性染色体 X 与 Y 决定胎儿性别，即 XX 合子发育为女性，XY 合子发育为男性。胚胎 6 周后原始性腺开始分化。若胚胎细胞不含 Y 染色体，或 Y 染色体短臂上缺少决定男性性别的睾丸决定因子基因时，性腺分化缓慢，至胚胎 8~10 周女性性腺组织才出现卵巢的结构。卵巢形成后因无雄激素，无副中肾管抑制因子，因此中肾管退化，两条副中肾管发育成为女性生殖道。

ER 2-3 卵巢发生示意

（二）新生儿期

出生后 4 周内称为新生儿期（neonatal period）。女性胎儿在子宫内受母体卵巢和胎盘所产生的性激素的影响，出生时新生儿可见外阴较丰满，乳房隆起或有少量泌乳。出生后脱离胎盘循环，血中性激素水平迅速下降，阴道可有少量血性分泌物排出，这些均属生理现象，不需处理，数日内自然消失。

（三）儿童期

从出生 4 周到 12 岁左右称为儿童期（childhood）。儿童早期（8 岁之前）体格持续生长和发育，但下丘脑-垂体-卵巢轴功能处于抑制状态，卵泡不分泌雌激素，生殖器官呈幼稚状态。阴道狭长，上皮薄，无皱襞，细胞内缺乏糖原，阴道酸度低，抗感染力弱；子宫小，宫颈较长，约占子宫全长的 2/3；子宫、输卵管及卵巢位于腹腔内。在儿童后期（约 8 岁之后），下丘脑促性腺激素释放激素抑制状态解除，卵巢内的卵泡有一定发育并分泌少量性激素，但仍达不到成熟阶段。子宫、输卵管及卵巢逐渐向骨盆腔

内下降。胸、肩、髋及耻骨前等处皮下脂肪逐渐增多，乳房亦开始发育，女性特征逐渐显现。

（四）青春期

青春期（adolescence or puberty）是儿童到成人的转变期，是自第二性征开始发育至生殖器官发育成熟并获得生殖能力的一段生长发育期。世界卫生组织（WHO）规定青春期为 10~19 岁。此期的生理特点如下：

1. 第二性征出现 包括音调变高，乳房发育，阴毛及腋毛的出现，骨盆横径发育大于前后径，胸、肩、髋部皮下脂肪增多，形成女性特有的体态。乳房发育是女性第二性征的最初特征，为女性青春期发动的标志。接近 10 岁时乳房开始逐渐发育，数月至 1 年后开始生长阴毛及腋毛。

2. 生殖器官发育（第一性征） 由于促性腺激素作用，卵巢增大，卵泡开始发育并分泌雌激素，内、外生殖器官进一步发育成熟，生殖器从幼稚型变为成人型。阴阜隆起，大小阴唇变肥厚并有色素沉着；阴道长度及宽度增加，黏膜变厚并出现皱襞；子宫体增大，占子宫全长的 2/3；输卵管变粗。

3. 生长加速 在乳房开始发育 2 年以后（11~12 岁），女孩身高增长迅速，每年平均增高 9cm，月经初潮后增长速度减缓。

4. 月经初潮 女性第一次月经来潮称为月经初潮，始于 11~18 岁，是青春期的重要标志。月经初潮平均晚于乳房发育 2.5 年时间。月经来潮提示卵巢产生的雌激素足以使子宫内膜增殖，雌激素达到一定水平且有明显波动时，引起子宫内膜脱落即出现月经。由于此期卵巢功能尚未成熟，月经周期常不规律。多数女孩在初潮后需 5~7 年建立规律的周期性排卵。规律的周期性排卵是女性性成熟并获得生殖能力的标志。此时女孩虽已初步具有生育能力，但生殖系统功能尚未完善。

在此阶段，少女的心理状态和思想情绪往往不稳定，应给予心理疏导。

（五）性成熟期

性成熟期（sexual maturity）一般自 18 岁开始，历时 30 年左右，是卵巢功能最旺盛的时期，故又称为生育期。此期建立了规律的下丘脑-垂体-卵巢轴调节，生殖器官各部和乳房在卵巢激素周期性作用下发生周期性变化，表现为周期性月经来潮和排卵。

（六）绝经过渡期

从开始出现绝经趋势直至最后一次月经的时期，称为绝经过渡期（menopausal transition period）。此期长短不一，因人而异，可始于 40 岁，历时短可 1~2 年，长至 10~20 年。表现为月经紊乱，最后完全停止。绝经指月经永久性停止。我国妇女绝经年龄平均为 49.5 岁，80% 发生在 44~54 岁。此阶段妇女由于雌激素水平降低，可出现血管舒缩障碍和神经精神症状，表现为潮热、出汗、情绪不稳定、抑郁或失眠等症状。

（七）绝经后期

绝经后期（postmenopausal period）指绝经后的生命时期。在早期阶段，循环中的主要雌激素为雌酮，其来自卵巢间质分泌少量雄激素在外周的转化。一般 60 岁以后机体逐渐老化，进入老年期。此期卵巢进一步萎缩并纤维化，体小质硬，内分泌功能停止；生殖器官逐渐萎缩老化，局部抵抗力降低，易患萎缩性阴道炎；骨代谢失常导致骨质疏松，易发生骨折；脂代谢失调，血液中胆固醇升高，易导致肥胖及动脉硬化性心血管疾病。

第二节　卵巢的功能及周期性变化

一、卵巢的功能

卵巢是女性的性腺，其主要功能是产生卵子并排卵，同时分泌性激素，分别称为卵巢的生殖功能和卵巢的内分泌功能。

二、卵巢的周期性变化

从青春期开始到绝经前,除妊娠期和哺乳期外,卵巢形态和功能均呈现周期性变化,称为卵巢周期(ovarian cycle)(图2-1)。其主要变化如下:

1. 卵泡的发育及成熟 卵泡发育始于胚胎时期,新生儿出生时卵巢的卵泡总数大约有200万个。儿童期多数卵泡退化,到青春期下降至约30万个。青春期后原始卵泡(也称始基卵泡)在促性腺激素的刺激下,逐渐发育至成熟(图2-2)。妇女一生中大约只有400~500个卵泡发育成熟并排卵,其余卵泡在发育过程中退化,称为闭锁卵泡(atretic follicle)。成熟卵泡直径可达10~20mm,卵泡突出于卵巢表面,其结构由外向内依次为卵泡外膜、卵泡内膜、颗粒细胞、卵泡腔、卵丘、放射冠、透明带和卵母细胞(图2-3)。

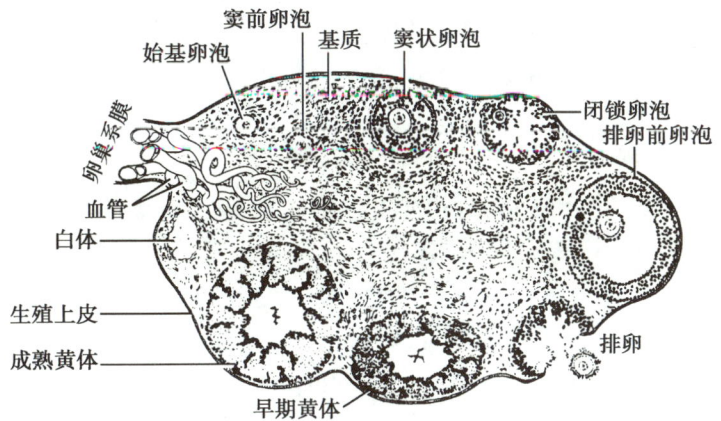

图 2-1　人类卵巢的生命周期

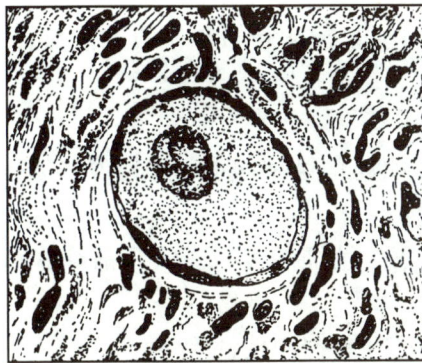

图 2-2　原始卵泡

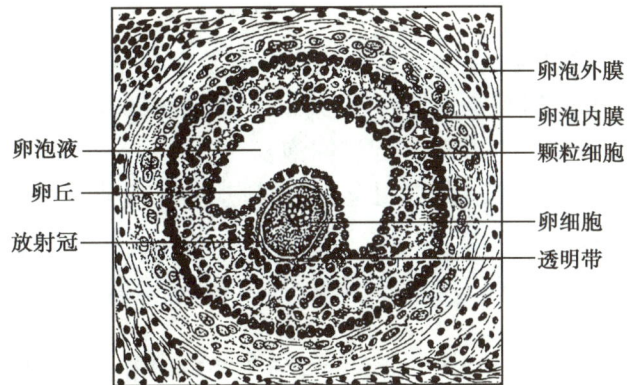

图 2-3　发育成熟的卵泡

2. 排卵 排卵的发生是由于成熟的卵泡分泌的雌激素高峰对下丘脑产生正反馈作用,使下丘脑大量释放促性腺激素释放激素(GnRH),引起垂体释放促性腺激素,出现黄体生成素(LH)和卵泡刺激素(FSH)峰值。LH峰值是即将排卵的可靠指标。成熟卵泡逐渐向卵巢表面移行,当卵泡接近卵巢表面时,该处表层细胞变薄、破裂,卵母细胞和它周围的卵丘颗粒细胞一起被排出的过程称为排卵。排卵多发生在下次月经来潮前14日左右。两侧卵巢交替排卵,亦可一侧卵巢连续排卵。卵子排出后,经输卵管伞部捡拾、输卵管壁蠕动以及输卵管黏膜纤毛活动等协同作用,在输卵管内向子宫方向移动。

在排卵期,大多数妇女无异常症状,个别妇女可出现一侧下腹部酸胀、阴道少量流血(排卵期出血),不需要特殊处理,2~3日后出血自然停止。

3. 黄体形成及退化 排卵后,卵泡液流出,卵泡壁塌陷,血液流入卵泡腔内凝成血块,称为血体;破口随即由纤维蛋白封闭,卵泡颗粒细胞和卵泡内膜细胞在LH排卵峰的作用下,进一步黄素化,形成颗粒黄体细胞和卵泡膜黄体细胞,此时血体变成黄体(corpus luteum)。排卵后7~8日(相当于月经周期第22日左右),黄体体积和功能达到高峰,直径为1~2cm,外观色黄。

若排出的卵子受精,黄体则在胚胎滋养细胞分泌的人绒毛膜促性腺激素(human chorionic gonadotropin,hCG)作用下增大转变为妊娠黄体,至妊娠3个月末才退化。此后胎盘形成并分泌甾体激素维持妊娠。

若卵子未受精，在排卵后 9~10 日黄体开始退化，黄体细胞逐渐缩小，由结缔组织所代替，外观色白，称为白体。正常黄体的功能一般仅维持 14 日，黄体衰退后月经来潮，卵巢中又有新的卵泡发育，开始新的周期。

三、卵巢分泌的性激素及其功能

卵巢合成及分泌的性激素主要包括雌激素（estrogen）、孕激素（progesterone）和少量雄激素（androgen）等甾体激素。

1. **雌激素**　排卵前卵泡内膜细胞和颗粒细胞为雌激素的主要来源，排卵后黄体细胞分泌雌激素。在卵泡开始发育时，雌激素分泌量很少，随着卵泡的发育，于排卵前形成第一个分泌高峰，排卵后下降。排卵后 1~2 日，黄体开始分泌雌激素使循环中雌激素又逐渐上升，在排卵后 7~8 日黄体成熟时，雌激素水平出现第二个高峰，但峰值低于第一个高峰。当黄体萎缩时，雌激素水平急剧下降，至月经前达最低水平。卵巢分泌的雌激素其活性以雌二醇为主，雌酮次之，雌三醇最弱。雌三醇是前两者的代谢产物，在肝脏中分解，由尿中排出。临床上常通过测定血或尿中雌激素的浓度作为了解卵巢功能的指标。雌激素的生理功能如下：

（1）**子宫**：促进和维持子宫发育；使子宫肌细胞增生和肥大，肌层增厚；提高子宫平滑肌对缩宫素的敏感性；使子宫内膜呈增殖期改变；使宫颈口松弛、宫颈黏液分泌量增多、性状变稀薄，富有弹性易拉成丝状，涂片检查呈羊齿植物状结晶。

（2）**输卵管**：促进输卵管肌层发育及上皮的分泌活动，并可加强输卵管节律性收缩的振幅，有利于受精卵的运行。

（3）**卵巢**：协同 FSH 促进卵泡发育。

（4）**阴道上皮**：促进阴道上皮细胞增生、角化，黏膜变厚，并增加细胞内糖原含量，保持阴道酸性环境（pH<4.5）。

（5）**乳房**：使乳腺腺管增生，乳头、乳晕着色，并促进其他第二性征的发育。大量雌激素可抑制泌乳。

（6）**下丘脑和垂体**：通过对下丘脑和垂体的正、负反馈调节作用，控制促性腺激素的分泌。

（7）**代谢作用**：促进水钠潴留；促进肝脏高密度脂蛋白合成，抑制低密度脂蛋白合成，降低循环中胆固醇水平；维持和促进骨基质代谢。

2. **孕激素**　又称为孕酮、黄体酮、黄体素，可由卵巢、肾上腺皮质和胎盘合成。排卵后黄体分泌孕酮逐渐增加，至排卵后 7~8 日黄体成熟时，分泌量达最高峰，以后逐渐下降，到月经来潮时降到排卵前水平。孕激素以孕酮和 17-羟孕酮为主，其代谢产物为孕二醇，在肝脏中降解灭活后，随尿排出。孕激素的生理功能如下：

（1）**子宫**：降低子宫平滑肌兴奋性及其对缩宫素的敏感性，抑制子宫收缩，有利于胚胎及胎儿在宫内生长发育；使子宫内膜由增殖期转变为分泌期，为受精卵着床做好准备；宫颈口闭合，黏液分泌减少、变得黏稠，涂片检查呈椭圆体结晶。

（2）**输卵管**：抑制输卵管平滑肌节律性收缩。

（3）**阴道**：加快阴道上皮细胞脱落。

（4）**乳房**：在雌激素影响的基础上促进乳腺腺泡发育。

（5）**下丘脑和垂体**：黄体期对下丘脑和垂体有负反馈作用，抑制促性腺激素的分泌。

（6）**体温**：兴奋下丘脑体温调节中枢，使基础体温在排卵后升高 0.3~0.5℃，可作为判定排卵的重要指标。

（7）**代谢作用**：促进水钠排泄。

3. **雄激素**　女性的雄激素主要来自肾上腺，少量来自卵巢，包括睾酮、雄烯二酮和脱氢表雄酮，是维持女性生殖功能的重要激素。排卵前循环中雄激素升高,一方面可促进非优势卵泡闭锁,另一方面可提高性欲。雄激素的生理功能如下:

(1)促使阴蒂、阴唇和阴阜发育,促进阴毛、腋毛生长。

(2)大量雄激素具有抗雌激素的作用,可减缓子宫及其内膜的生长及增殖,抑制阴道上皮的增生和角化。

(3)能促进蛋白质的合成,促进肌肉生长。

(4)刺激骨髓中红细胞的增生。

(5)促进肾远曲小管对水、钠的重吸收并保留钙。

此外,卵巢还分泌多肽激素(抑制素、激活素、卵泡抑制素)、细胞因子和生长因子等。

第三节　子宫内膜及生殖器官其他部位的周期性变化

随着卵巢激素的周期性变化,生殖器官也发生相应的周期性变化,其中以子宫内膜变化最为显著。

一、子宫内膜的周期性变化

子宫内膜分为功能层和基底层,从青春期开始受卵巢激素的影响功能层发生周期性变化,根据其组织学变化将子宫内膜功能层的周期性变化分为增殖期、分泌期、月经期3个阶段(以一个正常月经周期28日为例)。

1. **增殖期**　月经周期的第5~14日。与卵巢周期中的卵泡期相对应。在雌激素作用下,子宫内膜表面上皮、腺体、间质、血管均呈增殖性变化,称为增殖期。此期子宫内膜厚度自0.5mm增生至3~5mm。增殖期分为早、中、晚3期:

(1)**增殖早期**:月经周期的第5~7日。此期内膜厚度薄,仅1~2mm;腺体短、直、细且稀疏,腺上皮细胞呈立方形或低柱状;间质致密,间质细胞呈星形,间质中的小动脉较直、壁薄。

(2)**增殖中期**:月经周期的第8~10日。此期内膜腺体数增多、伸长并稍有弯曲;腺上皮细胞增生活跃,细胞呈柱状,开始有分裂象;间质水肿在此期最为明显,螺旋小动脉逐渐发育,管壁变厚。

(3)**增殖晚期**:月经周期的第11~14日。此期内膜增厚达3~5mm,表面高低不平,略呈波浪形;腺上皮变为高柱状,增殖为假复层上皮,核分裂象增多,腺体更长,形成弯曲状;间质细胞呈星状,并相互结合成网状;组织内水肿明显,小动脉增生,管腔增大,呈弯曲状。

2. **分泌期**　月经周期的第15~28日。与卵巢周期中的黄体期相对应。子宫内膜受雌激素和孕激素的影响继续增厚,腺体增大呈分泌状,间质疏松水肿,血供充足,小动脉因增长超出内膜厚度而呈卷曲状。以上变化适宜受精卵植入和发育。若卵子未受精,黄体退化,雌激素和孕激素分泌减少,腺上皮细胞逐渐缩小变性,间质水肿消失,内膜厚度减少,螺旋小动脉受压,血流受阻。分泌期分为3期:

(1)**分泌早期**:月经周期的第15~19日。此期内膜腺体较增殖期更长,屈曲更明显;腺上皮细胞开始出现含糖原的核下空泡,为分泌期早期的组织学特征;间质水肿,螺旋小动脉继续增生、弯曲。

(2)**分泌中期**:月经周期的第20~23日。内膜较前更厚并呈锯齿状;腺体内的分泌上皮细胞顶端胞膜破裂,细胞内的糖原溢入腺腔,称为顶浆分泌,为分泌期中期的组织学特征。子宫内膜的分泌活动在月经中期LH峰值后第7日达到高峰,恰与囊胚植入同步。此期间质更加疏松、水肿,螺旋小动脉进一步增生并卷曲。

(3)**分泌晚期**:月经周期的第24~28日。此期为月经来潮前期,相当于黄体退化阶段。子宫内膜增厚达10mm,呈海绵状。内膜腺体开口面向宫腔,有糖原等分泌物溢出,间质更加疏松、水肿;螺旋小动脉迅速增长,超出内膜厚度,更加弯曲,血管管腔也扩张。

3. 月经期 月经周期的第 1~4 日。为子宫内膜海绵状功能层从基底层崩解脱落期。黄体萎缩,雌、孕激素水平下降,子宫内膜失去激素支持而萎缩,水肿消失。经前 24 小时,内膜螺旋动脉节律性收缩及舒张,继而出现逐渐加强的血管痉挛性收缩,导致远端血管壁及组织缺血坏死、剥脱,脱落的内膜碎片及血液一起从阴道流出,即月经来潮。

二、生殖器官其他部位的周期性变化

1. 阴道黏膜的周期性变化 在月经周期中,随着雌、孕激素的变化,可引起阴道上皮周期性改变,这种改变在阴道上段最为明显。排卵前,阴道上皮在雌激素的影响下,底层细胞增生,逐渐演变成中层与表层细胞,使整个上皮的厚度增加,表层细胞出现角化,其程度在排卵期最为明显。细胞内富有糖原,糖原经阴道杆菌分解成为乳酸,使阴道保持酸性环境,可以防止致病菌的繁殖。排卵后,阴道上皮细胞在孕激素的作用下,发生脱落,其中以表层细胞为主。临床上可借助阴道脱落细胞的变化作为了解体内雌激素水平和有无排卵。

2. 宫颈黏液的周期性变化 宫颈黏膜腺细胞分泌的黏液,其物理、化学性质及其分泌量在卵巢性激素的影响下均有明显的周期性变化。月经来潮后,体内雌激素水平降低,此时子宫颈管分泌的黏液量很少。随着雌激素水平提高,黏液分泌量不断增加,至排卵期宫颈分泌的黏液变得非常稀薄、透明,拉丝度可达 10cm 以上。宫颈黏液涂片干燥后置于显微镜下检查,可见羊齿植物叶状结晶。这种结晶在月经周期的第 6~7 日即可出现,到排卵期结晶形状最清晰而典型。排卵后,受孕激素影响,黏液分泌量逐渐减少,质地变得黏稠而混浊,拉丝度差,易断裂。涂片检查可发现结晶模糊,至月经周期的第 22 日左右,完全消失,而代之以排列成行的椭圆体。临床上根据宫颈黏液检查,可了解卵巢的功能状态。

3. 输卵管的周期性变化 输卵管的周期性变化包括形态和功能两方面。雌激素促进输卵管发育及输卵管肌层的节律性收缩振幅,使输卵管黏膜上皮纤毛细胞生长,体积增大;非纤毛细胞分泌增加,为卵子提供运输和种植前的营养物质。孕激素则能抑制输卵管的节律性收缩振幅,抑制输卵管黏膜上皮纤毛细胞的生长,减低分泌细胞分泌黏液的功能。雌、孕激素的协同作用,保证受精卵在输卵管内的正常运行。

第四节 月经及月经期的临床表现

情境导入

肖女士,19 岁,未婚。14 岁月经初潮,既往月经周期为 28~35 日,经期为 5~7 日,月经血呈暗红色、不凝固、量中等,经期常伴有头痛、失眠、腰酸。今天是月经来潮第 1 日,喝了冷饮后出现下腹坠胀不适、腹泻。来院咨询关于女性经期的保健知识。

工作任务:
作为一名助产士,如何对肖女士进行经期保健的知识宣教?

一、月经

子宫内膜随卵巢周期性变化而发生周期性脱落及出血,称为月经(menstruation)。规律月经的出现为生殖功能成熟的标志之一。

女性第一次月经来潮称为初潮,初潮年龄大多在 13~14 岁。16 岁以后月经尚未来潮应当引起临床重视。初潮时间早晚与遗传、环境、营养及气候条件等因素有关。据调查近年初潮年龄有提前趋势。

二、月经期的临床表现

正常月经具有周期性及白限性。描述月经的指标包括周期的频率、规律性、经期长度和经期出血量4个要素。出血的第1日为月经周期的开始，相邻两次月经第1日间隔的时间称为月经周期（menstrual cycle）。正常的周期频率一般为21~35日，平均28日。规律的月经表现为近一年的周期之间月经变化的范围小于7日。每次月经持续的时间称为经期，正常经期长度不超过7日。一次月经的总失血量称为经量，正常经量一般为20~60ml。月经血呈暗红色，碱性、黏稠而不凝固。除了血液外，内含有子宫内膜碎片、宫颈黏液及脱落的阴道上皮细胞。由于经血中存有大量纤维蛋白溶解酶，可溶解纤维蛋白，故月经血不凝固，呈液体状态，若出血多或速度快时可出现小血凝块。

月经期一般无特殊症状，但经期由于盆腔充血及前列腺素的作用，有些妇女可有下腹与腰骶部下坠感或子宫收缩痛，并可出现恶心、呕吐、便秘或腹泻等胃肠功能紊乱症状。少数妇女可有头痛及轻度神经系统不稳定症状，一般不影响生活和工作。

三、月经期的健康教育

月经期由于盆腔充血，子宫颈口松弛，子宫内膜剥脱留下创面，阴道酸性环境改变，机体抵抗力减弱，一旦外来致病菌侵入易引起生殖器官炎症。因此应加强健康教育，采取卫生保健措施。

1.正确对待，放松心情 月经的来潮是女性的正常生理现象，它受大脑皮质中枢神经的控制，外界环境、精神紧张、情绪波动可以直接影响月经周期，而导致月经失调、经期症状加重。因此，应学习月经生理知识，正确认识月经的生理现象。月经期应避免精神刺激和情绪波动，加强心理沟通和指导，以减轻精神压力，保持心情舒畅。

2.注意月经期卫生，防止病原体上行感染

（1）**注意个人卫生，养成良好卫生习惯**：月经期保持外阴清洁，每日清洗外阴、勤换清洁卫生巾与内裤；月经期可以淋浴，但不宜盆浴更不可游泳，防止脏水进入阴道；避免共用洗盆、浴巾；禁止性生活、阴道冲洗或上药，便后应由前向后擦拭外阴部，防止病原体上行感染。

（2）**注意保暖**：月经期机体防御能力减弱，盆腔充血，应防止突然过冷的刺激引起盆腔血管痉挛而导致痛经。避免淋雨、冷水浴，及时调整衣物，防止感冒。经期腹部绞痛可做局部热敷，以促进血液循环，有助于肌肉松弛，喝热饮也可减轻疼痛。

（3）**劳逸结合，保证休息**：月经期保证充足的睡眠，最好午睡1~2小时，避免过度疲劳和剧烈运动。体力劳动者和运动员，应减轻劳动强度和运动量，注意劳逸结合。

（4）**合理饮食，加强营养**：月经期应多饮温开水，多吃新鲜蔬菜，保持大便通畅，减轻盆腔充血；避免吃生冷、辛辣及刺激性的食物；补充足够的蛋白质、铁剂、钙质和维生素。

月经期出现异常表现，如严重腹痛、经血量明显增多或减少、经血浑浊污秽或有臭味等，应及时就诊。

第五节　月经周期的调节

月经周期的调节是一个非常复杂的过程，主要受下丘脑-垂体-卵巢轴（hypothalamic-pituitary-ovarian axis，HPOA）的影响。子宫内膜变化受卵巢激素的影响，卵巢功能受垂体的控制，垂体的活动又受下丘脑的调节，而下丘脑接受大脑皮质的支配。任何内、外因素的刺激均可影响下丘脑-垂体-卵巢轴的调节而引起月经的变化。其中卵巢分泌的激素又通过正、负反馈，影响下丘脑与垂体的功能（图2-4）。

一、下丘脑促性腺激素释放激素

下丘脑弓状核神经细胞分泌的促性腺激素释放激素（gonadotropin releasing hormone，GnRH）通过垂体门静脉系统进入腺垂体，调节垂体促性腺激素的合成和分泌。

二、腺垂体生殖激素

腺垂体（垂体前叶）分泌的直接与生殖调节有关的激素有促性腺激素和催乳素。

1. 促性腺激素 卵泡刺激素（FSH）可刺激卵泡生长发育，在少量黄体生成素共同作用下使卵泡成熟，分泌雌激素；黄体生成素（LH）在一定量卵泡刺激素的协同作用下，使成熟卵泡排卵并形成黄体，分泌雌、孕激素。

2. 催乳素（prolactin，PRL） 催乳素是垂体嗜酸性粒细胞分泌的一种纯蛋白质，具有促进乳汁合成功能。PRL 主要受下丘脑分泌的 PRL 抑制因子的调控。促甲状腺激素释放激素也能刺激催乳素的分泌。

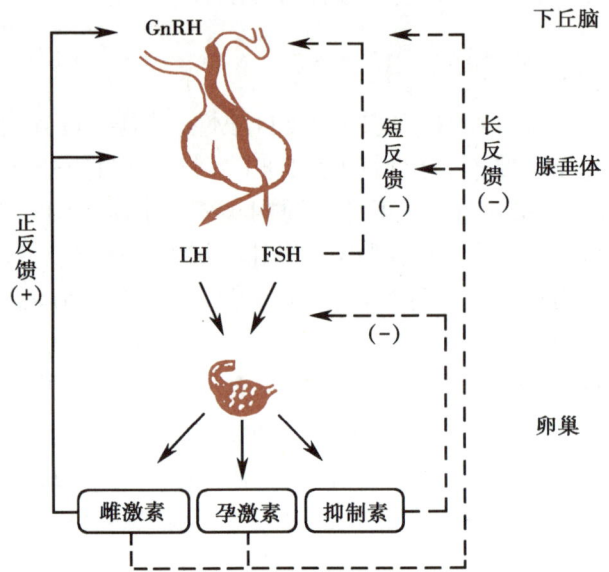

图 2-4　下丘脑-垂体-卵巢轴之间的相互关系

三、卵巢性激素的反馈作用

卵巢激素受垂体激素的调节，而卵巢激素对下丘脑 GnRH 和垂体促性腺激素的合成和分泌又具有反馈作用。排卵前，在卵泡发育早期，分泌逐渐增多的雌激素负反馈作用于下丘脑，抑制 GnRH 释放，并降低垂体对 GnRH 的反应性，使垂体 FSH 分泌减少。随着卵泡发育成熟，分泌水平达到高峰的雌激素又对下丘脑产生正反馈作用，形成排卵前 LH、FSH 高峰。排卵后，雌激素和孕激素水平明显升高，两者联合对下丘脑和垂体产生负反馈作用，FSH 和 LH 的合成和分泌又受到抑制。

四、月经周期的调节机制

1. 卵泡期 当月经周期中黄体萎缩后，雌、孕激素和抑制素 A 水平降至最低，对下丘脑和垂体的抑制解除，下丘脑开始分泌 GnRH，使垂体 FSH 分泌增加，促进卵泡发育并分泌雌激素，子宫内膜发生增殖期变化。随着雌激素逐渐增加，其对下丘脑的负反馈增强，抑制下丘脑 GnRH 的分泌，在抑制素 B 的共同作用下，使垂体 FSH 分泌减少。随着卵泡逐渐发育，接近成熟时卵泡分泌的雌激素达到高峰，并持续 48 小时，即对下丘脑和垂体产生正反馈作用，形成 LH 和 FSH 峰值，两者协同作用，促使成熟卵泡排卵。

2. 黄体期 排卵后，LH 和 FSH 均急剧下降，在少量 LH 和 FSH 作用下，黄体形成并逐渐发育成熟。黄体主要分泌孕激素，也分泌雌二醇，使子宫内膜发生分泌期变化。排卵后第 7~8 日孕激素达到高峰，雌激素亦达到又一高峰，二者和抑制素 A 的共同负反馈作用，又使垂体 LH 和 FSH 分泌相应减少，黄体开始萎缩，雌、孕激素分泌减少，子宫内膜失去性激素支持，发生剥脱而月经来潮。雌、孕激素和抑制素 A 的减少解除了对下丘脑和垂体的负反馈抑制，FSH 再度分泌增加，卵泡开始发育，下一个月经周期重新开始，如此周而复始（图 2-5）。

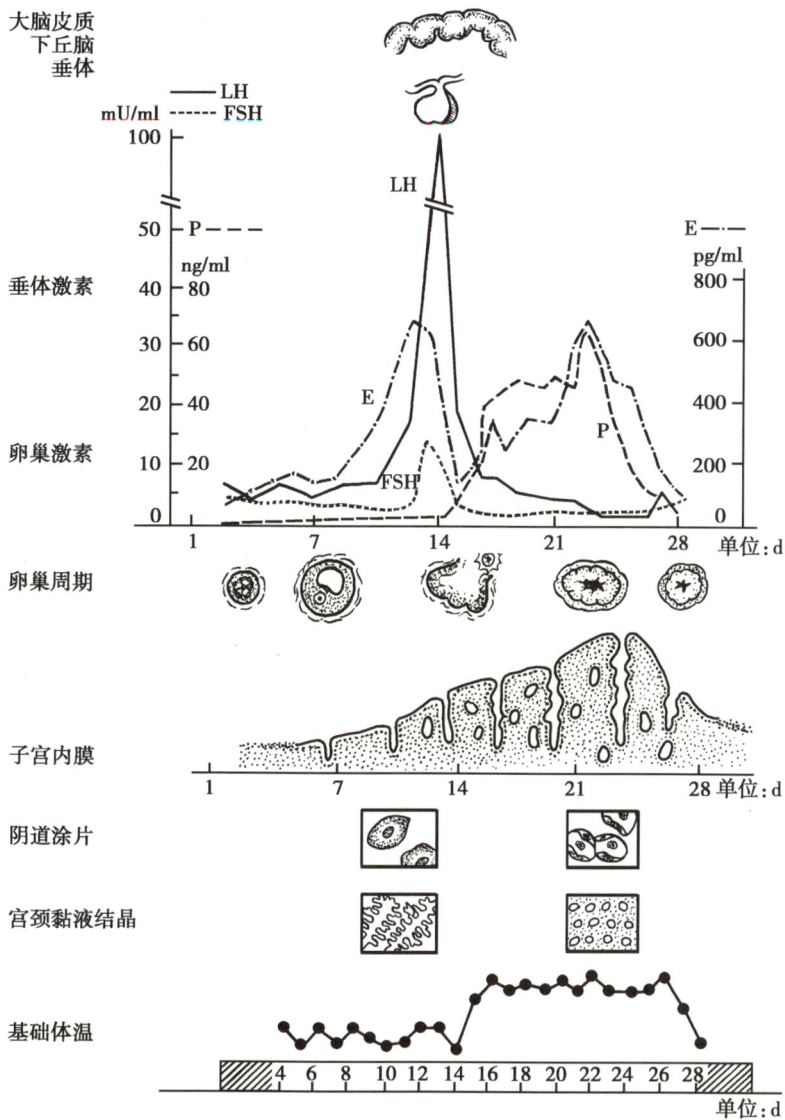

图 2-5　生殖器官及基础体温的周期性变化和激素水平关系

关于月经失调的临床思考

　　生殖健康直接影响着人口质量以及整个社会的和谐稳定。规律的月经是女性生殖健康和生殖内分泌功能正常运行的表现。而月经失调常常会导致不孕不育,给患者的身心健康和家庭造成极大影响。

　　在治疗月经失调前,首先寻找病因,了解病史,如患者是否有精神打击、过度运动、节食等应激病史,同时检查维持正常月经的生殖轴功能(生殖激素水平)及有无其他内分泌腺异常的干扰。对于月经失调的治疗,还应考虑到生殖内分泌失常对女性健康的影响,如子宫异常出血可引发慢性贫血,甚至危及生命;长期无排卵性月经失调使子宫内膜长期暴露于雌激素的作用下,而无孕激素保护,导致子宫内膜表现不同程度的增生性变化,甚至癌变。医务工作者应对每一例月经失调患者从病因治疗、激素治疗、促进排卵功能的恢复等方面认真分析,制订个性化的治疗方案,为女性的生殖健康保驾护航。

（陈顺萍）

1. 一对夫妇,男方 34 岁,女方 32 岁,结婚 2 年余不孕,就诊不孕不育症门诊。男方检查结果无异常。女方体格检查未见异常,基础体温检查结果呈单相型体温。女方 13 岁月经初潮,现月经周期为 20~50 日,经期为 2~14 日,量时多时少,无痛经。夫妻婚后同居无避孕史、无两地分居史。

请思考:

(1)请分析女方月经表现是否正常。

(2)根据女方目前检查结果,请分析其不孕可能的原因。

2. 李女士,27 岁,已婚,14 岁月经初潮,平素月经周期规律,月经周期为 28~30 日,经期为 3~5 日,经量中等。现为月经周期的第 22 日,来院体检。

练习题

请思考:

(1)请推算李女士本次月经周期是否已排卵。

(2)若李女士未妊娠,请推算其此时宫颈黏液的性状和涂片镜下最可能表现。

第三章 | 妊娠生理

学习目标

1. 掌握：胎儿附属物的结构及功能；妊娠期母体的生理变化。
2. 熟悉：胚胎及胎儿的发育特征。
3. 了解：受精与着床的过程；胎儿生理特点；胎儿附属物的形成；妊娠期母体的心理变化。
4. 学会：解释胎儿附属物的结构和功能；母体生理变化。
5. 具有爱心、同情心、责任心，细心沟通，协助孕妇顺利度过妊娠期。

妊娠（pregnancy）是胚胎和胎儿在母体内发育成长的过程。卵子受精标志着妊娠的开始，胎儿及其附属物自母体排出是妊娠的终止，全程 266 日。临床上常以末次月经的第 1 日作为妊娠的开始，以 4 周（一个妊娠月）为一个孕龄单位，故妊娠全过程约 280 日，即 40 周，为 10 个妊娠月。妊娠是非常复杂而又极为协调的生理过程。

情境导入

王女士，26 岁，大学文化，既往月经周期规律。初次妊娠，妊娠过程顺利。现妊娠 32 周，常规进行产前检查。检查：T 36.7℃，P 90 次/min，R 19 次/min，BP 120/80mmHg。听诊：心尖部闻及 I 级柔和吹风样收缩期杂音。踝部轻微水肿。

工作任务：

1. 这些表现是否属于正常孕妇的生理变化？
2. 目前胎儿发育具有哪些特点？
3. 针对王女士妊娠期的身心变化，助产士应如何进行孕期保健指导？

第一节　受精及受精卵的发育、输送与着床

一、受精

获能的精子进入卵子形成受精卵的过程称为受精（fertilization）。受精发生在排卵后数小时内，整个受精过程约需 24 小时。已经受精的卵子称受精卵，又称孕卵，受精卵的形成标志着新生命的诞生。

1. 精子的获能　性交时精液被射入阴道内，精子离开精液，通过鞭毛摆动的方式，经子宫颈、子宫腔，最后进入输卵管腔。在此过程中，精子顶体表面的糖蛋白被生殖道分泌物中的 α、β 淀粉酶降解，同时顶体膜结构中胆固醇与磷脂比率和膜电位发生变化，降低顶体膜稳定性，此过程称为精子获能。精子获能的过程需 7 小时左右，获能的部位主要是子宫和输卵管。

2. 顶体反应　卵子由卵巢排出,经输卵管伞端进入输卵管内,停留在壶腹部或峡部等待受精。如排出的卵子未能与精子结合,卵子则在 24 小时内退化。当精子与卵子相遇,精子头部顶体外膜破裂,释放出顶体酶,溶解卵子外围的放射冠和透明带,称为顶体反应。精子借助酶的作用穿过放射冠和透明带。

3. 受精卵形成　精子穿过透明带,其外膜与卵泡膜接触并融合,之后进入卵子内。卵子随即完成第二次减数分裂形成卵原核,卵原核与精原核融合形成受精卵。受精卵的染色体为二倍体,其数目为 46 条,完成受精过程。性染色体是 XX 的胚胎发育成女性,性染色体是 XY 的胚胎发育成男性。精子头部与卵子表面接触,卵子细胞质内的皮质颗粒释放溶酶体酶,引起透明带结构改变,精子受体结构变性,阻止其他精子进入透明带,此过程称为透明带反应。

二、受精卵的发育与输送

受精卵形成后开始进行有丝分裂,同时借助输卵管蠕动和输卵管上皮纤毛推动向宫腔移动。受精后 72 小时分裂为由 16 个细胞组成的实心细胞团,形如桑葚,称为桑葚胚。受精后第 4 日,桑葚胚向宫腔移动,并迅速分裂增生,细胞数量不断增多,在细胞之间逐渐形成一个大腔,内含液体,形成早期囊胚。受精后第 5~6 日早期囊胚进入宫腔,透明带消失,总体积迅速增大,继续分裂发育,形成晚期囊胚。

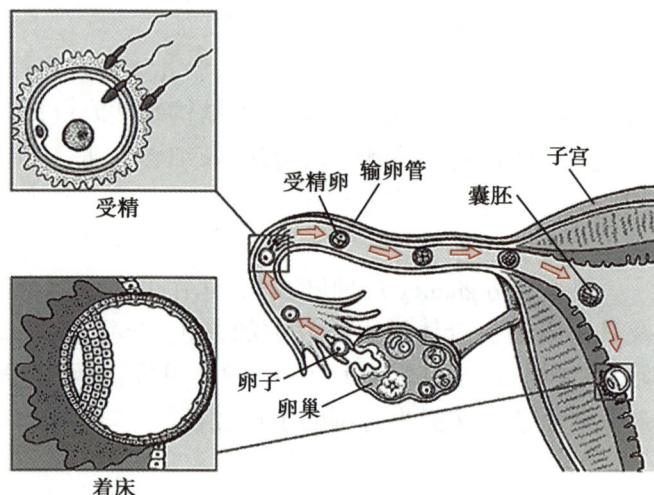

图 3-1　受精及受精卵发育、输送与着床

三、着床

晚期囊胚植入子宫内膜的过程称着床(implantation)或植入(imbed)(图 3-1)。着床在受精后第 6~7 日开始,第 11~12 日结束。

1. 着床的过程　受精后 6~7 日,胚胎的透明带迅速消失,滋养层黏附,穿透并植入子宫内膜,滋养层细胞分裂成两层,即细胞滋养层与合体滋养层,合体滋养层会向子宫内膜植入,形成绒毛突起物,分泌人绒毛膜促性腺激素,使得黄体不会退化而继续分泌雌激素及孕激素,维持妊娠。

胚胎着床经过定位、黏附和侵入 3 个环节。①定位:着床前透明带消失,晚期囊胚以其内细胞团端接触子宫内膜,多在子宫后壁上部。②黏附:晚期囊胚黏附在子宫内膜后,囊胚表面滋养细胞分化为两层,外层为合体滋养细胞,内层为细胞滋养细胞。③侵入:合体滋养细胞分泌蛋白溶解酶,溶解子宫内膜,使囊胚完全埋入子宫内膜中且被内膜覆盖。子宫有一个极短的敏感期允许受精卵着床。胚胎形成以及胚胎着床是胚胎早期发育的两个重要过程,任何干扰该过程的因素均可导致不孕或早期流产。

2. 胚胎着床必须具备的条件　①透明带消失。②囊胚滋养层分化出合体滋养细胞。③囊胚和子宫内膜同步发育且功能协调。④孕妇体内有足够的孕酮和雌激素水平。

> **知识链接**
>
> ### 中医对受孕机理的认识
>
> 《女科正宗·广嗣总论》说:"男精壮而女经调,有子之道也",即指有了正常的男性功能及精液和正常女性的月经及排卵,阴阳交合,便可构成胎孕。由此得出受孕的机制:在于肾气充

盛，天癸成熟，任通冲盛，男女之精适时相合，结为胚胎，并在胞宫内种植，在肾气、天癸、冲任、胞宫各外环节的协调和滋养下逐渐发育成长。妊娠是胚胎在母体子宫内生长发育和成熟的过程。胎儿居于母体之内，依赖肾以系之，气以载之，血以养之，冲任以固之。母体和胎儿必须相适应，否则易发生流产。

四、蜕膜的形成

胚胎着床后，在孕激素、雌激素作用下子宫内膜腺体增大，腺上皮细胞内糖原增加，结缔组织细胞肥大，血管充血，此时子宫内膜转化为蜕膜（decidua）。按蜕膜与胚囊的关系，分为三部分（图3-2）。

1. **底蜕膜** 是指囊胚着床部位的蜕膜，与叶状绒毛膜相贴，以后发育成为胎盘的母体部分。

2. **包蜕膜** 是指覆盖在囊胚表面的蜕膜，随囊胚发育逐渐突向宫腔。

3. **真蜕膜** 又称为壁蜕膜，是指底蜕膜及包蜕膜以外覆盖于子宫腔其他部分的蜕膜。妊娠14~16周羊膜腔明显增大，包蜕膜和真蜕膜相贴并逐渐融合，致宫腔消失。

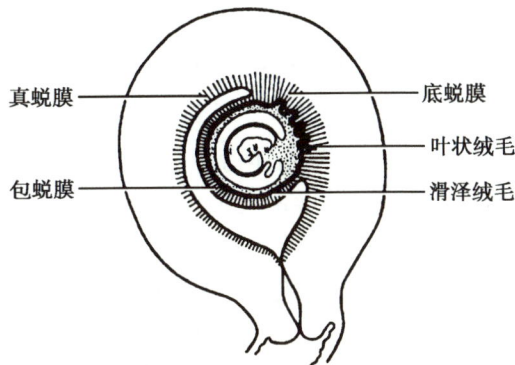

图 3-2　妊娠蜕膜与绒毛的关系

第二节　胚胎、胎儿发育特征及胎儿生理特点

一、胚胎及胎儿发育特征

受精后8周内的人胚称为胚胎（embryo），胚胎期是器官分化、形成的时期。自受精第9周起称为胎儿（fetus），胎儿期是各器官进一步发育、逐渐成熟的时期。以4周（一个妊娠月）为单位描述胚胎、胎儿的发育特征。

4周末：可以辨认出胚盘与体蒂。

8周末：胚胎初具人形，头大、占整个胎体近一半。可分辨出眼、耳、鼻、口、手指及足趾，四肢已具雏形。心脏已形成，超声显像可见原始心脏搏动。

12周末：胎儿身长约9cm，顶臀长（crown-rump length，CRL）6~7cm，体重约14g。外生殖器可初辨性别，胎儿四肢可活动。

16周末：胎儿身长约16cm，顶臀长12cm，体重约110g。从外生殖器可确认胎儿性别。头皮已长出毛发，皮肤菲薄呈深红色，无皮下脂肪。胎儿已开始出现呼吸运动，部分孕妇可自觉胎动。

20周末：胎儿身长约25cm，顶臀长16cm，体重约320g。皮肤暗红，出现胎脂，全身覆盖毳毛。开始出现吞咽、排尿功能。利用听诊器检查孕妇下腹部时能听到胎心音。

24周末：胎儿身长约30cm，顶臀长21cm，体重约630g。胎儿皮下脂肪开始沉积，出现眉毛和睫毛，出现指纹及脚纹。各脏器均已发育，出生后可有呼吸，但生存力极差。

28周末：胎儿身长约35cm，顶臀长25cm，体重约1 000g。有少量皮下脂肪沉积，皮肤是粉红色，表面覆盖胎脂，眼睛半睁开，四肢活动好，有呼吸运动，可以存活。

32周末：胎儿身长约40cm，顶臀长28cm，体重约1 700g。皮肤呈深红色。生活力尚可，出生后注意护理可存活。

36周末：胎儿身长约45cm，顶臀长32cm，体重约2 500g。皮下脂肪较多，身体圆润，指（趾）甲已达指（趾）端。出生后能啼哭及吸吮，生活力良好，存活率很高。

40周末：胎儿身长约50cm，顶臀长36cm，体重约3 400g。胎儿发育成熟，外观体形丰满，皮下脂肪多，皮肤粉红色。足底皮肤有纹理。男性睾丸已降至阴囊内，女性大小阴唇发育良好。出生后哭声响亮，吸吮能力强，能很好存活。

二、胎儿生理特点

（一）循环系统

胎儿营养供给和代谢产物排出，均需经胎盘传输由母体完成。由于胎儿期肺循环阻力高及胎盘脐带循环的存在，胎儿期心血管循环不同于新生儿期心血管循环。

1.胎儿血液循环特点 ①来自胎盘的血液进入胎儿体内后分为3支：一支直接入肝，一支与门静脉汇合入肝，此两支血液经肝静脉入下腔静脉，第3支经静脉导管直接入下腔静脉。下腔静脉血是混合血，有来自脐静脉含氧量较高的血液，也有来自胎儿身体下半部含氧量较低的血液。②卵圆孔位于左右心房之间，其开口处正对下腔静脉入口，下腔静脉进入右心房的血液绝大部分经卵圆孔进入左心房。上腔静脉进入右心房的血液流向右心室，随后进入肺动脉。③肺循环阻力较大，肺动脉血液绝大部分经动脉导管流入主动脉，仅部分血液经肺静脉进入左心房。左心房血液进入左心室，继而进入主动脉直至全身，然后经腹下动脉再经脐动脉进入胎盘，与母体血进行气体及物质交换。

胎儿体内无纯动脉血，而是动静脉混合血。进入肝、心、头部及上肢的血液含氧量较高并且营养较丰富以适应需要。注入肺及身体下半部的血液含氧量及营养相对较少。

2.新生儿血液循环特点 胎儿出生后，胎盘脐带循环中断，肺开始呼吸，肺循环阻力降低，新生儿血液循环逐渐发生改变。①脐静脉闭锁为肝圆韧带，脐静脉的末支静脉导管闭锁为静脉韧带。②脐动脉闭锁，与相连的闭锁的腹下动脉成为腹下韧带。③动脉导管位于肺动脉与主动脉弓之间，出生后2~3个月完全闭锁为动脉韧带。④出生后左心房压力增高，卵圆孔开始关闭，多在生后6个月完全关闭（图3-3）。

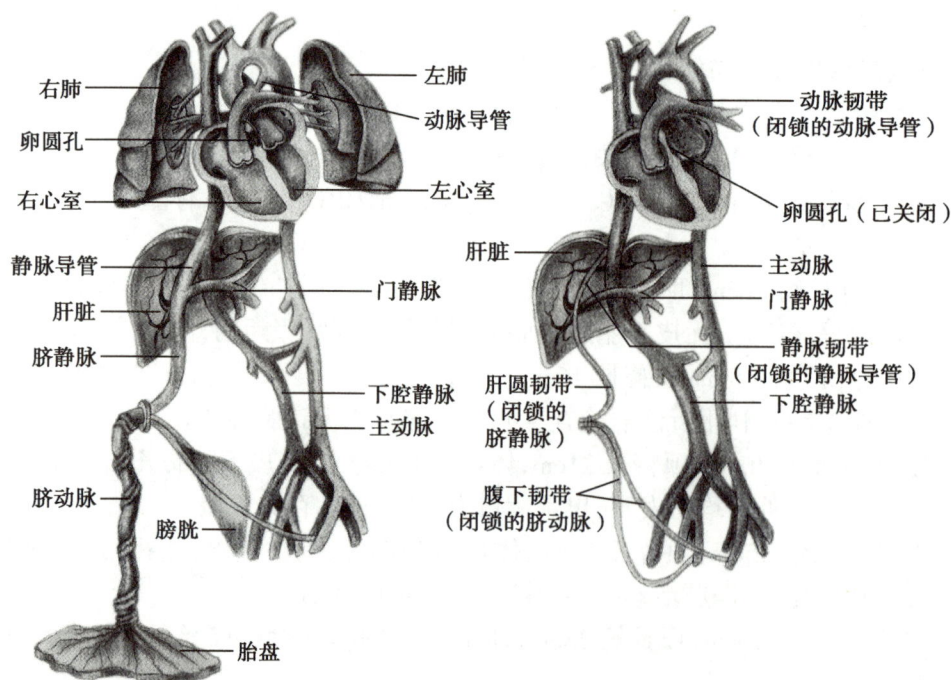

图3-3 胎盘、胎儿及新生儿的血液循环

（二）血液系统

在受精第3周卵黄囊开始造血，以后肝、骨髓、脾逐渐具有造血功能。妊娠32周红细胞生成素大量产生，故32周后出生的新生儿红细胞数均增加，约为 $6.0 \times 10^{12}/L$。妊娠前半期均为胎儿血红蛋白，至妊娠最后4~6周，成人血红蛋白增多。妊娠8周后胎儿血液循环出现粒细胞。妊娠12周，胸腺、脾产生淋巴细胞，成为体内抗体的主要来源，足月时白细胞计数（15~20）$\times 10^9/L$。

（三）呼吸系统

胎儿期母儿血液在胎盘进行气体交换。但出生前胎儿已具备呼吸道（包括气管直至肺泡）、肺循环及呼吸肌。妊娠11周超声可见胎儿胸壁运动，妊娠16周时出现呼吸运动，使羊水进出呼吸道从而促进肺泡的扩张及生长。出生时胎肺不成熟可导致呼吸窘迫综合征，影响新生儿存活率。胎儿肺成熟包括肺组织结构成熟和功能成熟，后者系肺泡Ⅱ型细胞内的板层小体能合成肺表面活性物质，包括卵磷脂和磷脂酰甘油。表面活性物质能降低肺泡表面张力，有助于肺泡扩张。通过检测羊水中卵磷脂及磷脂酰甘油值，可以判断胎肺成熟度。糖皮质激素可刺激肺表面活性物质的产生。

（四）消化系统

1. 胃肠道 妊娠16周胃肠功能已基本建立，胎儿可吞咽羊水，吸收水分、氨基酸、葡萄糖及其他可溶性营养物质。

2. 肝脏 胎儿肝内缺乏许多酶，不能与因红细胞破坏产生的大量游离胆红素结合。胆红素经胆道排入小肠氧化成胆绿素。胆绿素降解产物导致胎粪呈黑绿色。

（五）泌尿系统

妊娠11~14周时胎儿肾脏具有排泄功能，通过胎儿排尿参与羊水的循环。

（六）神经系统

胚胎期脊髓已长满椎管，随后生长变缓。妊娠6个月脑脊髓和脑干神经根的髓鞘开始形成。妊娠中期胎儿内、外及中耳已形成，妊娠24~26周胎儿已能听见一些声音。妊娠28周胎儿眼开始出现对光反应。

（七）内分泌系统

甲状腺于妊娠第6周开始发育，妊娠10~12周已能合成甲状腺激素，甲状腺素对胎儿器官发育起作用，尤其是大脑发育。胎儿肾上腺发育良好，胎儿肾上腺皮质能产生大量甾体激素，与胎儿肝脏、胎盘及母体共同完成雌三醇的合成。妊娠12周胎儿胰腺开始分泌胰岛素。

第三节 胎儿附属物的形成及其功能

胎儿附属物包括胎盘、胎膜、脐带和羊水，对维持胎儿的生命及生长发育起重要作用。

一、胎盘

（一）胎盘的结构

胎盘（placenta）是母体和胎儿间进行物质交换的重要器官，也是妊娠期特有的器官。胎盘由羊膜、叶状绒毛膜和底蜕膜构成。

1. 羊膜（amnion） 为附着在胎盘表面的半透明薄膜，组成胎盘的胎儿部分，在胎盘最内层。羊膜光滑，无血管、神经及淋巴，具有一定的弹性。

2. 叶状绒毛膜（chorion frondosum） 组成胎盘的胎儿部分，占胎盘的主要部分。晚期囊胚着床后，滋养层细胞迅速分裂增殖，内层为细胞滋养细胞，是分裂生长的细胞；外层为合体滋养细胞，是执行功能的细胞。滋养层内面有一层胚外中胚层，与滋养层共同组成绒毛膜。与底蜕膜

ER 3-3

胎盘结构

接触的绒毛营养丰富发育良好,称为叶状绒毛膜,其形成历经初级绒毛、次级绒毛、三级绒毛3个阶段。

绒毛之间的间隙称为绒毛间隙。叶状绒毛的主干末端附着于底蜕膜,称为固定绒毛;固定绒毛周围的绒毛游离于充满母体血的绒毛间隙中,称为游离绒毛。每个绒毛干中均有脐动脉和脐静脉的分支,随着绒毛干再分支,脐血管越来越细,最终形成胎儿毛细血管进入的三级绒毛,建立胎儿-胎盘循环。在滋养细胞侵入子宫壁的过程中,子宫螺旋血管破裂,直接开口于绒毛间隙,绒毛间隙充满母体血液,游离绒毛漂浮在其中,母儿之间的物质交换在悬浮于母体血的绒毛处进行。

3. 底蜕膜 组成胎盘的母体部分,占妊娠足月胎盘的很小部分。底蜕膜与其表面覆盖的一层来自固定绒毛的滋养层细胞共同构成蜕膜板,并从此板向绒毛膜方向伸出一些蜕膜间隔,不超过胎盘厚度的 2/3,将胎盘母体面分成肉眼可见的 20 个左右的母体叶。

母体血由底蜕膜的螺旋动脉(也称为子宫胎盘动脉)开口处进入到绒毛间隙,再由底蜕膜板的静脉开口处回流到子宫静脉;胎儿血来自脐动脉,经脐动脉分支进入绒毛干及绒毛内的毛细血管网,注入绒毛膜静脉,再经脐静脉回到胎儿体内。由此可见,胎盘内有母体血液循环和胎儿血液循环,互不相混,两者之间隔着绒毛毛细血管壁、绒毛间质及绒毛滋养细胞层,构成母胎界面,有胎盘屏障作用,靠渗透、扩散及细胞的选择力进行物质交接(图 3-4)。

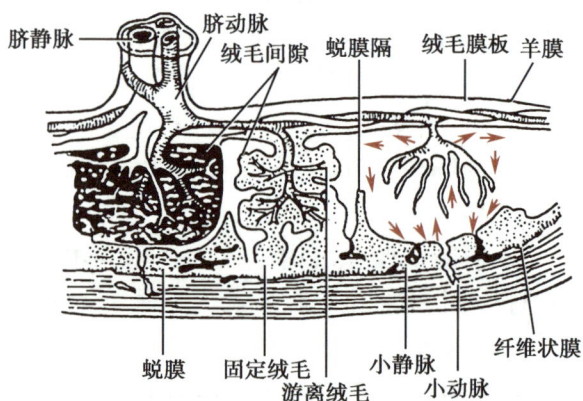

图 3-4 胎盘的结构与胎儿—胎盘循环模式图

(二)胎盘的形态

妊娠足月的胎盘呈盘状,多为圆形或椭圆形,重 450~650g,直径为 16~20cm,平均厚 1~3cm,中央厚,边缘薄。胎盘分母体面和胎儿面,母体面呈暗红色、粗糙,约有 20 个左右母体叶。胎儿面覆盖羊膜,呈灰白色,光滑半透明。脐带附着于胎儿面中央附近,脐动静脉丛脐带附着点向四周呈放射状分布达胎盘边缘,其分支穿过绒毛膜板,伸入绒毛干及其分支。

(三)胎盘的功能

胎盘是维持胎儿在子宫内营养发育的重要器官,具有物质交换、防御、合成及免疫等功能。

1. 物质交换

(1)气体交换:母儿间 O_2 和 CO_2 在胎盘中以简单扩散方式进行交换,相当于胎儿呼吸系统的功能。子宫动脉血氧分压(PO_2)高于绒毛间隙内血 PO_2 和胎儿脐动脉血 PO_2,但胎儿血红蛋白对 O_2 亲和力强,能从母体血中获得充分的 O_2。CO_2 的扩散速度比 O_2 快 20 倍,且胎儿血对 CO_2 亲和力低于母体血,故胎儿 CO_2 容易通过绒毛间隙直接向母体迅速扩散。

(2)营养物质供应:葡萄糖是胎儿代谢的主要能源,以易化扩散方式通过胎盘,胎儿体内的葡萄糖均来自母体。氨基酸、钙、磷、碘和铁以主动运输方式通过胎盘。游离脂肪酸、水、钾、钠、镁,维生素 A、维生素 D、维生素 E、维生素 K 以简单扩散方式通过胎盘。

(3)排出胎儿代谢产物:胎儿代谢产物如尿素、尿酸、肌酐、肌酸等,经胎盘转输入母体血,由母体排出体外。

2. 防御功能 胎盘屏障作用极为有限。各种病毒(如风疹病毒、巨细胞病毒等)及大部分药物均可通过胎盘,影响胎儿生长发育。细菌、弓形虫、衣原体、梅毒螺旋体不能通过胎盘屏障,但可在胎盘部位形成病灶,破坏绒毛结构后进入胎体感染胚胎及胎儿。母体血中免疫抗体如 IgG 能通过胎盘,使胎儿在出生后短时间内获得被动免疫力。

3. 合成功能 胎盘合体滋养细胞能合成多种激素、酶、神经递质和细胞因子,对维持正常妊娠起重要作用。

（1）**人绒毛膜促性腺激素（hCG）**：是一种由 α、β 亚基组合的糖蛋白激素,由合体滋养细胞分泌,在受精后 10 日左右可用放射免疫法自母体血清中测出,成为诊断早孕的敏感方法之一。hCG 于妊娠第 8~10 周达到高峰,以后迅速下降。妊娠中晚期,hCG 仅为高峰时的 10%,一般产后 2 周内消失。hCG 的功能:①刺激月经黄体发育成妊娠黄体,增加甾体激素的分泌以维持妊娠。②促进雄激素芳香化转化为雌激素,同时能刺激孕酮的形成。③抑制植物血凝素对淋巴细胞的刺激作用,hCG 能吸附于滋养细胞表面,以免胚胎滋养层被母体淋巴细胞攻击。④刺激胎儿睾丸分泌睾酮,促进男胎性分化。⑤与母体甲状腺细胞 TSH 受体结合,刺激甲状腺活性。

（2）**人胎盘生乳素（human placental lactogen, HPL）**：妊娠 5 周可在母体血浆中测出 HPL,随妊娠进展其分泌量持续增加,于妊娠 39~40 周达高峰直至分娩。产后迅速下降,产后 7 小时即测不出。HPL 的功能:①促进乳腺腺泡发育,刺激乳腺上皮细胞合成乳白蛋白、乳酪蛋白、乳珠蛋白,为产后泌乳做准备。②有促进胰岛素生成作用。③通过脂解作用,提高游离脂肪酸、甘油浓度,抑制母体对葡萄糖的摄取和利用,使多余葡萄糖运送给胎儿,成为胎儿的主要能源,及蛋白合成的能源来源。④抑制母体对胎儿的排斥作用。因而认为,HPL 是通过母体促进胎儿发育的"代谢调节因子"。

（3）**雌激素**：是一种甾体激素,妊娠早期由卵巢黄体产生,妊娠 10 周后主要由胎盘合成。至妊娠末期,雌三醇值为非孕妇女的 1 000 倍,雌二醇及雌酮值为非孕妇女的 100 倍。

（4）**孕激素**：是一种甾体激素,妊娠早期由卵巢妊娠黄体产生。妊娠 8~10 周后,胎盘合体滋养细胞开始产生孕激素。母体血孕酮值随妊娠进展逐渐增高,其代谢产物为孕二醇。孕激素在雌激素协同作用下,对妊娠期子宫内膜、子宫肌层、乳腺以及母体其他系统的生理变化起重要作用。

（5）**缩宫素酶**：是一种糖蛋白,随妊娠进展逐渐增多,至妊娠末期达高峰。其生物学意义尚不明确,主要作用是灭活缩宫素分子,维持妊娠。当发生胎盘功能不良,如死胎、子痫前期、胎儿生长受限时,血中缩宫素酶降低。

（6）**耐热性碱性磷酸酶**：妊娠 16~20 周在母体血中可测出。随妊娠进展而增多,至胎盘娩出后下降,产后 3~6 日消失。动态监测其变化用于评价胎盘功能。

（7）**细胞因子与生长因子**：如表皮生长因子、神经生长因子、胰岛素样生长因子、肿瘤坏死因子-α、白细胞介素-1、白细胞介素-2、白细胞介素-6、白细胞介素-8 等,在胚胎和胎儿营养及免疫保护中起一定作用。

4. 免疫功能 胎儿是同种半异体移植物。正常妊娠母体不排斥胎儿,其具体机制目前尚不清楚,可能与早期胚胎组织无抗原性、母胎界面的免疫耐受以及妊娠期母体免疫力低下有关。

二、胎膜

胎膜（fetal membrane）是由外层的平滑绒毛膜和内层的羊膜组成。囊胚表面非着床部位的绒毛膜在发育过程中因缺乏营养逐渐退化萎缩成为平滑绒毛膜。胎膜的重要作用是维持羊膜腔的完整性,对胎儿起到保护作用。胎膜含大量花生四烯酸(前列腺素前身物质)的磷脂,且含能催化磷脂生成游离花生四烯酸的溶酶体,在分娩发动上起一定的作用。

三、脐带

脐带（umbilical cord）是连接胎儿与胎盘的条索状组织,胎儿借助脐带悬浮于羊水中,足月妊娠的脐带长 30~100cm,平均约 55cm,直径为 0.8~2.0cm。脐带表面有羊膜覆盖呈灰白色,内有一条脐静脉,两条脐动脉,脐血管周围为含水量丰富的胶样组织,称为华通胶,有保护脐血管的作用。脐带是母儿之间气体交换、营养物质供应和代谢产物排出的重要通道。脐带受压使血流受阻时,可致胎儿缺氧,甚至危及胎儿生命。

四、羊水

羊水(amniotic fluid)是充满在羊膜腔内的液体。

1. 羊水的来源　妊娠早期的羊水主要来自母体血清的透析液。妊娠中期以后,胎儿尿液是羊水的主要来源,妊娠晚期胎儿肺也参与羊水的生成,每日 350ml 液体从肺泡分泌至羊膜腔。

2. 羊水的吸收　胎儿吞咽是羊水吸收的主要方式。妊娠 18 周开始胎儿出现吞咽动作,近足月时每日可吞咽 500~700ml 液体。因羊水相较于母体血浆是低渗液体,羊水吸收的另一个重要途径是经羊膜-绒毛膜界面的膜内转运向胎儿胎盘血管的转移,其中只有微量的羊水转移至母体血浆,因此,膜内运输可能与胎儿吞咽协同作用,共同维持羊水量的稳定。另外,脐带每小时能吸收羊水40~50ml。妊娠 20 周前,胎儿角化皮肤有吸收羊水的功能,但量很少。

3. 母体、胎儿、羊水三者间的液体平衡　羊水在羊膜腔内不断进行液体交换,以保持羊水量相对恒定。母儿之间的液体交换主要通过胎盘,每小时约 3 600ml。羊水量的调节包括以下四个因素:①自妊娠后半期开始胎儿排尿是羊水的主要来源。②胎儿分泌的肺泡液。③每日约有 400ml 的羊水通过膜内运输进入胎盘表面的胎儿血管。④胎儿吞咽是羊水吸收的主要途径。

4. 羊水量、性状及成分　羊水量随妊娠周数逐渐增加,妊娠 38 周约 1 000ml,此后羊水量逐渐减少。妊娠 40 周羊水量约 800ml。过期妊娠羊水量明显减少,可减至 300ml 以下。妊娠早期羊水为无色澄清液体。妊娠足月羊水略浑浊、不透明,含有片状悬浮物,如胎脂、胎儿脱落上皮细胞、毳毛等,并含有大量激素和酶。妊娠足月时羊水比重 1.007~1.025,pH 约为 7.20,内含水分 98%~99%,1%~2% 为无机盐及有机物。

5. 羊水的功能

(1) 保护胎儿:羊膜腔内恒温,适量的羊水对胎儿有缓冲作用,避免胎儿受到挤压,防止胎儿肢体粘连,避免子宫肌壁或胎儿对脐带直接压迫导致胎儿窘迫;临产后,羊水能使宫缩压力均匀分布,避免胎儿局部受压致胎儿窘迫。胎儿吞咽或吸入羊水可促进胎儿消化道和肺的发育,羊水过少可引起胎儿肺发育不全。

(2) 保护母体:妊娠期可减少胎动所致的不适感;临产后,前羊膜囊借助楔形水压扩张宫颈口及阴道;破膜后羊水冲洗阴道,减少感染的机会。

第四节　妊娠期母体的变化

在胎盘产生的激素参与和神经内分泌的影响下,孕妇体内各系统发生一系列生理及心理变化,以适应胎儿生长发育的需要,并为分娩做准备。

一、生理变化

(一) 生殖系统

1. 子宫　妊娠子宫的重要功能是孕育胚胎和胎儿,同时在分娩过程中起重要作用。子宫是妊娠期和分娩后变化最大的器官。

(1) 子宫体:子宫体逐渐增大变软,至妊娠足月时体积达 35cm×25cm×22cm。宫腔容量约 5 000ml,是非孕期的 500~1 000 倍。子宫重量约为 1 100g,增加近 20 倍。妊娠早期,子宫略呈球形且不对称,受精卵着床部位的子宫壁明显突出。妊娠 12 周后,增大子宫逐渐超出盆腔,在耻骨联合上方可触及。妊娠晚期的子宫轻度右旋,与乙状结肠占据盆腔左侧有关。自妊娠12~14周起,子宫出现不规律、无痛性、不对称的收缩,直到妊娠晚期,这种生理性无痛性宫缩称为布拉克斯顿·希克斯(Braxton Hicks)收缩。

子宫增大主要是肌细胞肥大、延长,细胞质内充满有收缩性能的肌动蛋白和肌球蛋白,为临产后宫缩提供物质基础。子宫肌壁厚度非孕时约1cm,至妊娠中期逐渐增厚达2.0~2.5cm,至妊娠末期又逐渐变薄为1.0~1.5cm或更薄,可经腹壁较容易触及胎体。子宫各部增长速度不一,宫底于妊娠后期增长最快,宫体含肌纤维最多,子宫下段次之,宫颈最少,此特点适应临产后宫缩由宫底向下递减,促使胎儿娩出。

子宫血流量包括供应子宫肌层、蜕膜和胎盘的总血流量。随着子宫的增大和伸展,螺旋动脉变粗变直,以适应增加的胎盘血流。宫缩时血管被紧压,子宫血流量明显减少,可使分娩时胎盘剥离面迅速止血。

(2)子宫峡部:非妊娠时长约1cm。妊娠12周后,子宫峡部逐渐伸展拉长变薄,扩展成宫腔一部分,临产后伸展至7~10cm,成为产道一部分,此时称为子宫下段,子宫下段是产科剖宫产术的常用切口部位。

(3)子宫颈:妊娠早期在激素作用下因黏膜充血、组织水肿,致宫颈肥大,呈紫蓝色,质地变软。宫颈管内腺体肥大增生,宫颈黏液增多,形成黏液栓,具有防止细菌进入宫腔的作用。当接近临产时,子宫颈管变短并出现轻度扩张。

2. 卵巢 妊娠期卵巢略增大,卵巢排卵和新卵泡发育均停止。妊娠6~7周前产生大量雌激素、孕激素,以维持妊娠。妊娠10周后逐渐由胎盘取代,妊娠黄体开始萎缩。

3. 输卵管 妊娠期输卵管伸长,但肌层不增厚。黏膜层上皮细胞稍扁平,在基质中可见到蜕膜细胞。有时黏膜呈蜕膜样反应。

4. 阴道 妊娠期阴道壁黏膜增厚变软,充血水肿,呈紫蓝色(查德韦克征征)。阴道皱襞增多,周围结缔组织变疏松,肌细胞肥大,伸展性增加,有利于分娩时胎儿通过。阴道分泌物增多呈白色糊状。阴道上皮细胞所含糖原增加,乳酸含量增高,pH降低,不利于致病菌生长,有利于防止感染。

5. 外阴 妊娠期外阴部充血,皮肤增厚,大小阴唇色素沉着。大阴唇结缔组织变软,伸展性增加,有利于胎儿娩出。

(二)乳房

1. 乳房发育 妊娠早期乳房开始增大,血液循环增加,充血明显。孕妇自觉乳房发胀,是妊娠早期的常见表现。乳头、乳晕颜色加深。乳晕周围的皮脂腺肥大出现散在的隆起,称为蒙氏结节(Montgomery's tubercles)。这些结节分泌油性物质以保护乳头和乳晕的皮肤,避免干燥皲裂。

2. 泌乳准备 胎盘分泌的雌激素刺激乳腺腺管的发育,孕激素刺激乳腺腺泡的发育,垂体催乳素、人胎盘生乳素等多种激素参与乳腺发育,为泌乳做准备。在妊娠后期,尤其近分娩期,乳房变得更大,挤压乳房时可有数滴稀薄黄色液体溢出,称为初乳。但并无大量乳汁分泌,这可能与大量雌、孕激素抑制乳汁生成有关。产后胎盘娩出,雌、孕激素水平迅速下降,乳汁开始分泌。

(三)循环系统

1. 心脏 妊娠期增大的子宫使膈肌升高,心脏向左、上、前方移位,心浊音界稍扩大,心尖冲动左移1~2cm。心脏移位使大血管轻度扭曲,加之血流量增加及血流速度加快,多数孕妇心尖区可听及Ⅰ~Ⅱ级柔和吹风样收缩期杂音,产后逐渐消失。心脏容量增加约10%。心率于妊娠晚期休息时每分钟增加10~15次。

2. 心排出量 心排血量自妊娠10周逐渐增加,至妊娠32~34周达高峰,持续至分娩。心排血量增加,对维持胎儿生长发育极为重要。临产后尤其是第二产程心排血量显著增加。左侧卧位时心排血量约增加 30%,有基础心脏病的孕妇易在妊娠期和分娩期发生心力衰竭。

3. 血压 妊娠早、中期血压偏低,妊娠 24~26 周后血压轻度升高。一般收缩压无变化,舒张压因受外周血管扩张、血液稀释及胎盘形成动静脉短路而轻度降低,使脉压稍增大。孕妇体位影响血压,妊娠晚期,若孕妇长时间处于仰卧位,增大子宫压迫下腔静脉,回心血量减少,心排血量减少使血压下降,称为仰卧位低血压综合征(supine hypotensive syndrome),侧卧位能解除子宫压迫,改善血液回流,因此妊娠中、晚期建议孕妇取左侧卧位休息。

妊娠期下肢静脉压显著升高,加上增大的子宫压迫下腔静脉,导致下肢水肿、静脉曲张和痔疮的发生率增加,同时也增加深部静脉血栓发生的风险。

(四)血液系统

1. 血容量 于妊娠 6~8 周开始增加,至妊娠 32~34 周达高峰,增加 40%~45%,平均约增加 1 450ml,维持此水平直至分娩。血浆平均增加 1 000ml,红细胞平均增加 450ml,血浆增加多于红细胞增加,使血液稀释,出现生理性贫血。

2. 血液成分

(1)红细胞:妊娠期骨髓不断产生红细胞,网织红细胞轻度增多。由于血液稀释,红细胞计数下降至 $3.6 \times 10^{12}/L$(非孕妇女约为 $4.2 \times 10^{12}/L$),血红蛋白值下降至 110g/L(非孕妇女约为 130g/L),血细胞比容下降至 0.31~0.34(非孕时约为 0.38~0.47)。为适应红细胞增加和胎儿生长及孕妇各器官生理变化的需要,当血红蛋白进行性下降或 <100g/L,应适当补充铁剂,以防缺铁性贫血。

(2)白细胞:白细胞计数轻度增加,一般为(5~12)$\times 10^9/L$,有时可达 $15 \times 10^9/L$。临产及产褥期显著增加,主要为中性粒细胞增多。

(3)凝血因子:妊娠期凝血因子 Ⅱ、Ⅴ、Ⅶ、Ⅷ、Ⅸ、Ⅹ增加;血浆纤维蛋白原增加,妊娠晚期平均为 4.5g/L(非孕妇女平均为 3g/L),比非孕妇女约增加 50%。因此,妊娠期血液处于高凝状态,故产后胎盘剥离面血管内可以迅速形成血栓止血,防止产后出血。

(4)血小板:目前对于妊娠期血小板计数的变化尚不明确。妊娠期由于血小板破坏增加、血液稀释或免疫因素等,可导致妊娠期血小板减少,部分孕妇在妊娠晚期会进展为妊娠期血小板减少症。虽然血小板数量下降,但血小板功能增强以维持止血。血小板计数多在产后 1~2 周恢复正常。

(5)血浆蛋白:由于血液稀释,妊娠早期开始降低,至妊娠中期血浆蛋白为 60~65g/L,主要是白蛋白减少,以后持续此水平直至分娩。

(五)呼吸系统

妊娠期孕妇胸廓改变主要表现为肋膈角增宽、肋骨向外扩展,胸廓横径及前后径加宽使周径加大,妊娠肺活量不受影响。妊娠中期肺通气量增加大于耗氧量,有过度通气现象,使动脉血 PO_2 增高,PCO_2 下降,有利于孕妇及胎儿的供氧和胎儿血中二氧化碳的排出。妊娠中晚期子宫增大,膈肌活动幅度减小,胸廓活动加大,以胸式呼吸为主,气体交换保持不减。呼吸次数于妊娠期变化不大,每分钟不超过 20 次,但呼吸较深大。受雌激素影响,妊娠期上呼吸道(鼻、咽、气管)黏膜增厚,轻度充血、水肿,易发生上呼吸道感染。

(六)泌尿系统

1. 肾脏负担加重 由于孕妇及胎儿代谢产物增多,肾脏负担加重。肾血浆流量及肾小球滤过率(glomerular filtration rate,GFR)于妊娠早期均增加,并在整个妊娠期维持高水平。由于肾小球滤过率增加,而肾小管对葡萄糖再吸收能力不能相应增加,故孕妇饭后可出现糖尿,应注意与真性糖尿病相鉴别。

2. 尿频 妊娠早期,由于增大的子宫压迫膀胱引起尿频。妊娠 12 周以后,子宫体超出盆腔,压迫症状消失。妊娠末期,当胎先露入盆后,孕妇再次出现尿频,腹压增加时甚至出现尿液外溢现象。

3. 肾盂肾炎 妊娠中期肾盂及输尿管增粗，蠕动减弱，尿流缓慢，且右侧输尿管常受右旋子宫压迫，孕妇易发生肾盂积水。因此，孕妇易患肾盂肾炎，并以右侧多见，可通过左侧卧位预防。

（七）消化系统

受雌激素影响，齿龈肥厚，容易充血、水肿、出血，分娩后可自然消退。孕激素使胃贲门括约肌松弛，胃内酸性内容物反流至食管下部产生胃烧灼感，而胃排空时间不延长。胆囊排空时间延长，胆汁稍黏稠使胆汁淤积，易诱发胆囊炎及胆石症。肠蠕动减弱，粪便在大肠停留时间延长可致便秘，加之直肠静脉压增高，孕妇易发生痔疮或使原有痔疮加重。

（八）内分泌系统

妊娠期腺垂体增大，嗜酸性粒细胞肥大、增多，形成"妊娠细胞"。于产后10日左右恢复。产后发生出血性休克者，可使增大的垂体缺血、坏死，继发严重的腺垂体功能低下，可导致希恩综合征。促甲状腺激素（TSH）、促肾上腺皮质激素（ACTH）分泌增多，但游离的甲状腺素及皮质醇不多，故孕妇没有甲状腺功能亢进、肾上腺皮质功能亢进的表现。

知识链接

妊娠与甲状腺功能亢进的相互影响

妊娠期甲状腺处于相对活跃状态，导致血清中甲状腺激素（TT_4）、总三碘甲状腺原氨酸（TT_3）增加，当甲状腺功能亢进（简称甲亢）未治疗或治疗欠佳的孕妇于分娩或手术应激、感染及停药不当时，可诱发各种甲亢症状急骤加重和恶化，称为甲状腺危象。反之，重症或未经治疗控制的甲亢孕妇容易发生流产、早产、胎儿生长受限、胎儿甲状腺功能减退和甲状腺肿等。

（九）皮肤

妊娠期垂体分泌促黑素细胞刺激激素增加，大量雌激素和孕激素有黑色素细胞刺激效应，使黑色素增加，使孕妇面部、乳头、乳晕、腹白线、外阴等处出现色素沉着。色素沉着于面部呈蝶形褐色斑，称为妊娠黄褐斑，产后逐渐消退。腹壁皮肤呈现紫红色或淡红色不规则平行略凹陷的条纹，称为妊娠纹。产后变为银白色，持久不退。

（十）骨骼、关节及韧带的变化

妊娠期间骨质通常无改变，仅在妊娠次数过多、过密又不注意补充维生素D及钙时，引起骨质疏松。部分孕妇自觉腰骶部及肢体疼痛不适，可能与胎盘分泌松弛素使骨盆韧带及椎骨间关节、韧带松弛有关。部分孕妇耻骨联合松弛、分离致明显疼痛和活动受限，产后往往消失。妊娠晚期孕妇重心前移，为保持身体平衡，孕妇头部与肩部向后仰，腰部向前挺形成典型的孕妇姿势。

（十一）其他

1. 基础代谢率 妊娠早期稍下降，于妊娠中期逐渐增高，至妊娠晚期可增高15%~20%。

2. 体重 妊娠期体重在13周以前无明显变化，以后平均每周增加350g，如果超过500g要注意有无隐性水肿。妊娠期体重平均增加12.5kg。

3. 矿物质 胎儿的生长发育需要大量的矿物质，如钙、磷、铁等。胎儿生长发育需要大量的钙，足月妊娠胎儿骨骼储存约30g钙，其中80%在妊娠最后的3个月内积累，因此，妊娠中、晚期应注意加强饮食中钙的摄入，并注意补充钙剂。妊娠期孕妇约需要1 000mg的铁，其中300mg转运至胎盘、胎儿，500mg用于母体红细胞生成，200mg通过各种生理途径（主要为胃肠道）排泄。孕期铁的需求主要在妊娠晚期，为6~7mg/d，多数孕妇铁的储存量不能满足需要，有指征时可额外补充铁剂，以满足胎儿生长和孕妇的需要。

二、心理变化

妊娠期是家庭发展的一个必经阶段,对妇女而言也是家庭生活的转折点。随着新生命的到来造成家庭结构的改变、经济负担增加、角色扮演冲突等问题,都会对家庭生活造成一定的影响,加之怀孕后体内荷尔蒙的激素变化,会使孕妇情绪产生很大的改变,孕妇会感到有压力和焦虑。

孕妇的心理状态受个人成长环境、社会文化环境、家庭支持系统、经济条件等多方面因素的影响。妊娠期良好的心理适应有助于产后亲子关系的建立及母亲角色的完善。所以,医护人员应进行仔细的产前心理评估与宣教,协助孕妇做好心理调适。

不同妊娠阶段孕妇及家庭成员会有不同的心理反应,面临不同的心理发展任务,医护人员做好孕妇及家庭成员的心理保健至关重要。孕妇常见的心理反应有:

1. 早期妊娠

(1)矛盾感与不确定感:在刚得知妊娠时,许多孕妇会感到震惊,有部分会对自己的受孕成功,感到矛盾和忧喜参半。对于非计划中妊娠的妇女,当获知妊娠的那一刻,否认一般是她们最初的心理反应。孕妇可能会觉得仍未准备好,可能因工作、学习、家庭条件、妊娠前物质和精神准备不足等原因暂时不想妊娠。由于最初妊娠的症状只有月经停止、恶心、呕吐、疲倦等症状,并没有真正地感到胎儿的存在,很多孕妇会有不确定感。

(2)情绪不稳定:受到孕期体内激素变化的影响及妊娠所带来的各方面压力,孕妇有可能变得易发怒、哭泣、烦闷、忧郁等,情绪波动大。

2. 中期妊娠 孕妇逐渐接受怀孕的事实及胎儿。此期增大的腹部使孕妇会开始穿孕妇装,接受怀孕的事实。此时多数孕妇的早孕反应会逐渐改善,所以比起自身会更加关注胎儿。尤其是感受到胎动或可听到胎心音时,孕妇真正感到了孩子存在,可出现"筑巢反应"。在情绪上会开始想象胎儿的长相及自己成为母亲的情形,感受到兴奋与骄傲。部分孕妇会主动寻求产前照顾、阅读相关书籍、与有经验人士交谈妊娠相关事宜,请教胎教、营养、运动等方面的知识。

3. 晚期妊娠 孕妇一般体重增长迅速,活动日趋困难,许多妊娠不适的症状日益明显,这些会使孕妇感到生存受到威胁,所以会强烈渴望终止妊娠,以求能从妊娠的束缚中解脱。但又担心分娩时的疼痛和担心分娩时自己及胎儿的安全,会充满焦虑和恐慌。部分孕妇在分娩方式的选择上反复权衡利弊,一方面对阴道分娩疼痛产生顾虑,担心是否会发生难产,另一方面对剖宫产麻醉问题、术后切口愈合问题、是否对孩子有影响问题产生顾虑。此时期的孕妇会觉得自己很脆弱且需要别人的注意和关心。

整个妊娠期孕妇会更多专注于自己的身体,注重穿着、体重、休息和一日三餐。这种专注使孕妇能更好地调节与适应,以迎接新生儿的来临,但也可能会使丈夫及家庭成员感到受冷落,影响家庭关系。

(左欣鹭)

思考题

1. 方女士因难免流产娩出一胎儿,其身长约 30cm,胎儿有皮下脂肪沉积,出现眉毛和睫毛,出现指纹及脚纹。各脏器均已发育。

请思考:

(1)请估计方女士的妊娠周数。

（2）请描述妊娠 8 周末、16 周末、20 周末、28 周末、36 周末、40 周末胎儿的发育特征。

2. 蒋女士，26 岁，已婚，未避孕。平时月经规律，经量正常。现停经 50 余日，近 1 周感觉嗜睡、疲乏，晨起恶心、呕吐，乳房胀痛。

请思考：

（1）请列出蒋女士最可能的临床诊断。

（2）请列出妊娠期生殖系统、乳房、循环系统、血液系统、泌尿系统、消化系统的生理变化。

第四章 │ 妊娠诊断与孕期管理

ER 4-1
教学课件

ER 4-2
思维导图

学习目标

1. 掌握:妊娠早期、中期、晚期的诊断和孕期检查;胎产式、胎先露、胎方位的概念及胎位的判断;孕期管理的内容。
2. 熟悉:妊娠期妇女的健康指导;胎儿状况监测的方法。
3. 了解:评估胎儿成熟度的方法。
4. 学会:识别正常胎位与异常胎位、进行骨盆外测量、对孕期常见症状实施护理、初步判读电子胎心监护图谱。
5. 具有良好的亲和力及沟通能力,稳定的工作情绪,切实关爱母儿的健康。

妊娠期全过程从末次月经的第 1 日开始计算,约 280 日(40 周)。临床上分为 3 个时期:妊娠未达 14 周称为早期妊娠(first trimester),第 14~27^{+6} 周称为中期妊娠(second trimester),第 28 周及其后称为晚期妊娠(third trimester)。

第一节 妊娠诊断

情境导入

梁女士,29 岁,婚后半年。近 2 周来经常出现晨起恶心,有时伴有呕吐,此外还有厌食油腻、食欲下降、乏力的表现,在家属的陪伴下来到医院妇产科。检查时发现,梁女士有乳晕增大、颜色加深。妇科检查阴道黏膜呈紫蓝色改变。

工作任务:

1. 梁女士当前是何状况?
2. 梁女士该做哪些进一步的检查以明确诊断?

一、早期妊娠诊断

早期妊娠也称为早孕,是胚胎形成、胎儿器官分化的重要时期,因此早期妊娠诊断主要是确定妊娠、胎数,排除异位妊娠等病理情况。

【临床表现】

1. **停经** 生育期、有性生活史、未避孕的健康妇女,平时月经周期规律,一旦月经过期,应首先考虑妊娠。停经 10 日以上,高度怀疑妊娠;如停经已达 8 周,则妊娠的可能性更大。停经是妊娠最早出现、最重要的症状,但不是妊娠的特有症状,需与精神、环境因素、内分泌紊乱等引起的闭经相鉴别。

2. 早孕反应　绝大多数妇女在停经 6 周左右出现畏寒、头晕、乏力、嗜睡、流涎、食欲缺乏、饮食习惯改变、喜食酸性食物、厌恶油腻食物、恶心、晨起呕吐等症状,称为早孕反应(morning sickness)。早孕反应常于妊娠 12 周左右自行逐渐消失。早孕反应的严重程度和持续时间因人而异。

3. 尿频　由前倾增大的子宫在盆腔内压迫膀胱引起。妊娠 12 周后,当增大的子宫超出盆腔,上升至腹腔后,不再压迫膀胱,尿频症状自然消失。但到妊娠晚期,先露部入盆后压迫膀胱,尿频症状可能再次出现。

4. 乳房变化　自觉乳房胀痛或有麻刺感。乳房体积逐渐增大,有明显的静脉显露,乳头增大,乳头、乳晕着色加深。乳晕周围皮脂腺增生出现深褐色结节,称为蒙氏结节。哺乳期妇女妊娠后乳汁明显减少。

5. 妇科检查　阴道黏膜和宫颈阴道部充血呈紫蓝色。妊娠 6~8 周时,双合诊检查子宫峡部极软,感觉宫颈与宫体之间似不相连,称为黑加征(Hegar sign)。子宫逐渐增大变软,呈球形。当妊娠 8 周时,子宫为非孕时的 2 倍;妊娠 12 周时为非孕时的 3 倍,宫底超出盆腔,可在耻骨联合上方触及。

6. 其他　部分妇女可出现雌激素增多的表现,如蜘蛛痣、肝掌、皮肤色素沉着(面部、腹白线、乳晕等处)。部分妇女可出现不伴有子宫出血的子宫收缩痛、腹胀、便秘等不适。

【**辅助检查**】

1. 妊娠试验　妊娠后胚胎的绒毛滋养层细胞产生大量 hCG,该激素存在于孕妇的血清和尿液中。临床上多用早早孕试纸法检测受检者尿液(图 4-1),该方法简单、快速,但要确定是否为宫内妊娠,尚需进行超声检查。

2. 超声检查　妊娠早期超声检查的主要目的是确定宫内妊娠、胎囊数目及胚胎是否存活,排除异位妊娠、滋养细胞疾病、盆腔肿块等。超声检查还可以估计孕龄,停经 5 周时,宫腔内见到圆形或椭圆形妊娠囊(gestational sac,GS)(图 4-2);妊娠 6 周时,可见到胚芽和原始心管搏动;妊娠 11~13^{+6} 周通过测量胎儿顶臀长(CRL)能较准确地估计孕周,校正预产期。此外,超声检测胎儿颈后透明层厚度(NT),可作为早孕期染色体疾病筛查的指标(表 4-1)。

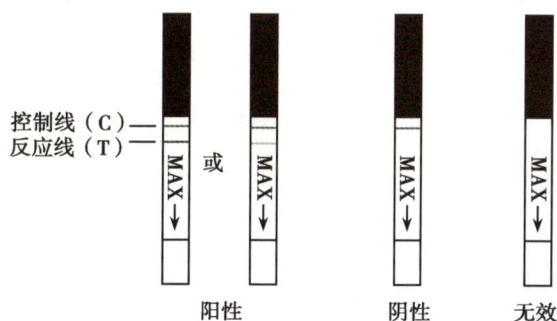

图 4-1　早早孕试纸检测结果

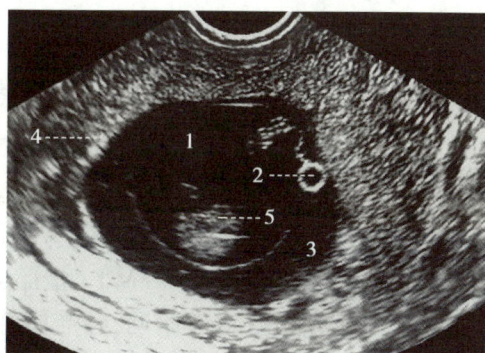

图 4-2　早期妊娠 B 型超声图像

1. 羊膜囊;2. 卵黄囊;3. 胚体外腔;4. 妊娠囊;5. 胚胎。

表 4-1　早期妊娠超声检查意义

孕龄	测量项目	意义
5 周	妊娠囊	双环征为早期妊娠囊重要特征
5~6 周	卵黄囊	卵黄囊为宫内妊娠的标志
6~18 周	顶臀长	根据顶臀长推断孕龄
11~13^{+6} 周	NT	筛查胎儿非整倍体畸形的重要指标

诊断早期妊娠,应结合临床表现、辅助检查结果综合判断。对临床表现不典型者,应注意与下腹部包块,如卵巢囊肿、囊性变的子宫肌瘤、尿潴留等疾病进行区别,并与假孕相鉴别。

二、中、晚期妊娠诊断

中、晚期妊娠是胎儿生长和各器官发育成熟的重要时期,这个时期的诊断主要是判断胎儿生长发育情况、宫内状况和发现胎儿畸形。

【临床表现】

1. 子宫增大　腹部检查触及增大的子宫,手测子宫底高度或尺测耻上子宫长度可估计胎儿大小及孕周(表 4-2,图 4-3)。子宫底高度因不同孕妇的脐耻间距离、胎儿数目、胎儿发育情况、羊水量等存在差异。不同孕周的子宫底增长速度不同,妊娠 20~24 周时增长速度较快,平均每周增长 1.6cm;至 36~39 周增长速度减慢,平均每周增长 0.25cm。正常情况下,子宫底高度在妊娠 36 周时最高,至妊娠足月时因胎先露入盆略有下降。

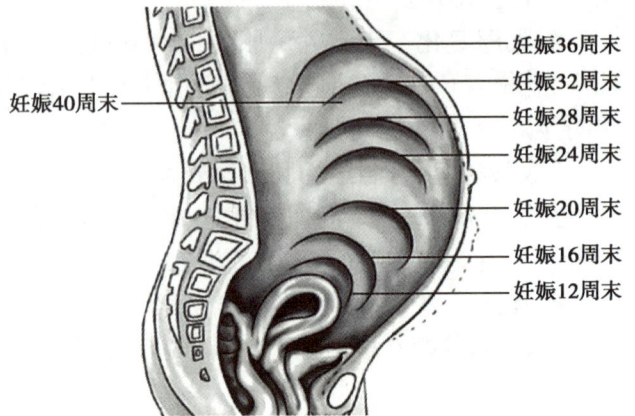

妊娠36周末
妊娠32周末
妊娠28周末
妊娠24周末
妊娠20周末
妊娠16周末
妊娠12周末
妊娠40周末

图 4-3　妊娠周数与宫底高度

表 4-2　不同妊娠周数的子宫底高度及子宫长度

妊娠周数	手测宫底高度	尺测耻上子宫长度/cm
12 周末	耻骨联合上 2~3 横指	
16 周末	脐耻之间	
20 周末	脐下 1 横指	18(15.3~21.4)
24 周末	脐上 1 横指	24(22.0~25.1)
28 周末	脐上 3 横指	26(22.4~29.0)
32 周末	脐与剑突之间	29(25.3~32.0)
36 周末	剑突下 2 横指	32(29.8~34.5)
40 周末	脐与剑突之间或略高	33(30.0~35.3)

2. 胎动(fetal movement,FM)　指胎儿的躯体活动,是诊断活胎的依据之一。初产妇一般于妊娠 18~20 周时开始自觉有胎动,经产妇感觉略早于初产妇。胎动在夜间和下午较为活跃,在胎儿睡眠周期暂时停止,持续约 20~40 分钟。正常胎动每小时 3~5 次。妊娠 28 周以后,正常胎动次数 ≥10 次/2h。

3. 胎体　妊娠 20 周后,经孕妇腹壁能触到子宫内的胎体。妊娠 24 周以后,触诊能区分胎头、胎背、胎臀和胎儿肢体。胎头圆而硬,用手经腹壁或阴道轻触胎头时,感受到浮动并有回弹感,称为浮球感;胎背宽而平坦;胎臀宽而软,形状不规则;胎儿肢体小,触之有结节感,且有不规则活动。随妊娠进展,通过四步触诊法能够查清胎儿在子宫内的位置,判断胎产式、胎先露及胎方位。

4. 胎心音　听到胎心音能够确诊妊娠且为活胎。于妊娠 12 周用多普勒胎心听诊仪能够探测到胎心音,妊娠 18~20 周用一般听诊器经孕妇腹壁能够听到胎心音。胎心音呈双音节,似钟表"滴答"声,速度较快,正常时每分钟 110~160 次。妊娠 24 周前,胎心音多在孕妇脐下正中或稍偏左、右侧听到;妊娠 24 周后,胎心音多在胎背所在一侧的孕妇腹壁听诊最清楚(图 4-4)。胎心音应与子宫杂音、腹主动脉音、脐带杂音相鉴别。子宫杂音为吹风样低响,腹主动脉音为"咚咚"样强音,均与孕妇脉搏一致,而脐带杂音与胎心率一致。

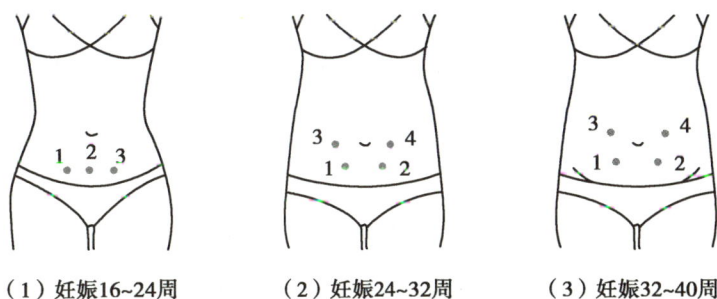

（1）妊娠16~24周　　（2）妊娠24~32周　　（3）妊娠32~40周

图 4-4　不同妊娠周数听胎心的位置

【辅助检查】

1. 超声检查　可显示胎儿数目、胎产式、胎先露、胎方位、有无胎心搏动、胎盘位置及其与宫颈内口的关系、羊水量,还可通过测量胎头双顶径、头围、腹围和股骨长等多条径线,了解胎儿生长发育情况,评估胎儿体重。妊娠 20~24 周,可采用超声进行胎儿系统检查,筛查胎儿结构畸形,如唐氏综合征、无脑儿、脑积水、脊柱裂、肠道畸形、心脏畸形等。

2. 彩色多普勒超声　可检测子宫动脉、脐动脉和胎儿动脉的血流速度和波形。妊娠中期子宫动脉搏动指数和阻力指数可评估子痫前期的风险,妊娠晚期的脐动脉搏动指数和阻力指数可评估胎盘血流,胎儿大脑中动脉的收缩期峰值流速可判断胎儿贫血的程度。

三、胎姿势、胎产式、胎先露、胎方位

不同时期胎儿在宫腔内的姿势和位置不一样,从而表现出不同的胎产式、胎先露及胎方位。妊娠未达 28 周时,胎儿较小、羊水相对较多,胎儿在子宫内活动范围较大,胎儿位置不固定。妊娠达 32 周及以后,胎儿生长迅速、羊水相对减少,胎儿与子宫壁贴近,胎儿的姿势和位置相对固定。胎儿位置的诊断需要根据腹部四步触诊、阴道或肛门检查、超声检查等综合判断,如发现异常应及时给予纠正,避免导致难产。

1. 胎姿势（fetal attitude）　指胎儿在子宫内的姿势。正常胎姿势为胎头俯屈,颏部贴近胸壁,脊柱略前弯,四肢屈曲交叉于胸腹前,其体积及体表面积均明显缩小,整个胎体呈头端小、臀端大的椭圆形（图 4-5）。

2. 胎产式（fetal lie）　指胎体纵轴与母体纵轴的关系（图 4-6）。胎体纵轴与母体纵轴平行者,称为纵产式,占足月妊娠分娩总数的 99.75%。胎体纵轴与母体纵轴垂直者,称为横产式,仅占足月分娩总数的 0.25%。胎体纵轴与母体纵轴交叉者,称为斜产式,斜产式是一种暂时的胎产式,在分娩过程中多转为纵产式,偶尔转成横产式。

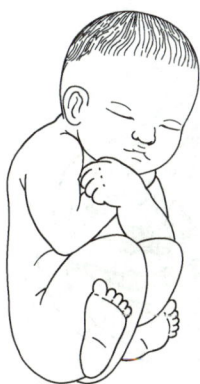

图 4-5　胎姿势

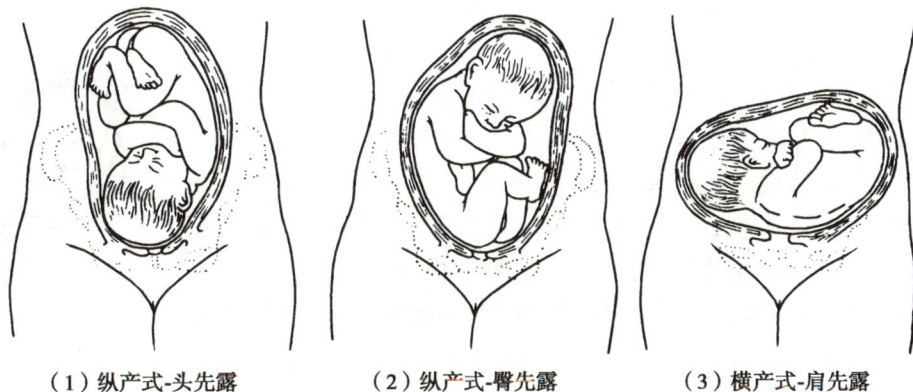

（1）纵产式-头先露　　（2）纵产式-臀先露　　（3）横产式-肩先露

图 4-6　胎产式与胎先露

3. 胎先露（fetal presentation）　指最先进入骨盆入口的胎儿部分。纵产式有头先露和臀先露,横产式为肩先露。

（1）**头先露**：可因胎头俯屈良好、俯屈不良及仰伸等不同情况，分为枕先露、前囟先露、额先露及面先露（图 4-7）。其中以枕先露最常见，前囟、额及面先露较少见。

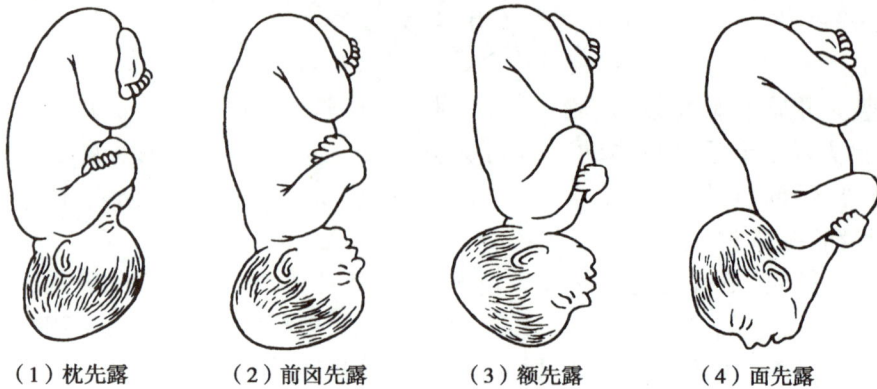

（1）枕先露　　　（2）前囟先露　　　（3）额先露　　　（4）面先露

图 4-7　头先露的种类

（2）**臀先露**：因胎儿下肢屈曲程度的不同可分为单臀先露、完全臀先露、不完全臀先露（图 4-8），不完全臀先露又可以分为单足先露、双足先露等。

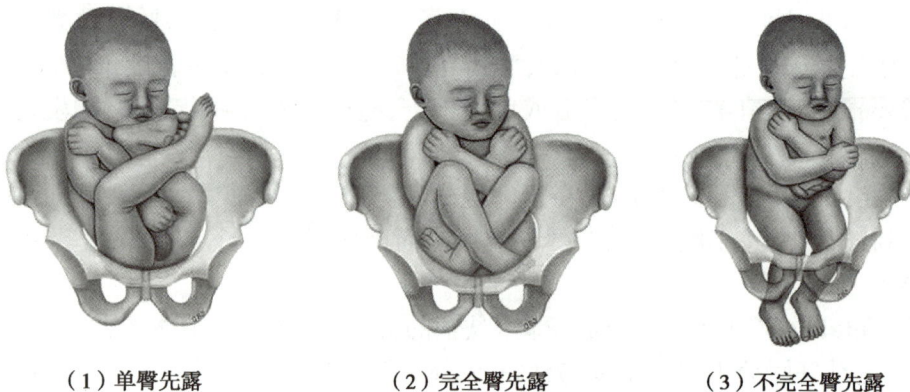

（1）单臀先露　　　　　（2）完全臀先露　　　　　（3）不完全臀先露

图 4-8　臀先露的种类

（3）**肩先露**：横产式的先露部为肩，较少见，肩先露的足月活胎不能从阴道分娩。

（4）**复合先露**：少见，头先露或臀先露与胎手或胎足同时入盆时称为复合先露（图 4-9）。

4. 胎方位（fetal position） 指胎儿先露部的指示点与母体骨盆的关系。枕先露以枕骨、面先露以颏骨、臀先露以骶骨、肩先露以肩胛骨为指示点。每个指示点与母体骨盆入口左、右、前、后、横的不同位置构成不同胎位。头先露、臀先露各有 6 种胎方位，肩先露有 4 种胎方位。如枕先露时，胎头枕骨位于母体骨盆的左前方，胎方位为枕左前位，余类推。胎产式、胎先露和胎方位的关系及种类如图所示（图 4-10）。

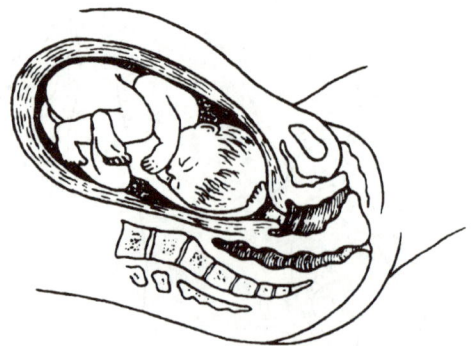

图 4-9　复合先露

纵产式
（99.75%）

头先露
（95.75%~97.75%）

枕先露
（95.55%~97.55%）

枕左前（LOA）　枕左横（LOT）　枕左后（LOP）
枕右前（ROA）　枕右横（ROT）　枕右后（ROP）

面先露（0.2%）

颏左前（LMA）　颏左横（LMT）　颏左后（LMP）
颏右前（RMA）　颏右横（RMT）　颏右后（RMP）

臀先露
（2%~4%）

骶左前（LSA）　骶左横（LST）　骶左后（LSP）
骶右前（RSA）　骶右横（RST）　骶右后（RSP）

横产式
（0.25%）

肩先露
（0.25%）

肩左前（LScA）　肩左后（LScP）
肩右前（RScA）　肩右后（RScP）

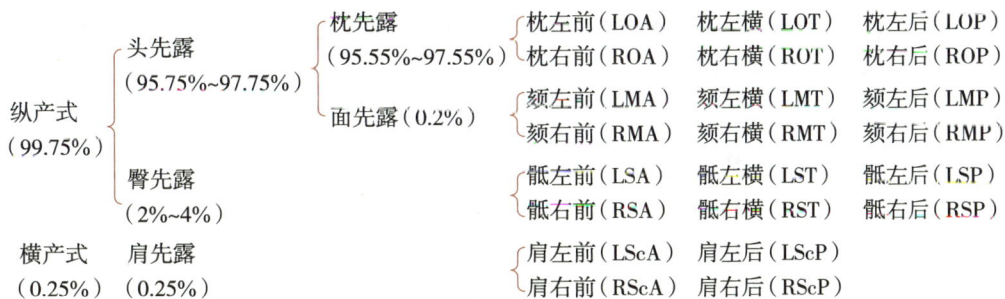

图 4-10　胎产式、胎先露和胎方位的关系及种类

第二节　孕期管理

情境导入

梁女士，29 岁，G_1P_0，孕 16 周。根据产科医生要求，今天来医院做第 2 次产前检查。梁女士自述早孕反应已消失，近来胃口好，无其他异常情况出现。

工作任务：

1. 助产士在梁女士前次产前检查记录上应重点关注哪些信息？
2. 本次产前检查包括哪些内容？
3. 该如何为梁女士做孕期指导？

围生期（perinatal period）指产前、产时和产后的一段时期。围生期的定义有 4 种。①围生期Ⅰ：从妊娠达到及超过 28 周至产后 1 周。②围生期Ⅱ：从妊娠达到及超过 20 周至产后 4 周。③围生期Ⅲ：从妊娠达到及超过 28 周至产后 4 周。④围生期Ⅳ：从胚胎形成至产后 1 周。国内采用围生期Ⅰ来计算围生期相关的统计指标。

科学、合理的产前检查能够及早防治妊娠并发症或合并症，及时发现胎儿异常，评估孕妇及胎儿的安危，确定分娩时机和分娩方式，保障母儿安全。

知识链接

产前检查的意义

《健康中国行动（2019—2030 年）》第七项重大目标"妇幼健康促进"中提出：到 2022 年和 2030 年，孕产妇死亡率分别下降到 18/10 万及以下和 12/10 万及以下；产前筛查率分别达到 70% 及以上和 80% 及以上；新生儿遗传代谢性疾病筛查率达到 98% 及以上。

定期产前检查是保障母婴安全、降低出生缺陷的重要措施。《健康中国行动（2019—2030年）》中强调发现怀孕要尽早到医疗卫生机构建档建册，进行妊娠风险筛查与评估，按照不同风险管理要求主动按时接受孕产期保健服务；掌握孕产期自我保健知识和技能；有异常情况者建议遵医嘱适当增加检查次数，高龄高危孕妇建议及时到有资质的医疗机构接受产前诊断服务。怀孕期间，如果出现不适情况，建议立即到医疗卫生机构就诊。

一、产前检查

产前检查（antenatal care）是检测胎儿发育情况和宫内生长环境，监护孕妇各系统变化，促进健康教育与咨询,提高妊娠质量,减少出生缺陷的重要措施。妊娠早、中、晚期因孕妇及胎儿的变化不同,产前检查的次数与内容也不同。

【产前检查的时间、次数及孕周】

合理的产前检查时间及次数不仅能保证孕期保健的质量,也能节省医疗卫生资源。我国《孕前和孕期保健指南(2018版)》推荐的产前检查孕周分别是:妊娠 6~13⁺⁶ 周、14~19⁺⁶ 周、20~24 周、25~28 周、29~32 周、33~36 周、37~41 周,其中 37 周之前每 4 周检查 1 次,37 周及以后每周检查 1 次,整个孕期共行产前检查 7~11 次。有高危因素者,应酌情增加次数。

【首次产前检查】

首次产前检查的时间应从确诊妊娠开始,主要目的是确定孕妇和胎儿的健康状况、估计和核对预产期、制订产前检查计划。应详细询问孕妇病史,包括现病史、月经史、孕产史、既往史、家族史等,并进行系统的全身检查、产科检查和必要的辅助检查。

(一)病史

1. 年龄 年龄 <18 岁者容易发生难产;≥35 岁者为高龄孕妇,容易发生妊娠期高血压疾病、产力异常,生育遗传病儿或先天缺陷儿等。

2. 职业 从事接触有毒物质或放射线等工作的孕妇,其母儿发生不良结局的风险增加,建议在计划妊娠前或妊娠后调换工作岗位。

3. 月经史 包括初潮年龄、月经周期、经期持续时间、经量、经期伴随症状、末次月经日期等。

4. 孕产史 生育史包括足月分娩、早产、流产次数以及现存子女数,以 4 个阿拉伯数字顺序表示。如足月分娩 1 次,无早产,流产 1 次,现存子女 1 人,可记录为 1-0-1-1,也可用孕 2 产 1(G_2P_1)表示。经产妇应询问并记录分娩方式,有无难产史、死胎死产史、新生儿出生情况及有无产后出血或产褥感染史等。

5. 本次妊娠情况 了解妊娠早期有无病毒感染及相应的药物治疗史,早孕反应出现的时间及程度,胎动开始的时间,有无阴道流血、头晕等症状,睡眠及大小便情况。

6. 推算预产期(expected date of confinement,EDC) 推算方法是按末次月经(last menstrual period,LMP)第 1 日算起,月份减 3 或加 9,日数加 7。实际分娩日期与推算的预产期可相差 1~2 周。该公式适用于月经周期规律,且能准确记住末次月经的孕妇。如孕妇记不清末次月经的日期或月经周期不规律,可根据早孕反应出现的时间、胎动开始时间、hCG 测定数值、子宫底高度及超声检查测量孕囊大小、顶臀长、胎儿双顶径、股骨长度等加以估计,其中超声检查测量顶臀长是妊娠早期估计孕周最准确的指标。不同方法判断孕龄均存在一定误差,推算的孕周与实际孕周相差不超过一周时,不再重新推算预产期。

7. 既往史及手术史 了解孕妇有无高血压、心脏病、结核病、糖尿病、血液病、肝肾疾病等,注意其发病时间及治疗情况,并了解做过何种手术。

8. 家族史 了解孕妇家族有无结核病、高血压、糖尿病、双胎妊娠及其他与遗传相关的疾病。

9. 配偶状况 着重了解孕妇丈夫的健康状况,有无遗传性疾病等。

(二)体格检查

1. 一般状态 观察孕妇发育、营养、精神状态,注意了解孕妇的步态、身高,若身高 <145cm 或跛足行走,提示可能存在骨盆狭窄或畸形。注意了解孕妇有无水肿。

2. 体重 首次产前检查时,须确定孕妇的体重基数,同时需要计算孕妇的体重指数(body mass index,BMI),BMI= 体重(kg)/ [身高(m)]²。

3. 血压 每次产前检查都必须监测血压,正常血压不应超过 140/90mmHg。

4. 乳房 检查乳房发育情况、乳头大小及有无乳头内陷。

有需要的情况下,还要进行系统的全身体格检查。

(三) 辅助检查

1. 实验室检查 包括血常规、尿常规、凝血功能、肝肾功能、血糖、血脂、电解质、血型、乙型肝炎表面抗原、梅毒血清抗体筛查、人类免疫缺陷病毒（HIV）筛查、贫血项目检测等。

2. 超声检查 了解胎儿大小、胎位、胎心、胎盘及羊水等情况。

3. 心电图检查 排除明显的心律失常和心肌损害。

【复诊检查】

复诊是为了解妊娠进展过程中母体有无并发症及胎儿的发育情况。为确保孕妇及胎儿的健康，每次复诊都要了解前次产前检查后孕妇及胎儿的情况，以便及时发现异常，进行相应的高危妊娠管理，同时预约下次复诊的时间。

(一) 病史

了解前次产前检查之后，有无特殊情况出现，如头痛、眼花、胸闷、水肿、皮肤瘙痒、腹痛、阴道流血、阴道分泌物异常、胎动异常等，及时给予相应处理或报告医生。

(二) 体格检查

测量血压、体重，评估孕妇体重增长是否合理。检查有无水肿及其他异常体征。

(三) 产科检查

产科检查包括腹部检查、骨盆测量、阴道检查等，重点了解胎儿和产道情况。

知识链接

产科检查前的准备

检查者提前关闭门窗、遮挡屏风。在进行腹部触诊时，应提前修剪指甲，清洗并保持双手干燥、温暖，协助孕妇排尿后仰卧于床上，可用软枕帮助孕妇取舒适体位或者让孕妇稍微弯曲双腿，使腹肌放松。检查前先告知孕妇检查的目的，检查时动作尽可能轻柔。注意保护孕妇的隐私，男性医护人员检查时应有女性医务人员或孕妇亲属陪同。检查过程中，应警惕仰卧位低血压综合征的发生，当孕妇出现头晕、面色苍白、心跳加速、出冷汗、呕吐等情况时，应迅速帮助其改变体位，取左侧卧位休息。

---

1. 腹部检查 孕妇排尿后仰卧，露出腹部，放松腹肌。检查者站在孕妇右侧进行检查。

（1）视诊：注意腹形及大小，腹部有无妊娠纹、腹壁静脉曲张、手术瘢痕及水肿等。腹部过大、宫底过高者，应考虑多胎妊娠、巨大儿、羊水过多、孕周推算错误等情况；腹部过小、宫底过低者，应考虑胎儿生长受限、羊水过少、孕周推算错误等情况。孕妇腹部向前突出即尖腹，多见于初产妇；孕妇腹部向下悬垂即悬垂腹，多见于经产妇，或可能伴有骨盆狭窄；腹部两侧向外膨出、宫底位置较低者，肩先露可能性大。腹部视诊时还可能观察到胎动。

（2）触诊：检查时动作轻柔，过度的压力和宫缩会使孕妇感到疼痛并缩紧腹部肌肉，导致腹部触诊难以进行。

1）测量子宫底高度、腹围：耻骨联合上缘到宫底的弧形距离为子宫底高度，简称宫高。用软尺经脐绕腹一周的长度，为腹围。将宫高与腹围的测量结果记录下来，与相同孕周的标准值相对照，评估有无增长过快或过缓。

2）四步触诊法：了解胎产式、胎先露、胎方位及胎先露是否衔接（图4-11）。

第一步：检查者面向孕妇，两手置于宫底部，触摸宫底高度，估计胎儿大小与妊娠周数是否相符。然后两手指腹相对交替轻推，判断宫底部的胎儿部分，若为胎头，硬而圆且有浮球感；若为胎臀，则软而宽且形态不规则。

ER 4-3

四步触诊法

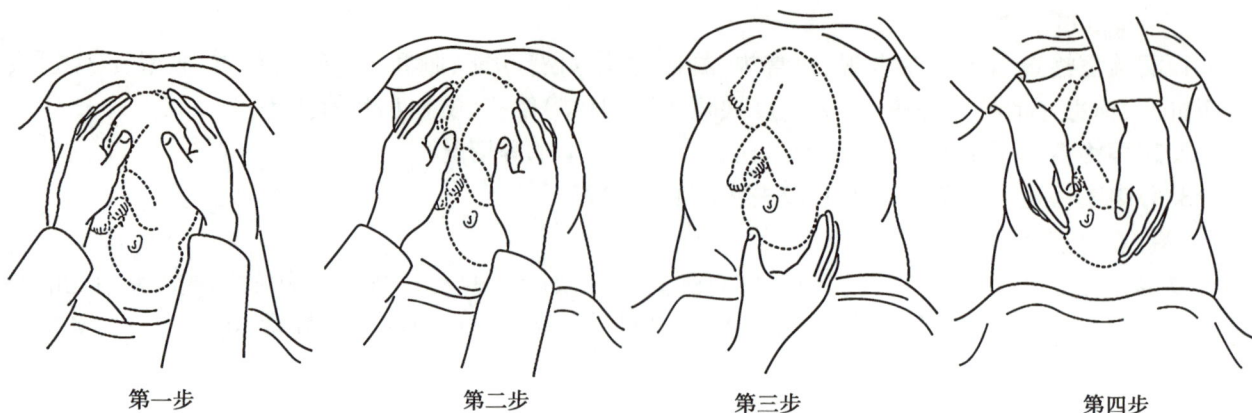

第一步　　　　　　第二步　　　　　　第三步　　　　　　第四步

图 4-11　四步触诊法检查胎位

第二步：检查者面向孕妇，两手置于腹部左右两侧，一手固定，另一手轻轻深按检查，两手交替。触摸到平坦饱满的部分为胎背，并确定胎背的朝向；可变形的高低不平部分是胎儿肢体，有时能感觉到胎儿肢体的活动。

第三步：检查者面向孕妇，右手拇指及其余四指分开，置于耻骨联合上方握住胎先露部，判断是胎头或胎臀。左右推动以确定先露部是否衔接，若先露部仍浮动，表示尚未衔接；若不能被推动，表示已衔接。

第四步：检查者面向孕妇足端，左右手分别置于胎先露部的两侧，沿骨盆入口方向往下深压，进一步核查胎先露部的诊断是否正确，并确定胎先露部衔接的程度。

（3）听诊：胎心音在靠近胎背上方的孕妇腹壁上听得最清楚，听诊部位取决于先露的类型及其下降程度。枕先露时，胎心在脐右下方或左下方；臀先露时，胎心在脐右上方或左上方；肩先露时，胎心在靠近脐部下方听得最清楚（图 4-12）。

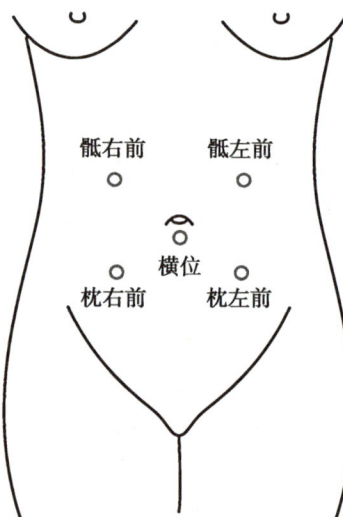

图 4-12　不同胎位胎心音听诊位置

2. **骨盆测量**　骨盆大小及其形状对分娩有直接影响，故产前检查时进行骨盆测量，以判断胎儿能否顺利经阴道分娩。骨盆测量分为外测量和内测量两种。

（1）**骨盆外测量**（external pelvimetry）：是间接判断骨盆大小及形态的传统方法。它包括髂棘间径（interspinal diameter，IS）（图 4-13）、髂嵴间径（intercristal diameter，IC）（图 4-14）、骶耻外径（external

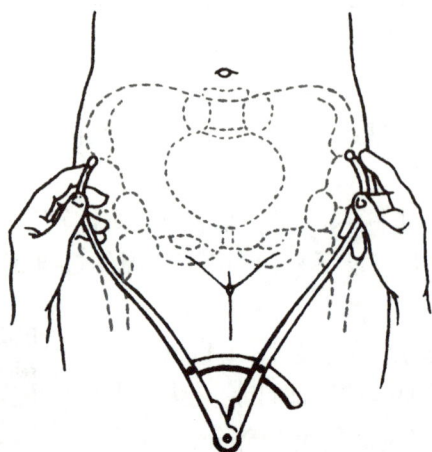

图 4-13　测量髂棘间径

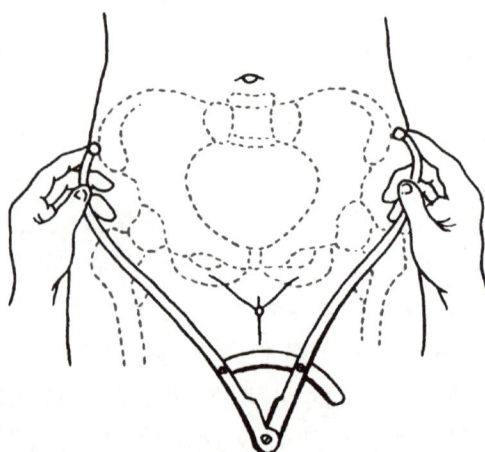

图 4-14　测量髂嵴间径

conjugate，EC）（图 4-15）、坐骨结节间径
（intertuberal diameter，IT）（图 4-16）、出
口后矢状径（图 4-17）和耻骨弓角度（图
4-18）的测量。大量研究表明骨盆外测量
并不能预测产时头盆不称，不建议作为孕
期常规检查，但骨盆外测量的结果对分娩
时的临床处理有一定参考价值，因此作为
一项产科基本技能，产科医护人员仍需了
解各径线的测量方法和正常值（表 4-3）。

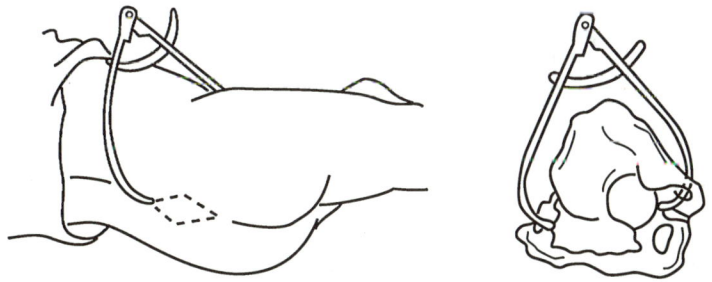

图 4-15　测量骶耻外径

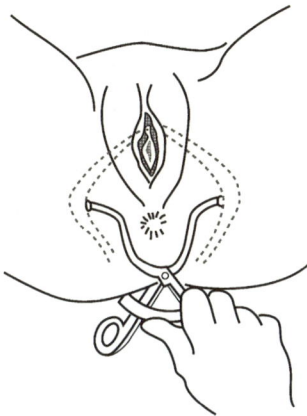

图 4-16　测量坐骨结节间径

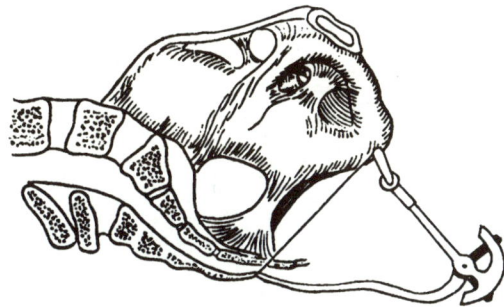

图 4-17　测量出口后矢状径

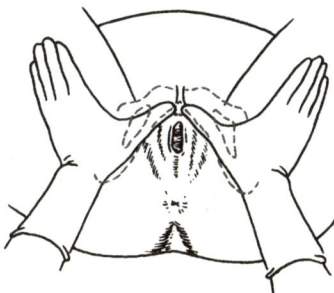

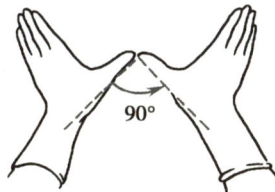

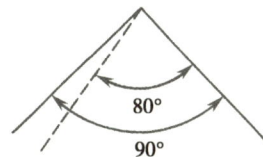

图 4-18　测量耻骨弓角度

表 4-3　骨盆外测量各径线的测量方法及正常值

测量径线	正常值	测量方法
髂棘间径	23~26cm	孕妇取伸腿仰卧位，测量两髂前上棘外缘的距离
髂嵴间径	25~28cm	孕妇取伸腿仰卧位，测量两髂嵴外缘最宽的距离
骶耻外径	18~20cm	孕妇取左侧卧位，右腿伸直，左腿屈曲，测量第 5 腰椎棘突下至耻骨联合上缘中点的距离
坐骨结节间径	8.5~9.5cm	孕妇取仰卧位，两腿向腹部弯曲，双手抱双膝，测量两坐骨结节内侧缘的距离
出口后矢状径	8~9cm	检查者戴手套将右手示指伸入孕妇肛门骶骨方向，拇指置于孕妇体外骶尾部，两指共同找到骶骨尖端。用尺放于坐骨结节径线上，确定坐骨结节间径中点，再用骨盆出口测量器一端放于坐骨结节间径中点，另一端放于骶骨尖端处测量
耻骨弓角度	90°	检查者两拇指指尖斜着对拢，置于耻骨联合下缘，左右两拇指平放在两侧耻骨降支上，测量两拇指间的角度

坐骨结节间径即骨盆出口横径,测量值小于 8cm 时,应测量出口后矢状径,若两条径线值之和 >15cm,表明骨盆出口狭窄不明显。

（2）**骨盆内测量**（internal pelvimetry）：对于身材矮小、骨盆外测量狭窄或有骨盆畸形的孕妇应考虑进行骨盆内测量。主要测量对角径（diagonal conjugate, DC）（图 4-19）、坐骨棘间径（interspinous diameter）（图 4-20）和坐骨切迹宽度（图 4-21）。临床可选择于妊娠 24~36 周阴道松软时检查,过早测量阴道较紧,临近预产期测量易引起感染。此外,在临产后产程停滞时也可进行骨盆内测量评估骨产道。操作必须在严格消毒的条件下进行,孕妇排空膀胱,取膀胱截石位,外阴常规消毒,检查者戴无菌手套,示指、中指涂碘伏后,轻轻伸入阴道,动作轻柔地测量各径线（表 4-4）。

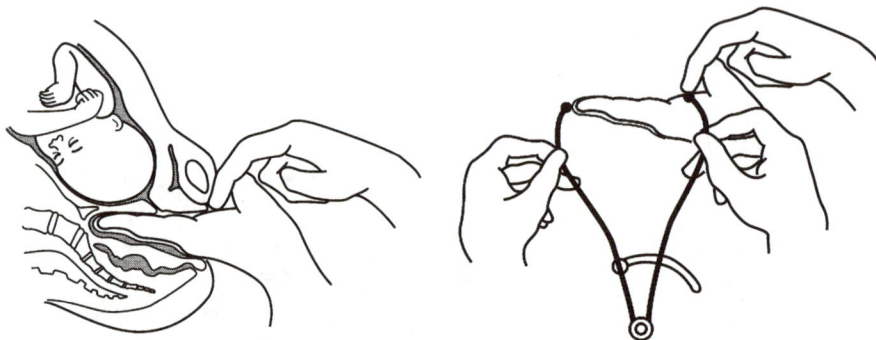

图 4-19　测量对角径

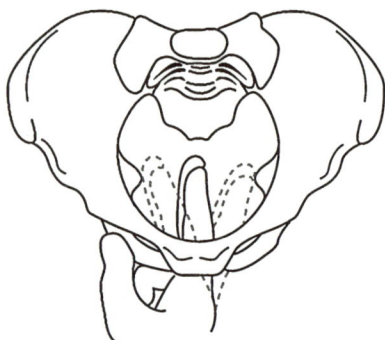

图 4-20　测量坐骨棘间径　　　图 4-21　测量坐骨切迹宽度

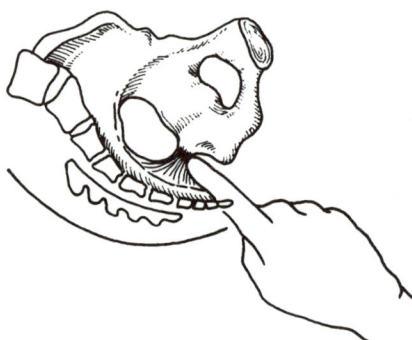

ER 4-4

骨盆内测量

表 4-4　骨盆内测量各径线的测量方法、正常值及意义

测量径线	正常值	测量方法	临床意义
对角径	11cm	检查者一手示、中指伸入阴道,中指指尖触到骶岬上缘中点,示指上缘紧贴耻骨联合下缘,另一手的示指标记此接触点后,抽出阴道内手指,测量中指尖至此标记点的距离	对角径是耻骨联合下缘至骶岬前缘中点的距离,用其减去 1.5~2.0cm 即为骨盆入口前后径（真结合径）的长度
坐骨棘间径	10cm	检查者一手示、中指伸入阴道,分别触及两侧坐骨棘,估计其间的距离	坐骨棘间径是中骨盆最短径线,过小会影响胎先露下降
坐骨切迹宽度	5.5~6cm	检查者一手示指伸入阴道,置于骶棘韧带上移动,正常情可容纳 3 横指	坐骨切迹宽度代表中骨盆后矢状径,其宽度为坐骨棘与骶骨下部间的距离,宽度过小提示中骨盆狭窄

3. 阴道检查 在妊娠早期初诊时,可以做阴道检查,了解有无阴道及宫颈病变。分娩前阴道检查可协助确定骨盆大小、宫颈容受和宫颈口开大程度,进行宫颈毕晓普(Bishop)评分。此外,在妊娠任何时期一旦怀疑有阴道宫颈病变,也需进行阴道检查。

(四)特殊时段检查

1. NT 筛查 NT 是胎儿颈后皮肤下液体生理性聚集的超声定义,于妊娠 11~13^{+6} 周通过超声检查进行。正常情况下,NT 的厚度随着胎儿顶臀长的增加而增加,而唐氏综合征胎儿的 NT 较同孕周的正常胎儿增厚。需注意的是,NT 增厚并不一定提示胎儿患有唐氏综合征,因此目前不建议单独使用 NT 检查进行唐氏综合征的筛查。

2. 胎儿大结构畸形筛查 于妊娠 20~24 周通过超声检查,是目前诊断胎儿结构异常的主要方法。

3. 口服葡萄糖耐量试验(oral glucose tolerance test,OGTT) 于妊娠 24~28 周检查。糖尿病孕妇中约有 90% 为妊娠期糖尿病,但妊娠期糖尿病孕妇常无糖尿病典型的"三多一少"症状,有时空腹血糖可能正常,容易漏诊。目前推荐医疗机构对所有尚未被诊断为孕前糖尿病(PGDM)或妊娠期糖尿病(GDM)的孕妇,在妊娠 24~28 周及 28 周后首次就诊时行 75g OGTT。

4. 脐血流检测 于妊娠 28~32 周通过彩色超声多普勒检查。脐动脉血流 S/D 比值体现了胎儿胎盘循环胎盘端末梢的阻抗,间接反映了胎盘的血液灌注量。

此外,我国《孕前和孕期保健指南(2018 年)》中,不同的孕周推荐进行相应的孕期保健内容(表 4-5),包括常规保健内容、辅助检查项目(分为必查项目和备查项目)及健康教育和指导。其中常规保健内容、健康教育和指导、辅助检查中的必查项目适用于所有的孕妇,有条件的医院或有指征时可开展相应的备查项目。

表 4-5　产前检查时间、次数与方案

产前检查次数	必查项目及常规保健	备查项目	健康教育和指导
第 1 次检查 (6~13^{+6} 周)	1. 建立妊娠期保健手册 2. 确定孕周、推算预产期 3. 评估妊娠期高危因素 4. 血压、体重与体重指数 5. 妇科检查 6. 胎心率(妊娠 12 周左右) 7. 血常规、尿常规、血型(ABO 和 Rh)、空腹血糖、肝功能和肾功能、乙型肝炎病毒表面抗原、梅毒和 HIV 筛查地中海贫血筛查(广东、广西、海南、湖南、湖北、四川、重庆等地) 8. 早孕期超声检查	1. 丙型肝炎病毒筛查 2. 抗 D 滴度(Rh 阴性者) 3. 75g OGTT 4. 甲状腺功能筛查 5. 血清铁蛋白检测(Hb<110g/L 者) 6. 宫颈细胞学检查 7. 宫颈分泌物检测淋球菌和沙眼衣原体、细菌性阴道病的检测 8. 胎儿染色体非整倍体异常的早孕期母体血清学筛查(妊娠 10~13^{+6} 周) 9. 妊娠 11~13^{+6} 周超声检查测量胎儿颈项透明层厚度 10. 妊娠 10~13^{+6} 周绒毛活检 11. 心电图	1. 营养和生活方式的指导 2. 避免接触有毒有害物质和宠物 3. 慎用药物,避免使用可能影响胎儿发育的药物 4. 改变不良生活方式,避免高强度工作、高噪声环境和家庭暴力 5. 继续补充叶酸(0.4~0.8)mg/d 至妊娠 3 个月,有条件者也可服用含叶酸的复合维生素 6. 保持心理健康 7. 流产的认识和预防
第 2 次检查 (14~19^{+6} 周)	1. 分析首次产前检查的结果 2. 血压、体重、宫底高度、腹围、胎心率	1. 羊膜腔穿刺检查胎儿染色体(妊娠 16~22 周) 2. 无创产前检测(妊娠 12~22^{+6} 周) 3. 妊娠中期非整倍体母体血清学筛查(妊娠 15~20 周)	1. 妊娠中期胎儿非整倍体筛查的意义 2. 非贫血孕妇,如血清铁蛋白<30μg/L,应补充元素铁 60mg/d,诊断明确的缺铁性贫血孕妇,应补充元素铁 100~200mg/d 3. 开始常规补充钙剂,0.6~1.5g/d

产前检查次数	必查项目及常规保健	备查项目	健康教育和指导
第 3 次检查 （20~24 周）	1. 血压、体重、宫底高度、腹围、胎心率 2. 胎儿系统超声筛查（妊娠 20~24 周） 3. 血常规、尿常规	对早产高危者行宫颈评估，B 型超声测量宫颈长度	1. 早产的认识和预防 2. 营养和生活方式的指导 3. 胎儿系统超声筛查的意义
第 4 次检查 （25~28 周）	1. 血压、体重、宫底高度、腹围、胎心率 2. 75g OGTT 3. 血常规、尿常规	1. 抗 D 滴度复查（Rh 阴性者） 2. 宫颈阴道分泌物胎儿纤维连接蛋白（fFN）检测（早产高危者）	1. 早产的认识和预防 2. 营养和生活方式的指导 3. 妊娠期糖尿病筛查的意义
第 5 次检查 （29~32 周）	1. 血压、体重、宫底高度、腹围、胎心率、胎位 2. 产科 B 型超声检查 3. 血常规、尿常规	无	1. 分娩方式指导 2. 开始注意胎动 3. 母乳喂养指导 4. 新生儿护理指导
第 6 次检查 （33~36 周）	1. 血压、体重、宫底高度、腹围、胎心率、胎位 2. 尿常规	1. β 溶血性链球菌筛查（妊娠 35~37 周） 2. 肝功能、血清胆汁酸检测（妊娠 32~34 周，怀疑妊娠肝内胆汁淤积症的孕妇） 3. NST 检查（妊娠 34 周后） 4. 心电图复查（高危者）	1. 分娩前生活方式指导 2. 分娩相关知识宣教 3. 新生儿疾病筛查 4. 抑郁症的预防
第 7~11 次检查 （37~41 周）	1. 血压、体重、宫底高度、腹围、胎心率、胎位 2. 血常规、尿常规 3. 产科超声检查 4. NST 检查（每周 1 次）	宫颈检查（毕晓普评分）	1. 新生儿免疫接种指导 2. 产褥期指导 3. 胎儿宫内情况的监护 4. 妊娠超过 41 周，尽早住院并引产

二、孕期常见症状及处理

妊娠期间，孕妇各系统发生一系列的变化，会给孕妇带来不同程度的不良影响，如恶心、呕吐、腰背酸痛、尿频、便秘等。助产士需要掌握必要的知识和技能，帮助孕妇缓解这些变化所带来的不适，增加舒适度，改善孕期体验。

（一）消化系统症状及处理

1. 恶心、呕吐 妊娠期，胃贲门括约肌松弛，胃内酸性内容物逆流至食管下段产生胃部烧灼感。约有半数孕妇会出现恶心、呕吐。轻度呕吐是一种自限性症状，通常于妊娠 6 周左右开始，妊娠 10~12 周减轻、消失。轻者无需特殊处理，可指导孕妇避免食用重油腻、重气味、辛辣的食物。多休息，含服生姜片或服用姜汤可减轻症状。症状重者给予维生素 B_6，每日 3 次口服，10~20mg/次。若孕妇持续呕吐，出现妊娠剧吐的症状，应指导孕妇及时就医。

2. 便秘 妊娠期，肠蠕动减弱，排空时间延长，加之增大的子宫压迫肠道下段，孕妇容易出现便秘。为预防和缓解便秘症状，需增加膳食纤维和液体的摄入，多吃易消化、富含纤维的蔬菜水果；每日进行适当的运动，养成按时排便的良好习惯。上述方法效果不佳时可酌情给予通便药物治疗，双糖类渗透性泻药乳果糖是目前治疗孕产期便秘常用的药物，起始剂量 30ml/d，维持剂量 15~30ml/d，疗程 2~4 周。禁止灌肠，禁用峻泻剂、蓖麻油，以免引起流产或早产。

3. 痔疮 妊娠期，增大的子宫压迫下腔静脉，使直肠静脉丛回流受阻、静脉压增高，易发生痔疮或使原有痔疮加重。孕产妇应多吃水果蔬菜、补充水分,少食辛辣食物改善便秘,情况严重时可以在医生指导下服用缓泻剂等。

(二)泌尿、生殖系统症状及处理

1. 尿频 孕早期膀胱受到增大子宫的压迫出现尿频。孕晚期胎先露衔接后,膀胱、尿道压力增加,部分孕产妇出现尿频或尿失禁。尿频一般不需要特殊处理,孕妇无需通过减少液体的摄入量来缓解症状。但若出现尿失禁,则需进行盆底肌肉锻炼,同时警惕产后发生持续性尿失禁。

2. 阴道分泌物增多 妊娠期,雌、孕激素水平升高,引起生理性阴道分泌物增多,在孕早期和孕晚期较明显。可指导孕妇每日清洗外阴,保持外阴清洁;穿透气性好的内裤,并经常更换,增加舒适感。此外,由于雌激素升高的影响,使阴道内加德纳菌及其他厌氧菌更易生长、繁殖;阴道上皮细胞糖原增多、酸性增强,加之孕妇孕期抵抗力下降,易患外阴阴道假丝酵母菌病,应指导孕妇及时就医。

(三)血液循环系统症状及处理

1. 下肢及外阴静脉曲张 妊娠期,增大的子宫压迫下腔静脉造成股静脉压力增高,引起静脉曲张,可因妊娠次数增多而加重。妊娠后期应尽量避免长时间站立、行走,下肢可绑弹性绷带或穿弹力裤、袜,休息时适当垫高下肢以利于静脉回流。会阴部静脉曲张者,分娩时应防止外阴部曲张的静脉发生破裂。

2. 贫血 妊娠晚期,胎儿生长发育加快,孕妇对铁的需要量增多,仅靠日常饮食补充不能满足需求,应额外给予铁剂。非贫血孕妇,如血清铁蛋白 <30μg/L,应补充元素铁 60mg/d;诊断明确的缺铁性贫血孕妇,应补充元素铁 100~200mg/d。同时加服维生素 C,促进铁的吸收。

3. 仰卧位低血压综合征 妊娠晚期,孕妇较长时间取仰卧位时,增大的子宫压迫下腔静脉,使回心血量及心排血量减少,发生低血压。改为左侧卧位后,使下腔静脉血流通畅,血压随之恢复正常。

(四)运动系统症状及处理

1. 下肢肌肉痉挛 妊娠期下肢肌肉痉挛可能与钙镁离子水平、血液循环改变有关。痉挛通常发生在晚上,常见部位是小腿腓肠肌,孕妇会被突然袭来的疼痛惊醒。痉挛发作时,伸腿、勾脚以拉伸腓肠肌,并进行局部按摩,可使症状迅速缓解。平时注意局部保暖,避免腿部过度疲劳。必要时遵医嘱补充钙剂,600~1 500mg/d。

2. 腰背痛 腰背痛是孕妇常见的问题,可能与胎盘分泌的松弛素使骨盆韧带及椎骨间关节韧带松弛有关。此外,为了代偿子宫的增大,孕妇腰部脊柱前凸、颈部前屈、双肩下移,也与腰背痛发生有关。可指导孕妇平时穿能够支撑足弓的低跟鞋。避免睡软床,采用侧卧位,保持双膝和髋部弯曲,将枕头放在两膝之间。坐下时,可在背后垫小枕头。腰背痛明显者应及时查找原因并给予治疗,必要时卧床休息、遵医嘱服用止痛药。

3. 下肢水肿 孕妇于妊娠后期多有轻度下肢水肿,经休息后消退,属正常现象。若水肿明显,经休息后不消退,应及时查明原因,排除妊娠期高血压疾病、肾脏疾病及其他合并症,针对病因处理。睡眠时取左侧卧位,下肢垫高 15°,促进血液回流,水肿多可减轻。

4. 耻骨联合分离 妊娠后,由于松弛素的作用,耻骨联合开始增宽,会出现耻骨上疼痛、压痛、肿胀和水肿,髋关节外展、外旋活动受限等症状,疼痛可放射至腿部、髋部或背部,并且在承重、行走、上楼梯、翻身等情况下加重。疼痛剧烈者可能造成单侧或双侧下肢难以负重,不能行走,甚至出现坐骨神经痛、膀胱功能障碍及大便失禁。症状轻者一般不做处理。疼痛明显者,应卧床休息,采用侧卧位,必要时使用支架或骨盆腹带支撑、固定骨盆,以减轻疼痛。

(五)孕期心理问题及处理

女性对妊娠的反应不一,可伴随短暂的焦虑和恐惧,这些均为正常现象。一般来说,孕早期心理问题发生率较高、中晚期发生率偏低,而一旦孕晚期发生心理疾病,产后抑郁的发生风险会增加。

助产士在孕产妇心理保健方面发挥着重要作用,可以通过与孕妇及其家庭建立相互信任的支持陪伴关系,及早发现那些可能损害心理健康的潜在问题并及时干预。可以使用筛查工具,如爱丁堡产后抑郁量表、焦虑抑郁量表等进行后续评估。对于严重的心理精神疾病,如广泛性焦虑障碍、惊恐障碍、强迫症、双向情感障碍、重度抑郁等,应及时转诊精神科。

大部分轻微的心理疾患在孕中期可自愈。助产士需要创造充满关怀和理解的沟通氛围,给予孕妇所需要的信息、支持、辅导、安慰和鼓励,帮助孕妇放松和减轻焦虑。若发现孕妇心理疾患的症结是社会问题,则需要家庭、社会等相关人员参与进来,共同解决问题。

三、孕期健康指导

孕期健康指导是母婴保健服务的重要内容,是产科医护人员在接诊孕妇时不可忽视的环节,产妇保健知识的掌握情况和护理能力的高低直接影响着婴儿和产妇自身的健康与生活质量。

(一)日常生活指导

1. 着装 孕妇着装应以松软、透气、宽大为宜;当清洗衣物时,尽量减少洗涤剂残留;应选择能支撑足弓的低跟鞋,防滑、适足。

2. 个人卫生 妊娠期间孕妇基础代谢率增高,新陈代谢旺盛,应注意身体卫生情况。孕期可以沐浴,次数根据季节和个体需要而定,宜采用淋浴方式,可减少生殖器官逆行感染的机会。沐浴时注意环境通风,时间不宜过长,避免晕倒。孕期妇女牙龈充血,刷牙时选用小头软毛牙刷,每次饭后及就寝前刷牙,有口腔疾病应及时就诊。妊娠期阴道分泌物增加,外阴部充血,皮脂腺分泌增加,易发生泌尿、生殖系统感染,孕妇应勤换内裤,每日用清水冲洗外阴 1~2 次;便后使用卫生纸清洁时,应从前向后擦拭。

3. 环境 生活环境应注意清洁、安全、安静、通风良好、光线充足。每日适度日光浴,促进身体健康。避免到人多的地方,避免和传染性疾病患者接触。

4. 工作安排 无不良孕产史的健康孕妇可正常工作、学习,但应避免高强度体力劳动或精神压力大的工作,从事有毒有害工种的应酌情调离。我国 2023 年 3 月通过的《工作场所女职工特殊劳动保护制度(参考文本)》中规定,女职工在孕期不能适应原劳动的,用人单位应当根据医疗机构的证明,与职工本人协商一致,予以减轻劳动量或者安排其他能够适应的劳动。对怀孕 7 个月以上的女职工,用人单位不得延长劳动时间或者安排夜班劳动,并应当在劳动时间内安排一定的休息时间。

5. 休息与活动 孕妇因身体负荷加重需要保证充足的休息,每日至少有 8 小时睡眠,午休 30 分钟以上;睡眠时采取左侧卧位,以增加胎盘血流灌注,避免发生仰卧位低血压综合征。孕期规律的身体活动有利于维持孕期体重的适宜增长,降低妊娠期糖尿病的发病风险,促进自然分娩,缓解腰部疼痛,保持孕期健康的精神状态。对于没有禁忌证的孕妇,建议每日进行 20~30 分钟中等强度的有氧运动,适宜的运动形式包括散步、快走、游泳、孕妇瑜伽等。活动时注意保持身体平衡,避免大幅度跳跃、急转等动作,避免腹部受压,避免受伤导致流产、胎盘早剥等。孕妇有以下情况绝对禁止进行运动锻炼:严重的心血管系统、呼吸系统、泌尿系统疾病,严重的甲状腺疾病,急性感染性疾病,有流产或早产的风险,宫颈功能不全或宫颈环扎术后,重度贫血,胎膜破裂等。

6. 性生活指导 妊娠期性生活应因人而异。健康孕妇在妊娠 12 周以前和 32 周以后应避免性生活,防止发生流产、早产、胎盘早剥和感染等。妊娠期性生活注意减少频率,保证性器官清洁,避免动作粗暴致腹部受挤压。对有不良孕产史的孕妇、前置胎盘孕妇,孕期应禁止性生活。

(二)营养指导

妊娠期由于胎儿的生长发育以及母体内的物质代谢和各器官系统功能的适应性变化,对营养的要求更加严格,营养不足或过剩将影响母亲的健康和胎儿的发育。良好的营养有利于保证母体自身的营养要求,有利于保证胎儿及分娩后婴儿期生长发育的需求,有利于减轻早孕反应、防止妊娠并发症及难产的发生,也为分娩和产后哺乳做好充分的营养储备。

1. 孕妇营养需要

(1)**热量**:孕期总热量的需要量增加,包括提供热量给胎儿生长,胎盘、母体组织的增长,蛋白质、脂肪的储存以及增加代谢所需的热能。妊娠早期不需要额外增加能量,妊娠4个月后至分娩,在原基础上每日增加能量200kcal。我国居民的主要热量来源是主食,孕妇每日应摄入主食200~450g。影响能量需要的因素有很多,如孕前体重、孕期体重增长量、活动程度等。保证适宜能量摄入的最佳方法是密切监测和控制孕期每周体重的增长。

(2)**蛋白质**:宜占总热量的15%。中国营养学会建议孕妇蛋白质推荐摄入量应在非孕妇女蛋白质摄入量的基础上,孕早、中、晚三个阶段每日分别增加5g、15g、20g。膳食中优质蛋白至少占蛋白总量的1/3以上,优质蛋白质的主要来源是动物性食品,如鱼、禽、蛋、瘦肉和奶制品等。

(3)**碳水化合物**:是提供能量的主要物质,宜占总热量的50%~60%。孕中晚期,每日增加大约35g的主食类即可。孕妇应注意粗细搭配,经常吃一些粗粮、杂粮和全谷类食物,以得到更多的维生素、矿物质、膳食纤维和抗氧化物质。

(4)**脂肪**:宜占总能量的25%~30%。脂肪摄入过多会导致超重,容易引起妊娠并发症。但长链不饱和脂肪酸已经证实对胎儿大脑和视网膜发育有帮助,孕期适当多吃鱼类水产品,尤其是深海鱼类、核桃等食物对胎儿发育有一定的好处。

(5)**维生素**:妊娠期间孕妇对维生素的需要量也增加。各种维生素,如维生素A、维生素C、维生素B族及维生素D等对孕妇及胎儿的发育是有利的。适当补充维生素可防止流产、早产或胎儿畸形的发生。孕妇可从动物的肝肾、鱼、肉、蛋、奶及新鲜的瓜果、蔬菜等食物中获取维生素;常到户外活动,接受阳光照射。需注意的是,维生素供给不足或过量都可能增加胎儿畸形的风险,因此需在专业医生的指导下补充维生素类药品。

(6)**无机盐和微量元素**:无机盐中的钙、镁,微量元素如铁、锌、碘等是胎儿生长发育所必需的营养物质,缺乏易导致胎儿发育不良,早期缺乏还易发生胎儿畸形。

1)铁:饮食当中的铁含量不足易发生缺铁性贫血。孕妇应多食一些动物肝脏、瘦肉、豆类、蛋黄及各种绿叶蔬菜等含铁较多的食品。中国营养学会建议妊娠期膳食铁摄入,孕早期15mg/d,孕中期25mg/d,孕晚期35mg/d。

2)钙和磷:钙对骨、牙的发育,肌肉的收缩,心肌功能,神经肌肉的正常传导等有多种作用。若孕妇长期缺钙则影响胎儿骨骼的正常发育,新生儿出现骨质钙化不良、骨质较透明、组织内钙水平下降、体重下降、易患佝偻病,甚至出现死胎;孕妇自身也会发生肌肉痉挛和手足抽搐。孕妇体内必须吸收和保留一定量的钙、磷(钙200mg、磷100mg)。含钙、磷丰富的食物有乳及乳制品、含草酸少的蔬菜和豆类、虾米、虾皮、骨粉等。钙在体内不易被吸收,因此要注意饮食搭配,多食豆类、瘦肉及海产品等。

3)碘:妊娠期孕妇和胎儿的新陈代谢较高,甲状腺功能旺盛,碘的需要量增加,可以食用一些含碘多的食品,如海带、紫菜等。

4)锌:缺锌可导致DNA和含有金属的酶合成发生障碍,抑制DNA的合成,导致核酸的合成能力下降,神经管及其他细胞的有丝分裂时间延长,神经管等细胞数目减少以及由之而来的形态发育异常。在妊娠的最初几日发生缺锌,可出现着床和卵裂及胚泡形成障碍,影响第二性征的发育。膳食锌主要来源于一些蛋白质丰富的食物,如贝类、虾蟹、内脏、肉类、鱼类等,谷胚中亦富含锌;豆类、坚果和粗粮也是锌的来源,但吸收率相对较低。

(7)**膳食纤维**:膳食纤维可降低糖、脂肪的吸收,减缓血糖的升高,预防和改善便秘和肠道功能,妊娠期应该多食含膳食纤维丰富的食物,如蔬菜、低糖水果和粗粮类(图4-22)。

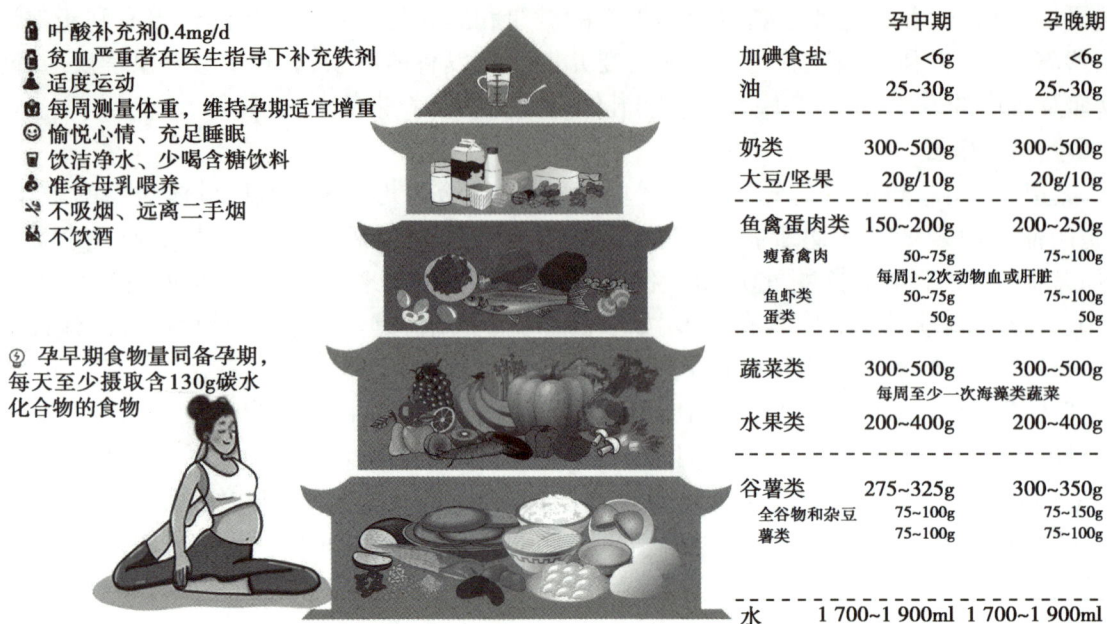

图 4-22　中国孕期妇女平衡膳食宝塔

The figure contains:

Left side list:
- 叶酸补充剂0.4mg/d
- 贫血严重者在医生指导下补充铁剂
- 适度运动
- 每周测量体重，维持孕期适宜增重
- 愉悦心情、充足睡眠
- 饮洁净水、少喝含糖饮料
- 准备母乳喂养
- 不吸烟、远离二手烟
- 不饮酒
- 孕早期食物量同备孕期，每天至少摄取含130g碳水化合物的食物

Right side table:

	孕中期	孕晚期
加碘食盐	<6g	<6g
油	25~30g	25~30g
奶类	300~500g	300~500g
大豆/坚果	20g/10g	20g/10g
鱼禽蛋肉类	150~200g	200~250g
瘦畜禽肉	50~75g	75~100g
	每周1~2次动物血或肝脏	
鱼虾类	50~75g	75~100g
蛋类	50g	50g
蔬菜类	300~500g	300~500g
	每周至少一次海藻类蔬菜	
水果类	200~400g	200~400g
谷薯类	275~325g	300~350g
全谷物和杂豆	75~100g	75~150g
薯类	75~100g	75~100g
水	1 700~1 900ml	1 700~1 900ml

2. 孕妇膳食指导　根据中国营养学会发布的《中国居民膳食指南（2022）》第二部分特定人群膳食指南，建议孕妇在一般人群膳食指南的基础上，增加以下6条内容：①调整孕前体重至正常范围，保证孕期体重适宜增长。②常吃含铁丰富的食物，选用碘盐，合理补充叶酸和维生素D。③孕吐严重者，可少量多餐，保证摄入含必需量碳水化合物的食物。④孕中晚期适量增加奶、鱼、禽、蛋、瘦肉的摄入。⑤经常户外活动，禁烟酒，保持健康生活方式。⑥愉快孕育新生命，积极准备母乳喂养。

（1）妊娠早期

1）膳食清淡、适口：以清淡、少油腻为主，易于消化，并有利于降低妊娠反应。其包括各种新鲜蔬菜和水果、大豆制品、鱼、禽、蛋以及各种谷类制品。

2）少食多餐：进食的餐次、数量、种类及时间应根据孕妇的食欲和妊娠反应的轻重及时进行调整，少食多餐，保证进食量。

3）摄入足量富含碳水化合物的食物：妊娠早期应保证每日至少摄入130g碳水化合物，首选易消化的粮谷类食物（200g左右的全麦粉或180g大米）。因妊娠反应严重而不能正常进食足够碳水化合物的孕妇应及时就医，避免对胎儿早期脑发育造成不良影响，此时不必过分强调平衡膳食。

4）摄入富含叶酸的食物并补充叶酸：妊娠早期叶酸缺乏可增加胎儿发生神经管畸形及早产的危险。妇女应从计划妊娠开始多摄取富含叶酸的动物肝脏、深绿色蔬菜及豆类，并建议每日额外补充叶酸 400~800μg。

5）戒烟、禁酒：烟草中的尼古丁和烟雾中的氰化物、一氧化碳可导致胎儿缺氧和营养不良、发育迟缓。酒精亦可通过胎盘进入胎儿体内造成胎儿宫内发育不良、中枢神经系统发育异常等。

（2）妊娠中晚期

1）适当增加优质蛋白质的摄入：鱼、禽、蛋、瘦肉等是优质蛋白质的重要来源，妊娠中期每日增加共计 50g，孕晚期在之前基础上再增加 75g 左右。鱼类尤其是深海鱼类含有较多二十二碳六烯酸（DHA）对胎儿大脑和视网膜发育有益，每周最好食用 2~3 次深海鱼类。

2）适当增加奶类的摄入：奶类富含蛋白质，也是钙的良好来源。从妊娠中期开始，每日应至少摄入 250~500g 奶制品以及补充 600mg 的钙。

3）适当增加碘的摄入：孕期碘的推荐摄入量 230μg/d，孕妇除坚持选用加碘盐外，每周还应摄入 1~2 次含碘丰富的海产品。

4）常吃含铁丰富的食物：孕妇是缺铁性贫血的高发人群，为满足胎儿铁储备的需要，孕中期开始要增加铁的摄入，每日增加 20~50g 红肉，每周吃 1~2 次动物内脏或血液。有缺铁指征时可额外补充铁剂。

5）保持适量运动：孕期每日进行不少于 30 分钟的中等强度的活动，如散步、体操、游泳、孕妇瑜伽等，有利于体重适宜增长和自然分娩。

（三）孕期体重管理

体重是反映人体营养和健康状况的重要标志，也是评定营养状况最简单、最直接可靠的指标。目前判断体重超重和肥胖的常用方法是世界卫生组织推荐的体重指数。2021 年，中国营养学会发布了《中国妇女妊娠期体重监测与评价》（表 4-6），提出了根据不同孕前体重指数分类的理想孕期增重范围。该文件适用于对我国妇女单胎自然妊娠体重增长的评价，不适用于身高低于 140cm 或妊娠前体重高于 125kg 的妇女。妊娠合并症和并发症患者应结合临床意见进行个体化评价。

表 4-6　中国妇女妊娠期体重监测与评价

孕前体重分类 BMI/(kg·m⁻²)	孕期总增重范围/kg	妊娠早期体重增长值范围/kg	妊娠中晚期周体重增长值范围/kg
低体重 <18.5	11.0~16.0	0~2.0	0.37~0.56（0.46）
正常体重 18.5~23.9	8.0~14.0	0~2.0	0.26~0.48（0.37）
超重 24.0~27.9	7.0~11.0	0~2.0	0.22~0.37（0.30）
肥胖 ≥28.0	5.0~9.0	0~2.0	0.15~0.30（0.22）

（四）乳房保健

妊娠后乳房增大，应选择佩戴合适的胸罩托起乳房，防止下垂。保持乳房卫生，每日用温水擦洗乳头，然后涂上一层油脂，可预防哺乳时乳头皲裂。如有乳头内陷，擦洗时可轻轻向外提捏数次，做乳头伸展练习或乳头牵拉练习，使乳头突出，以利日后哺乳（具体方法见第六章第三节泌乳与母乳喂养）。如有先兆流产、前置胎盘和早产等情况，禁止按摩乳房、刺激乳头。

（五）孕期用药指导

胎儿处于发育过程，各器官发育未完善，大多数药物可通过胎盘直接作用于胎儿，直接或间接地影响胎儿生长发育，因此妊娠期用药需十分慎重。孕妇如用药不当，对孕妇、胎儿、新生儿均可能产生不良影响，临床上应遵循"妊娠期没有特殊原因不用药"的原则，尤其在妊娠早期。计划怀孕的生育期妇女用药应慎重，患有急、慢性疾病者应在孕前进行积极治疗，尽量减少孕前和孕期用药。

孕妇用药基本原则为：①用药必须有明确的指征，避免不必要的用药。②根据病情在医生指导下选用有效且对胎儿相对安全的药物。③应选择单独用药，避免联合用药。④应选用结论比较肯定的药物，避免使用较新的、尚未肯定对胎儿是否有不良影响的药物。⑤严格按医嘱剂量和用药持续时间服药，注意及时停药。⑥妊娠早期若病情允许，尽量推迟到妊娠中晚期再用药。

药物的妊娠分类

美国食品药品管理局（FDA）根据药物对动物和人类具有不同程度的致畸危险,将其分为5类。

A类:临床对照研究中,未发现药物对妊娠早、中、晚期的胎儿有损害,其危险性极小。

B类:临床对照研究中,药物对妊娠早、中、晚期胎儿的危害证据不足或不能证实。

C类:动物实验发现药物造成胎仔畸形或死亡,但无人类对照研究,使用时必须谨慎权衡药物对胎儿的影响。

D类:药物对人类胎儿有危害,但临床非常需要,无替代药物,应充分权衡利弊后使用。

X类:对动物和人类均具有明显的致畸作用,这类药物在妊娠期禁用。

此外,胎龄也会影响药物作用。受精后 20 日内,药物的影响通常是"全或无"的效应,即或者杀死胚胎或者完全不影响,这个阶段一般无致畸作用。受精后 20~56 日(器官形成过程中)最可能发生致畸作用,药物在这个阶段作用于胚胎可能导致自然流产、亚致死的大体解剖学缺陷、隐性胚胎病、儿童期癌症等。孕中晚期(器官形成后),不会有致畸作用发生,但药物可能影响已发育正常的胎儿器官和组织的生长和功能。

（六）促进胎儿健康指导

1. 监测胎动　胎动监测是孕妇自我评价胎儿宫内状况的简便经济的有效方法。一般妊娠 20 周开始自觉胎动,胎动夜间和下午较为活跃。胎动常在胎儿睡眠周期消失,持续 20~40 分钟。妊娠 28 周以后,胎动计数小于 10 次/2h 或减少 50% 者提示有胎儿缺氧的可能。

2. 胎教　胎儿有与外界进行交流的能力,可通过胎教促进胎儿智力发育,常用听觉、触觉两种途径。孕妇应该经常听轻柔舒缓的音乐,欣赏艺术作品和自然美景,保持良好的心态促进胎儿身心发展;还可以触摸腹部,胎儿非睡眠状态下会做出反应,与母亲互动,有利于胎儿发育及培养母儿感情。

3. 初步识别异常妊娠　指导孕妇定期做产前检查,预防妊娠并发症发生。结合孕妇个人情况,介绍流产、早产、妊娠期高血压疾病、妊娠期糖尿病、前置胎盘、胎盘早剥等妊娠期常见疾病的症状和处理。告知孕妇如出现腹痛、阴道流血、阴道排液、心悸、头晕等情况应及时到医院就诊。

四、分娩准备

妊娠晚期应从以下几方面帮助孕妇及家属做好分娩准备:

（一）知识准备

1. 介绍分娩先兆　告知孕妇如出现不规律宫缩、见红等症状,应及时到医院检查或待产。

2. 介绍正常分娩的过程　告知孕妇在分娩过程中可能出现的不适及经常给予的检查、治疗和护理,有助于产妇及其家属配合医护人员。

3. 介绍应对分娩不适的技巧　如呼吸、放松以及转移注意力的常用方法,告知丈夫可陪伴分娩并协助分娩等情况。

（二）心理准备

介绍分娩相关知识,帮助孕妇消除陌生感和无助感,增强孕妇分娩信心。鼓励孕妇提出问题,并对错误理解加以纠正。耐心倾听孕妇诉说心中焦虑、紧张等不良情绪,使孕妇获得心理支持。

（三）物品准备

1. 母亲物品　准备足够的消毒卫生垫,合适的哺乳胸罩,数套更换衣物,数条干净毛巾(用于全身擦浴、乳房护理等)。

2. 新生儿物品 准备质地柔软、吸水性和透气性好的尿布,且便于洗涤和消毒。新生儿衣物选柔软、宽大、便于穿脱和无刺激性的纯棉制品,用中性清洁剂洗净、曝晒后叠好备用。还要准备婴儿包被、大小毛巾、澡盆、婴儿沐浴液、爽身粉、调羹、围嘴等。准备数个能消毒、有刻度、大小合适的奶瓶和奶嘴、奶锅、奶粉,以备母乳不足或不宜母乳喂养时给婴儿喂奶。准备消毒棉签、纱布、脐贴、75% 乙醇等护理脐部用。

(四)分娩地点和家庭护理人员准备

根据家庭住址、产后休养地点及妊娠情况,确定分娩地点及医院。分娩及产后家庭护理人员应在妊娠晚期安排妥当、及时到位。最好选择身体健康、有分娩经历并具备母婴护理知识和能力的家庭护理人员。

第三节　胎儿健康状况评估

情境导入

杜女士,29 岁,G_1P_0,孕 36 周。自己感觉这几日胎儿白天活动少,晚上活动多,在社区卫生所做了电子胎心监护,结果提示"胎心率基线和变异正常,偶见轻度变异减速"。因不理解检查结果且担心孩子的健康,遂来医院进一步检查、咨询。

工作任务:

1. 杜女士本次电子胎心监护结果有何意义?

2. 应向杜女士介绍哪些可以用于监测胎儿健康状况的方法?

一、胎儿状况监测

妊娠不同阶段,应结合胎儿的生理特点,采取适宜的检查方法,了解胎儿宫内的发育情况。

(一)妊娠早期

可行相关检查确定子宫大小及是否与孕周相符,B 型超声检查(简称 B 超检查)在妊娠第 5 周见到妊娠囊,妊娠第 6 周见到胚芽和原始心管搏动,妊娠 $11\sim13^{+6}$ 周可测量 NT 和监测胎儿发育情况。

(二)妊娠中、晚期

通过手测宫底高度或尺测子宫长度和腹围,判断胎儿大小及与孕周是否相符。应用 B 型超声可监测胎儿的发育情况,筛查胎儿有无结构异常,判定胎位、胎盘位置、羊水量、胎盘成熟度等。监测胎动、胎心率,了解胎儿在宫内是否有缺氧。必要时可进行胎儿染色体异常的筛查与诊断。

1. 孕妇自我监护 胎动是胎儿情况良好的一种表现,与胎盘功能状态直接相关。胎动计数是孕妇能自行在家监测胎儿安危的最简便、直观的方法。自妊娠 28 周起,孕妇应关注胎动情况,做好胎动计数。方法:28 周后每周进行胎动计数 1 次;妊娠 28~36 周,每周 2 次;妊娠 36 周后,每日进行胎动计数。胎动计数当天,选择早、中、晚三个时段(一般在餐后)中各 1 个小时数胎动。数胎动时可坐在椅子上,也可侧卧于床上,双手轻放在腹壁,专心体会胎儿的活动;用纽扣或其他物品来计数,胎动一次放一粒纽扣在盒中,从胎儿开始活动到停止算 1 次,如其中连续动几下只算 1 次,间隔5~6 分钟再出现的胎动则计作另一次胎动。将三个时段测得的胎动数乘以 4,为 12 小时胎动数。12 小时胎动数应在 30 次以上,或平均 2 小时胎动计数≥10 次为正常;平均 2 小时胎动计数 <10 次或减少 50% 者提示胎儿缺氧的可能。

2. 电子胎心监护(electronic fetal monitoring,EFM) 是应用胎心率电子监护仪将胎心率曲线和宫缩压力波形持续地描记成供临床分析的图形(胎心宫缩图),作为一种评估胎儿宫内状态的手段,其目的在于及时发现胎儿宫内窘迫,以便及时采取进一步的措施(图 4-23)。

(1)指征:无合并症及并发症的孕妇无需常规进行产前 EFM,但当孕妇出现胎动异常、羊水量异常、脐血流异常等情况时,应及时进行 EFM,以便进一步评估胎儿情况。

(2)频率:对于高危孕妇,EFM 可从妊娠 32 周开始,但具体开始时间和频率应根据孕妇情况及病情进行个体化应用,如病情需要,EFM 最早可从妊娠 28 周开始。妊娠 28 周前,进行 EFM 的时间应以新生儿可以存活且患者及家属决定不放弃新生儿抢救为前提,同时应告知孕妇及家属,该阶段胎儿由于神经系统发育尚不完善,EFM 解读存在较大误差。

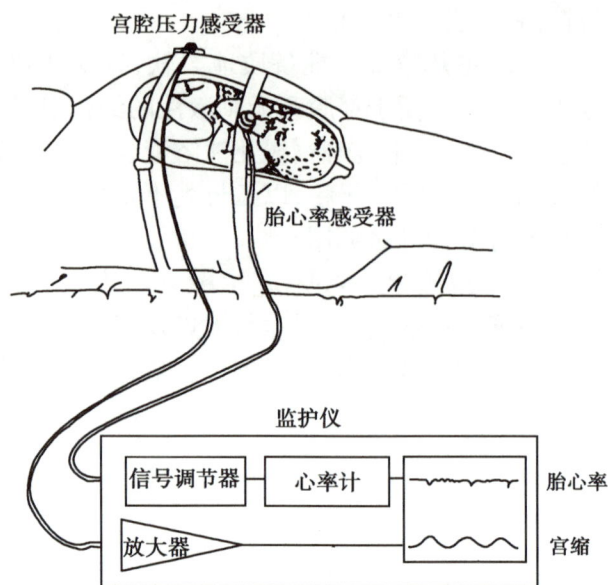

图 4-23　电子胎心监护仪

(3)图形术语及意义:EFM 图形的完整观测和描述应包括胎心率基线水平、胎心率基线变异、加速、减速及宫缩。

1)胎心率基线(fetal heart rate baseline,BFHR):在 10 分钟内胎心波动范围在 5 次/min 内的平均胎心率,并除外加速、减速和显著变异的部分。正常胎心基线范围为 110~160 次/min(beat per minute,bpm)。胎心基线 >160bpm,持续 10 分钟或以上,称为胎儿心动过速(tachycardia);胎心基线 <110bpm,持续 10 分钟或以上,称为胎儿心动过缓(bradycardia)。

2)胎心率基线变异:是胎心率基线上的上下周期性波动,变动范围正常为 10~25bpm。中度变异在 6~25bpm,提示胎儿健康;若变异减少(<3~5bpm)或消失(<2bpm),提示胎儿可能缺氧,需进一步评估;若过度变异(>25bpm),提示存在脐带因素,需加以关注(图 4-24)。

3)加速(acceleration):指胎心率一过性的增速,也可伴随着胎动或宫缩的出现和消失。提示胎儿有良好的交感神经反应。妊娠≥32 周应表现为胎心加速≥15bpm,持续 >15 秒,不超过 2 分钟;<32 周的胎儿加速应≥10bpm,持续 >10 秒,不超过 2 分钟。

4)减速(deceleration):指胎心率周期性的下降。根据与宫缩关系可分为早期减速、晚期减速、变异减速。①早期减速(early deceleration,ED):指胎心率减速与宫缩同时出现,宫缩达最高峰,胎心同步下降到最低点,宫缩结束后胎心率回到原水平。一般是胎头受压引起。判读要点:伴随宫缩出现的减速,对称地、缓慢地下降至最低点再恢复到基线,开始到最低点的时间≥30 秒,减速的最低点常与宫缩的峰值同时出现(图 4-25)。②晚期减速(late deceleration,LD):指减速始于宫缩高峰后出现,其特点为下降缓慢,恢复亦缓慢,持续时间较长。多提示子宫胎盘功能不良,胎儿缺氧。判读要点:伴随宫缩出现的减速,对称地、缓慢地下降至最低点再恢复到基线,开始到最低点的时间≥30 秒,减速的最低点通常延迟于宫缩峰值(图 4-26)。③变异减速(variable deceleration,VD):指减速的出现与宫缩无关,减速幅度和持续时间长短不一,图形多变,常呈"V"形或"U"形,下降及回升较迅速。开始到最低点时间 <30 秒,胎心率下降≥15bpm,持续时间≥15 秒,但 <2 分钟。一般认为是由脐带受压所致。判读要点:变异减速伴随宫缩,减速的起始、深度和持续时间与宫缩之间无规律(图 4-27)。

5)宫缩:正常宫缩是指监护超过 30 分钟,每 10 分钟平均宫缩频率≤5 次。宫缩过频是指监护超过 30 分钟,每 10 分钟平均宫缩频率 >5 次。如有宫缩过频,应确定有无相关联的胎心减速。宫缩过频可自发产生,也可由药物诱发。

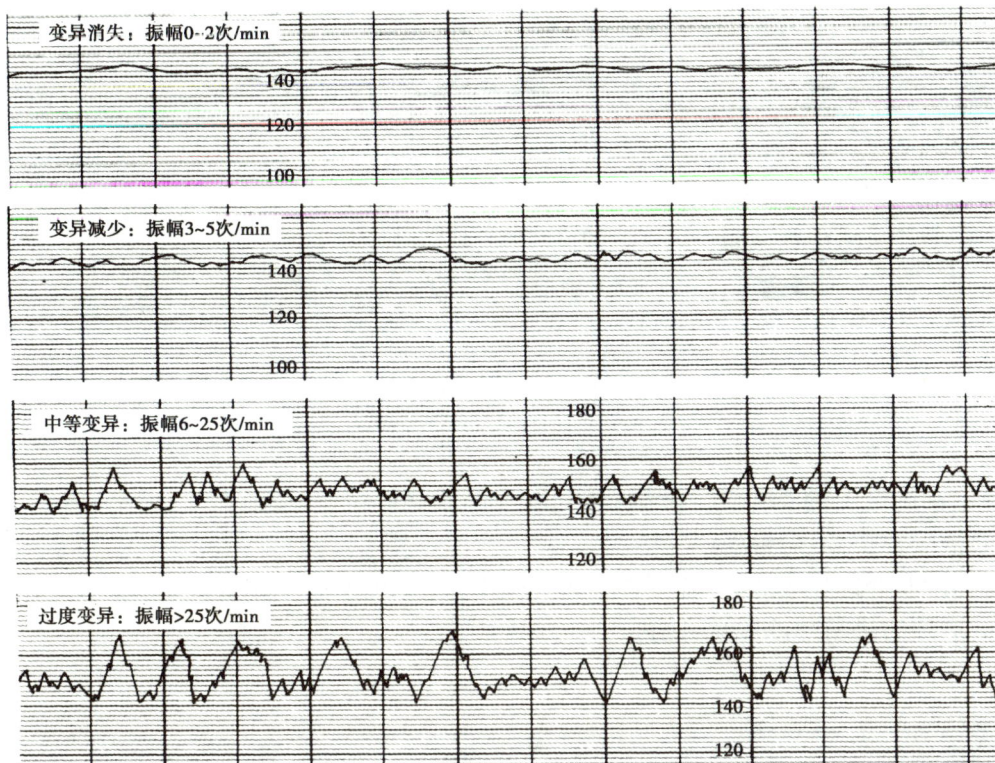

图 4-24　胎心率基线变异

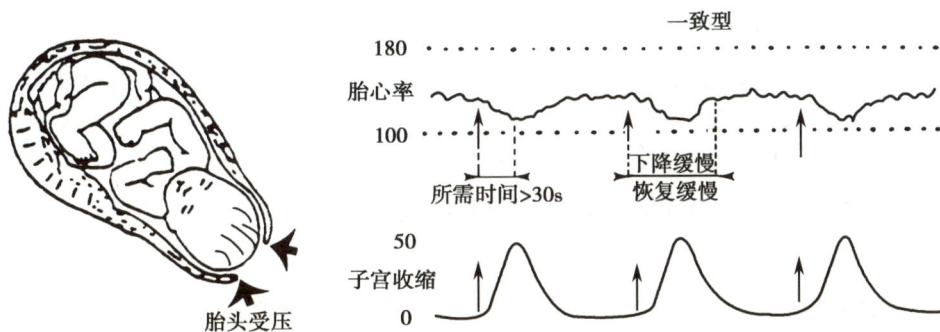

胎头受压

图 4-25　早期减速

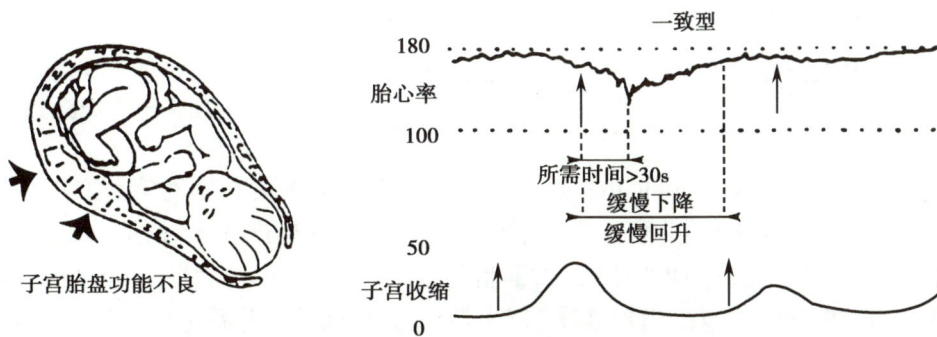

子宫胎盘功能不良

图 4-26　晚期减速

（4）预测胎儿宫内储备能力

1）无应激试验（non-stress test，NST）：指在无宫缩、无外界负荷刺激下，对胎儿进行胎心率宫缩图的观察和记录，以了解胎儿储备能力。

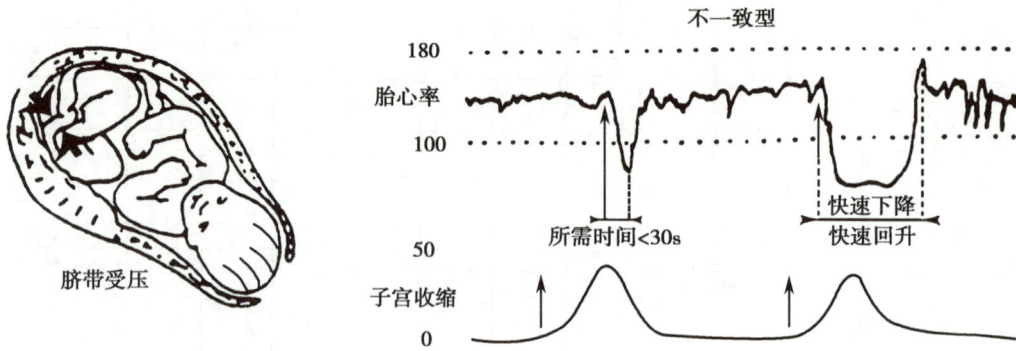

不一致型

胎心率
180
100
50

所需时间<30s

快速下降
快速回升

子宫收缩
0

脐带受压

图 4-27　变异减速

在胎儿不存在酸中毒或神经系统发育不完善的情况下,胎动时会出现胎心率的短暂上升,预示着胎儿具备正常的自主神经功能。方法:孕妇取坐位或侧卧位,一般监测 20 分钟,由于胎儿存在睡眠周期,有时需要监护 40 分钟及以上。

结果的判读及处理见表 4-7。需要注意的是,NST 结果的假阳性率较高,异常 NST 需要复查,延长监护时间,必要时进行生物物理评分。

表 4-7　NST 结果的判读及处理

参数	正常 NST (先前的"有反应型")	不典型 NST (先前的"可疑型")	异常 NST (先前的"无反应型")
胎心率基线	110~160bpm	100~110bpm; >160bpm,<30min	胎心过缓 <100bpm; 胎心过速 >160bpm,超过 30min
基线变异	6~25bpm(中度变异); ≤5bpm(变异缺失及微小变异), 持续 <40min	≤5bpm,持续 40~80min 内	≤5bpm,持续≥80min ≥25bpm,持续 >10min 正弦波形
减速	无减速或偶发变异减速,持续 <30s	变异减速,持续 30~60s 内	变异减速,持续时间≥60s 晚期减速
加速(≥32 周)	40min 内 2 次或 2 次以上 加速超过 15bpm,持续 15s	40~80min 内 2 次以下加速 超过 15bpm,持续 15s	大于 80min 2 次以下加速超过 15bpm,持续 15s
加速(<32 周)	40min 内 2 次或 2 次以上 加速超过 10bpm,持续 10s	40~80min 内 2 次以下加速 超过 10bpm,持续 10s	大于 80min 2 次以下加速超过 10bpm,持续 10s
处理	继续随访或进一步评估	需要进一步评估	复查;全面评估胎儿状况;生物物 理评分;及时终止妊娠

2)缩宫素激惹试验(oxytocin challenge test,OCT):是指观察胎心率对宫缩的反应。其适用于 EFM 反复出现 NST 异常,可疑胎儿窘迫时,对胎儿宫内状态进行进一步评估。当 NST 严重异常提示胎儿窘迫状态明确时,不宜行 OCT,以免加重胎儿缺氧状态,延误抢救胎儿的时机。方法:若产妇自发的宫缩能满足 10 分钟内至少出现 3 次,每次持续至少 40 秒,无需诱导宫缩。否则可通过刺激乳头或静脉滴注缩宫素诱导宫缩。

OCT 图形的判读主要基于是否出现晚期减速和变异减速。①阴性:无晚期减速和明显的变异减速。②可疑(有下述任一种表现):间断出现晚期减速或明显的变异减速;宫缩过频(>5次/10min);宫缩伴胎心减速,时间 >90 秒;出现无法解释的图形。③阳性:50% 以上的宫缩后出现晚期减速。

3. 胎儿影像学监测　超声是目前使用最广泛的胎儿影像学监护仪器,可以观察胎儿大小、胎动及羊水情况;还可以进行胎儿畸形筛查,发现胎儿神经系统、泌尿系统、消化系统和体表畸形,且能判定胎位及胎盘位置、胎盘成熟度。对可疑心脏异常胎儿可应用胎儿超声心动诊断仪对胎儿心脏的结构与功能进行检查。

二、胎儿成熟度监测

胎儿成熟度测定在高危妊娠管理中非常重要,主要通过计算胎龄、测量宫高与腹围以及 B 型超声测量来评估。超声对胎儿成熟度的判定,主要依据胎头双顶径、胎盘成熟度等指标进行评估。

1. 测定胎头双顶径　双顶径≥8.5cm 提示胎儿成熟。但在某些情况下,如妊娠期糖尿病、双胎妊娠时,需结合其他指标综合判断。

2. 胎盘成熟度　胎盘成熟度的超声分级可用做胎盘功能评价的参考指标(图 4-28)。目前使用的主要是格拉姆姆(Grammum)等提出的分级方法,即根据妊娠各期胎盘绒毛膜板、胎盘实质及基底板的回声和形态把胎盘分为 4 级,即 0、I、II、III级,胎盘III级提示胎儿已成熟。此外,利用彩色多普勒血流成像对胎盘血流、相关血管功能进行检测也成为胎盘功能评价的方式之一。

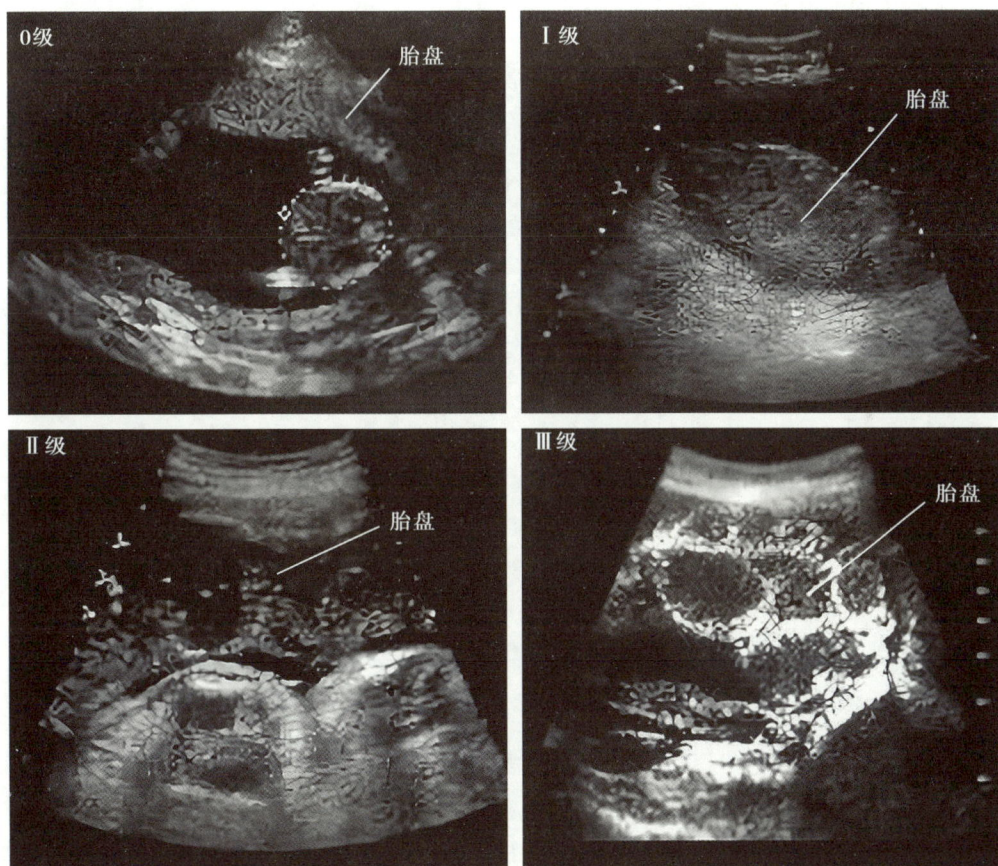

图 4-28　胎盘成熟度的超声分级

(张　妤)

思考题

1. 张女士,30 岁,初次妊娠。末次月经时间为 2023 年 5 月 26 日。现妊娠 22 周,一直未到医院进行过产前检查。近来感觉每天下午穿鞋脚胀,无其他不适,于今天来医院检查。

请思考：

（1）请算出张女士的预产期。

（2）请列出目前可以为张女士安排的辅助检查。

（3）请列出张女士之后的产前检查时间安排。

2. 韩女士，32岁，G_2P_1，妊娠32周。产科腹部检查时，查到子宫底位置约在脐与剑突之间，宫底处可触摸到软、宽、不规则的胎儿身体部分，耻骨联合上方可触摸到圆、硬、有浮球感的胎儿身体部分，孕妇左手侧腹壁下能触摸到数个大小不等的结节。

ER 4-5

练习题

请思考：

（1）请写出韩女士的胎位。

（2）请写出最佳的胎心听诊位置。

（3）请列出本次产前检查结束后可为韩女士提供的健康指导措施。

第五章 | 正常分娩

教学课件

思维导图

学习目标

1. 掌握：影响分娩的因素；正常分娩的分娩机制；产程分期及正常分娩产程的临床经过和处理措施。

2. 熟悉：社会心理因素对产程的影响；先兆临产的征象。

3. 了解：分娩动因；产时服务新模式。

4. 学会：正常分娩常用的检查方法及顺产接生的操作流程；正确书写正常分娩的各种记录单；新生儿脐带结扎方法。

5. 具有责任心，关爱孕产妇，态度严谨，具有团队合作精神，运用沟通技巧帮助产妇顺利分娩。

妊娠达到及超过 28 周，胎儿及其附属物从临产开始到完全从母体娩出的全过程，称为分娩（labor，delivery）。妊娠满 28 周至 36^{+6} 周（196~258 日）期间分娩称为早产（premature delivery）；妊娠满 37 周至 41^{+6} 周（259~293 日）期间分娩称为足月产（term delivery）；妊娠满 42 周及以后（≥294 日）分娩称为过期产（postterm delivery）。影响分娩的四大因素为产力、产道、胎儿及孕产妇的社会心理因素。如各因素均正常并相互适应，胎儿能顺利经阴道自然娩出者，称为正常分娩。

情境导入

王女士，27 岁，G$_1$P$_0$，孕 39^{+5} 周，因腹部阵痛 2 小时入院。产科检查：宫高 33cm，腹围 95cm，宫缩持续 30~40 秒，间歇 4~5 分钟，LOA，胎心 138 次/min，阴道检查宫口开大 3cm，头先露：S^{-1}。骨盆外测量正常，B 超检查估计胎儿体重 3 200g。王女士表示非常焦虑，询问疼痛是否会继续加重。

工作任务：

1. 王女士处于产程中的哪个阶段？

2. 影响分娩的因素有哪些？

3. 作为助产士，你可以为王女士实施哪些护理措施？

第一节　分娩动因

分娩动因目前尚不清楚，目前认为是多因素综合作用的结果。

（一）炎症反应学说

子宫蜕膜中的免疫活性细胞及其分泌的细胞因子组成母胎界面免疫微环境，母体的免疫调节系统参与调节该免疫微环境,使得母体在妊娠期对胎儿产生特异性免疫耐受以维持妊娠。在分娩启动过程中,母体免疫系统发生变化,使母胎界面免疫微环境产生明显变化,这一改变可能在分娩发动中起重要作用。同时,分娩前子宫蜕膜及宫颈出现炎症因子表达增高,提示存在非感染性炎症。

(二)机械性理论

妊娠末期随着子宫容积增大,子宫张力不断增加,羊水量逐渐减少而胎儿不断生长,胎儿与子宫壁,特别是与子宫下段及宫颈部密切接触,发生机械性扩张作用,交感神经兴奋,刺激子宫收缩。

(三)内分泌控制理论

1. 前列腺素　妊娠晚期直至临产前,子宫蜕膜及羊膜中游离花生四烯酸(前列腺素的前身物质)明显增加,在前列腺素合成酶等作用下形成前列腺素(prostaglandin,PG),前列腺素 $F_2\alpha$(prostaglandin $F_2\alpha$,$PGF_2\alpha$)可以刺激子宫收缩,前列腺素 E_2(prostaglandin E_2,PGE_2)可以促进宫颈成熟,导致分娩发动。子宫前列腺素合成增加是分娩启动的重要因素。

2. 缩宫素　妊娠期母体中的缩宫素水平无变化,临产后随产程逐渐增加,第二产程完成前达到最高水平。但缩宫素受体的表达在妊娠期逐渐增高,增加了子宫对缩宫素的敏感性,促使子宫收缩。

3. 雌激素　随着妊娠进展,胎儿对氧气和营养物质的需要不断增加,胎盘供应相对不足,胎儿腺垂体分泌促肾上腺皮质激素(ACTH),刺激肾上腺皮质产生大量皮质醇,经胎儿胎盘单位合成雌三醇,从而诱发宫缩。

(四)子宫功能性改变

在内分泌激素的作用下,子宫通过肌细胞间隙连接以及细胞内钙离子水平增高发生子宫功能性改变。特别是缩宫素的作用,与缩宫素受体结合后,启动细胞膜上的离子通道,使细胞内游离的钙离子增加,促进子宫收缩。胎盘分泌的缩宫素酶可降解缩宫素,两者的平衡变化与分娩启动相关。

第二节　影响分娩的因素

影响分娩的四大因素包括产力、产道、胎儿和产妇的心理-社会因素。当这些因素均正常且能够相互适应时,产妇即可顺利分娩,为正常分娩。

一、产力

将胎儿及其附属物从母体子宫内逼出的力量称为产力(powers)。产力包括子宫收缩力(简称宫缩)、腹肌及膈肌收缩力和肛提肌收缩力,其中宫缩为主要产力,其他为辅助产力。

(一)子宫收缩力

子宫收缩力是临产后的主要产力,贯穿于整个分娩过程。临产后的宫缩能使宫颈管消失、宫颈口扩张、胎先露下降,以及胎儿胎盘娩出。正常宫缩具备以下特点:

1. 节律性　节律性是临产的重要标志。临产后的正常宫缩是子宫体部有节律的阵发性收缩,因伴有疼痛,也称为阵痛。每次宫缩都是由弱逐渐增强(称为进行期),维持一定时间(称为极期),随后由强逐渐减弱(称为退行期),直至消失进入间歇期(图 5-1)。宫缩如此反复出现,直至分娩结束。在临产初期,宫缩期持续约 30~40 秒,间歇期 5~6 分钟。随着产程进展,宫缩持续时间逐渐延长,间歇期缩短。当宫口开全(10cm)后,宫缩持续时间可达 60 秒,间歇时间可缩短到 1~2 分钟。宫缩强度随产程进展而逐渐增强,临产初期,宫缩时宫腔内压为 25~30mmHg,第一产程末增至40~60mmHg,第二产程可达 100~150mmHg,间歇期仅为 6~12mmHg(表 5-1)。当宫缩时,子宫肌壁

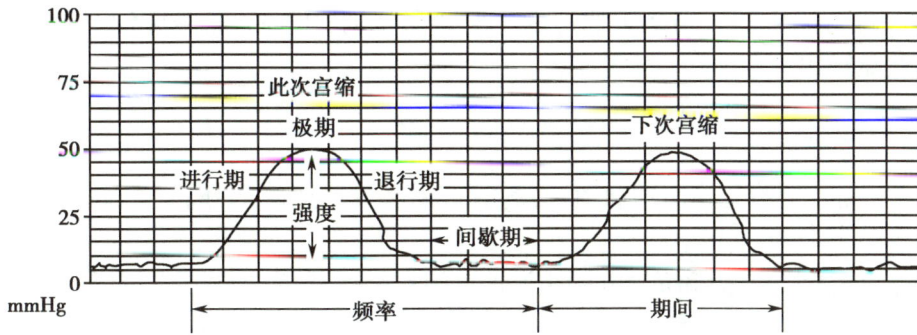

图 5-1 子宫收缩节律性示意图

内血管及胎盘受压,子宫血流量减少,胎儿供血暂时减少。在宫缩间歇期,子宫肌肉处于松弛状态,子宫肌壁内血液循环恢复,胎儿供血随即恢复。

表 5-1 妊娠晚期及临产后的宫缩进展

时间	持续时间/s	间歇时间/min	极期时宫腔内压力/mmHg
妊娠晚期	<30	不规律	0~15
第一产程潜伏期	30~40	5~6	25~30
第一产程活跃期	40~60	3~4	40~60
第二产程	60	1~2	100~150

2. 对称性与极性 正常宫缩起自两侧子宫角部,以微波形式均匀而迅速地向子宫底部中线集中,左右对称,称为子宫收缩的对称性[图5-2(1)],然后以2cm/s的速度扩散至子宫下段,约15秒可协调地遍及整个子宫。子宫底部的宫缩最强最持久,向下段逐渐减弱,宫底部收缩力的强度几乎为子宫下段的2倍,称为子宫收缩的极性[图5-2(2)]。

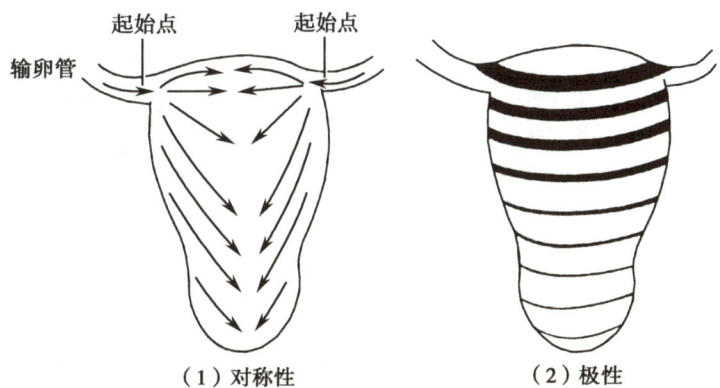

3. 缩复作用 当子宫收缩时,子宫体部的肌纤维缩短变粗,间歇期时肌纤

图 5-2 子宫收缩的对称性和极性

维松弛,但不能完全恢复到原来的长度,较收缩前略短,经过反复多次收缩,肌纤维越来越短,这种现象称为缩复作用。随着产程不断进展,缩复作用使宫腔容积逐渐缩小,迫使胎先露部逐渐下降,子宫颈管逐渐消失,宫口扩张。

(二)腹肌及膈肌收缩力

当第二产程时,腹肌及膈肌收缩力是胎儿娩出的重要辅助力量。当宫口开全后,子宫收缩时胎先露部或前羊膜囊压迫盆底组织及直肠,反射性地引起排便动作,产妇主动屏气用力,腹肌及膈肌收缩使腹压增高,配合子宫收缩力,促使胎儿娩出。第三产程时使用腹压还可促使胎盘娩出。过早用腹压易导致产妇疲劳和宫颈水肿,致使产程延长。

(三)肛提肌收缩力

第二产程胎儿先露部压迫盆底组织可引起肛提肌收缩。肛提肌收缩可协助胎

ER 5-3

宫缩的对称性和极性

先露部在骨盆腔进行内旋转。当胎头枕部露于耻骨弓下时,可协助胎头仰伸及胎儿娩出。肛提肌收缩也有助于胎盘娩出。

二、产道

产道(birth canal)是胎儿娩出的通道,分为骨产道和软产道两部分。

(一)骨产道

分娩过程中骨盆受到产力和重力的作用,骨之间有轻度移位,使骨盆腔容积增大。通常将骨盆分为3个假想平面(详见第一章第三节"骨盆"),分娩时,胎儿只有顺应骨盆入口平面、中骨盆平面及出口平面的形状及大小才能顺利娩出。

(二)软产道

软产道是由子宫下段、子宫颈、阴道及盆底软组织构成的弯曲管道。

1. 子宫下段　子宫下段由非孕时长约1cm的子宫峡部伸展形成。孕12周以后,子宫峡部逐渐扩展为宫腔的一部分,形成子宫下段。临产后,规律宫缩使子宫下段进一步拉长达7~10cm,成为软产道的一部分(图5-3)。由于子宫肌纤维的缩复作用,子宫上段肌壁越来越厚,子宫下段肌壁被牵拉伸展越来越薄,在两者之间的子宫内面形成一环状隆起,称为生理性缩复环(physiologic retraction ring)。正常情况下,此环不能从腹部见到。

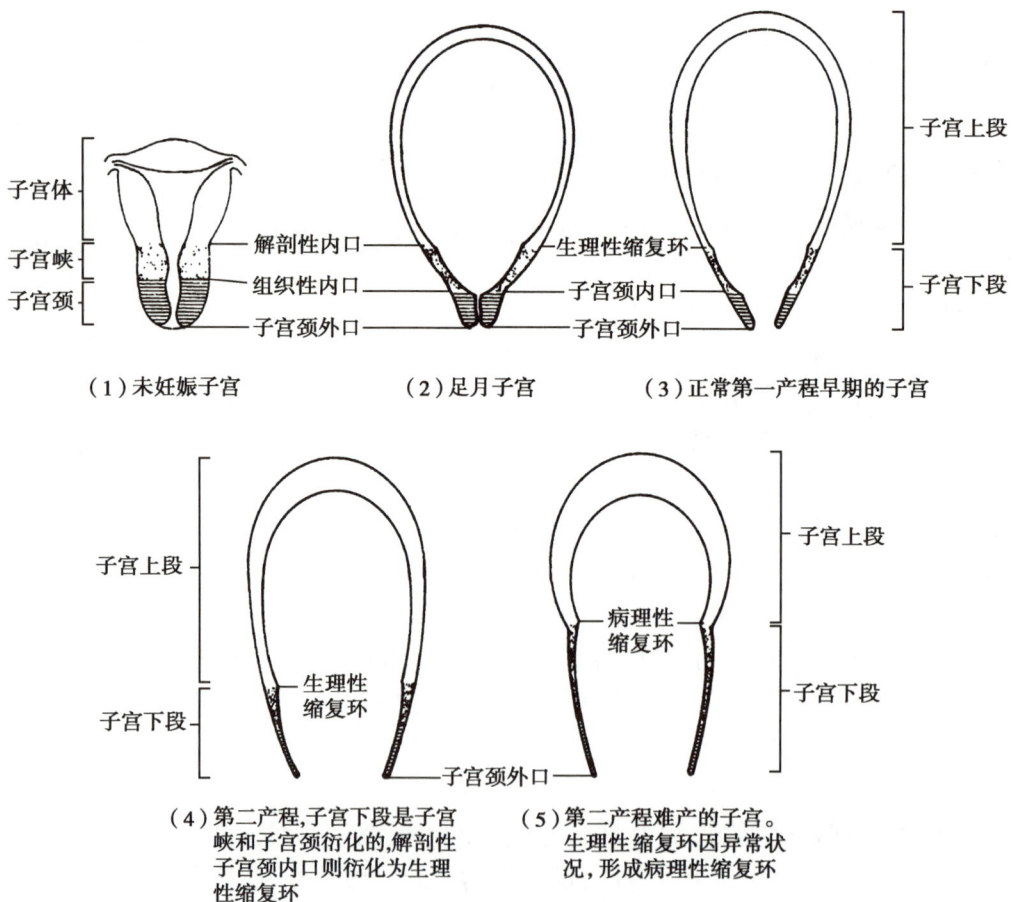

图 5-3　宫颈扩张及子宫下段形成

(1)子宫颈管消失(effacement of cervix):临产前,子宫颈管长2~3cm,与经产妇相比初产妇宫颈管略长。临产后,规律宫缩牵拉宫颈内口的子宫肌纤维及周围韧带,子宫内压升高,胎先露部支撑前羊膜囊呈楔状,使子宫颈内口向上向外扩张,子宫颈管逐渐形成漏斗状,随后子宫颈管逐渐缩短直至消失（图 5-4）。初产妇多是子宫颈管先缩短消失，而后宫颈口扩张；经产妇多是子宫颈管缩短消失与宫口扩张同时进行。

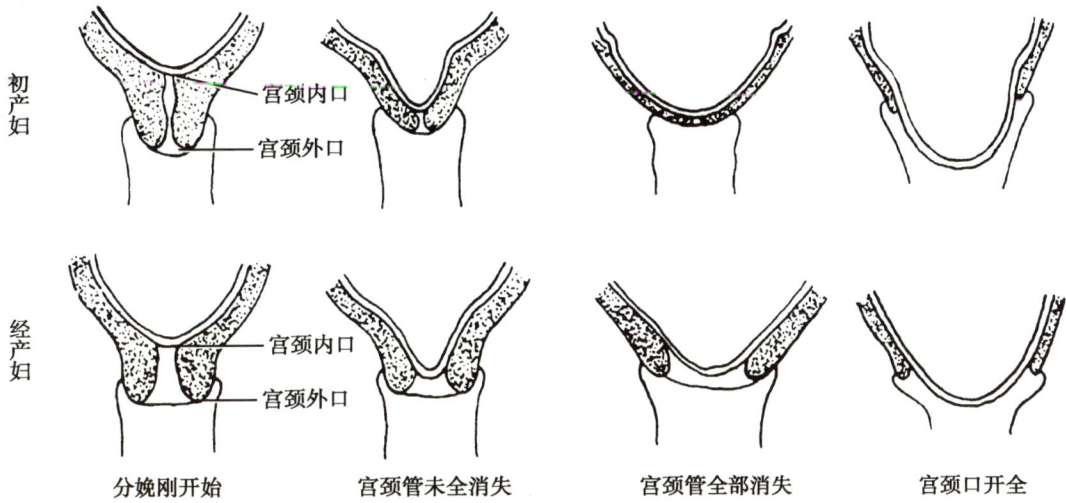

图 5-4　宫颈管消失与宫口扩张过程

（2）**宫颈口扩张**（dilatation of cervix）：临产前，初产妇宫颈外口仅能容纳一指尖，经产妇能容纳一指。临产后，子宫收缩向上牵拉、胎先露及前羊膜囊向宫颈口方向产生扩张作用，宫颈口逐渐开大。大多情况下胎膜在宫口近开全时自然破裂。胎膜破裂后，胎先露部直接压迫宫颈，宫口扩张明显加快。随着产程不断进展，当子宫颈口逐渐扩大直至开全（10cm）时，足月胎头方能通过。

2. 骨盆底、阴道及会阴　临产后，前羊膜囊及胎先露部压迫并扩张阴道及骨盆底组织，使软产道扩张形成一个向前向上弯曲的筒状通道，阴道外口开向前上方，阴道黏膜皱襞展平使阴道变宽（图 5-5）。初产妇的阴道较紧，扩张较慢；而经产妇的阴道较松，扩张较快。肛提肌向下及两侧扩展，肌纤维拉长，使会阴体厚度由扩张前的 5cm 变薄为 2~4mm，以利于胎儿通过。临产后，会阴体虽能承受一定压力，但若保护不当，也易造成裂伤。

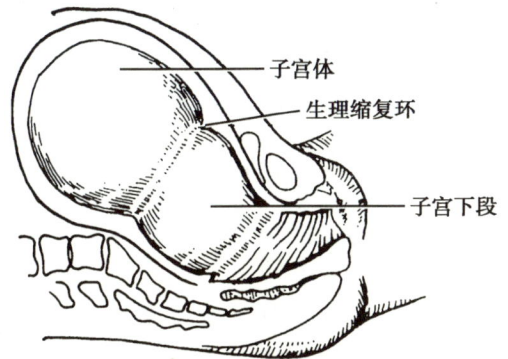

图 5-5　软产道形成

三、胎儿

胎儿（fetus）能否顺利通过产道，与胎儿大小、胎位、胎儿有无发育异常密切相关。

（一）胎儿大小

胎儿大小是决定分娩难易程度的重要因素之一。胎儿过大则胎头径线大，即使骨盆大小正常，也可因相对性头盆不称造成难产。巨大儿还易出现肩难产。足月胎头是胎儿最大的部分，也是通过骨盆最困难的部分。

1. 胎头颅骨及囟门　胎头由两块顶骨、额骨、颞骨及一块枕骨构成。两块颅骨之间的缝隙称颅缝。两顶骨间为矢状缝，顶骨与额骨间为冠状缝，枕骨与顶骨间为人字缝，颞骨与顶骨间为颞缝，两额骨间为额缝。两颅缝交界空隙较大处称为囟门，位于胎头前方菱形囟门称为前囟（大囟门），位于胎头后方三角形囟门称为后囟（小囟门）（图 5-6）。囟门是确定胎方位的重要标志。在分娩过程中，颅缝与囟门使骨板有一定活动余地，胎头通过产道时受到挤压，颅缝轻度重叠使胎头变形、缩小，有利于胎头娩出。

2. 胎头径线　主要有 4 条（图 5-6）。

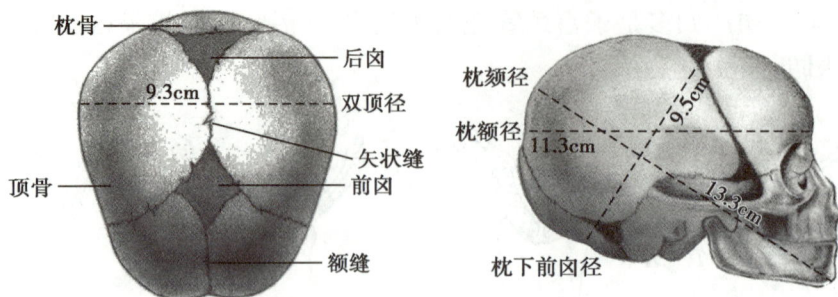

图 5-6　胎儿颅骨、颅缝、囟门及经线

（1）**双顶径**：为两顶骨隆突间的距离，是胎头最大横径，妊娠足月时平均值约 9.3cm，临床常用 B 型超声检测此值判断胎儿大小。

（2）**枕额径**：为鼻根上方至枕骨隆突的距离，妊娠足月时平均值约为 11.3cm，胎头常以此径线衔接。

（3）**枕下前囟径**：为前囟中央至枕骨隆突下方的距离，妊娠足月时平均值约 9.5cm，胎头俯屈后以此径线通过产道。

（4）**枕颏径**：为颏骨下方中央至后囟顶部间的距离，妊娠足月时平均值约 13.3cm。

（二）胎位

若胎儿为纵产式，胎体纵轴与骨盆轴一致，胎儿易通过产道。头先露时，由于胎头先通过产道，可以充分扩张产道，且颅骨受产道挤压稍重叠使胎头变形，周径变小，以利于胎头娩出。若胎头俯屈不良或不能完成内旋转等，可导致分娩困难。当臀先露时，小而软的胎臀先娩出，不能充分扩张软产道，当胎头娩出时颅骨又无变形机会，因此分娩较困难。横产式时，胎体纵轴与骨盆轴垂直，足月活胎不能经产道娩出，对母儿威胁极大。当头先露时，矢状缝和囟门是确定胎位的重要标志。临产前后，应触清矢状缝及囟门，以明确胎位和决定分娩方式。

（三）胎儿发育异常

胎儿某一部分发育异常，如脑积水、联体双胎等，导致身体局部径线过大，易造成难产。

四、心理-社会因素

在分娩过程中，产妇的精神心理状态能影响机体内部的平衡、适应力和健康。分娩虽然是生理过程，但对于产妇来说既可以产生生理的应激，也可以产生精神心理上的应激，且过程持久而强烈。生理应激表现为呼吸急促、心率加快、肺内气体交换不足等，心理应激表现为焦虑、紧张、恐惧等精神心理状态。这些应激反应可导致子宫收缩乏力、宫口扩张及胎先露部下降缓慢、产程延长等不良后果，同时也促使产妇神经内分泌发生变化，交感神经兴奋，血压升高，易导致胎儿缺血缺氧。因此，在分娩过程中，助产士应当耐心安慰产妇，指导适宜的呼吸方法和躯体放松的技术，帮助产妇顺利度过分娩全过程。

第三节　枕先露的分娩机制

分娩机制（mechanism of labor）是指胎儿先露部通过产道时，为了适应骨盆各平面的不同形态及大小，被动地进行一系列适应性转动，以其最小径线通过产道的全过程。临床上以枕左前位最多见，现以枕左前位的分娩机制为例说明，包括衔接、下降、俯屈、内旋转、仰伸、复位及外旋转、胎肩及胎儿娩出等动作（图 5-7）。

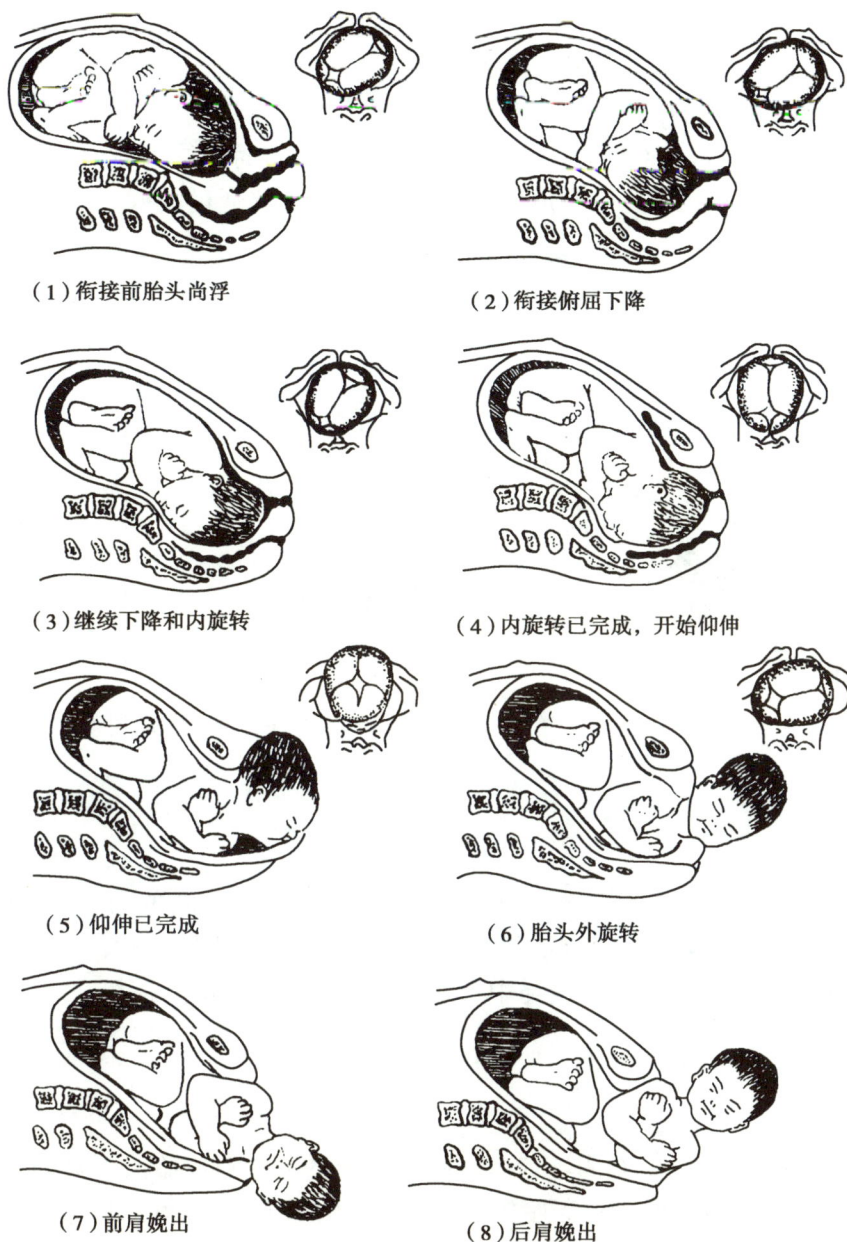

（1）衔接前胎头尚浮　　　　　　　　　（2）衔接俯屈下降

（3）继续下降和内旋转　　　　　　　　（4）内旋转已完成，开始仰伸

（5）仰伸已完成　　　　　　　　　　　（6）胎头外旋转

（7）前肩娩出　　　　　　　　　　　　（8）后肩娩出

图 5-7　枕左前位分娩机制示意图（含盆底观）

一、衔接

胎头双顶径进入骨盆入口平面，胎头颅骨最低点接近或达到坐骨棘水平，称为衔接（engagement），也称入盆（图 5-8）。胎头衔接时呈半俯屈状态，以枕额径衔接，矢状缝多在骨盆入口右斜径上，枕骨位于骨盆入口的左前方。初产妇在预产期前 1~2 周内衔接，经产妇则多在分娩开始后衔接。如初产妇在临产后胎头仍未衔接，应警惕有头盆不称或其他异常的可能。

二、下降

胎头沿骨盆轴前进的动作称为下降（descent）。下降贯穿于分娩全过程，与其他分娩机制的动作相伴随。子宫收缩力是胎儿下降的主要动力，宫缩时胎头下降，间歇时胎头稍回缩，使下降动作呈间歇性。促使胎儿下降的因素有：①宫缩时通过羊水传导压力，促使胎儿下降。②宫缩时子宫底直接压迫胎臀。③宫缩时胎体伸直伸长。④腹肌膈肌收缩，压力经子宫传至胎儿。胎头下降程度是判断产程进展的重要标志。

三、俯屈

胎头以枕额径进入骨盆腔后,继续下降至骨盆底,原来半俯屈的胎头枕部遇到肛提肌阻力,借杠杆作用进一步俯屈(flexion),胎儿下颏接近胸部,使胎头衔接时的枕额径(11.3cm)变为枕下前囟径(9.5cm)(图 5-9),以最小径线适应产道形态,以利于胎头下降通过产道。

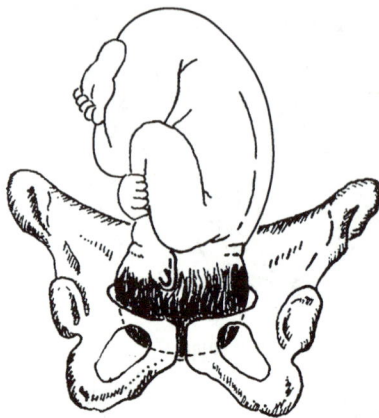

图 5-8　胎头衔接

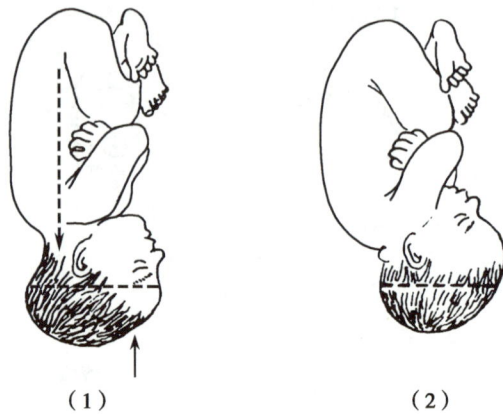

（1）　　　　　　（2）

图 5-9　胎头俯屈

四、内旋转

胎头为适应中骨盆前后径长、横径短的形状特点,在骨盆腔内旋转的动作,称为内旋转(internal rotation)。当胎头下降至骨盆底时遇到肛提肌阻力,肛提肌收缩将胎头枕部向母体中线方向旋转45°达耻骨联合后方(图 5-10),使矢状缝与中骨盆和骨盆出口平面前后径相一致。胎头内旋转一般于第一产程末完成。

五、仰伸

胎头完成内旋转后继续下降至阴道口。宫缩和腹压的力量迫使胎头下降,而肛提肌收缩力又将胎头向前推进,在两者共同作用下,当胎头枕骨下部达耻骨联合下缘时,以耻骨弓为支点,胎头逐渐仰伸(extension),胎头的顶、额、鼻、口、颏相继娩出(图 5-11)。当胎头仰伸时,胎儿双肩径沿左斜径进入骨盆入口。

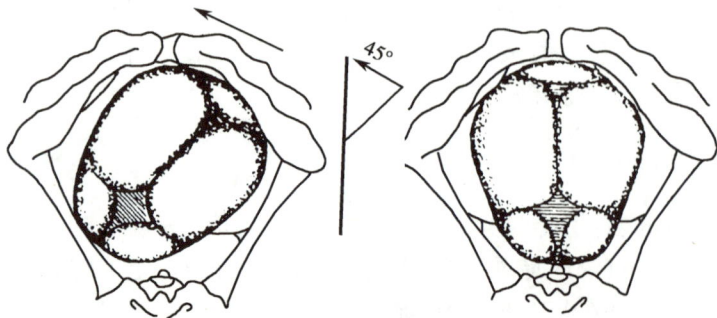

图 5-10　胎头内旋转（盆底观）

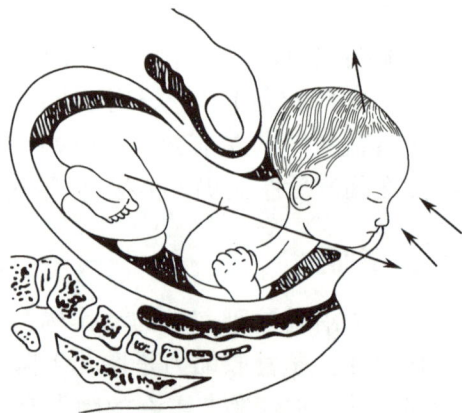

图 5-11　胎头仰伸

六、复位及外旋转

当胎头内旋转时，胎肩未旋转，胎头与双肩成一扭曲角度。胎头娩出后，为使胎头与胎肩恢复正常关系，胎头枕部向母体左外旋转45°，称为复位（restitution）。胎肩在盆腔内继续下降，为适应中骨盆、骨盆出口平面前后径大于横径的特点，前肩在骨盆内向母体中线旋转45°，阴道外胎头则随胎肩的旋转而继续旋转45°，保持胎头与胎肩的垂直关系，称为外旋转（external rotation）。

七、胎肩及胎儿娩出

胎头完成外旋转动作后，胎儿前（右）肩在耻骨弓下首先娩出，随即后（左）肩娩出，胎体及下肢相继娩出。至此，胎儿分娩过程全部完成。

分娩机制是一个连续的过程，下降贯穿于分娩始终，胎先露部的各种适应性转动都是伴随下降逐渐完成，每个动作之间没有完全的界限。助产士必须熟练掌握分娩机制，才能正确判断和处理分娩过程中所出现的异常问题。

第四节　先兆临产、临产与产程分期

一、先兆临产

分娩发动前，孕妇出现的一些预示不久将临产的症状，如不规律宫缩、胎儿下降感以及阴道少量淡血性分泌物（俗称"见红"），称为先兆临产（threatened labor）。

1. 胎儿下降感或轻松感　分娩前1~2周，由于胎先露入盆，宫底下降，多数初产妇感到上腹部较以前舒适，呼吸较轻快，有轻松感，胃部饱胀感消失，进食量较前增多。但胎头入盆压迫膀胱常有尿频症状。

2. 不规律宫缩　又称为假临产（false labor）。其特点是宫缩持续时间短（不超过30秒），且不恒定，强度不增加，间歇时间长且不规则，常在夜间出现，清晨消失。不规律宫缩可引起下腹部轻微胀痛，但不伴有宫颈管缩短和宫颈口扩张。可被镇静药物抑制。

3. "见红"　是即将临产较可靠的征象，多在临产前24~48小时内出现。由于胎儿下降，子宫颈内口附近的胎膜与子宫壁分离，毛细血管破裂形成少量出血，与宫颈黏液混合经阴道排出，称"见红"。若阴道流血超过平时月经量，不应认为是正常"见红"，应考虑是否为前置胎盘或胎盘早剥等异常产前出血的情况发生。

二、临产

临产（in labor）的标志为出现规律且逐渐增强的子宫收缩，宫缩持续30秒或以上，间歇5~6分钟，同时伴有进行性子宫颈管消失、宫颈口扩张和胎先露部下降。用镇静剂不能抑制宫缩。

三、产程分期

分娩全过程即为总产程（total stage of labor），从出现规律宫缩开始直至胎儿、胎盘全部娩出。临床分为三个产程。

1. 第一产程（first stage of labor）　又称为宫颈扩张期，指从出现规律宫缩至宫口开全（10cm）。第一产程又分为潜伏期和活跃期。潜伏期是从规律宫缩至宫口扩张至5cm，为宫口扩张的缓慢阶段，初产妇不超过20小时，经产妇不超过14小时；活跃期是宫口扩张5cm至宫口开全，是宫口扩张的加速阶段，宫口扩张速度应≥0.5cm/h。部分产妇在宫口开至4~5cm时就进入活跃期。

2. 第二产程（second stage of labor） 又称为胎儿娩出期,指从宫口开全至胎儿娩出。未实施硬膜外麻醉者,初产妇最长不应超过 3 小时,经产妇不应超过 2 小时;实施硬膜外麻醉镇痛者,初产妇最长不应超过 4 小时,经产妇不超过 3 小时。

3. 第三产程（third stage of labor） 又称为胎盘娩出期,指从胎儿娩出至胎盘娩出。一般需 5~15 分钟,不超过 30 分钟。

第五节　第一产程

【临床表现】

1. 规律宫缩 当刚进入产程时,子宫收缩力弱,持续时间为 30~40 秒,间歇期为 5~6 分钟。随着产程进展,子宫收缩力逐渐增强,持续时间延长,间歇时间缩短。当宫口接近开全时,宫缩期可长达 1 分钟及以上,间歇期仅有 1~2 分钟。

2. 宫口扩张 当宫缩频繁且逐渐增强时,宫颈管逐渐变软、变短、消失,宫口逐渐扩张。宫口扩张有一定的规律,潜伏期宫口扩张速度较慢,活跃期宫口扩张速度加快。

3. 胎先露下降 伴随宫缩和宫颈扩张,胎先露逐渐下降。胎先露下降的程度以胎头颅骨的最低点与骨盆坐骨棘平面的关系为标志。潜伏期胎先露下降不明显,在宫口开大 5cm 后快速下降,直到先露部达到外阴及阴道口。胎头下降程度是决定能否经阴道分娩的重要指标。

4. 胎膜破裂（rupture of membranes） 简称破膜。当宫缩时,羊膜腔内压力增高,胎先露部衔接、下降后,将羊水阻断为前、后两部分。随着宫缩继续增强,羊膜腔内压力继续增高引起胎膜自然破裂,前羊水流出。自然分娩胎膜破裂多发生在宫口近开全时。

【护理评估】

1. 健康史 根据产前检查记录了解产妇的一般情况,其中重点了解年龄、职业、身高、体重、营养状况、月经史、生育史,对既往有不良孕产史者要了解原因。了解本次妊娠经过,有无用药史,有无接触有害物质,有无腹痛、阴道流血、头痛、水肿等。重点询问末次产前检查情况以及临产后的情况,如规律宫缩出现的时间、强度及频率,以及胎心音、胎方位、骨盆测量值、胎先露入盆等情况。

2. 身体状况

(1)**一般情况**:观察产妇生命体征。临产后,产妇的脉搏、呼吸可能稍加快,体温基本无变化。每隔 4 小时在宫缩间歇期测量一次血压,如发现血压升高应增加测量次数并给予相应处理。宫缩时血压可上升 5~10mmHg,有些产妇可有腰酸、腰骶部胀痛等。

(2)**产程进展情况**:认真评估子宫收缩,了解宫缩的持续时间、间歇时间、强度等。临产后应适时在宫缩时行阴道检查,了解宫口扩张程度、胎位及胎先露下降程度、胎膜是否破裂、骨盆腔的形状与大小等。

(3)**胎儿宫内情况**:宫缩间歇期可用木质听筒、听诊器或多普勒仪听胎心。

3. 辅助检查 可用胎儿监护仪、胎儿头皮血等检查进一步了解胎儿在宫内的安危状态。

4. 心理-社会支持状况

(1)**心理状况**:第一产程时间较长,有些产妇因缺乏分娩知识及宫缩疼痛等因素导致产妇易紧张、焦虑,有些产妇可出现恶心、呕吐等消化道症状,不能很好进食和休息,体力消耗较大,可影响产程进展。

产妇的心理状态可以表现在 5 个方面。①行为:健谈或沉默,是否听从医护人员的指导并配合。②感知敏感性:有无关于分娩知识的错误认识,能否听懂医护人员的解释。③身体姿势:放松或紧张。④精力:有无疲倦或过度兴奋,睡眠及饮食情况有无改变等。⑤对宫缩引起的疼痛或不适的反应:呻吟、哭泣、尖叫或沉默。

(2)**疼痛耐受性**:产妇对分娩疼痛的耐受性因人而异,与其文化背景、精神状态、对分娩过程的认识、环境等因素有关。助产士需详细了解产妇既往对疼痛的感受及其应对方法,对宫缩疼痛是否有心理准备;询问了解目前疼痛的持续时间、间歇时间、强度,同时注意观察产妇的面部表情,呼吸是否改变,是否了解应对和缓解宫缩痛的方法。

(3)**社会支持系统**:评估产妇可能得到有效的社会支持系统有哪些,产妇对社会支持系统的期望值如何。

【 常见护理诊断/问题 】

1. 分娩痛 与临产后逐渐增强的宫缩有关。

2. 舒适度减弱 与子宫收缩、环境改变等因素有关。

3. 焦虑 与缺乏分娩知识、担心分娩能否顺利进行及胎儿安危有关。

4. 知识缺乏:缺乏缓解分娩痛的相关知识。

【 护理目标 】

1. 产妇表示分娩疼痛可以耐受。

2. 产妇舒适度改善。

3. 产妇情绪稳定,有信心正常分娩。

4. 产妇能描述正常分娩过程并能主动参与和配合助产士的指导。

【 护理措施 】

(一)入院护理

助产士向产妇及其家属做自我介绍,帮助产妇熟悉工作人员、待产室及分娩室的环境,并采集病史。

(二)产程观察

1. 观察生命体征 每 4 小时测量体温、脉搏、呼吸、血压 1 次,如发现异常,应增加测量次数并报告医生,予以相应处理。

2. 子宫收缩 用腹部触诊法或胎儿监护仪进行监测,包括宫缩的强度、频率和持续时间,每次评估的时间不少于 10 分钟。腹部触诊法是最简单的方法,检查人员一手手掌放于产妇腹壁上,宫缩时子宫体部隆起变硬,间歇期松弛变软,定时连续观察记录宫缩强度、持续时间、间歇时间。也可用胎儿监护仪监测宫缩,每隔 1~2 小时观察一次,连续观察记录 3 次宫缩。助产士一定要亲自评估至少 2 次宫缩,不能完全依赖胎心监护仪。

3. 胎心监测 潜伏期每 30~60 分钟听诊 1 次,活跃期每 15~30 分钟听诊 1 次,每次听诊 1 分钟。此方法较简单,但仅能了解每分钟的胎心率,不能识别胎心率的变异及其与宫缩、胎动的关系。胎儿监护仪可以连续观察胎心率的变异及其与宫缩、胎动的关系,方法是将测定宫缩的探头置于宫底下 2~3 横指,测量胎心的探头置于胎心音最响亮的部位,以腹带固定于产妇腹壁上,若宫缩过后胎心率不能迅速恢复,节律不齐,或胎心率 <110 次/min 或 >160 次/min,均提示胎儿缺氧,应立即报告医生,并查找原因积极处理。

4. 宫口扩张及胎先露下降 经阴道检查可判断宫口扩张及胎头下降程度,潜伏期每 4 小时检查 1 次,活跃期每 2 小时检查 1 次,经产妇或宫缩强者间隔时间可相应缩短。

阴道检查能直接摸清胎头矢状缝及囟门,判断胎方位、颅骨重叠程度、胎头有无水肿、宫口扩张及胎先露下降程度、是否破膜、有无脐带先露或脐带脱垂等,全面了解盆腔内部情况。每次阴道检查及听取胎心后均应做好详细记录。若触及有搏动的条索状物,应考虑脐带先露,及时报告医生进行处理。若怀疑有前置胎盘或有异常阴道流血,进行阴道检查要谨慎,以免诱发或加重出血。

目前对单胎、头位、初产妇可采用产程图记录宫口扩张、胎头下降情况,有助于及时发现产程异常。产程图(partogram)是反映产程进展情况的坐标图,有交叉型产程图和伴行型产程图两种。若两条曲线在图中呈反向交叉者,称为交叉型产程图(图 5-12)。两条曲线呈伴行者,称为伴行型产程图(图 5-13)。产程图以产程时间(小时)为横坐标,以临产为 "0" 点,以宫口扩张程度(cm)及胎先露下降程度为纵坐标。

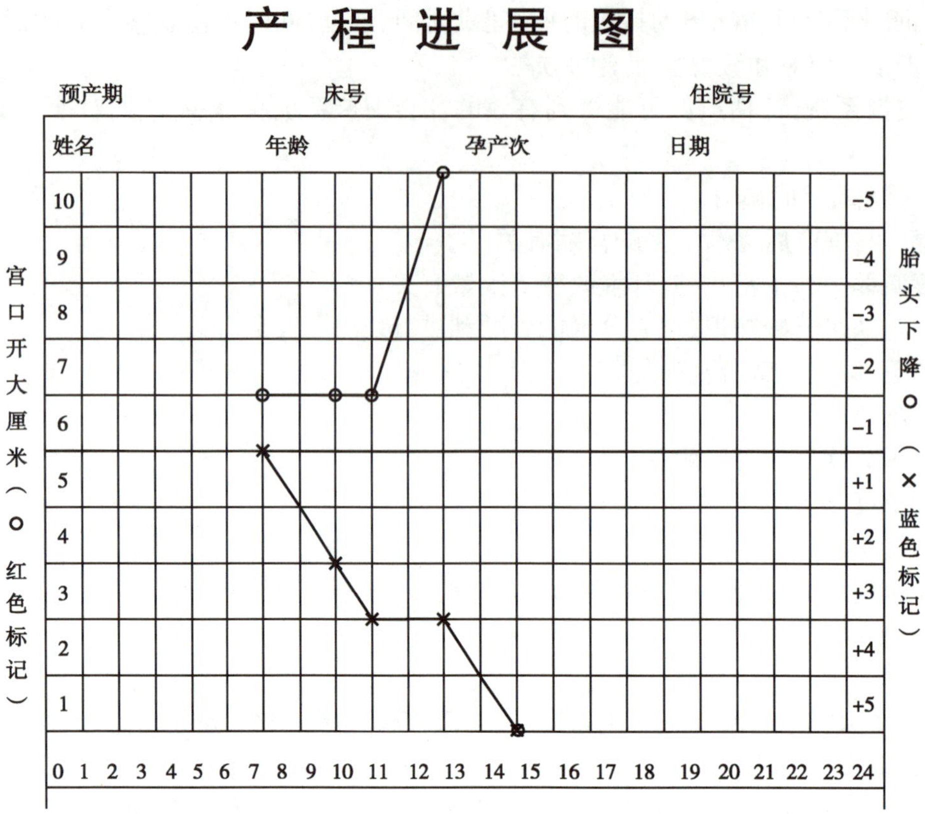

产 程 进 展 图

图 5-12　交叉型产程图

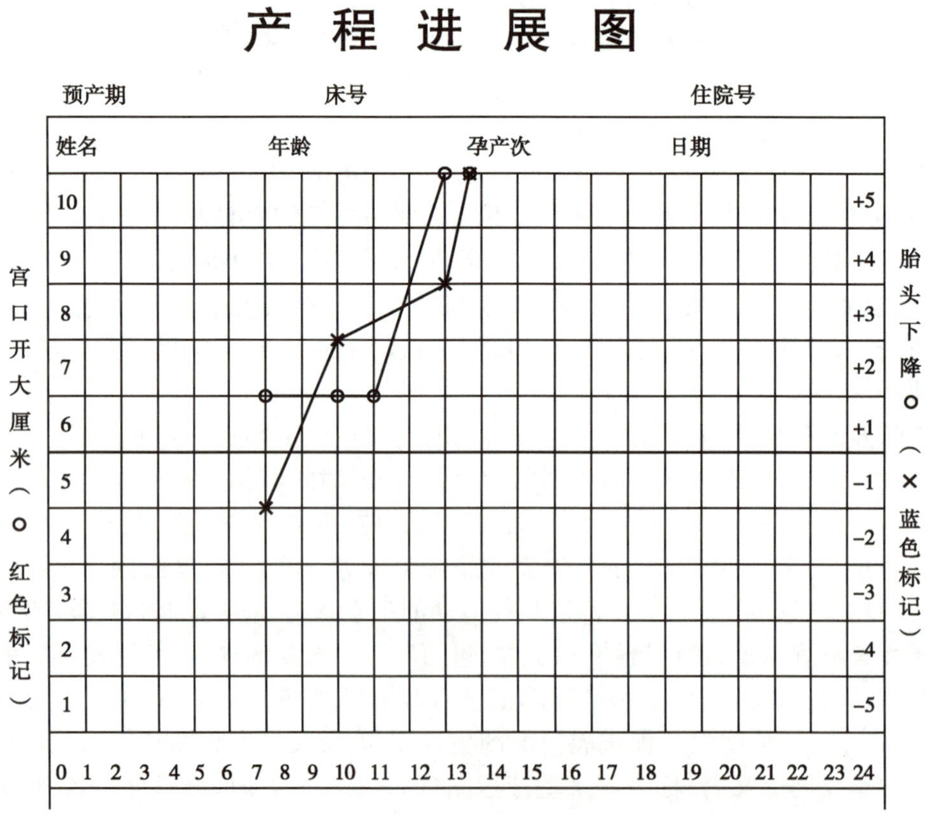

产 程 进 展 图

图 5-13　伴行型产程图

宫口扩张曲线把第一产程分为潜伏期和活跃期。潜伏期宫口扩张速度较慢,初产妇不超过20小时,经产妇不超过14小时。活跃期宫口扩张速度加快,此期约需1.5~2小时。活跃期停滞的诊断标准:宫口扩张≥5cm且胎膜破裂,宫缩正常,而宫口停止扩张≥4小时;或宫缩欠佳,宫口停止扩张≥6小时。活跃期停滞为剖宫产的手术指征。

胎头下降曲线表示胎头颅骨最低点与坐骨棘平面的关系。坐骨棘平面是判断胎头高低的标志。胎头颅骨最低点平坐骨棘水平时以"0"表示,高于坐骨棘水平1cm,表示为"S^{-1}",低于坐骨棘水平1cm,表示为"S^{+1}",依此类推(图5-14)。使用产程图对产程进展情况一目了然,但之后的研究发现,应用产程图对围产结局并无改善。因此,2009年起,WHO不再推荐将产程图作为产程管理的常规工具应用。

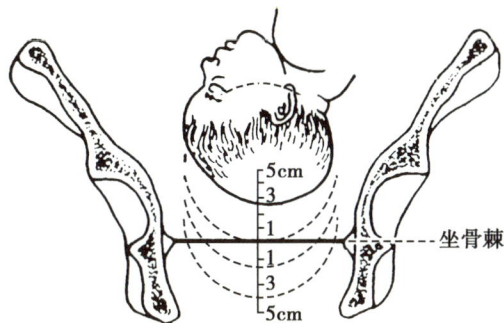

图 5-14 胎先露下降程度的判断

正常情况下宫口扩张与胎头下降并行,胎头下降可稍滞后。大多经产妇则表现为宫口扩张与先露下降不并行,破膜后胎头才迅速下降。对于大多数产妇(尤其是初产妇),宫口近开全时胎先露应达到坐骨棘平面以下。

5. 胎膜情况 若胎膜未破,阴道检查时可触及有弹性的前羊膜囊;已破膜者,则可触到先露部,推动先露部有羊水自阴道流出。胎膜多在宫口近开全时自然破裂。一旦破膜应立即监测胎心,观察并记录羊水性状、颜色、量和破膜时间。如胎心异常,应立即阴道检查排除脐带脱垂。破膜后应注意外阴清洁,垫上消毒垫,监测产妇体温,若破膜超过12小时未分娩者,遵医嘱给予抗生素预防感染。如破膜后胎头未入盆,应嘱产妇卧床休息、抬高臀部,预防脐带脱垂。

(三) 生活护理

1. 提供温馨、安静、舒适,光线柔和的分娩环境。如为家庭式产房,允许丈夫、家人陪伴。

2. 补充水分和热量 鼓励产妇根据自己的意愿选择食物和水,在宫缩间歇期少量多次进食清淡易消化、营养丰富的食物,摄入足够的水分,以保证分娩时有充沛的体力。不鼓励对低危产妇进行静脉输液,仅在必要时遵医嘱静脉补液。

3. 活动与休息 临产后,如胎头已入盆,胎膜未破,宫缩不强者,鼓励产妇在室内适当活动,以加速产程进展。对于胎头未入盆或胎位异常的产妇,如已破膜,应立即卧床休息,并抬高臀部(或头低脚高位)预防脐带脱垂,听胎心,记录破膜时间,羊水的性状及羊水量等。产妇平卧时以左侧卧位为宜,缓解子宫右旋,增加胎盘血供,预防胎儿窘迫。

4. 排尿和排便 临产后,应鼓励产妇每2~4小时排尿一次,以免膀胱充盈影响子宫收缩及胎先露下降。排尿困难者,必要时可导尿。当产妇有便意时,需检查直肠是否有大便及宫口扩张程度,排便期间需有人陪伴。嘱产妇不要长时间屏气用力排便,以免加重宫颈水肿以及发生胎儿坠厕。

5. 清洁卫生 产程中产妇出汗增多,阴道分泌物及羊水外溢等污染衣裤、外阴、床单等,使产妇感到不适,助产人员应协助产妇洗脸、更衣、换床单、擦浴,大小便后及时会阴冲洗,促进产妇清洁和舒适。

(四) 心理护理

向产妇及其家属耐心讲解分娩的生理过程,帮助产妇认识自然分娩的优点,对产程中可能出现的情况有一定的认识,增强产妇对自然分娩的信心;加强与产妇的沟通,鼓励产妇说出感受并耐心倾听、给予解释,及时告知产程进展的情况,缓解产妇的焦虑;调动产妇的积极性,指导产妇密切配合医护人员,并尽可能提供心理-社会支持。

【护理评价】

1. 产妇疼痛及不适程度减轻。

2.产妇保持适当的休息、活动、摄入和排泄,自觉舒适。

3.产妇情绪稳定。

4.产妇主动参与和积极配合分娩过程。

第六节　第二产程

【临床表现】

1.宫缩增强　宫口开全后,宫缩较第一产程增强,可持续1分钟及以上,间歇期为1~2分钟,此时胎膜多已自然破裂。若未破膜,常影响胎头下降,应行人工破膜。

2.产妇屏气用力　当胎先露下降至骨盆底并压迫直肠时,产妇出现排便感,不自主地向下屏气用力,使腹压增高,协同子宫收缩促使胎儿进一步下降。

3.胎头拨露　随着产程进展,胎头下降至骨盆出口,胎头压迫扩张使会阴逐渐膨隆、变薄,肛门括约肌松弛。宫缩时胎头露出阴道口,宫缩间歇期时又缩回至阴道内,这种现象称为胎头拨露(图5-15)。

4.胎头着冠　经过几次胎头拨露,胎头露出阴道口的部分逐渐增大,直至双顶径越过骨盆出口,宫缩间歇期胎头不再回缩,这种现象称为胎头着冠(图5-16)。胎头着冠时,会阴极度扩张变薄,易损伤,应注意保护会阴。

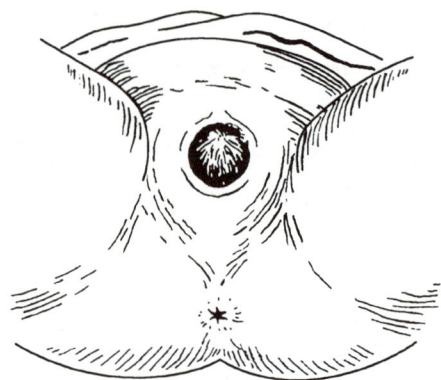

图 5-15　胎头拨露　　　　　　　　　　　　图 5-16　胎头着冠

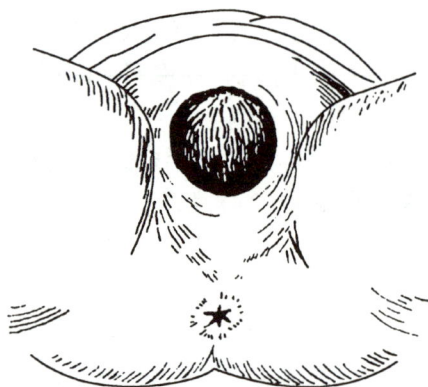

5.胎儿娩出　产程继续进展,胎头在耻骨联合下仰伸,接着复位及外旋转,前肩、后肩、胎体相继娩出,后羊水流出,子宫迅速缩小,宫底降至平脐。

经产妇第二产程时间较短,有时仅需几次宫缩即可完成胎头娩出,因此上述过程难以截然分开。

【护理评估】

1.健康史　了解第一产程进展情况及母儿有无高危因素。

2.身体状况　了解宫缩频率、强度及胎先露下降情况;观察产妇是否能够正确配合使用腹压;评估产妇会阴情况并判断是否需要行会阴切开术。使用胎儿监护仪严密观察宫缩及胎心,及时发现异常并处理。

3.心理-社会支持状况　评估产妇的心理状态,对自然分娩有无信心。

【常见护理诊断/问题】

1.急性疼痛　与增强的宫缩痛及会阴伤口疼痛有关。

2.有受伤的危险　与发生会阴撕裂、行会阴切开术或新生儿产伤有关。

3. 焦虑 与担心分娩过程不顺利及胎儿健康有关。

【护理目标】

1. 产妇可以耐受疼痛,正确使用腹压,有效参与分娩过程。

2. 未发生产妇会阴裂伤及新生儿产伤。

3. 产妇情绪稳定,积极配合分娩。

【护理措施】

(一)密切监测产程进展

1. 密切监测胎心 注意监测胎儿有无急性缺氧,每 5~10 分钟听 1 次胎心,必要时用胎儿监护仪持续观察胎心率及胎心基线变异。

2. 密切监测宫缩 第二产程宫缩频而强,应密切观察宫缩频率、强度及胎先露下降情况。

3. 阴道检查 每隔 1 小时或有异常情况进行阴道检查,评估羊水性状、胎方位、胎头下降,胎头产瘤及胎头变形情况。胎头下降的评估务必先行腹部触诊,后行阴道检查,排除头盆不称。

4. 指导产妇屏气用力 宫口开全后,指导产妇正确屏气用力,促进产程加快的同时尽量减少产妇体力消耗。方法:让产妇双手紧握产床两侧把手,双腿屈曲,双足蹬在产床上,宫缩出现时先深吸一大口气,然后屏住,使腹肌、膈肌收缩,像解大便样向下屏气用力,以增加腹压。宫缩间歇期则让产妇呼气,全身肌肉放松休息,尽快恢复体力。

(二)接产准备

1. 产妇准备 产妇分娩时可采取平卧位(截石位)、立位、半坐卧位、坐位、蹲位及跪位等数种体位。现以平卧位为例介绍。初产妇宫口开全,经产妇宫口扩张至 6cm 且宫缩较强时,将产妇送至分娩床,做好接生准备。清洁会阴部:用消毒棉球蘸温水清洗会阴部,顺序是小阴唇、大阴唇、阴阜、大腿内上 1/3、会阴及肛门周围(图 5-17)。消毒会阴部:用消毒棉球蘸聚维酮碘溶液消毒会阴部,顺序同上。

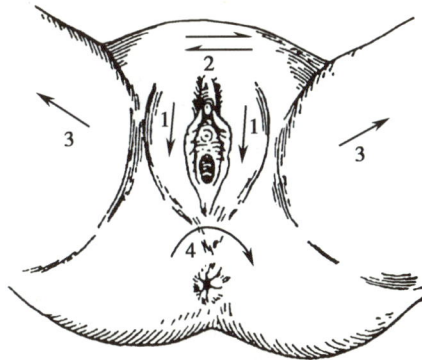

图 5-17 外阴部擦洗顺序

2. 物品准备 按需准备好物品,如缩宫素、新生儿吸痰管等,提前预热辐射台。

3. 接产者准备 助产士按无菌操作要求洗手、穿接生衣、戴手套、打开产包,准备接产。

(三)接产

接产时主要任务是正确保护会阴并协助胎儿安全娩出。

1. 评估会阴条件 不建议常规做会阴切开。如有会阴过紧、缺乏弹性、会阴水肿、耻骨弓过低、胎儿过大、胎儿娩出过快等诱发会阴裂伤的因素存在,估计难以避免会阴撕裂时,应适时给予会阴切开(详见第十七章第五节会阴切开缝合术),以免娩出胎儿时发生严重的会阴撕裂。

2. 接产要领 保护会阴,协助胎头俯屈并以最小径线在宫缩间歇时缓慢地通过阴道口,该过程需要产妇与接产者密切配合。

3. 接产步骤 接产者评估产妇会阴条件,根据情况选择传统助产法或适度保护助产法。

(1)传统助产法(图 5-18)

1)保护会阴:接产者站在产妇右侧,右肘支在产床上,右手拇指与其余四指分开,掌内垫无菌纱布,手掌大鱼际肌顶住会阴部。当胎头拨露使阴唇后联合紧张时开始保护会阴。当宫缩时,向内向上托压会阴部,左手轻压胎头枕部,协助胎头俯屈。当间歇时,稍放松右手,以免压迫过久引起会阴水肿。

2)协助胎头仰伸并挤出口鼻内的黏液和羊水:当胎头枕部在耻骨弓下露出时,指导产妇在宫缩时张口哈气消除腹压作用,间歇时稍向下屏气用力,左手协助胎头仰伸,使胎头缓慢娩出。此时,右手仍保护会阴,左手自鼻根向下挤压,挤出口鼻腔内的黏液和羊水,耐心等待下一次宫缩。

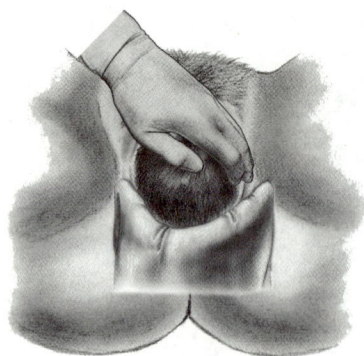
（1）保护会阴，协助胎头俯屈

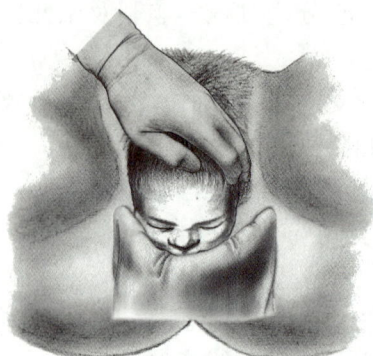
（2）协助胎头仰伸

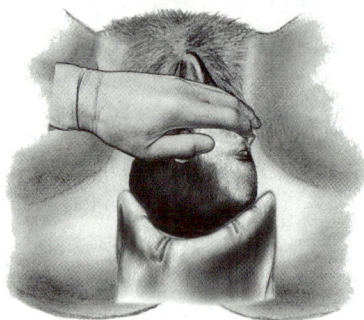
（3）助前肩娩出

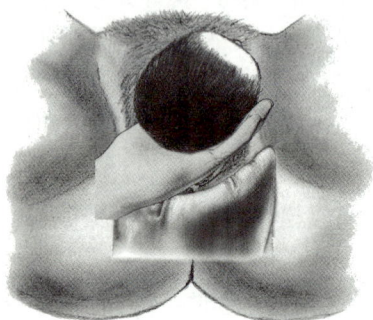
（4）助后肩娩出

图 5-18　传统助产法接产步骤

3）协助胎头复位、外旋转：如为枕左前位，胎儿枕部转向产妇左侧，如为枕右前位，胎儿枕部转向产妇右侧，使胎儿双肩径与骨盆出口前后径相一致。

4）娩出胎肩：左手向下轻压胎儿颈部，协助前肩自耻骨弓下娩出，然后上托胎颈，使后肩从会阴前缘缓慢娩出。

5）娩出胎体及下肢：胎儿双肩娩出后，松开保护会阴的右手，双手协助胎体及下肢娩出，记录胎儿娩出时间。胎儿娩出后，在产妇臀下放一集血容器接血，以计量出血量。

6）脐带绕颈的处理：在胎头娩出时，如发现脐带绕颈一周且较松时，可用手将脐带顺肩推下或从胎头滑出。如脐带绕颈较紧或绕颈2周以上，可用两把止血钳夹住绕颈脐带的其中一段，从中剪断脐带，注意勿伤及胎儿，松解脐带后再协助胎肩胎体娩出（图 5-19）。

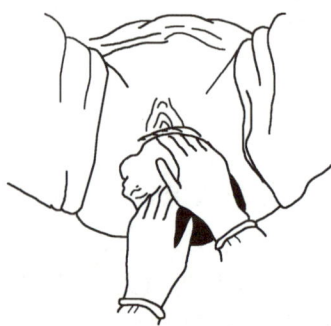
（1）将脐带顺肩部推上

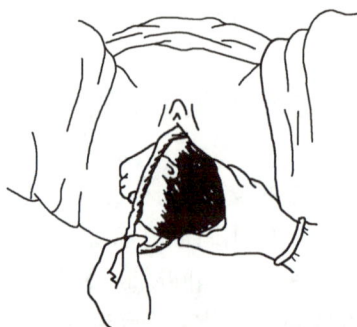
（2）把脐带从头上退下

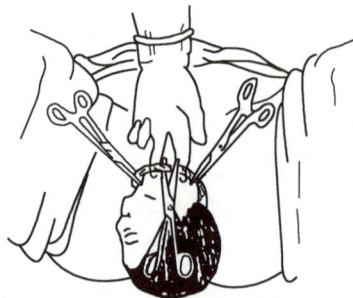
（3）用两把止血钳夹住，从中间剪断

图 5-19　脐带绕颈的处理

（2）适度保护助产法

1）娩出胎头并挤出口鼻内的黏液和羊水：接产者在接产前做初步评估，个体化指导产妇用力，阴唇后联合紧张时用手控制胎头娩出速度（图5-20），宫缩时稍用力减缓胎头娩出速度但不要协助胎头俯屈，宫缩间歇时放松。胎头双顶径娩出时，指导产妇宫缩时均匀用力，但对于产力过强者，则于宫缩间歇期缓慢娩出。胎儿双顶径娩出后，等待胎头自然仰伸，协助胎头仰伸易造成小阴唇内侧和阴道前庭裂伤。待胎头完全娩出后，左手自鼻根向下颏挤出口鼻腔内的黏液和羊水。

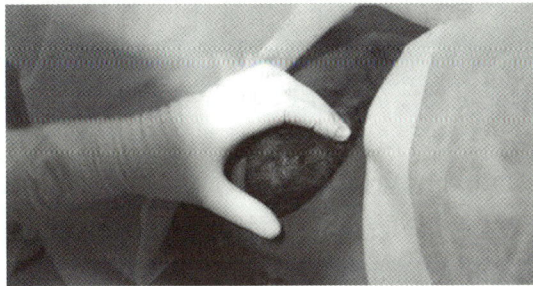

图 5-20　控制胎头的娩出速度

2）胎头自然复位、协助外旋转：如为枕左前位，枕部转向产妇的左侧，如为枕右前位，枕部转向产妇的右侧，使胎儿双肩径与骨盆出口前后径相一致。协助外旋转后，不要急于娩出胎肩，耐心等待下次宫缩。

3）娩出胎肩：当宫缩时，接产者双手托住胎头，指导产妇均匀用力娩出前肩，不要用力下压胎肩，以免造成会阴裂伤。前肩娩出后，双手托住胎头缓缓娩出后肩。

4）娩出胎体及下肢：胎儿双肩娩出后，协助胎体及下肢娩出，记录胎儿娩出时间。

> **知识链接**
>
> ### 无保护会阴接生技术
>
> 无保护或适度保护会阴法，是指在产妇会阴条件良好的前提下，产妇与助产士密切配合，均匀用力，助产士用单手或双手控制胎头娩出速度，不对会阴进行人工保护干预而完成分娩。
>
> 无保护会阴接生技术开展所需条件：产妇依从性高，能很好地配合助产士；估计胎儿体重在3 500g以内；无胎儿窘迫，产妇无妊娠并发症及合并症；经评估产妇会阴条件良好；助产士具有熟练的接产经验及良好的沟通能力。
>
> 无保护会阴接生技术的优点：降低会阴侧切率；降低产后出血和感染的发生率；产妇盆底功能恢复快，减少后遗症；减少助产士保护会阴导致腰椎、肌肉慢性损伤的职业病的发生。

（四）心理护理

由于第二产程时宫缩强而频，产妇更为焦虑、恐惧，助产士应陪伴在产妇身旁，给予安慰和支持，给产妇擦拭汗水，宫缩间歇时协助饮水，并及时告知产程进展及胎儿情况，以缓解产妇的紧张和恐惧感。

【护理评价】

1. 产妇能够耐受疼痛。
2. 产妇未发生会阴撕裂，新生儿未发生产伤。
3. 产妇情绪稳定，积极配合完成分娩过程。

ER 5-4

接产过程

第七节　第三产程

【临床表现】

1. 子宫收缩　胎儿娩出后，宫底下降至平脐，子宫暂停收缩，产妇感到轻松，几分钟后宫缩再次出现。

2. 胎盘剥离及娩出 宫缩使宫腔容积明显缩小，而胎盘不能相应缩小，与子宫壁发生错位而部分剥离，形成胎盘后血肿。随着子宫继续收缩，胎盘后血肿不断增大，最后使胎盘完全剥离。

（1）**胎盘剥离征象**：①子宫体收缩变硬呈球形，胎盘剥离后降至子宫下段，宫体被推向上，宫底上升达脐上（图5-21）。②阴道口外露的脐带随胎盘下降而自行延长。③阴道少量流血。④在产妇耻骨联合上方用手掌尺侧轻压子宫下段时，宫体上升而外露的脐带不再回缩。

（1）子宫体收缩变硬呈球形，胎盘后血肿不断增大 　（2）胎盘剥离后降至子宫下段，宫体被推向上，宫底上升达脐上 　（3）胎盘、胎膜娩出

图 5-21 胎盘剥离时子宫的状态

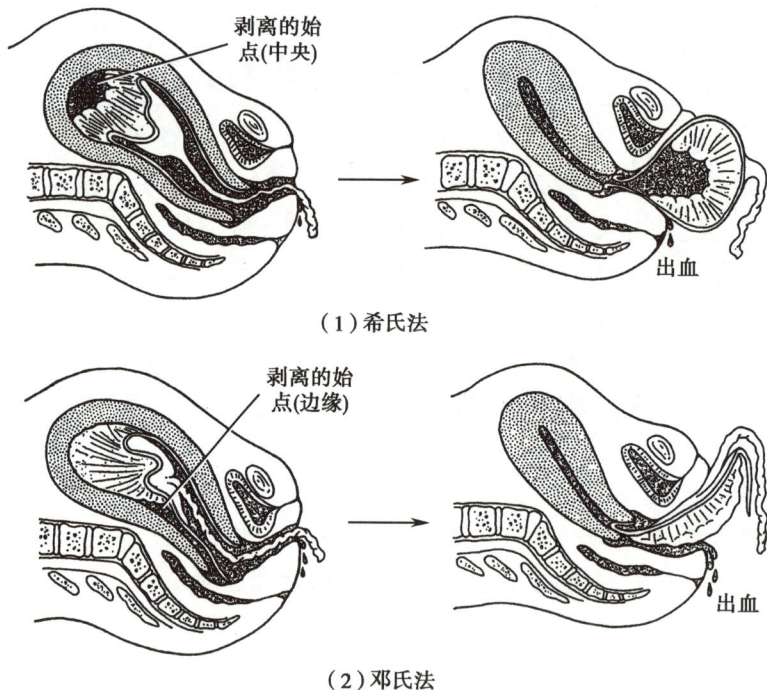

（2）**胎盘娩出方式**：胎盘首先剥离的部位不同，剥离后娩出的方式也不同（图5-22）。①胎儿面娩出式（希氏法）：胎盘先从中央开始剥离，而后向周围扩大，因此，胎盘的胎儿面首先娩出阴道口，其特点是先娩出胎盘，随后见少量阴道流血，较多见。②母体面娩出式（邓氏法）：胎盘先从边缘开始剥离，血液沿胎盘剥离面流出，胎盘的母体面首先娩出阴道口，其特点是先有较多量阴道流血，而后娩出胎盘，较少见。

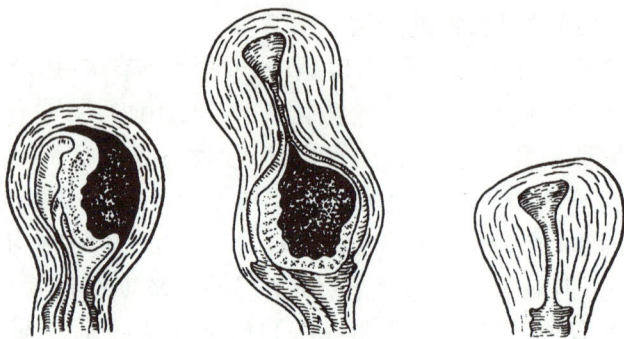

剥离的始点(中央)

出血

（1）希氏法

剥离的始点(边缘)

出血

（2）邓氏法

图 5-22 胎盘剥离和娩出的方式

3. 阴道流血 胎盘剥离后的剥离面有出血，正常分娩大多不超过 300ml。

【护理评估】

1. 健康史 详细了解产程经过。

2. 身体状况

（1）**产妇**：评估宫缩情况，胎盘未娩出时注意胎盘是否剥离；胎盘娩出后检查胎盘胎膜是否完整，有无残留于宫腔内；检查软产道是否有裂伤及其程度。产后 2 小时重点观察产妇的生命体征、宫缩、阴道出血量等情况。

（2）**新生儿**：进行阿普加（Apgar）评分，以了解新生儿有无窒息及程度，并评估新生儿健康状况，身长、体重及体表有无畸形等一般情况。

3. **辅助检查**　根据以上评估结果选择必要的检查。

4. **心理-社会支持状况**　评估产妇的心理状态，了解产妇能否接受新生儿的性别及外貌等，是否已进入母亲角色等。

【 **常见护理诊断/问题** 】

1. **潜在并发症**：新生儿窒息、产后出血。

2. **有关系无效的危险**　与产后疲乏、新生儿性别或外貌不符合期望有关。

【 **护理目标** 】

1. 产妇未发生产后出血，新生儿无窒息情况。

2. 产妇情绪稳定，接受新生儿，进入母亲角色。

【 **护理措施** 】

新生儿娩出后立即处理，同时密切关注产妇情况，如胎盘是否剥离、阴道出血量等。

（一）新生儿处理

1. **一般处理**　新生儿出生后置于辐射台上擦干、保暖。

2. **清理呼吸道**　当新生儿娩出后，不建议常规使用吸耳球清理口腔和鼻腔，若新生儿咽部和鼻腔分泌物较多，羊水污染且新生儿呼吸不畅时可使用吸耳球吸引口鼻，以免发生吸入性肺炎，但应注意手法轻柔。当使用吸耳球时，保持新生儿侧卧位或头偏向一侧，先吸引口腔，后吸引鼻腔。吸引时球囊应缓慢移动，避免对一固定部位吸引，引起口腔或鼻腔黏膜损伤。若确认呼吸道内的羊水和黏液已吸净而新生儿仍未啼哭时，可用手轻拍新生儿足底或快速抚摸背部，以刺激其啼哭。当新生儿大声啼哭时，表示呼吸道已通畅。

3. **新生儿阿普加（Apgar）评分法**　该评分法用以判断新生儿有无窒息及窒息严重程度。以新生儿出生后1分钟内的心率、呼吸、肌张力、喉反射及皮肤颜色5项体征为依据（表5-2），每项0~2分，满分10分。评分结果8~10分为正常新生儿；4~7分为轻度窒息（又称为青紫窒息），需要清理呼吸道、人工呼吸、吸氧、用药等处理；0~3分为重度窒息（又称为苍白窒息），需紧急抢救，并应在出生后5分钟、10分钟时再次评分，可以帮助判断新生儿预后。

表 5-2　新生儿阿普加（Apgar）评分法

体征	0分	1分	2分
每分钟心率	0	<100 次	≥100 次
呼吸	0	浅慢，不规则	佳，哭声响亮
肌张力	松弛	四肢稍屈曲	四肢屈曲，活动好
喉反射	无反射	有些动作	咳嗽，恶心
皮肤颜色	全身苍白	身体红，四肢青紫	全身粉红

新生儿出生后1分钟的阿普加评分反映胎儿在宫内的情况；5分钟及以后的评分结果可以反映复苏效果。新生儿阿普加评分以呼吸为基础，皮肤颜色最灵敏，心率是最终消失的指标。临床上恶化的顺序：皮肤颜色→呼吸→肌张力→反射→心率。复苏有效的顺序：心率→反射→皮肤颜色→呼吸→肌张力。因此，新生儿肌张力恢复越快，表明复苏效果越好。目前临床认为阿普加评分与新生儿出生时的缺氧严重程度不完全相关。若评分低，且脐动脉血气分析 pH<7.0，低氧血症对新生儿预后的评价意义更大。

4. 脐带处理 提倡延迟断脐,在脐带停止搏动时或新生儿娩出 1~3 分钟时断脐。延迟断脐可使 6 月龄时婴儿铁储备较高,改善新生儿预后。早产儿娩出后延迟断脐至少 60 秒,有利于增加新生儿血容量,维持循环稳定,降低颅内出血的风险。脐带结扎方法有气门芯套扎法、脐带夹、双重棉线结扎脐带法。处理脐带时,应注意新生儿保暖。临床上常用气门芯套扎法,操作方法:将带有棉线的无菌气门芯圈套在血管钳上,用该血管钳在距离新生儿脐轮 0.5cm 处钳夹脐带,然后在钳夹处上方 0.5cm 处剪短脐带,牵拉棉线将气门芯圈套于血管钳下的脐带断端上,取下血管钳,挤出脐带残端内的血液,消毒脐带断面,继而用无菌纱布覆盖。若出现新生儿窒息需要复苏时,应立刻断脐,将脐带留长一些以备脐静脉插管使用。

5. 其他处理 接产者与产妇一同确认新生儿性别。新生儿断脐后用毛巾擦干皮肤并保暖,做详细的体格检查,如有无头颅血肿、锁骨骨折等产伤,有无严重外观畸形等。擦净足底胎脂,于新生儿病历上印新生儿足印及产妇拇指印,为新生儿系上手和/或脚腕带,标明产妇姓名、住院号、床号、新生儿性别、出生时间、新生儿体重等信息。随后将新生儿抱至产妇怀里,协助进行第一次吸吮。

ER 5-5

新生儿脐带处理技术

(二)产妇处理

1. 协助胎盘娩出 评估胎盘剥离情况,并确定胎盘已完全剥离时,接产者应及时协助胎盘娩出。当宫缩时,接产者左手拇指置于子宫前壁,其他四指放置在子宫后壁,按揉宫底,并指导产妇向下屏气用力稍用腹压,右手控制性牵拉脐带。当胎盘娩出至阴道口时,接产者用双手捧住胎盘,向一个方向旋转并缓慢向外牵拉(图 5-23),协助胎盘、胎膜尽量完整娩出。如胎膜在排出过程中发生断裂,可用血管钳钳夹胎膜断端,继续向原方向旋转,直至胎膜完全排出。接产者切忌在胎盘尚未完全剥离前,粗暴地按揉子宫或用力牵拉脐带,以免造成胎盘胎膜残留、脐带断裂,甚至发生产后出血、子宫内翻等严重并发症。

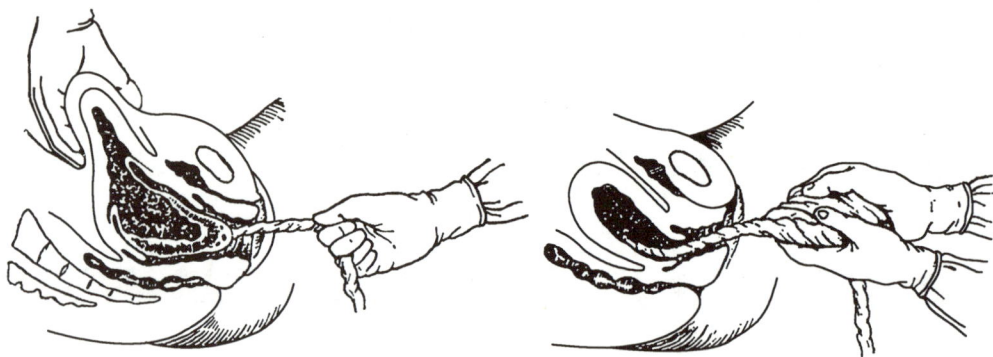

ER 5-6

胎盘娩出及检查技术

图 5-23　协助胎盘、胎膜娩出

2. 检查胎盘、胎膜 先将胎盘铺平,检查胎盘母体面,用纱布把血块拭去,观察胎盘颜色、形状、有无钙化或梗死,以及胎盘小叶是否完整等。然后提起脐带,检查胎膜是否完整、测胎膜破裂口至胎盘边缘的距离,检查脐带长短及其附着部位,胎盘胎儿面边缘有无血管超越胎盘边缘,有无副胎盘。测量胎盘的直径、厚度及重量。如发现副胎盘、部分胎盘或大部分胎膜残留时,接产者应重新消毒外阴,更换手套,严格无菌操作,伸手进入宫腔,手掌面向胎盘、手背面向子宫壁,钝性剥离并取出残留组织。如仅有少量胎膜残留于宫腔内,可使用宫缩剂,待其随子宫收缩自然排出。

3. 检查软产道 检查会阴、小阴唇内侧、尿道口周围、阴道穹隆及宫颈有无裂伤。若有裂伤,应按解剖层次及时修补缝合。

4. 预防产后出血 为减少产后失血量,应用缩宫素等宫缩剂结合按摩子宫加强子宫收缩。

5. 评估阴道出血量　分娩结束后应收集并记录产时阴道出血量,包括集血容器内和敷料上的血量。

6. 一般护理　分娩结束后,为产妇移去臀下污染敷料,擦洗消毒外阴,垫上消毒会阴垫,更换衣服、床被单,使产妇感到清洁、舒适。分娩过程中产妇体力大量消耗,出汗多,进食少,产后应嘱产妇及时补充水分,进食营养丰富、易消化的食物。

7. 心理护理　新生儿出生30分钟内,协助产妇和新生儿皮肤接触及早吸吮,有利于建立母子情感,促进乳汁分泌及产妇子宫收缩。

8. 产后观察　胎盘娩出后2小时(也称为第四产程)是产后出血的高发时段,产妇应继续留在产房观察2小时。

观察内容包括产妇的一般情况及体温、呼吸、脉搏和血压;子宫收缩情况及子宫底高度;阴道出血量,外阴、阴道、会阴切口有无血肿;膀胱是否充盈。如发现产妇子宫收缩乏力,阴道流血多,可按摩子宫,并及时报告医生处理。若产妇出现肛门坠胀感,应警惕会阴血肿的发生。膀胱充盈者及时排尿。观察2小时无异常者,将产妇和新生儿送回病房。

【护理评价】

1. 产妇未发生产后出血。
2. 产妇接受新生儿,情绪稳定,顺利与新生儿进行皮肤接触和早吸吮。

第八节　产时服务

情境导入

刘女士,26岁,G_1P_0,孕 39^{+5} 周,阵发性腹痛7小时入院。入院后,产妇自诉难以忍受宫缩痛,要求行剖宫产术。查体:一般情况好,未见异常。产科检查:宫高33cm,腹围95cm,宫缩持续40~50秒,间歇3~4分钟,胎心率140次/min,ROA,已入盆。骨盆外测量26-28-19-9cm。阴道检查:宫口开大2cm,胎先露:S^{-1}。既往体健。

工作任务:

1. 刘女士需要行剖宫产术吗?
2. 你如何帮助刘女士应对分娩疼痛?

【导乐陪伴分娩】

目前,我国的导乐员主要提供分娩全程的支持服务,即从临产开始到产后2小时。导乐员大多从有接生经验的优秀助产士中选拔,具有爱心、责任心,乐于助人。经过导乐师专业培训合格后上岗,以"一对一"的形式陪伴产妇分娩。在分娩过程中,导乐员要进行产程观察,为产妇实施生活护理,如进食、饮水、擦汗等;为产妇进行心理疏导,帮助产妇克服恐惧感,保持自然分娩的信心;产妇不适时,指导合适体位,使用呼吸法、穴位按摩等方法减轻宫缩痛;指导产妇正确使用腹压并实施助产。新生儿娩出后指导产妇进行早接触、早吸吮等。导乐分娩应用于自然分娩过程中,可使产妇得到护理人员家庭式照顾和关怀,获得满足感和安全感,使分娩家庭化、自然化,提高自然分娩率。

（一）导乐陪伴分娩的优点

1. 提高顺产率,降低剖宫产率。
2. 缩短产程。
3. 降低产后出血等并发症。

4. 提高孕产妇、新生儿生活质量。

5. 增进夫妻感情。

6. 保护个人隐私。

（二）导乐员的基本要求

1. 有接生经验并经培训考核合格的助产士。

2. 有良好的生理、心理素质。

3. 有责任心、耐心、爱心和同情心，服务主动、周到。

4. 有良好的人际交流、沟通技巧和适应能力。

5. 有鼓励、帮助别人排解焦虑紧张的能力，能支持和帮助产妇度过分娩。

6. 动作轻柔、态度温和，给人以信任感和安全感。

（三）导乐陪伴分娩的内容

1. **第一产程**　设置安静、舒适的分娩环境，有条件时设置家庭产房，播放产妇喜欢的音乐。导乐员应主动、热情地向产妇及家属进行自我介绍，并对环境、设备等进行讲解；评估产妇对于分娩是否有心理准备及需求。

潜伏期时，导乐员要积极了解产妇的心理状态，介绍产程相关知识，给予产妇以支持与帮助。鼓励产妇采取自我照顾措施，保持自我控制感。学习第一、二产程中采用的呼吸和松弛技巧。进入活跃期后，产妇身心疲惫，依赖性强，情绪易受产程进展情况影响，若产程进展顺利则表现出信心满满，若产程进展缓慢或停滞则表现为焦虑、恐惧，此时可表现为无法忍受宫缩疼痛，难以自控，导乐员应加强关心与支持。鼓励产妇尽可能多走动，变换体位以促使胎儿下降；鼓励产妇饮水、进食和排尿（每 2~4 小时排尿一次）；鼓励亲属共同给予产妇支持。

2. **第二产程**　导乐员应陪伴产妇，对产妇做出的每一次努力和配合及时给予鼓励；给予产妇吸氧、观察宫缩及监护胎心，并详细记录；指导产妇宫缩时正确应用腹压，宫缩间歇期放松并多饮水、进食；提前预热新生儿辐射保暖台，做好接产准备。

3. **第三产程**　导乐员将新生儿抱到母亲面前辨认性别。产妇因婴儿性别与自己或家人的期待不相符而感到失望和焦虑时，可因情绪变化导致子宫收缩乏力，阴道流血增多，导乐师应及时给予疏导和安慰。协助进行母儿早接触、早吸吮、目光接触等，促进母子间感情建立。密切注意产妇的脉搏、血压等一般情况，严密观察宫缩及阴道出血情况。进行新生儿阿普加评分，观察新生儿反应。帮助和指导产妇清洁护理乳房，指导产妇母乳喂养，教会产妇正确的哺乳方法。做好产后会阴伤口及新生儿护理的宣教。

【分娩镇痛】

分娩疼痛是由子宫收缩、宫颈阴道扩张、会阴伸展及盆底受压等引起，会使产妇发生一系列神经内分泌反应及情绪改变，进而影响产程进展。

分娩镇痛的目的是使用各种方法有效减轻甚至消除分娩时的疼痛和不适，同时有可能有利于增加子宫血流，减少产妇因过度换气引起的不良影响。产妇自临产至第二产程均可使用分娩镇痛。

近年来我国积极开展"无痛分娩"。分娩镇痛可以减轻疼痛，让疼痛变得可以忍受，但并非绝对"无痛"。疼痛是一种复杂的生理和心理过程，是人体的主观感受，个体差异较大，医护人员应当针对不同的产妇选用不同的分娩镇痛技术，以帮助产妇顺利度过分娩时期，促进产妇身心健康。

常用的分娩镇痛方法有：

（一）非药物镇痛

1. **拉玛泽分娩镇痛法**　拉玛泽（Lamaze）1951 年首先提出呼吸法无痛分娩，至今仍被广泛采用。拉玛泽分娩镇痛法包括孕期教育、按摩法及压迫法、镇痛呼吸法等。首先通过产前教育向产妇讲解分娩过程,可能产生的疼痛以及应对方法,让产妇有充分的思想准备,缓解紧张和焦虑,取得产妇的配合;然后指导产妇学习和练习在产程中的呼吸技巧。

拉玛泽分娩镇痛法

当第一产程宫缩开始时,均匀腹式深呼吸,随宫缩增强逐渐加深,间歇期恢复正常呼吸。当第一产程末时,在宫缩开始时表浅呼吸,宫缩消失前张口轻呼气,喘气样,第一产程均不用腹压。当第二产程宫缩开始时,先深吸气,然后屏气向下用力,间歇期深呼气,产妇放松全身肌肉。助产士应根据宫缩的强度、持续时间和频率,指导产妇主动调整呼吸节律。

除指导产妇呼吸外,助产人员还可指导产妇吸气时从两侧下腹部抚触到中央,呼气时由中央抚触到两侧,同时帮助按摩产妇腰骶部酸胀不适的部位,以缓解产痛。

2. 针刺镇痛法　针刺穴位有一定的镇痛作用,其原理可能为针刺后产生的神经冲动通过脊髓传导至大脑皮质,干扰或抑制疼痛信号的传导。常用穴位有足三里、三阴交、合谷等。

3. 其他方法　导乐陪伴分娩、音乐疗法、芳香疗法、按摩腰骶部、热敷、舒适体位(分娩凳、分娩球)、水中分娩、经皮神经电刺激疗法等。

(二)药物镇痛

1. 适应证

(1)产妇自愿。

(2)无阴道分娩禁忌证。

(3)无硬膜外麻醉禁忌证,如凝血功能障碍、穿刺部位皮肤感染、低血压及低血容量、对镇痛药物过敏等。

2. 常用方法

(1)**椎管内麻醉镇痛**:从腰椎间隙穿刺至硬膜外腔,输入低浓度、小剂量的局麻药和/或麻醉性镇痛药,为目前主要的药物镇痛方式。可连接电子镇痛泵,产妇疼痛时按压镇痛泵给药,能保持较满意的镇痛效果直至分娩。这种镇痛方式的特点是起效时间短,能有效减轻分娩疼痛,副作用小。

(2)**产妇自控静脉镇痛**:采用静脉镇痛泵,不影响腹肌和下肢肌力,产力正常。

(3)氧化亚氮吸入镇痛。

3. 并发症

(1)低血压。

(2)胎心率异常。

(3)瘙痒、恶心、呕吐。

(4)运动阻滞。

【护理评估】

1. 健康史　了解产妇的本次妊娠过程、生育史、药物过敏史;询问产妇对分娩知识的了解程度;了解产妇既往对疼痛的感知、耐受程度、应对方式等情况;需做硬膜外麻醉者,应详细询问最近一次进食时间及情况。

2. 身体状况

(1)**症状**:产妇主诉疼痛,感觉异常,可有思维混乱。评估产妇疼痛的部位和程度,疼痛程度可按数字疼痛量表评分(不疼痛评分为 0 分,以往体验到的最强疼痛为 10 分,范围为 1~10 分)。

(2)**体征**:产妇可表现为恶心、呕吐、全身出汗、呻吟、哭泣、坐立不安等。产妇呼吸变浅、心率加快、血压升高。检查宫缩强度,宫口扩张及胎先露下降情况。听诊胎心了解胎儿宫内情况。对自愿做硬膜外麻醉镇痛的产妇,还应检查神经系统及脊柱有无异常,以及穿刺部位皮肤的完整性。

3. 辅助检查 胎儿监护仪监测胎心变化,需要硬膜外麻醉镇痛的产妇还应测定血、尿常规及出凝血时间等。

4. 心理-社会支持状况 产妇常感到焦虑、孤独、恐惧,甚至表现为不合作。

【**常见护理诊断/问题**】

1. 疼痛 与子宫收缩、产道扩张、胎头压迫盆底组织等有关。

2. 焦虑 与对分娩过程认识不足、全身不适以及担心新生儿安危等有关。

3. 恐惧 与分娩疼痛逐渐增强、对分娩过程的不确定感有关。

4. 有自我认同紊乱的危险 与分娩疼痛导致丧失自我照顾能力有关。

【**护理目标**】

1. 产妇分娩疼痛程度减轻。

2. 产妇情绪稳定,并且能说出分娩过程的相关知识。

3. 产妇保持自然分娩信心,积极参与和配合分娩过程。

4. 产妇自我照顾能力增强。

【**护理措施**】

1. 陪伴产妇,耐心倾听其分娩疼痛的感受,表达同情和理解。嘱产妇丈夫或其他亲人陪伴产妇,也有助于缓解产妇的疼痛。

2. 向产妇及家属介绍分娩镇痛的方法,以及镇痛过程中采取的各项保障措施,耐心解释产妇提出的问题,使产妇消除顾虑和担心,以取得产妇的配合。

3. 为产妇实施有效的非药物镇痛措施。

4. 配合医生完成药物镇痛,监测产程,严密观察产妇的生命体征及镇痛后反应,识别并发症,确保母婴安全。

【**护理评价**】

1. 产妇实施分娩镇痛有效。

2. 产妇情绪稳定。

3. 产妇积极配合分娩过程。

4. 产妇表现出较强的自我照顾能力。

(贾 佳)

思考题

1. 张女士,初孕妇,25 岁。孕 39 周,阵发性腹痛 1 小时入院。查体:体温 36.2℃,脉搏 80 次/min,呼吸 18 次/min,血压 115/75mmHg,宫高 32cm,腹围 92cm,头先露,已入盆,胎心 138 次/min,宫缩 30s/5~6min,宫口容纳指尖,胎先露:S^{-2}。入院 2 小时后再次评估,宫口开大 2cm,先露:S^{-1},胎心 142 次/min。

请思考:

(1)请指出张女士是否临产及其依据。

(2)请列出产程观察的内容和方法。

（3）请列出当前对张女士的主要护理措施。

2. 曾女士，经产妇，28 岁。孕 39^{+2} 周，阵发性腹痛 4 小时入院，2 小时后经阴道分娩一男婴。胎儿娩出后 5 分钟，子宫收缩，宫底上升，阴道有少量流血，外露的脐带延长。

练习题

请思考：

（1）请列出胎盘剥离的征象。

（2）请列出曾女士的主要护理诊断/问题。

（3）请列出当前对曾女士的主要护理措施。

第六章 ｜ 正常产褥

教学课件

思维导图

学习目标

1. 掌握:产褥期、子宫复旧、恶露的概念;产褥期母体生殖系统、血液循环系统及乳房的生理变化;产褥期妇女的护理措施。
2. 熟悉:产褥期妇女的临床表现。
3. 了解:产褥期母体泌尿系统、消化系统的生理变化及心理调适。
4. 学会:产后子宫复旧的检查方法;观察会阴及伤口恢复情况;观察恶露;产后会阴清洁消毒方法;乳房护理方法;填写产后观察记录。
5. 关心爱护产妇和新生儿,树立科学"坐月子"的观念,倡导母乳喂养。

从胎盘娩出至产妇全身各器官(除乳腺外)恢复或接近正常未孕状态所需的一段时期,称产褥期(puerperium),产褥期一般为6周。在此时期,产妇全身各系统尤其是生殖系统发生了较大的生理变化,需要一个适应过程。同时,伴随着新生儿的出生,产妇及其家庭也经历着心理和社会的适应过程。了解这些适应过程对做好产褥期的保健、保证母婴健康非常重要。

第一节 产褥期妇女的生理变化及心理调适

情境导入

李女士,30岁,经产妇,昨日11:10经阴道分娩一正常女婴。现为产后第1日,目前生命体征正常,乳房胀,子宫硬,宫底位于脐下两横指,阴道有少量流血,外阴无红肿。

工作任务:
1. 产褥期有哪些临床表现?
2. 可以给予李女士哪些护理措施?

一、产褥期妇女的生理变化

(一)生殖系统

1. 子宫 产褥期生殖系统变化最大,其中又以子宫变化最大。妊娠子宫自胎盘娩出后逐渐恢复至未孕状态的过程称为子宫复旧(involution of uterus),一般为6周,其中包括子宫体肌纤维缩复、子宫内膜再生、子宫血管变化、子宫颈恢复和子宫下段变化。

(1)子宫体肌纤维缩复:子宫的缩复不是肌细胞数目的减少,而是肌细胞胞浆蛋白被分解排出,使胞质减少致肌细胞体积缩小。随着肌纤维不断缩复,子宫体逐渐缩小,于产后1周子宫缩小至约妊娠12周大小,在耻骨联合上方刚可扪及;于产后10日子宫降至骨盆腔内,腹部检查时扪不到子宫底;产后 6 周,子宫恢复至正常未孕大小。随着妊娠期子宫潴留的水和电解质逐渐消失,子宫重量也逐渐减少,分娩结束时约重 1 000g,产后 1 周时约重 500g,产后 2 周时约重 300g,产后 6 周恢复至未孕时的 50~70g。

(2)**子宫内膜再生**:胎盘、胎膜从蜕膜海绵层分离排出后,残存的蜕膜分化为两层,表层蜕膜发生变性、坏死、脱落,随恶露自阴道排出;紧贴肌层的子宫内膜基底层逐渐再生新的功能层。约于产后 3 周,除胎盘附着部位外,宫腔表面均为新生的内膜。约于产后 6 周,胎盘附着部位的内膜完全修复。

(3)**子宫血管变化**:胎盘娩出后,胎盘附着面积立即缩小为原来的一半,导致开放的螺旋动脉和静脉窦压缩变窄,数小时后血管内形成血栓并机化,进而出血逐渐减少直至停止。若在新生内膜修复期间,胎盘附着面因复旧不良出现血栓脱落,可引起晚期产后出血。

(4)**子宫颈恢复及子宫下段变化**:产后由于子宫下段肌纤维缩复,逐渐恢复为非孕时的子宫峡部。胎盘娩出后,子宫颈松软、壁薄、皱起,外口呈环状如袖口。产后 2~3 日,宫口仍可容纳 2 指;产后 1 周,子宫颈内口关闭,宫颈管复原;产后 4 周,子宫颈完全恢复至未孕时形态。由于子宫颈外口 3 点及 9 点处在分娩时发生轻度裂伤,使初产妇的子宫颈外口由产前的圆形(未产型)变为产后的"一"字形横裂状(已产型)。

2.**阴道** 分娩后阴道腔扩大,阴道黏膜及周围组织水肿,阴道皱襞因过度伸展而减少甚至消失,致使阴道壁松弛、肌张力降低。阴道壁肌张力逐渐恢复,阴道腔逐渐缩小,约于产后 3 周阴道黏膜皱襞重新出现,但阴道紧张度于产褥期结束时仍不能完全恢复至未孕状态。

3.**外阴** 分娩后外阴轻度水肿,于产后 2~3 日内自行消退。会阴部若有轻度撕裂或会阴切口缝合后,多在产后 3~4 日内愈合。处女膜在分娩时撕裂形成残缺痕迹,称处女膜痕。

4.**盆底组织** 盆底肌及其筋膜由于分娩时过度扩张导致弹性减弱,且常伴有肌纤维部分断裂。若产褥期坚持做产后健身操,盆底肌有可能恢复至接近未孕状态。若盆底肌及其筋膜发生严重断裂造成骨盆底松弛,加之产褥期过早参加重体力劳动或剧烈运动,可导致阴道壁膨出,甚至子宫脱垂。

(二)乳房

乳房的主要变化是泌乳(详见本章第三节泌乳与母乳喂养)。

(三)血液及循环系统

产褥早期血液仍处于高凝状态,有利于胎盘剥离面形成血栓,减少产后出血量。纤维蛋白原、凝血酶、凝血酶原于产后 2~4 周内降至正常。白细胞总数于产褥早期仍较高,可达(15~30)× 10^9/L,一般 1~2 周恢复正常。中性粒细胞和血小板数增多,淋巴细胞稍减少。红细胞沉降率于产后 3~4 周降至正常。血红蛋白水平于产后 1 周左右回升。

胎盘剥离后,子宫胎盘血液循环终止且子宫缩复,大量血液从子宫涌入体循环,加之妊娠期潴留的组织间液回吸收,产后 72 小时内,产妇循环血量增加 15%~25%,特别是产后 24 小时,心脏负担明显加重,心脏病产妇此时极易发生心力衰竭。妊娠期增加的循环血量于产后 2~3 周恢复至未孕状态。

(四)消化系统

产妇因分娩时体液大量流失,产后 1~2 日内常感口渴,喜进流食或半流食,但食欲不佳,以后逐渐好转。妊娠期胃肠肌张力及蠕动力均减弱,胃液中盐酸分泌减少,约需 1~2 周逐渐恢复。产妇因产褥期卧床时间长,缺少运动,肠蠕动减弱,加之腹肌及盆底肌松弛,故容易发生便秘。

(五)泌尿系统

妊娠期体内潴留的大量水分主要经肾脏排出,故产后 1 周尿量增多。妊娠期扩张的肾盂及输尿管,产后 2~8 周恢复正常。由于分娩过程中,膀胱受压致使黏膜水肿、充血及肌张力降低,以及会阴伤口疼痛、不习惯卧床排尿等原因,易出现残余尿增多或尿潴留,尤其在产后 24 小时内。

(六)内分泌系统

分娩后,雌激素及孕激素水平急剧下降,至产后 1 周降至未孕水平。人胎盘生乳素于产后 6 小时已不能测出。垂体催乳素水平因哺乳于产后下降,但仍高于非孕水平;不哺乳产妇于产后 2 周降至非孕水平。

月经复潮及恢复排卵时间受哺乳影响,不哺乳产妇一般在产后 6~10 周月经复潮,平均在产后 10 周左右恢复排卵,哺乳产妇月经复潮延迟,平均在产后 4~6 个月恢复排卵,部分产妇在哺乳期月经一直不来潮。产后较晚月经复潮者,首次月经来潮前多有排卵,故哺乳产妇未见月经来潮却有受孕的可能。

(七)腹壁

腹壁皮肤受妊娠子宫增大的影响,部分弹性纤维断裂,腹直肌呈不同程度分离,使产后腹壁明显松弛,腹壁紧张度约在产后 6~8 周恢复。妊娠期出现的下腹正中线色素沉着,在产褥期逐渐消退。初产妇腹壁紫红色妊娠纹变成银白色妊娠纹。

二、产褥期妇女的心理调适

产妇需要从妊娠期和分娩期的不适、疼痛、焦虑中恢复,需要接纳家庭新成员及新家庭,这一过程称为心理调适。此期产妇的心理处于脆弱和不稳定状态,并且面临着潜意识的内在冲突以及为人母所需的情绪调整等问题。随之而来的是家庭关系的改变,经济压力的增加,以及家庭、社会支持系统的需求。

(一)产褥期妇女的心理变化

产褥期妇女的心理变化与分娩经历、婴儿性别、伤口愈合、体态恢复、婴儿哺乳和健康问题等因素的变化有关。表现为热情、希望、高兴、满足感、幸福感、乐观、压抑及焦虑。有的产妇可能因为胎儿娩出后生理上的排空而感到心理空虚;因为理想中母亲角色与现实中母亲角色的差距而发生心理冲突;因为新生儿外貌及性别与理想中的不相吻合而感到失望;因为现实中母亲太多的责任而感到恐惧;也因为丈夫注意力转移到新生儿而感到失落等。

(二)影响产褥期妇女心理变化的因素

1. 一般情况 产妇的年龄和身体状况影响产褥期妇女的心理调适。年龄小于 18 岁的妇女,由于本身在生理、心理及社会等各方面发展尚未成熟,在母亲角色的学习上会遇到很多困难,影响其心理适应。年龄大于 35 岁的妇女,虽然生理、心理及社会等方面发展比较成熟,但体力和精力下降,容易出现疲劳感,并在事业和母亲角色之间的转换上也会面临更多冲突,对心理适应有不同程度的影响。产妇在妊娠时的健康与否、妊娠过程中有无出现并发症、分娩方式都会影响产妇的身体状况,对心理适应也会发生不同程度的影响。

2. 分娩体验 产妇对分娩过程的感受与产妇所具有的分娩知识、对分娩的期望、分娩的方式及分娩过程获得的支持有关。当产妇对在产房的期望与实际的经历有较大的差异时,会影响其日后的自尊。

3. 社会支持 社会支持系统不但能为产妇提供心理的支持,同时也提供物质的资助。与丈夫或亲友有良好的互动关系、家庭经济状况稳定的产妇将得到家人更多的理解与帮助,有助于产妇的心理适应。

(三)产褥期妇女的心理调适

产褥期妇女的心理调适主要表现在两方面:确立家长与孩子的关系和承担母亲角色的责任。根据美国心理学家鲁宾(Rubin)研究结果,将产褥期妇女的心理调适分为 3 个时期。

1. 依赖期 产后 1~3 日。此期产妇表现为很多需要是通过别人来满足的,如对孩子的关心、哺乳、沐浴等,同时产妇喜欢用语言表达对孩子的关心,较多地谈论自己妊娠和分娩的感受。较好的妊娠和分娩经历、满意的产后休息、丰富的营养和较早较多地与孩子间的目视及身体接触将有助于产妇较快地进入第二期。在依赖期,丈夫及家人的关心帮助,医务人员的悉心指导是极为重要的。

2. 依赖-独立期 产后 3~14 日。此期产妇变得较为独立,表现出自我护理的能力,开始注意周围的人际关系,主动参与活动,学习和练习护理自己的孩子,亲自喂奶而不需要帮助。但这一时期产妇容易产生压抑,可能因为分娩后产妇感情脆弱,太多的母亲责任,因新生儿诞生而产生爱的被剥夺感,痛苦的妊娠和分娩过程,糖皮质激素和甲状腺素处于低水平等因素造成。由于这一压抑的感情和参与新生儿的护理,使产妇极为疲劳,加重压抑。消极者可表现为哭泣,对周围漠不关心,停止应该进行的活动等。应及时提供护理、指导和帮助,促使产妇纠正这种消极情绪。加倍地关心产妇,并让其家人参与关心;提供婴儿喂养和护理知识,耐心指导并帮助产妇护理和喂养自己的孩子;鼓励产妇表达自己的心情并与其他产妇交流等,均能提高产妇的自信心和自尊感,促进其接纳孩子、接纳自己,从而平稳地应对压抑状态。

3. 独立期 产后 2 周至 1 个月。此期,产妇、婴儿及其家庭成员已成为一个完整的系统,形成新的生活形态。夫妇两人甚至加上婴儿共同分享欢乐和责任,开始恢复分娩前的家庭生活。在这一时期,产妇及其丈夫会承受更多的压力,如兴趣与需要、事业与家庭间的矛盾,哺育婴儿、承担家务及维持夫妻关系中各种角色的矛盾等。

第二节 产褥期护理与保健

一、产褥期护理

【护理评估】

(一) 健康史

健康史包括对妊娠前、妊娠期和分娩期的评估。

1. 妊娠前 产妇的身体健康状况,有无慢性疾病史等。

2. 妊娠期 产妇的妊娠经过,有无妊娠并发症或合并症等。

3. 分娩期 分娩过程是否顺利、分娩方式、产时用药情况、有无阴道助产、产后出血情况、会阴撕裂情况、是否行会阴切开术、新生儿阿普加评分等。

(二) 身体状况

1. 生命体征

(1)体温:产后的体温多数在正常范围内。若产程延长导致过度疲劳时,体温可在产后 24 小时内略升高,一般不超过 38℃。产后 3~4 日因乳房血管、淋巴管极度充盈可出现 37.8~39℃发热,称泌乳热,一般持续 4~16 小时即降至正常,不属于病态,但需排除其他原因尤其是感染引起的发热。

(2)脉搏:产后脉搏略缓慢,60~70 次/min,约于产后一周恢复正常。脉搏过快应考虑发热、产后出血引起休克的早期症状。

(3)呼吸:产后呼吸深慢,14~16 次/min,是由于产后腹压降低,膈肌下降,由妊娠时的胸式呼吸变为胸腹式呼吸所致。

(4)血压:产后血压较平稳。妊娠期高血压疾病孕妇产后血压明显降低或恢复正常。

2. 生殖系统

(1)子宫复旧:胎盘娩出后,子宫圆而硬,宫底在脐下一横指。产后第 1 日宫底略上升至脐平,以后每日下降1~2cm,产后10日子宫降入骨盆腔,此时腹部检查于耻骨联合上方扪不到宫底。剖宫产产妇术后子宫复旧速度较自然分娩者慢。每日应在同一时间评估产妇的宫底高度,子宫不能如期复旧常提示异常。

（2）**恶露**:产后随子宫蜕膜的脱落,血液及坏死的蜕膜组织经阴道排出,称恶露（lochia）。正常恶露有血腥味,但无臭味,持续4~6周,总量为250~500ml。

恶露根据其颜色、内容物及时间不同,可分为3种。①血性恶露（lochia rubra）:含大量血液,色鲜红,量多,有时有小血块。镜下见多量红细胞、坏死蜕膜及少量胎膜。血性恶露持续3~4日。出血逐渐减少,浆液增加,转变为浆液性恶露。②浆液性恶露（lochia serosa）:含多量浆液,色淡红。镜下见较多坏死蜕膜组织、宫腔渗出液、宫颈黏液,少量红细胞及白细胞,且有细菌。浆液性恶露持续10日左右。③白色恶露（lochia alba）:含大量白细胞,色泽较白,质黏稠。镜下见大量白细胞、坏死蜕膜组织、表皮细胞及细菌等。白色恶露持续约3周干净。

每日应观察恶露的量、颜色及气味。若子宫复旧不全,宫腔内残留胎盘、多量胎膜或合并感染时,表现为恶露增多,血性恶露持续时间延长并有臭味。

（3）**会阴**:阴道分娩者产后会阴有轻度水肿,一般在产后2~3日自行消退。会阴部有缝线者,如出现疼痛加重、局部红肿、硬结及分泌物应考虑会阴伤口感染。

（4）**宫缩痛**:产褥早期因子宫收缩引起下腹部阵发性剧烈疼痛,称为产后宫缩痛,于产后1~2日出现,持续2~3日自然消失。经产妇宫缩痛较明显,哺乳时反射性缩宫素分泌增多可使疼痛加重。每日评估产妇疼痛程度,一般不需要特殊用药。

3. 排泄

（1）**排尿**:产后一周内产妇尿量增多,易发生排尿困难。应及时评估产后4小时是否排尿及第一次排尿情况。因充盈的膀胱可影响子宫的有效收缩,引起子宫收缩乏力,导致产后出血,若第一次排尿量少,应再次评估膀胱的充盈情况,预防尿潴留。

（2）**排便**:因为产后卧床时间长,加之进食较少,产妇在产后1~2日多不排大便,但也要评估是否有产后便秘的症状。

（3）**褥汗**:产褥早期,皮肤排泄功能旺盛,以排泄孕期体内潴留的水分,故排出大量的汗液,尤以夜间睡眠及初醒时明显,不属病态,产后1周好转。

4. 乳房

（1）**乳房的类型**:评估有无乳头扁平、凹陷。

（2）**乳汁的质和量**:产后3日每次哺乳可吸出淡黄色、质稠的初乳2~20ml,之后逐渐分泌过渡乳和成熟乳。评估乳汁量是否充足,主要评估两次喂奶之间婴儿是否满足、安静,婴儿每日排尿5~6次,每日2~4次软大便,体重增长是否理想等内容。

（三）辅助检查

进行产后常规体检,必要时行血、尿常规检查。如产后留置导尿管者需做尿常规检查,以监测有无泌尿系感染;发生乳腺炎或产褥感染者,可做药物敏感试验。

（四）心理-社会支持状况

1. 心理状况 产褥期是产妇身体恢复和心理适应的关键时期,产妇在产褥期可有易激惹、喜怒无常、易哭等不良情绪反应。因此,要注意评估产妇对分娩经历的感受、产妇的自我形象、作为母亲的行为、产妇对孩子行为的看法,以及产妇的年龄、健康状况、社会支持系统、经济状况、性格特征、文化背景等影响产妇的产后心理状态的因素。

2. 社会支持状况 评估产妇的家庭支持情况,特别是丈夫及家人的支持;评估产妇及家属母乳喂养的技能,观察产妇母乳喂养的行为。

（五）处理原则

以护理为主，治疗为辅。主要措施有提供信息、相关知识、咨询服务、心理支持和帮助，促进舒适、健康和正常的适应过程，预防并发症。

【常见护理诊断/问题】

1. 有尿潴留的危险 与产时损伤、产后卧床、不习惯床上小便有关。

2. 母乳喂养无效 与母乳供给不足或喂养技能不熟练有关。

3. 舒适度减弱 与产后宫缩痛、会阴或腹部切口疼痛、褥汗等有关。

4. 有便秘的危险 与产后卧床或分娩损伤有关。

【护理目标】

1. 产妇产后 24 小时内未出现尿潴留。

2. 产妇掌握母乳喂养技能，住院期间母乳喂养成功。

3. 产妇生命体征稳定且正常。

4. 产妇未发生便秘。

【护理措施】

（一）一般护理

1. 环境 提供一个安静、舒适的环境，保持室温 22~24℃，湿度 50%~60%。室内光线充足，通风换气良好，空气清新，注意避免对流风直接吹产妇。保持床单位清洁、整齐、干燥，及时更换会阴垫、衣服、床单位等。

2. 生命体征 每日测体温、脉搏、呼吸和血压，如体温超过 38℃，应加强观察并查找原因，向医生汇报。

3. 营养 饮食应为高蛋白和多汤汁类的平衡饮食，无需增加脂肪的摄入量。

4. 大小便 产后 4 小时内要鼓励产妇排尿，以防子宫收缩欠佳而发生产后出血。若不能自行排尿，用热敷、暗示、针灸、药物等方法，必要时导尿。鼓励产妇早期下床活动及做产后操，多饮水，多吃含纤维素的食物，以保持大便通畅。

5. 活动和睡眠 可增加血液循环，促进伤口愈合，增强食欲，预防下肢静脉血栓形成，促进康复。由于产妇产后盆底肌肉松弛，应避免负重劳动或蹲位活动，以防止子宫脱垂。保证每日充足睡眠，以便乳汁分泌充足。

（二）子宫复旧护理

产后 2 小时内极易发生产后出血，故应在产房严密观察生命体征、子宫收缩情况及阴道流血量，并注意宫底高度及膀胱充盈情况等，在产后认真评估子宫复旧和恶露情况。如发现异常，应及时排空膀胱、按摩子宫、遵医嘱给予促进宫缩的药物。如恶露有异味，常提示有感染的可能。

（三）会阴护理

用 0.05% 聚维酮碘液或 0.2% 苯扎溴铵（新洁尔灭）擦洗或冲洗外阴，每日 2~3 次。勤换会阴垫，大便后用水清洗，保持会阴部清洁。会阴部有缝线者，应每日观察伤口有无渗血、血肿、水肿、红肿、硬结及分泌物，并嘱产妇健侧卧位。会阴水肿者，用 50% 硫酸镁湿热敷，产后 24 小时可用远红外线灯照射。会阴血肿者，小血肿 24 小时后可湿热敷或远红外线灯照射，大血肿需配合医生切开处理。会阴有硬结者，则用大黄、芒硝外敷或用 95% 乙醇湿敷。会阴切口疼痛剧烈或有肛门坠胀感者，应及时报告医生，以排除阴道壁及会阴部血肿。伤口感染者，应提前拆线引流，定时换药。

（四）心理护理

1. 建立良好关系 产妇入休息室后，热情接待，让产妇充分休息。当产妇诉说分娩经历或不快，耐心听取，积极回答问题。了解产妇对孩子与新家庭的看法和想法。尊重产妇的风俗习惯，提供正确的产褥期生活方式。

2. 母婴同室 让产妇更多地接触自己的孩子,在产妇获得充分休息的基础上,让其多抱孩子,逐渐参与孩子的日常生活护理,培养母子感情。

3. 提供帮助及护理知识 在产后 3 日内,为避免产妇劳累,主动为产妇及孩子提供日常生活护理。同时给予产妇自我护理指导,如饮食、休息、活动的指导,褥汗、乳房胀痛、宫缩痛等的处理方法。给予新生儿喂养、沐浴指导,观察新生儿不适及常见问题指导等。

4. 指导丈夫及家人 鼓励和指导丈夫及家人参与新生儿护理活动,培养新家庭观念。

(五) 健康指导

1. 继续保持合理的饮食和休息,保持精神愉快及乳房卫生。

2. 强调母乳喂养的重要性,并对产妇进行母乳喂养知识和技能的评估,如有不足则需及时进行宣教。

3. 鼓励上班母亲在家属协助下坚持实施母乳喂养计划,可于上班前将乳汁挤出存放于冰箱内,婴儿需要时由他人哺喂,下班后及节假日仍坚持母乳喂养。

4. 哺乳母亲于上班期间要特别注意摄取足够的水分和营养,合理安排休息和睡眠。

5. 告知产妇及其家属遇到喂养问题时进行咨询的方法。

【护理评价】

1. 产妇产后及时排尿,无尿潴留的发生。

2. 产妇在喂养新生儿后感到舒适,新生儿体重增长正常。

3. 产妇在护士的指导下积极参与新生儿护理及自我护理。

4. 产妇产后及时排便,无便秘的发生。

二、产褥期保健

产褥期保健的目的是防止产后出血、感染等并发症的发生,促进产妇产后生理功能的恢复。

1. 一般指导 居室清洁舒适,合理饮食,保持身体清洁,注意休息,合理安排家务劳动。经阴道自然分娩的产妇,产后 6~12 小时内即可起床轻微活动,于产后第 2 日可在室内随意走动。

2. 产后健身操 产后健身操(图 6-1)可以促进腹壁、盆底肌肉张力的恢复,避免腹壁皮肤过度松弛,防止尿失禁、膀胱直肠膨出及子宫脱垂。应该根据产妇的情况,运动量由小到大、由弱到强,

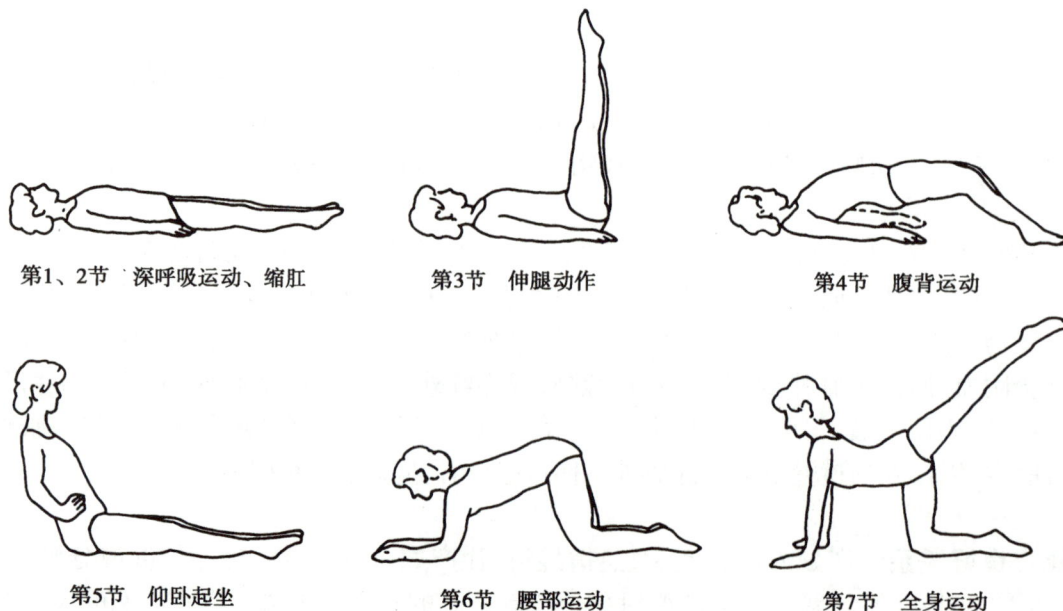

第1、2节 深呼吸运动、缩肛　　第3节 伸腿动作　　第4节 腹背运动

第5节 仰卧起坐　　第6节 腰部运动　　第7节 全身运动

图 6-1 产后健身操

循序渐进地练习。一般在产后第 2 日开始,每 1~2 日增加一节,每节做 8~16 次。出院后继续做健身操直至产后 6 周。6 周后应选择新的锻炼方式坚持锻炼。

第 1 节——仰卧,深吸气,收腹部,然后呼气。

第 2 节——仰卧,两臂直放于身旁,进行缩肛与放松动作。

第 3 节——仰卧,两臂直放于身旁,双腿轮流上举和并举,与身体呈直角。

第 4 节——仰卧,髋与腿放松,分开稍屈,脚底放在床上,尽力抬高臀部及背部。

第 5 节——仰卧起坐。

第 6 节——跪姿,双膝分开,肩肘垂直,双手平放床上,腰部进行左右旋转动作。

第 7 节——跪姿,全身运动,双臂支撑在床上,左右腿交替向背后高举。

3. **计划生育指导**　产褥期内禁止性生活。根据产后检查情况,恢复正常性生活,并指导产妇选择适当的避孕措施。

4. **产后检查**　包括产后访视和产后健康检查。

(1) **产后访视**:产后访视至少 3 次,分别在产妇出院后 3 日内、产后 14 日、产后 28 日,社区医疗保健人员通过产后访视可了解产妇及新生儿健康状况。

产后访视内容包括:①了解产妇饮食、睡眠及心理状况。②检查乳房,了解哺乳情况。③观察子宫复旧及恶露。④观察会阴切口、剖宫产腹部切口等,若发现异常应给予及时指导。

(2) **产后健康检查**:指导产妇于产后 42 日携带婴儿到医院进行一次全面检查,及时了解母体全身情况,特别是生殖器官的恢复情况和新生儿的生长发育情况。

产后健康检查内容包括:①全身检查,如测血压,查血、尿常规,了解哺乳情况,若有异常应做相应检查。②妇科检查,了解盆腔内生殖器是否已恢复至非孕状态。

第三节　泌乳与母乳喂养

一、泌乳

1. **泌乳生理**　妊娠期孕妇体内雌激素、孕激素、人胎盘生乳素升高,使乳腺发育、乳腺体积增大、乳晕加深,为泌乳做好准备。随着胎盘剥离娩出,产妇血中人胎盘生乳素、雌激素、孕激素水平急剧下降,抑制下丘脑分泌的催乳素抑制因子释放,在催乳素作用下,乳汁开始分泌。当婴儿吸吮乳头时,由乳头传来的感觉信号,经传入神经纤维抵达下丘脑,通过抑制下丘脑分泌的多巴胺及其他催乳素抑制因子,致使垂体催乳素呈脉冲式释放,促进乳汁分泌。吸吮动作还能反射性地引起神经垂体释放缩宫素,使乳腺腺泡周围的肌上皮收缩,乳汁从腺泡、小导管进入输乳导管和乳窦而喷出乳汁,此过程称为喷乳反射。

2. **影响乳汁分泌的因素**　吸吮是保持不断泌乳的关键,不断排空乳房也是维持泌乳的重要条件。此外,乳汁分泌量还与产妇的营养、睡眠、情绪和健康状况密切相关,故保证产妇休息、足够睡眠、营养丰富的饮食、避免精神刺激至关重要。

3. **母乳成分**　母乳中含有丰富的营养物质,有助于新生儿抵抗疾病的侵袭。

(1) **初乳**:是从孕中期至产后 2~5 日内分泌的乳汁。因含 β-胡萝卜素而呈淡黄色,含较多有形物质,质稠。初乳中含较多的蛋白质和矿物质及分泌型 IgA,脂肪和乳糖含量较成熟乳少,极易消化,是新生儿早期理想的天然食物。

(2) **过渡乳**:是产后 2~5 日至产后 10~14 日分泌的乳汁。乳汁中蛋白质含量逐渐减少,脂肪和乳糖含量逐渐增多。

(3) **成熟乳**:是产后约 14 日以后分泌的乳汁,并无确切时间点。成熟乳呈白色,蛋白质占

2%~3%,脂肪占4%,糖类占8%~9%,无机盐占0.4%~0.5%及维生素等。

二、母乳喂养

(一)母乳喂养的优点

母乳含有婴儿出生后4~6个月内所需的全部营养物质,是婴儿必需的理想营养食品,母乳喂养对母婴健康均有益处。

1. 对婴儿的益处

(1)**提供营养及促进发育**:母乳中所含营养物质最适合婴儿的消化吸收,生物利用率高,其质与量随婴儿生长和需要发生相应改变。

(2)**提高免疫功能**:母乳中含有丰富的免疫球蛋白和免疫细胞,有吞噬、抑制病毒和细菌的作用,可预防呼吸道和肠道疾病。

(3)**有利于牙齿的发育和保护**:吸吮时的肌肉运动有助于面部正常发育,且可预防因奶瓶喂养引起的龋齿。

(4)**增进母子感情**:通过喂哺,婴儿频繁与母亲皮肤接触,可增进母婴间情感联系,对婴儿建立和谐、健康的心理有重要作用。

2. 对母亲的益处

(1)**预防产后出血**:吸吮刺激使催乳素产生的同时促进缩宫素的产生,缩宫素可促进子宫收缩,预防及减少产后出血。

(2)**促进产后恢复**:哺乳者的月经复潮及排卵较不哺乳者延迟,母体内的蛋白质、铁和其他营养物质通过产后闭经得以储存,有利于产后恢复,有利于延长生育间隔。

(3)**降低患病概率**:母亲患乳腺癌、卵巢癌的危险性降低。

(4)**安全方便经济**:母乳温度适宜,不污染,喂哺方便,经济。

(二)母乳喂养指导

1. 饮食 为促进乳汁分泌,满足泌乳过程所消耗的热能及婴儿生长发育的需要,产妇在哺乳期所需要的能量和营养成分较未孕时高。

营养供给原则:①每日热量应多摄取2 100kJ(500kcal),但总量不要超过8 370~9 620kJ/d(2 000~2 300kcal/d)。②每日增加蛋白质20g。③控制食物中总的脂肪摄入量,保持由脂肪提供的热量不超过总热量的25%,每日胆固醇的摄入量应低于300mg。④补充足够的钙、铁、硒、碘等必需的无机盐;⑤饮食中应有足够的蔬菜、水果及谷类。

2. 休息与活动 教会产妇劳逸结合,与婴儿同步休息,生活有规律。产妇营养过剩可造成产后肥胖,进行适当的锻炼以维持合理的体重。

3. 情绪 产妇应该保持乐观,情绪稳定,以利于乳汁分泌。

4. 喂养方法指导

(1)**哺乳时间**:原则是按需哺乳。提倡生后半小时内开始哺乳,此时新生儿处于吸吮反射最强烈的时刻,早吸吮既可以使新生儿吸收营养丰富的初乳,又可以促进产妇乳汁的分泌。产后一周内是母体开始泌乳的过程,哺乳次数应多,每1~3小时1次,最初哺乳时间短,只需3~5分钟,以后逐渐延长,但不超过15~20分钟,以免使乳头浸泽、皲裂而导致乳腺炎。

(2)**哺乳体位**:母亲可以选择坐位或者卧位进行喂哺,抱婴儿时应注意使婴儿面向乳房,鼻尖对乳头,婴儿的腹部紧贴母亲的腹部,托住婴儿的肩背部,而不只是托着头或后脑勺,使头和身体呈直线,颈部不要扭曲。

(3)**婴儿正确的含接姿势**:在哺乳前先将乳头触及婴儿口唇,诱发觅食发射,当婴儿口张大、舌向下的一瞬间,迅速将乳头和乳晕一起塞入婴儿口中。当含接姿势正确时,可见婴儿的嘴及下颏部紧靠乳房,婴儿的嘴张得很大,在婴儿上唇上面可看到部分乳晕,但在下唇外较少见到,婴儿吸吮动作缓慢而有力,母亲不感到乳头疼痛。

(4)**哺乳方法**:哺乳时,先挤压乳晕周围组织,挤出少许乳汁以刺激婴儿吸吮,然后把乳头和大部分乳晕放在婴儿口中,用一手扶托并挤压乳房,协助乳汁外溢,防止乳房堵住新生儿鼻孔。当哺乳结束时,示指轻压婴儿下颏,避免在口腔负压情况下拉出造成乳头疼痛损伤。哺乳后,挤出少许乳汁涂在乳头和乳晕上。

(5)**注意事项**:①每次哺乳应两侧乳房交替进行,吸空一侧乳房后再吸另一侧乳房,最后挤尽剩余乳汁。②每次喂哺后,应将婴儿竖抱,轻拍背部1~2分钟,排出胃内空气,以防溢乳。③哺乳时,如果婴儿吸吮姿势不正确或母亲感到乳头疼痛应重新吸吮。④哺乳期以10个月至1年为宜。

(三) 乳房护理

1. 一般护理　乳房应保持清洁、干净。每次哺乳前产妇应洗净双手,然后用清水洗净乳头和乳晕,并柔和地按摩乳房,刺激排乳反射。切忌用肥皂或酒精之类擦洗,以免引起局部皮肤干燥、皲裂。乳头处如有痂垢,先用油脂浸软后,再用温水洗净。每次哺乳时应让婴儿吸空乳汁。如乳汁充足,婴儿吸不完时,应用手法挤奶或用吸乳器将剩下的乳汁吸出,以免乳汁淤积影响乳汁再生,预防乳腺管阻塞及两侧乳房大小不一等情况。如吸吮不成功,则指导产妇将母乳挤出后喂养。哺乳期使用适当的胸罩,避免过松或过紧。

2. 乳头扁平或凹陷护理　有些产妇的凹陷乳头,一旦受到刺激乳头会呈扁平或向内回缩,婴儿很难吸吮到乳头,可指导产妇进行练习。

(1)**乳头伸展练习**:将两示指平行地放在乳头两侧,慢慢地由乳头向两侧外方拉开,牵拉乳晕皮肤及皮下组织,使乳头向外突出。随后将两示指分别放在乳头上、下侧,将乳头向上、向下纵形拉开(图6-2)。此练习重复多次,做满15分钟,每日2次。

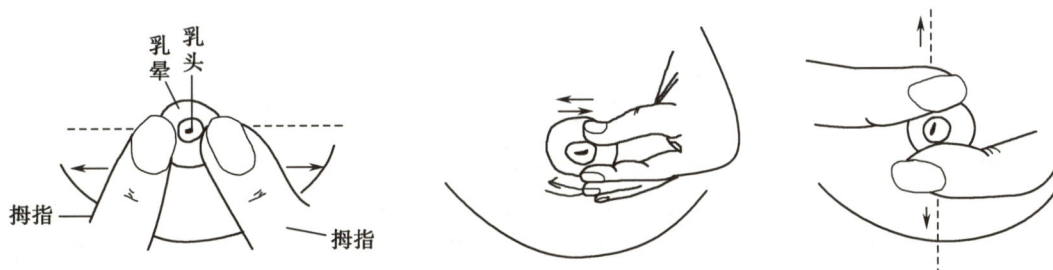

图 6-2　乳头伸展练习

(2)**乳头牵拉练习**:用一手托乳房,另一手的拇指和中、示指抓住乳头向外牵拉,重复10~20次,每日2次。

(3)**佩戴乳头罩**:从妊娠7个月起佩戴,对乳头周围组织起稳定作用。柔和的压力可使内陷乳头外翻,乳头经中央小孔保持持续突起。

3. 乳房胀痛护理　产后3日内,因淋巴和静脉充盈,乳腺导管不通畅,乳房胀,有硬结,触之疼痛,还可有轻度发热。一般于产后1周乳腺导管畅通后自然消失,也可用下列方法缓解:

(1)**早接触、早吸吮、早开奶**:一般产后半小时内与母亲进行皮肤接触,开始哺乳,促进乳汁畅流。

(2)**外敷乳房**:哺乳前热敷乳房,促使乳腺导管畅通。在两次哺乳间隙冷敷乳房,以减少局部充血、肿胀。

(3)**按摩乳房**:哺乳前按摩乳房,从乳房边缘向乳头中心按摩,可使乳腺导管畅通,同时减少疼痛。

（4）**佩戴乳罩**：乳房肿胀时，产妇戴合适的具有支托性的乳罩，可减轻乳房充盈时的沉重感。

（5）**土豆片外敷**：用土豆片进行局部冷敷，可减少充血、减轻疼痛。

（6）**服用药物**：疼痛严重可遵医嘱服用维生素 B_6 或散结通乳的中药。

4. 乳腺炎护理　如产妇乳房局部出现红、肿、热、痛，或有痛性结节，提示患乳腺炎。炎症初期，哺乳前湿热敷乳房 3~5 分钟并按摩乳房，轻轻拍打和颤动乳房。哺乳时先喂哺患侧，因饥饿时的婴儿吸吮力最强，有利于吸通乳腺管。每次哺乳应吸空乳汁，增加喂哺的次数，每次至少喂 20 分钟，哺乳后充分休息，饮食清淡。

5. 乳头皲裂护理

（1）轻者可继续哺乳，母亲取正确、舒适且松弛的喂哺姿势，喂哺前湿热敷乳房和乳头 3~5 分钟，同时按摩乳房，挤出少量乳汁使乳晕变软易被婴儿含吮。先在损伤轻的一侧乳房哺乳，以减轻对损伤重的乳房的吸吮力，让乳头和大部分乳晕含吮在婴儿口内，增加喂哺的次数，缩短每次喂哺的时间。因乳汁具有抑菌作用且含有丰富蛋白质，能起修复表皮的作用，喂哺后，挤出少许乳汁涂在乳头和乳晕上，短暂暴露。

（2）严重者，可用吸乳器吸出乳汁喂给婴儿，或用乳头罩间接哺乳，哺乳结束后，在皲裂处涂抗生素软膏或 10% 复方安息香酸酊，于下次哺乳时洗净。

6. 催乳护理　如产妇乳汁分泌不足，应指导其正确的哺乳方法，按需哺乳、频繁吸吮、夜间哺乳，还有中医按摩、食疗、针灸、药物等方法，鼓励产妇树立信心。

7. 退乳护理　因疾病或其他原因不适宜哺乳或需终止哺乳的妇女，应尽早退乳。最简单的退乳方法就是停止哺乳，少进汤类食物，不排空乳房。目前不推荐甾体激素或溴隐亭退乳。

其他退乳方法有：①生麦芽 60~90g，水煎服，每日 1 剂，连服 3~5 日，配合退乳。②芒硝 250g 分装于两个布袋内，敷于两侧乳房并包扎固定，湿硬后及时更换再敷，直至乳房不胀为止。③维生素 B_6 200mg，口服，每日 3 次，连服 3~5 日。

知识链接

全国母乳喂养宣传日

　　1990 年 5 月 10 日，卫生部在北京举行了母乳喂养新闻发布会，确定 5 月 20 日为"全国母乳喂养宣传日"。这是由原国家卫生部为保护、促进和支持母乳喂养而设立的一项重要活动，也是献给所有哺乳母亲与她们孩子的节日。呼吁全社会都来关注和支持"母乳喂养"的观念，让母亲和宝宝建立更紧密的关系。母乳含有婴儿前 6 个月需要的"所有营养"，而且容易消化。母乳干净且没有细菌感染，所以降低了婴儿生病的概率……

　　除特殊情况外，产妇在住院期间，95% 以上的妈妈自愿对宝宝进行母乳喂养。世界卫生组织提倡母乳喂养 24 个月。产妇应在生产后 30 分钟内早开奶，早吸吮，这是提高母乳喂养率的关键。

（王　诺）

思考题

1. 李女士，25 岁，初产妇，会阴侧切、足月顺产一健康女婴，体重 3 200g，身长 50cm，阿普加评分为 10 分。现为产后第一日。

请思考:

(1)请列出护理人员应观察的内容。

(2)请列出当前对李女士的主要护理措施。

2. 刘女士,32岁,初产妇,足月分娩一健康男婴,但产妇不愿哺乳婴儿,也不愿进食催乳食物。经评估发现,该女士为职业女性,其担心哺乳会耽误自己的工作时间及影响体型。

请思考:

(1)请列出目前的首优护理诊断。

(2)提出当前对刘女士首先要采取的护理措施。

第七章 | 正常新生儿

教学课件

思维导图

ER 7-1

ER 7-2

学习目标

1. 掌握:新生儿的定义;正常新生儿常见的特殊生理状态;正常新生儿的护理措施。
2. 熟悉:正常新生儿的护理评估。
3. 了解:正常新生儿的生理特点。
4. 学会:对新生儿进行护理。
5. 具有爱护和保护新生儿的职业精神。

第一节 正常足月新生儿的生理特点

情境导入

张女士,28 岁,足月顺产一活男婴,体重 3 400g,生后第 4 日,发现乳腺肿大,口腔上腭中线两旁有黄白色小点,产妇很紧张,不知道是否属于正常情况,向助产士咨询。

工作任务:

1. 该新生儿情况是否正常?
2. 新生儿有哪些常见的生理特点?

新生儿(neonate,newborn infant)指胎儿出生后自脐带结扎到出生后 28 日内的婴儿。新生儿期是新生儿逐渐适应子宫外生活的过渡时期,应该根据新生儿的生理特点进行精心护理。足月儿(term infant)指胎儿娩出胎龄满 37 周至不足 42 周,出生体重≥2 500g 的新生儿。

一、外观特点

正常足月新生儿身长平均为 50cm,外观头大,约为身体的 1/4,躯干长、四肢短。

1. **皮肤** 皮肤薄嫩,血管丰富,呈红色,易受损伤而发生感染;出生 2~3 日进入黄疸期后皮肤较黄。皮肤表面有灰白色胎脂,有保护皮肤及减少散热的作用。数小时后开始吸收,若不及时吸收可分解成脂肪酸刺激皮肤。头面部、躯干及四肢的皮肤可见"新生儿红斑";背部、臀部等处可有灰蓝色色斑,称为"胎生青记";颊部、肩背部可见胎毛;有些成熟儿或过期儿可出现脱皮现象。指(趾)甲达到或超过指(趾)端。足纹遍及整个足底。

2. **头面部** 前囟门位于两顶骨、额骨间,呈菱形,出生时约 1.5~2cm,出生后 16~18 个月关闭;后囟门位于顶骨和枕骨间,呈三角形,大约 1cm,出生后 6~8 周关闭。分娩过程中,胎头到达盆底,受压互相重叠逐渐变形,其中在胎头最前面的部分受压最大,局部发生水肿形成产瘤,出生后 1~2 日自行消失,无需处理。头发分条清楚,易梳理;新生儿鼻子小而狭窄,鼻梁低,新生儿若闭嘴能自然呼吸表示鼻腔畅通。鼻尖、鼻翼、面颊等处因皮脂腺堆积形成黄白色粟粒疹。口腔黏膜上腭中线两侧有黄白色隆起,称"上皮珠",又称"马牙";两侧颊部各有一隆起脂肪垫,称"螳螂嘴"。耳壳软骨发育良好,耳舟成形并直挺。

3. 胸腹部 新生儿颈短且直,有皱褶,可自由转动,若活动受限或摸到肿块可能是胸锁乳突肌血肿所致的斜颈。颈部肌肉未发育完全,无法支持头部。新生儿胸廓呈桶状,两侧扁平,乳晕明显,有结节;新生儿腹部稍膨隆,较胸部略高。肠壁平滑肌发育不完善,若发生肠梗阻以腹胀为主。新生儿肝脏常触及,在右肋缘下 1~2cm,边锐,质软。

二、生理特点

1. 呼吸系统 胎儿在宫内已有微弱的呼吸运动,但呼吸处于抑制状态,出生断脐后血液内二氧化碳增加,刺激了呼吸中枢;同时,皮肤温度感受器也受到外界低温的刺激,反射性地兴奋呼吸中枢,使新生儿在出生后约 10 秒钟内发生呼吸运动,开始第一次吸气,紧接着啼哭,肺泡扩张。

新生儿肋间肌肉较弱,呼吸主要依靠膈肌的运动,以腹式呼吸为主。新生儿代谢快,需氧量多,呼吸浅而快,出生当日为 40~60 次/min,2 日后降至 20~40 次/min。由于呼吸中枢发育不成熟,可有呼吸节律不齐。呼吸道管腔狭窄,黏膜柔嫩,血管丰富,纤毛运动差,易导致气道阻塞或感染、呼吸困难等。

2. 循环系统 新生儿出生后循环系统在解剖和功能上均发生变化。脐带结扎,胎盘-脐血液循环终止。随着呼吸的建立和肺膨胀,肺血管阻力下降,肺血流增加,经肺静脉回流到左心房的血量增加,压力随之增高,使卵圆孔在出生后数分钟内发生功能性关闭。由于肺动脉压力降低,主动脉压力升高,使动脉导管在出生后 24 小时内发生功能性关闭,完成胎儿循环向成人循环的转变。

新生儿心率波动范围较大,常为 90~160 次/min,易受睡眠、啼哭、发热、吸乳和排便等多种因素的影响而波动。新生儿心脏每分钟搏出量为 180~240ml/kg,血压为 50~80/30~50mmHg。新生儿血液分布多集中在躯干及内脏,而四肢较少,故肝、脾常可触及,四肢容易发冷呈现青紫色。

3. 消化系统 新生儿口腔小,舌短而宽,双颊脂肪垫发达,以利于吸吮;吞咽功能完善,但食管下部括约肌松弛,胃呈水平位,贲门括约肌发育较差,幽门括约肌发育较好,哺乳后易发生呕吐和溢乳。新生儿消化道可分泌除胰淀粉酶外的其他消化酶,因此新生儿消化蛋白质的能力较好,消化淀粉的能力相对较差,不宜过早喂淀粉类食物。新生儿肠管的肌层较薄,通透性高,肠蠕动快,有利于大量的流质及乳汁中营养物质的吸收,但也使肠腔内毒素及消化不全产物容易进入血液循环,引起中毒症状和过敏现象。

新生儿出生后 12~24 小时内开始排出墨绿色、黏稠状胎粪,内含胎儿肠道分泌物、胆汁、上皮细胞及羊水等。胎粪一般在 2~3 日内排完,若出生 24 小时仍未见胎粪排出,应行检查以排除消化道畸形,如肛门闭锁。哺乳后大便渐渐变成黄色,呈糊状。大便的性状可以提示喂养和消化情况。新生儿肝内尿苷二磷酸葡糖醛酸转移酶的量及活力不足,是出现生理性黄疸的主要原因,同时对多种药物处理能力低下,易发生药物中毒。

4. 血液系统 新生儿血容量、红细胞计数及血红蛋白含量与脐带结扎的早晚有关。新生儿血容量平均为 85ml/kg,脐带结扎时间延迟则可从胎盘多获得 35% 的血容量。①新生儿红细胞计数为 $(5\sim6)\times10^{12}$/L,平均值为 5.5×10^{12}/L;外周血血红蛋白浓度为 180~195g/L,最高可达 220g/L。新生儿血红蛋白与成人不同,出生时胎儿血红蛋白(HbF)占 70%~80%,以后逐渐被成人血红蛋白(HbA)替代。②新生儿出生时白细胞较高,第 3 日开始下降,以中性粒细胞为主,4~6 日中性粒细胞和淋巴细胞几乎相等,以后是淋巴细胞占优势。③血小板在出生时已达成人水平。④出生后,由于自主呼吸的建立,血氧合状况得到改善,红细胞破坏增多,新生儿出现生理性黄疸。⑤新生儿的造血代偿能力低，各种刺激可出现髓外造血，致使肝、脾大，淋巴结肿大。胎儿肝脏维生素 K 储存量少，凝血因子活性较低，故出生后常规肌内注射维生素 K_1。

5. 泌尿系统 新生儿肾单位的数量与成人相似，但其滤过功能、调节功能及浓缩功能均较成人低，易发生水、电解质紊乱。由于肾小球滤过率低，浓缩功能差，因此尿色清亮、淡黄，每日排尿可达 20 余次，易导致脱水。新生儿一般生后不久即排尿，如果生后 48 小时仍未排尿，应查明原因，是否有泌尿系统畸形或因摄入量不足所致。

6. 神经系统 新生儿的中枢神经系统还在继续发育中，出生时脑相对较大，重 300~400g，占体重的 10%~12%；但脑回少、脑沟浅、神经纤维未分化生长成熟，大脑皮质兴奋性低，故睡眠时间长，觉醒时间 24 小时内仅为 2~3 小时。新生儿的味觉、触觉、温度觉发育良好，而听觉、痛觉、嗅觉（除对母乳外）相对较差。眼肌活动不协调，对明暗有感觉，但视物不清，常有凝视或追视。新生儿大脑皮质和纹状体发育不完善，神经髓鞘没有完全形成，出生后可见原始反射，如觅食反射、吸吮反射、握持反射、拥抱反射和交叉伸腿反射。随着大脑的发育，原始反射逐渐消失，若数月后仍不消失，常提示神经系统疾病。正常新生儿也可出现年长儿的病理性反射，如巴宾斯基征、克尼格征、佛斯特征等，腹壁和提睾反射不稳定，属正常现象。

7. 免疫系统 新生儿特异性和非特异性免疫功能均不够成熟。新生儿的生理屏障体系薄弱，如皮肤、黏膜、血-脑脊液屏障的功能差，易感染。肠道通透性高，易吸收各种蛋白引起过敏反应。胎儿通过胎盘从母体获得免疫球蛋白 IgG，使其在出生后 6 个月内对某些病毒具有免疫力，如麻疹、风疹、白喉、脊髓灰质炎等。胎儿不能通过胎盘从母体获得免疫球蛋白 IgA、IgM，而新生儿从初乳中获得 IgA 和自身产生的 IgM 不足，因此，新生儿易出现呼吸系统、消化系统等感染。

8. 生殖系统 足月女婴的大阴唇可覆盖小阴唇及阴蒂；出生后阴阜常有水肿，数日后消退。足月男婴两侧睾丸下降至阴囊内，阴茎外口覆有包皮。

9. 体温调节 新生儿皮下脂肪较薄，体表面积相对较大而易散热，产热则主要依靠棕色脂肪的氧化代谢。新生儿体温调节中枢功能不成熟，体温易随环境温度的改变而变化。若室温过高、保暖过度或摄入水分不足导致血液浓缩，可使新生儿突然出现体温升高，达 38℃以上，但一般情况良好；若立即降低室温，打开包裹散热，并给新生儿喂水，体温可迅速恢复正常，这种现象称为"脱水热"。若室温过低时会出现新生儿寒冷损伤综合征。因此，适宜的环境（室温 24~26℃，相对湿度 55%~65%）对新生儿的发育至关重要。

10. 常见的特殊生理状态

(1)**生理性体重下降**：新生儿出生后 2~4 日，因摄入量少，不显性失水及胎粪排出等原因可出现体重下降，称生理性体重下降。体重下降范围约是出生体重的 6%~9%，一般不超过 10%，10 日内恢复至出生时体重。

(2)**生理性黄疸**：新生儿出生后，体内红细胞破坏增加，产生大量间接胆红素，而肝脏功能不完善，肝细胞内葡糖醛酸转移酶的活性不足，不能使间接胆红素全部结合成直接胆红素排出体外，导致高胆红素血症，常表现为新生儿出生后 2~3 日出现皮肤、巩膜黄染，4~5 日达高峰，7~10 日自然消退，早产儿可延至 2~3 周消退，新生儿一般情况良好。

(3)**上皮珠、牙龈粟粒点、颊脂体**：部分新生儿口腔上腭中线两旁有黄白色小点，称上皮珠；牙龈边缘有米粒大小、白色韧性颗粒，称牙龈粟粒点。上皮珠和牙龈粟粒点是上皮细胞堆积或黏液腺分泌物积留所致，出生后数周可自行消失，切勿挑破，以免发生感染。新生儿口腔两侧有厚的脂肪层，称为颊脂体（俗称"螳螂嘴"），有助于吸吮。

(4)**乳腺肿大和假月经**：男、女新生儿出生后 4~7 日均可出现乳腺肿大，2~3 周消退；部分女婴生后 1 周内阴道可见少量血性分泌物，称为假月经。上述两种现象均是因为母亲妊娠后雌激素进入胎儿体内，分娩后母体雌激素对新生儿的影响突然中断所致，无需特殊处理，可自然恢复。

世界早产日

"世界早产日"源于 2008 年 11 月 17 日,由欧洲新生儿关爱基金(EFCNI)和欧洲家长组织发起,采用短袜代表世界早产日,用九双全尺寸袜子包裹着一双短袜,象征着每 10 个人中有 1 个是早产儿,并用紫色代表早产儿群体的敏感性和特殊性,其目的是提升全世界对于早产儿群体和其家庭所面临挑战的认知。随即一呼百应,来自 100 多个国家的无数个人和组织联合开展活动,并承诺采取行动,帮助解决早产问题,改善早产儿及其家庭的状况。2011 年得到世界卫生组织等机构的支持,并将每年的 11 月 17 日定为"世界早产日"。

第二节　正常新生儿的护理

情境导入

李女士,5 日前顺产一活男婴,体重 3 000g,阿普加评分为 10 分,生命体征正常,一般状况良好。早晨换尿片时发现新生儿红臀。李女士担心红臀会扩大,影响宝宝生长发育。

工作任务:

1. 新生儿红臀应如何进行护理?
2. 日常生活中应如何预防新生儿红臀发生?

一、日常护理

【护理评估】

1. 健康史

(1)**既往史**:了解母亲既往妊娠史、分娩史、手术史等,有无特殊家族史。

(2)**本次孕产史**:母亲本次妊娠的经过、胎儿生长发育的情况、分娩经过、产程中胎儿情况。

(3)新生儿出生日期、时间、性别、体重、阿普加评分,出生后检查有无异常等。

(4)新生儿记录是否完整,包括母亲手印、新生儿脚印是否清晰,新生儿腕带固定是否可靠。

2. 身体状况

(1)**生命体征**:新生儿一般测腋下温度,正常为 36.5~37.5℃,体温低于 36℃常见于室温过低、低体重儿或感染等,体温超过 37.5℃常见于室温过高、保暖过度或脱水热。新生儿心率较快,平均为 120~140 次/min,若心率持续≥160 次/min 或≤120 次/min 应警惕先天性心脏病。新生儿脉搏易受环境影响而变化,除心、肺功能异常的患儿需经常数脉搏,其他不做常规检查,主要以听诊心率为主。新生儿呼吸正常为 40~60 次/min,母亲产时使用麻醉剂、镇静剂可使新生儿呼吸减慢,室温过高可使新生儿呼吸加快,若新生儿持续呼吸过快可见于呼吸窘迫综合征或膈疝。新生儿血压平均为 70/50mmHg,一般情况下不测血压。

(2)**身长、体重**:身长为新生儿头顶最高点至脚跟的距离。测量时将新生儿头部固定于卧式测量仪 "0" 指示位,将新生儿身体缓缓拉直,下肢并拢,紧贴床面,两足跟位置所指刻度即为身长,正常身长为 45~55cm。体重应在沐浴后裸体测量,正常新生儿体重为 2 500~4 000g;体重≥4 000g 为巨大儿,见于父母身材高大、过期妊娠或妊娠期糖尿病等;体重 <2 500g 为低出生体重儿,容易发生并发症。

（3）**皮肤、黏膜**：正常新生儿皮肤红润，注意观察皮肤有无黄染、青紫、苍白、脓疱、水疱、弥漫性或鳞屑状皮疹，有无海绵状血管瘤或色素不足等。观察口腔黏膜是否完整。皮肤表面胎脂不宜强行洗去，皮肤皱褶处可用温水或消毒植物油轻轻拭去。

（4）**头面部**：观察头颅的外形、大小、有无产瘤、血肿及头皮破损；检查囟门大小和紧张度，有无颅骨骨折和缺损，前囟门凹陷见于脱水消瘦，前囟门饱满见于颅内压增高。手指腹触及眶下，检查眼球是否缺如，眼睛有无水肿和脓性分泌物，巩膜有无黄染或出血点。鼻尖有无粟粒疹，鼻翼有无扇动，鼻内有无分泌物。口腔外观有无唇腭裂，口腔内有无鹅口疮或牙龈粟粒点。外耳有无畸形，外耳道是否通畅，有无分泌物等。测量头围，用软尺从眉骨上突起到枕骨后结节横向绕头一周的长度，正常为33~37cm，平均35cm。

（5）**颈部**：观察颈部对称性、位置、活动度和肌张力，有无斜颈、胸锁乳突肌突出，有无出血所致的肿胀或肿块。

（6）**胸部**：观察胸廓形态是否对称，有无畸形，是否出现三凹征；触诊两侧的锁骨是否连续、对称；听诊心脏了解心率、心律，有无杂音；听诊肺部了解呼吸音是否清晰，有无干、湿啰音等。

（7）**腹部**：观察腹部外形是否正常，有无包块；脐带残端有无渗血或脓性分泌物；触诊肝、脾大小；听诊肠鸣音是否正常。

（8）**脊柱及四肢**：检查脊柱发育是否正常，脊柱是否连续，排列是否整齐，弯曲度是否正常；有无脊柱裂、脊膜膨出；评估四肢长短、形状、有无畸形（如指、趾畸形），检查四肢活动度是否正常，有无骨折或关节脱位。

（9）**肛门及外生殖器**：检查肛门有无闭锁或肛裂；外生殖器有无异常，男婴睾丸是否已降至阴囊，女婴大阴唇是否完全遮盖小阴唇等。

（10）**肌张力及活动情况**：正常新生儿肌张力好，反应灵敏，哭声响亮，若肌张力及哭声异常提示神经系统损伤，若出现嗜睡应给予刺激引起啼哭后再评估。

（11）**反射**：通过观察各种反射了解新生儿神经系统的发育情况。正常新生儿在其出生时就存在一些先天性的反射活动，有些是持久存在的，如吸吮、吞咽等反射；有些则随着小儿发育逐渐减退，出生后数月可消失，如拥抱反射、握持反射等。各种反射活动该出现时不出现、出现后不能及时消退或反射不对称都提示神经系统异常。

（12）**脐带**：断脐后要注意断端有无出血，若脐带结扎不紧，出生后数小时内可发生脐带渗血或出血。以后每日评估脐带颜色，有无红肿、分泌物等。

3. 辅助检查　通过测量体重、身长、头围、胸围、腹围等评估新生儿的生长发育情况。

4. 心理-社会支持状况　通过亲子互动，观察母亲与新生儿的沟通方式与效果，评估母亲是否有喂养及护理新生儿的能力。

5. 处理原则　维持新生儿正常的生理状态，满足生理需求，为预防异常分娩新生儿的出血，出生后可给予维生素 K_1 1mg 肌内注射。

新生儿查体技术

【 **常见护理诊断/问题** 】

1. **有窒息的危险**　与呕吐、呛奶有关。

2. **有体温失调的危险**　与缺乏体脂、体温调节中枢发育不完善有关。

3. **有感染的危险**　与免疫功能不成熟及皮肤黏膜屏障功能低下有关。

4. **营养失调：低于机体需要量**　与喂养不当、摄入量低于机体需要量有关。

【 **护理目标** 】

1. 新生儿未发生窒息。

2. 新生儿生命体征正常。

3. 新生儿未发生感染。

4. 新生儿的营养供应可满足其生长需要。

【护理措施】

（一）一般护理

1. 环境 房间安静无污染，光线充足、空气流通，室温保持在24~26℃，相对湿度保持在55%~65%。一个床单位（一张母亲床加一张婴儿床）所占面积不应少于6m²。

2. 安全措施

（1）新生儿出生后，在其病历上印上其右脚脚印及其母亲右手示指指印。

（2）新生儿右侧手腕上系上写有母亲姓名、床号、住院号、婴儿性别的腕带。每项有关新生儿的操作前后应认真核对腕带信息。

（3）新生儿床应铺有床垫、配有床围，床上不放危险物品，以防发生意外伤害。

3. 预防感染

（1）房间配有手消毒液，接触新生儿前要消毒双手，若带菌者应谢绝接触新生儿。

（2）新生儿患有脓疱疮、脐部感染等传染性疾病时，应采取相应的消毒隔离措施。

（3）新生儿室要建立健全的消毒隔离制度，定期检查消毒质量。

4. 生命体征 监测新生儿体温、心率、呼吸情况。每日测4次体温，由于新生儿体温调节功能不健全，室温升高、包裹过多、蓝光灯治疗及哭闹等均可使体温升高；若室温过低、洗澡时裸露时间过长等均可使体温降低；若有感染时，体温也可偏离正常范围。因此，无论体温过高或过低，均应报告医生，寻找原因，及时处理。哺乳后新生儿置于侧卧位，避免物品遮挡口鼻或压迫胸部，保持呼吸道通畅，以免引起吸入性肺炎或窒息。

（二）喂养护理

1. 喂养指导 新生儿喂养方法有母乳喂养、人工喂养和混合喂养。世界卫生组织提倡母乳喂养，正常足月新生儿鼓励早哺乳，一般生后半小时内即可让母亲怀抱新生儿使其吸吮，以促进乳汁分泌，并可预防低血糖。乳汁分泌不足或其他原因不能及时哺乳者，可指导母亲进行混合喂养，以配方乳为宜。喂养方法应先试喂5%~10%葡萄糖水，吸吮吞咽功能良好者给予配方乳，但每次应先喂哺母乳，待乳汁吸尽后，再补充其他代乳品。每日按需哺乳，以喂奶后安静、无呕吐及腹胀、足月儿体重增加15~30g/d，早产儿10~15g/d为标准。人工喂养时，奶具要专用并严格消毒。

2. 吐奶、溢乳 新生儿因胃肠道解剖生理特点容易发生吐奶或溢乳。吐奶量较多，可发生在哺乳后不久或半小时后；溢乳量较少，多发生在刚刚哺乳后，一般仅吐几口即止。生理性溢乳每日可发生数次，不影响生长，亦无其他不适，伴随新生儿生长逐渐减少直至消失。新生儿喂乳应适量，少量多餐，切勿过多；每次喂乳后，让新生儿竖直趴在大人肩上，轻拍其背部，帮助胃内空气排出；喂乳后宜取右侧卧位。如果呕吐严重或除了呕吐症状之外还有精神萎靡、拒食、黄疸、呼吸急促、发绀、呻吟、抽搐等症状，考虑病理性呕吐，要及时就诊。

3. 大便观察 母乳喂养儿大便呈金黄色，多为均匀糊状，偶尔有细小乳凝块，有酸味，每日2~3次，甚至3~5次。牛乳、羊乳、配方乳喂养的新生儿，大便呈淡黄色，多成形，含较多凝乳块，量多、味臭，每日1~2次。

偏食淀粉或糖类食物过多时，大便呈深棕色的水样便，带有泡沫；偏食蛋白质食物过多时，蛋白质不能充分消化吸收，经肠道细菌分解代谢致使大便奇臭难闻；进食过多脂肪时，大便淡黄色液状、发亮，量较多；若大便呈绿色，量少，黏液多，属饥饿性腹泻；病毒性肠炎和致病性大肠埃希菌性肠炎患儿大便呈蛋花样；食物中毒和急性肠炎大便呈水样；人工喂养儿因气温高、出汗、饮水少可导致排便困难、大便干燥呈颗粒状。

（三）脐部护理

每日沐浴前应观察脐带残端是否干燥、有无分泌物，脐轮有无红肿。脐带断端无感染迹象，无需给脐带断端外敷任何药物或消毒剂。不在脐带断端上缠绷带、盖纸尿裤或包裹其他物体。脐带断端应暴露在空气中并保持清洁和干燥，以促进脐带残端脱落。如脐带断端被粪便或尿液污染，可用清洁的水清洗后擦干保持干燥。如脐带断端出血，需重新结扎脐带；如脐带断端红肿或流脓，应转诊治疗。

（四）皮肤护理

新生儿出生后 6 小时内用无菌软纱布蘸消毒植物油将头皮、耳后、面部、颈部及其他皱褶处胎脂及血迹轻轻擦净，注意保持皮肤完整性。为避免造成新生儿低体温，一般在出生 24 小时以后每日沐浴一次，以清洁皮肤。

（五）五官的护理

1. 眼的护理　每日沐浴时用消毒小毛巾自内眦到外眦清洁。若有眼睛发红、肿胀、分泌物多，可能为眼结膜炎，可用金霉素或红霉素眼膏涂双眼，每 4 小时一次，护理完毕后即消毒双手，以免交叉感染。若有脓性分泌物需进一步检查病原体。

2. 口腔护理　新生儿口腔黏膜柔嫩，不宜擦洗，以免损伤而引起感染。若口腔黏膜上有点状白点，或融合成斑，不易擦去时，要考虑是鹅口疮，多为念珠菌感染所致，哺乳后半小时用 2% 碳酸氢钠清洗口腔后涂制霉菌素混悬液，每日 3 次。哺乳前母亲必须洗净双手。

3. 耳的护理　主要是清洁耳道及耳后，防止泪水、奶水、呕吐物、沐浴水流入耳道或耳后，避免局部皮肤糜烂及感染。

4. 鼻的护理　新生儿呕吐时，呕吐物易从鼻孔溢出，造成鼻孔堵塞而致呼吸困难。可用小棉签蘸温开水轻轻擦拭鼻腔，将块状物取出，保持呼吸道通畅。

（六）臀部护理

新生儿皮肤娇嫩，如果使用质地粗糙的尿布，或尿布没有漂洗干净，或纸尿片更换不及时，就会引起红臀。保持皮肤干爽清洁是预防和治疗红臀的关键。为保护新生儿臀部皮肤，应及时更换尿布，避免尿布长时间与皮肤接触，避免尿布上的尿素经细菌分解产生氨刺激皮肤出现尿布疹。大便后及时用温水洗净臀部，避免粪便刺激皮肤引起红臀。尿布必须兜住整个臀部及外阴，并且松紧适宜，不宜垫橡皮或塑料布。注意尿布的清洁卫生，选用符合卫生要求的一次性尿片；若重复使用的布尿片，应漂洗干净，日照下晒干，阴雨天要及时烘干，避免细菌感染。

一旦出现红臀或尿布疹，应保持臀部干燥，可用红外线照射 10~20 分钟，每日 2~3 次。若臀部皮肤出现表皮糜烂、脱落，可用消毒植物油或鱼肝油纱布敷于患处；有继发性感染时，可涂氧化锌糊剂；局部涂药时宜采用滚动涂药方法，不可上下涂搽，以免加重疼痛。

（七）免疫接种

目前我国新生儿常规免疫接种的疫苗包括卡介苗和乙肝疫苗。

1. 卡介苗接种

（1）**接种目的**：预防儿童结核病。

（2）**制剂**：致病性牛结核分枝杆菌经人工培养变为不致病的减毒活菌疫苗。

（3）**方法**：出生后 12~24 小时内，在上臂外侧三角肌中部附着处，局部皮肤用 75% 乙醇消毒，待干后绷紧皮肤，皮内注射 0.1ml（其中含 0.05mg 菌苗），使其形成 2~3mm 直径的皮丘。

（4）**注意事项**：早产儿、体温在 37.5℃ 以上的新生儿，以及有其他疾病者暂缓接种；对疑有先天性免疫缺陷的新生儿绝对禁忌接种卡介苗；若为出生 2 个月后接种者应先做结核菌素试验，阴性才能接种并只能接种一次。

卡介苗接种 2~3 周后，接种部位会出现红肿硬结，接着中间出现脓疱或溃疡，2~3 个月后局部脓痂脱落，留下一个永久性圆形瘢痕。如果接种后局部出现红肿、脓疱、严重溃疡，并有腋下淋巴结肿大，甚至形成脓肿，应及时去医院就诊。

卡介苗皮内注射剂量要准确,严禁皮下注射或肌内注射,防止引起经久不愈的深部寒性脓肿。1个月内接种不同疫苗时,不可在同臂接种。

2.乙肝疫苗接种

(1)**接种目的**:预防儿童乙型肝炎。

(2)**制剂**:①重组(酵母)乙肝疫苗:每剂次10μg。②重组[中国仓鼠卵巢(CHO)细胞]乙肝疫苗:每剂次10μg。

(3)**方法**:出生后24小时内、1个月、6个月各接种1次,于上臂三角肌中部行肌内注射。接种方式包括主动免疫和联合免疫,HBsAg(乙型肝炎病毒表面抗原)阴性母亲所生的新生儿用主动免疫,注射上述两种制剂中的一种;HBsAg阳性或HBsAg/HBeAg(乙型肝炎病毒e抗原)双阳性母亲所生的新生儿用联合免疫,即联合应用HBIG(乙肝免疫球蛋白)和乙肝疫苗。

(4)**注意事项**:乙肝疫苗接种后一般没有反应,个别有局部轻度红肿、疼痛症状,但很快会消退。

(八)新生儿出生后90分钟内的保健措施

1.出生后1分钟内的保健措施 新生儿娩出后,助产人员报告新生儿出生时间(时、分、秒)和性别。立即将新生儿仰卧置于母亲腹部干毛巾上,在5秒内开始擦干新生儿,擦干顺序为眼睛、面部、头、躯干、四肢,再侧卧位擦干背部。在20~30秒内完成擦干动作,并彻底擦干。

若新生儿有呼吸或哭声,可撤除湿毛巾,将新生儿置于俯卧位,且头偏向一侧,开始母婴皮肤接触。取另一清洁的、已预热的干毛巾遮盖新生儿身体,并为新生儿戴上帽子。出生后不建议常规进行口鼻吸引。在有胎粪污染且新生儿无活力时,可进行气管内插管,吸引胎粪。

2.出生后1~3分钟的保健措施

(1)**母婴皮肤接触(SSC)**:保持新生儿与母亲持续母婴皮肤接触。如果新生儿有严重的胸廓凹陷、喘息或呼吸暂停、严重畸形等情况,或产妇出现异常情况等,需紧急处理。

(2)**脐带处理**:可在母婴皮肤接触的同时处理脐带,需严格执行无菌操作。

3.出生后90分钟内的保健措施

(1)**第一次母乳喂养**:新生儿与母亲保持母婴皮肤接触至少90分钟。在此期间需严密观察母亲和新生儿的生命体征及觅乳征象,指导母亲开始母乳喂养。

(2)**监测生命体征**:在开展母婴皮肤接触过程中应随时观察母婴状态,每15分钟记录1次新生儿呼吸、肤色及其他生命体征等。如果新生儿或产妇出现任何异常情况,则需要停止母婴皮肤接触,并进行相应处理。

知识链接

新生儿早期基本保健技术

新生儿早期基本保健技术(early essential newborn care,EENC)是2013年由世界卫生组织西太区率先提出,是一系列有循证依据、可操作的新生儿综合干预技术,包括规范的产前母胎监测与处理和新生儿出生后的基本保健干预措施,可以有效预防和处理引起新生儿患病和死亡的主要因素。EENC重点强调改善分娩期间和新生儿出生24小时内的保健质量,核心干预措施有规范的产前母胎监测与处理、新生儿出生后立即和彻底擦干、母婴皮肤接触(SSC)至少90分钟并完成一次母乳喂养、延迟脐带结扎(DCC)、延迟新生儿洗澡至出生后24小时、早产儿袋鼠式护理(KMC)以及对不能自主呼吸的新生儿立即进行有效复苏和新生儿感染治疗。

(九)健康指导

向新生儿父母宣教新生儿的喂养、预防接种、疾病筛查等相关知识,使其尽快进入育儿角色。

【护理评价】

1. 新生儿呼吸平稳,未发生窒息。

2. 新生儿生命体征正常。

3. 新生儿未发生感染。

4. 新生儿的营养供应满足其生长需要。

二、新生儿沐浴

【目的】

清洁皮肤,促进血液循环,促进舒适;增强新生儿皮肤排泄和散热功能,预防感染;有利于评估身体状况,增进母子间的情感交流。

【准备】

1. 环境准备 沐浴前将室温调至 26~28℃,避免对流风,水温调至 38~42℃。

2. 用物准备 铺好沐浴台,备新生儿干净的浴巾、衣物、包被、聚维酮碘溶液(碘伏)或 75% 乙醇、棉签、沐浴液、护臀膏、体重秤等。

3. 新生儿准备 在喂奶前后 1 小时,清醒状态下进行,避免新生儿过度饥饿或溢乳。

4. 操作者准备 修剪指甲,摘掉手表、戒指,洗手。

【操作步骤】

医院以淋浴为主,家庭以盆浴为主。淋浴的具体步骤如下:

1. 核对信息 松解包布,脱去衣服,撤除尿片,检查全身情况;称量体重;测试水温,抱新生儿于沐浴垫上。

2. 擦洗面部 操作者用左臂托住新生儿头部,右手将小方巾浸湿,由内眦到外眦擦洗眼睛,更换方巾的部位以同法擦洗另一眼睛;然后擦洗双耳,擦耳时由内向外;最后擦洗面部,顺序是从额部→鼻翼→面部→下颌。洗面部时禁用肥皂水或沐浴液。

3. 清洗头部 拇指和中指分别将新生儿双耳郭向前折,堵住外耳道,防止水流入耳内(盆浴时可抱起新生儿,将新生儿身体挟于操作者左侧腋下,左手托着新生儿枕部)。用水淋湿头发,再将洗发液涂于手上搓成泡沫后,洗头、颈、耳后,然后用流水冲洗、擦干。

4. 洗全身 操作者左手掌托住新生儿头颈部,左手拇指和其余四指握住新生儿左上臂和腋窝处,右手涂沐浴液依次洗颈部→腋下→上肢→手→胸→腹→下肢→脚→腹股沟→会阴;左右手交接新生儿,使新生儿俯卧在操作者的右前臂,右手握住新生儿的左上臂,左手同法洗新生儿后项、背部、臀部,随洗随冲净。注意洗净皮肤皱褶处。

5. 洗毕,迅速将新生儿抱出,用大毛巾包裹全身,吸干水分,用干棉签蘸干脐窝、外耳道。同时观察皮肤情况,检查全身各部位。为新生儿垫上尿布,尿片高度勿超过脐部,以防尿粪污染,穿好衣服,必要时剪指甲。

6. 核对信息,交由家长;指导母亲注意观察新生儿食奶、睡眠、大小便情况;进行母乳喂养、新生儿日常护理等指导。

7. 整理用物,洗手、记录。撤去一次性中单,清洗浴池,整理沐浴台,记录新生儿情况。

【注意事项】

1. 严格掌握新生儿沐浴时机,避免在饥饿状态下沐浴。

2. 先放水,调好水温,再沐浴;沐浴的过程中绝对不能离开新生儿。

3. 每个新生儿沐浴前后操作者均应洗手,每个新生儿用一套沐浴用品;所有新生儿沐浴完后用消毒液浸泡浴池、浴垫,避免交叉感染。

4. 操作者动作轻快,注意保暖,避免新生儿受凉及损伤。

5. 沐浴液不能直接滴在新生儿皮肤上；避免将水误入眼、耳、口、鼻内；头顶部有皮脂结痂时，可涂液体石蜡浸润，次日轻轻梳掉结痂，再清洗。

6. 打预防针后暂时不沐浴，以防针眼受到污染；频繁呕吐、腹泻时暂不沐浴；有皮损时暂不沐浴；低体重儿要慎重沐浴，以防受环境温度的变化出现体温波动；病情不稳定的患儿暂不沐浴。

三、新生儿抚触

新生儿抚触是护理人员或父母用双手科学地、有技巧地对新生儿进行有次序、轻柔的全身按摩，让温暖、柔和的刺激通过皮肤感受器传输到中枢神经系统，产生良好的生理和心理效应，以利于新生儿的生长发育。

【目的】

1. 促进皮肤的血液循环和新陈代谢。

2. 改善呼吸、循环系统功能，使新生儿呼吸平稳。

3. 促进新生儿对食物的消化、吸收和排泄，增加新生儿的食量，加快体重的增长。

4. 抚触四肢及背部能增加四肢运动的协调性，增强肢体的触觉反应和灵活性，舒缓背部肌肉。

5. 促进新生儿大脑和智力发育，稳定情绪，减少哭闹，增加睡眠。

6. 增强机体的免疫力，提高应激能力。

7. 促进母子情感交流，有助于母性的唤起，也使新生儿有安全感。

【准备】

1. **环境准备** 调节室温在 26~28℃，安静、清洁，播放舒缓的音乐。

2. **物品准备** 干毛巾、尿片、更换的衣物、婴儿润肤油。

3. **新生儿准备** 新生儿出生 1 日后开始抚触，安排在午睡后或晚睡前，在 2 次喂奶之间，新生儿清醒、不疲倦、不烦躁时进行。

4. **操作者准备** 操作者抚触前应剪指甲，取下戒指、手表，用肥皂清洗双手。

【操作步骤】

1. 核对新生儿信息；解开衣物，检查全身情况并与新生儿交流；取适量润肤油于手掌内，涂抹均匀，温暖双手。

2. **抚触**：体位一般是先仰卧后俯卧，顺序是前额→下颌→头部→胸部→腹部→上肢→下肢→背部→臀部。每一个动作重复做 4~6 次，每日 1~2 次，每次 15 分钟为宜。

(1) **额部抚触**：操作者两拇指指腹从新生儿前额眉心向两侧推压（图 7-1）。

(2) **下颌抚触**：从下颌部中央向两侧耳垂滑动，使上、下唇形成微笑状，这样可以舒缓脸部因吸吮、啼哭所造成的紧绷（图 7-1）。

(3) **头部抚触**：操作者一手托新生儿头，另一手示、中、无名指指腹从前额发际抚向脑后，最后停在耳后乳突部并轻压（图 7-1）。换手后，同法抚触另一侧。

(4) **胸部抚触**：操作者双手放在新生儿的两侧肋缘，先是右手由左侧肋缘滑向新生儿的右肩部，然后是左手由右侧肋缘滑向新生儿的左肩部，在胸部划成一个大的交叉，避开新生儿的乳房（图 7-2）。

(5) **腹部抚触**：操作者两手依次从新生儿的右下腹向上腹再向左下腹移动（呈顺时针方向划半圆），双手交替，避开新生儿脐部（图 7-3）。

(6) **上肢的抚触**：操作者双手交替从近端向远端轻轻滑行至腕部，在重复滑行的过程中分段挤捏，按摩肢体肌肉，再用拇指指腹从新生儿掌面向手指方向推进按摩，并从手指两侧轻轻提拉每根手指。用同法按摩对侧（图 7-4）。

(7) **下肢的抚触**：操作者双手从新生儿一侧的股部至脚踝轻轻挤捏，再按摩足底及脚趾，方法同上肢抚触（图 7-5）。

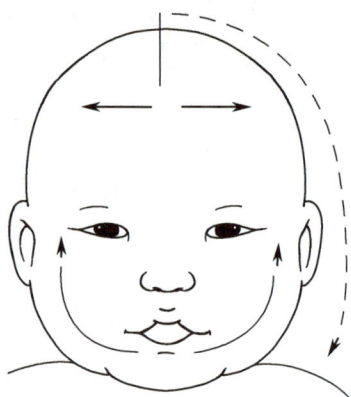

图 7-1 新生儿头部抚触　　　图 7-2 新生儿胸部抚触　　　图 7-3 新生儿腹部抚触

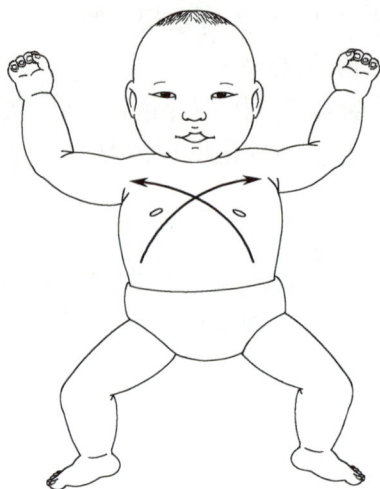

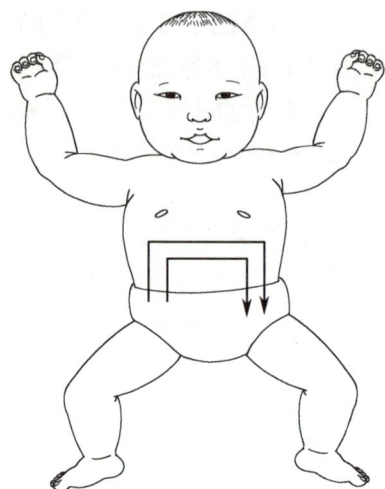

（8）背部、臀部抚触：将新生儿俯卧在床上，头偏向一侧，以脊椎为中分线，操作者双手示、中、无名指指腹平行放置脊椎两侧，从脊柱向外侧滑行，重复移动双手横向抚触，从背部上端逐渐移至臀部。然后双手轮流由头顶部沿脊柱纵向抚触至骶部、臀部，最后两手掌心在两侧臀部同时做环形抚触（图 7-6）。

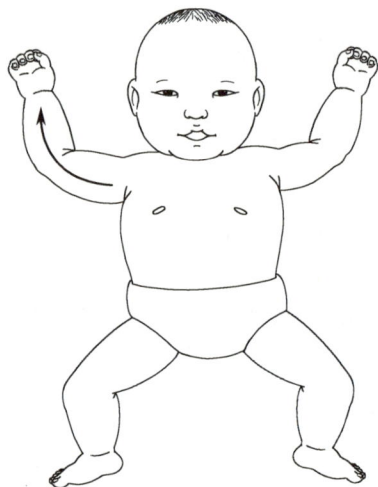

图 7-4 新生儿上肢抚触　　　图 7-5 新生儿下肢抚触　　　图 7-6 新生儿背部抚触

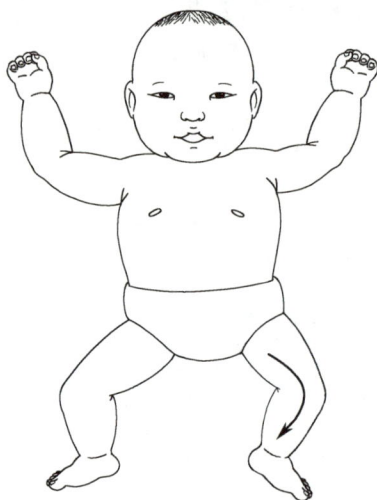

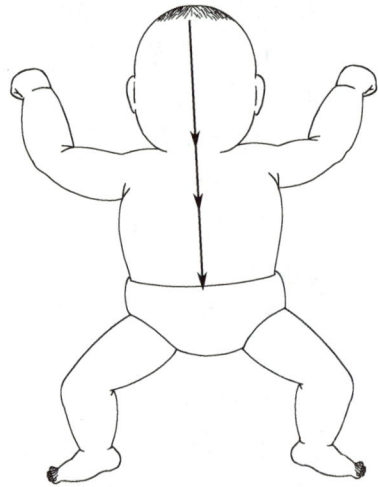

3. 抚触完之后给新生儿换上尿布，穿好衣服，注意保暖；根据情况进行脐部或臀部护理。

4. 核对信息，交由家长；指导母亲注意观察新生儿吃奶、睡眠、大小便情况；进行母乳喂养、新生儿日常护理等指导。

5. 用物整理，洗手，记录。

【注意事项】

1. 抚触过程中手法、力度要适中、均匀，以新生儿舒适为宜，避免过轻或过重，损伤皮肤。开始抚触时力度要轻，然后逐渐加力，让新生儿慢慢适应。

2. 抚触过程中应注意与新生儿进行目光与语言的交流；观察新生儿的反应，如果新生儿疲劳、哭闹、肌张力增高、肤色变化时应暂停或减少抚触时间。

3. 胸部抚触时避开双侧乳头,腹部抚触时避开脐部和膀胱,四肢抚触时,如果新生儿四肢弯曲,不要强迫其伸直,以免关节脱位。

4. 婴儿润肤油不能接触新生儿的眼睛,也不能直接倒在新生儿的身上。

5. 抚触者应怀有愉悦的心情,满怀爱心去抚触新生儿,这样才会将良好的信息传递给新生儿,自然会使其更加安静、舒适。

(陈 敏)

思考题

1. 张女士,16 小时前正常分娩一足月男婴,母乳喂养后排出墨绿色黏稠的大便。检查时安静,不哭闹,生命体征正常,腹部平软。

请思考:

(1)解释新生儿排出胎粪的时间和胎粪的性状特点。

(2)列出新生儿消化系统的解剖生理特点。

2. 李女士,4 日前正常分娩一足月男婴,早晨发现新生儿皮肤黄染,新生儿吃奶、睡眠情况良好,生命体征正常。

请思考:

(1)解释新生儿黄疸产生的原因。

(2)列出新生儿常见的特殊生理状态。

练习题

第八章 | 妊娠并发症

教学课件　　思维导图

学习目标

1. 掌握:各种妊娠并发症的概念、类型、护理评估和护理措施。
2. 熟悉:各种妊娠并发症对母儿的影响和处理原则。
3. 了解:妊娠并发症的常见病因、病理及发病机制。
4. 学会:识别妊娠并发症、对各种妊娠并发症进行初步应急处理和护理、对各种妊娠并发症进行正确的健康指导。
5. 具有良好沟通能力、一定的评判性思维和良好的应急反应能力,关爱母儿的健康,以确保母婴安全和健康。

情境导入

　　龚女士,24 岁,已婚,平时月经规律,现停经 56 日,停经 45 日时确诊为妊娠,15 小时前出现少量阴道流血,无腹痛,轻微腰酸,为查明原因来医院就诊。

工作任务:

1. 龚女士的护理诊断/问题有哪些?
2. 护士可以为龚女士实施哪些护理措施?

第一节　流　产

　　妊娠不足 28 周、胎儿体重不足 1 000g 而终止者,称为流产(abortion)。流产发生在 12 周前者,称为早期流产。流产发生在 12 周或之后者,称为晚期流产。流产又分为自然流产(spontaneous abortion)和人工流产(induced abortion),本节介绍自然流产。胚胎着床后约 31% 发生自然流产,其中早期流产占 80% 以上。在早期流产中,约有 2/3 为隐性流产,即发生在月经期前的流产,也称为生化妊娠。

【病因】

　　引起流产的原因很多,包括胚胎因素、母体因素、父亲因素和环境因素。

　　1. 胚胎因素　胚胎染色体异常是引起早期流产的最常见原因,占 50%~60%。其中,染色体核型数目异常最多见,以三体居多,常见的有 13、16、18-三体等;而染色体结构异常引起的流产并不常见。导致胚胎染色体异常的原因尚不清楚,但孕妇年龄越大,胚胎染色体发生异常的风险越高已达共识。

　　2. 母体因素

　　(1)全身性疾病: 孕妇患全身性疾病,如严重感染、高热疾病、严重贫血或心力衰竭、血栓性疾病、慢性消耗性疾病、慢性肝肾疾病及高血压等,均可能导致流产。妊娠期高热可致子宫收缩而流产。此外,巨细胞病毒、风疹病毒以及弓形虫感染,虽对孕妇影响不大,但可感染胎儿导致流产。

(2)**生殖器官疾病**:子宫畸形(如子宫发育不良、双角子宫、单角子宫、纵隔子宫等)、子宫肌瘤(如黏膜下肌瘤及某些肌壁间肌瘤)、子宫腺肌病、宫腔粘连等,均可影响胚胎着床发育而导致流产。宫颈重度裂伤、宫颈部分或全部切除术后、宫颈内口松弛等所致的宫颈功能不全,导致胎膜早破而发生晚期流产。

(3)**内分泌异常**:女性内分泌功能异常(如黄体功能不全、高催乳素血症、多囊卵巢综合征等),甲状腺功能减退、糖尿病血糖控制不良等均可导致流产。

(4)**免疫功能异常**:如抗磷脂综合征及系统性红斑狼疮等自身免疫功能异常者,临床可导致自然流产,甚至复发性流产。此外,父母的组织相容性抗原(HLV)相容性过大、母儿血型不合等,也可使胚胎或胎儿受到排斥而发生流产。

(5)**强烈应激及不良生活习惯**:妊娠期严重的身体(如手术、直接撞击腹部、性交过频等)或心理(过度紧张、焦虑、恐惧、忧伤等)的不良刺激均可导致流产。孕妇过量吸烟、酗酒、过量饮用咖啡、二醋吗啡(海洛因)等毒品,均可能导致流产。

3.**父亲因素**　有研究证实,精子的染色体异常可导致流产。

4.**环境因素**　过多地接触放射线,接触砷、铅、汞、甲醛、苯、氯丁二烯等化学物质,均可能引起流产。

【**病理**】

1.**早期流产**　胚胎多在排出之前已死亡,多伴有底蜕膜出血、周边组织坏死、胚胎绒毛分离,已分离的胚胎组织如同异物,可引起子宫收缩,妊娠物多能完全排出。少数排出不全或完全不能排出,导致出血量较多。无胚芽的流产多见于妊娠8周前,有胚芽的流产见于妊娠8周后。

2.**晚期流产**　多数胎儿排出之前尚有胎心,流产时先出现腹痛,然后排出胎儿、胎盘;或在没有明显分娩先兆的情况下宫口扩张、胎儿排出。少数胎儿在排出之前胎心已停止,随后胎儿自行排出;或不能自行排出形成肉样胎块,或胎儿钙化后形成石胎。其他还可见压缩胎儿、纸样胎儿、浸软胎儿、脐带异常等病理表现。

【**护理评估**】

(一)**健康史**

详细询问孕妇的停经史、早孕反应情况;阴道流血的持续时间、阴道流血量;有无腹痛,腹痛的部位、性质及程度;阴道有无水样排液,排液的色、量、有无臭味,以及有无妊娠产物排出等。对于既往病史,应全面了解孕妇有无全身性疾病、生殖器官疾病、内分泌功能失调及有无接触有害物质等,以识别发生流产的诱因。

(二)**身体状况**

1.**临床表现**

(1)**症状**:流产的主要症状是停经后阴道流血和下腹疼痛。因妊娠周数及流产过程的不同,临床表现也因人而异。

(2)**体征**:可出现子宫增大,宫口扩张,部分妊娠物排出或堵塞宫颈等。因流产类型不同而多样。

2.**临床类型**　流产患者的症状和体征根据不同类型发生、发展过程而有所不同(表8-1)。

(1)**先兆流产(threatened abortion)**:指妊娠28周前先出现少量阴道流血,常为暗红色或血性白带,无妊娠物排出,随后出现阵发性下腹痛或腰背痛。妇科检查宫颈口未开,胎膜未破,子宫大小与停经周数相符。经休息和治疗后若出血停止或腹痛消失,则可继续妊娠;若阴道流血增多或下腹痛加剧,则可发展为难免流产。

（2）**难免流产**（inevitable abortion）：指流产不可避免,一般由先兆流产发展而来。在先兆流产的基础上,阴道流血量增多,阵发性下腹疼痛加剧,或出现阴道排液（胎膜破裂）。妇科检查宫颈口已扩张,有时可见胚胎组织或羊膜囊堵塞于宫颈口内,子宫大小与停经周数相符或略小。

（3）**不全流产**（incomplete abortion）：难免流产继续发展,部分妊娠物排出体外,还有部分残留在宫腔内或嵌顿于宫颈口。由于宫腔内有残留的妊娠物,影响子宫收缩,因此,阴道流血持续不止,甚至可发生大出血而致休克。妇科检查宫颈口已扩张,有时可见胎盘组织堵于宫颈口或部分妊娠物排在阴道内,子宫小于停经周数。

（4）**完全流产**（complete abortion）：指妊娠物已全部排出,阴道流血逐渐停止,腹痛逐渐消失。妇科检查宫颈口已关闭,子宫接近正常大小。

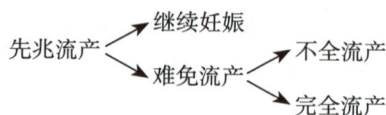

自然流产的临床发展过程如图所示（图 8-1）。

先兆流产 → 继续妊娠
先兆流产 → 难免流产 → 不全流产
难免流产 → 完全流产

图 8-1　自然流产的临床发展过程

表 8-1　各类流产的特征

类型	症状			体征		辅助检查	
	出血量	下腹痛	组织物排出	子宫口	子宫大小	妊娠试验	超声检查
先兆流产	少	无或轻	无	闭	与孕周相符	+	有胎心
难免流产	中→多	加剧	无	扩张	相符或略小	+ 或 -	多无胎心
不全流产	少→多	减轻	部分排出	扩张或有组织堵塞	小于孕周	-	无胎心
完全流产	少→无	消失	全部排出	闭	正常或略大	-	无胎心

此外,流产还有 3 种特殊情况。

（1）**稽留流产**（missed abortion）：又称为过期流产,指胚胎或胎儿已死亡滞留宫腔内,未能及时排出者。若发生在妊娠早期,早孕反应消失,有先兆流产的症状或无任何症状,子宫不再增大反而缩小。若发生在妊娠中期,则孕妇腹部不继续增大,胎动消失。妇科检查宫颈口未开,子宫小于停经周数,不能闻及胎心。

（2）**复发性流产**（recurrent spontaneous abortion,RSA）：指同一性伴侣连续发生自然流产 3 次或 3 次以上者。复发性流产大多数为早期流产,少数为晚期流产。每次流产往往发生在相同妊娠月份,其临床经过与一般流产相同。复发性流产原因与偶发性流产基本一致。早期复发性流产常见原因胚胎染色体异常、免疫功能异常、黄体功能不全、甲状腺功能减退等;晚期复发性流产常见原因为子宫解剖异常（如宫颈内口松弛、子宫肌瘤、子宫畸形等）、自身免疫异常、血栓前状态等。

知识链接

宫颈功能不全的评估

因宫颈先天发育异常或后天损伤所造成的宫颈功能异常而无法维持,最终导致流产,称为宫颈功能不全。有不明原因晚期流产、早产或未足月胎膜早破史,且分娩前或破膜前无明显宫缩,胎儿存活,应怀疑宫颈功能不全。非孕期妇科检查发现宫颈外口明显松弛;妊娠期无明显腹痛而宫口开大 2cm 以上,且超声测量宫颈内口宽度超过 15mm 者,均考虑宫颈功能不全可能。

（3）**流产合并感染**（septic abortion）：流产过程中,若阴道流血时间长,有组织残留于宫腔内或非法堕胎，可引起宫腔感染，常为厌氧菌及需氧菌混合感染。临床表现为发热、下腹痛，阴道分泌物有臭味。妇科检查子宫压痛，宫颈举痛，严重时感染可扩展到盆腔、腹腔甚至全身，并发盆腔炎、腹膜炎、败血症及感染性休克。

（三）辅助检查

1. 超声检查 可明确妊娠囊的位置、形态及有无胎心搏动，确定妊娠部位和胚胎是否存活，以指导正确的治疗方法。若妊娠囊形态异常或位置下移，预后不良。不全流产及稽留流产均可借助超声检查协助确诊。妊娠 8 周前经阴道超声检查更准确。

2. 尿、血 hCG 测定 采用胶体金法 hCG 检测试纸条检测尿液，可快速明确是否妊娠。为进一步判断妊娠转归，多采用敏感性更高的血 hCG 水平动态测定。

3. 孕激素测定 因体内孕酮呈脉冲式分泌，血孕酮的测定值波动程度很大，对临床的指导意义不大，血孕酮水平仅可协助判断先兆流产的预后。

4. 其他检查 血常规可判断出血程度，白细胞和 C 反应蛋白、降钙素原可判断有无感染存在。复发性流产患者可行妊娠物及夫妇双方的染色体检查。

（四）心理-社会支持状况

流产孕妇的心理状况常以焦虑和恐惧为特征。孕妇因阴道流血不知所措，并担心妊娠是否能继续、胎儿是否发育正常，孕妇也可因为流产的不可避免而产生伤心、郁闷、烦躁不安的情绪。也要注意评估家属对本次流产发生的看法、心理感受和情绪反应，家庭成员对孕妇的支持是否有力。

（五）处理原则

不同类型的流产其处理原则有所不同。

1. 先兆流产 临床上以保胎治疗为原则，约有 60% 先兆流产经恰当治疗能够继续妊娠。建议卧床休息，合理营养，禁止性生活，阴道检查注意轻柔，减少刺激，必要时给予对胎儿危害小的镇静剂。对于黄体功能不足者可给予补充孕激素。甲状腺功能减退者可口服小剂量甲状腺片。血 hCG 持续不升或下降，表明流产不可避免应终止妊娠，避免盲目保胎。

2. 难免流产 一旦确诊，原则上应尽早使胚胎及胎盘组织完全排出，以防止出血和感染。早期流产应及时行清宫术，对妊娠物应仔细检查，并送病理检查。复发性流产患者建议行绒毛染色体核型分析，对明确流产的原因有帮助。当晚期流产时，子宫较大，阴道出血较多，可用缩宫素静脉滴注，促进子宫收缩。当胎儿及胎盘排出后检查是否完全，必要时刮宫以清除宫腔内残留的妊娠物，并给予抗生素预防感染。

3. 不全流产 一经确诊，应尽快行刮宫术或钳刮术，清除宫腔内残留组织。阴道大量流血伴休克者，应同时输血、输液，并给予抗生素预防感染。

4. 完全流产 流产症状消失，超声检查证实宫腔内无残留妊娠物，若无感染征象，无需特殊处理。

5. 稽留流产 死亡胎儿及胎盘组织在宫腔内稽留过久，可导致严重的凝血功能障碍及弥散性血管内凝血的发生，应先行血常规、凝血功能检查并做好输血准备。若凝血机制异常，再补充凝血物质，包括纤维蛋白原、新鲜冷冻血浆、血小板等，纠正凝血功能异常的情况下行刮宫术。术前 3~5 日口服雌激素类药物，提高子宫肌对缩宫素的敏感性。子宫 <12 孕周者，可行刮宫术，刮宫时可给予缩宫素，手术时避免子宫穿孔，一次不能刮净，于术后 5~7 日后再次刮宫。子宫≥12 孕周者，可口服米非司酮加米索前列醇或静滴缩宫素，促使胎儿、胎盘排出。术后酌情进行超声检查，以确认宫腔残留物是否完全排出，并加强抗感染治疗。

6. 复发性流产 在明确病因学诊断后有针对性地给予个性化治疗，复发性流产患者，需在下一次妊娠前进行夫妻双方染色体检查以排除遗传性疾病，排除生殖器官畸形和感染，排查同种免疫性流产等。宫颈功能不全者于妊娠 12~14 周可酌情行预防性宫颈环扎术，术后定期随访，妊娠达到 37

周或以后拆除环扎的缝线。并重视对保胎治疗成功的患者进行胎儿宫内发育监测,以及对新生儿进行出生缺陷筛查。

7. 流产合并感染 控制感染的同时尽快清除宫内残留物。若阴道流血不多,先选用广谱抗生素 2~3 日,待感染控制后再行刮宫。若阴道流血量多,静脉滴注抗生素及输血的同时,先用卵圆钳将宫腔内残留大块组织夹出,使出血减少,切不可用刮匙全面搔刮宫腔,以免造成感染扩散。术后应继续用广谱抗生素,待感染控制后再行彻底刮宫。若已合并感染性休克者,应积极进行抗休克治疗,病情稳定后再行彻底刮宫。若感染严重或盆腔脓肿形成,应行手术引流,必要时切除子宫。

【常见护理诊断/问题】

1. 有休克的危险 与较多量阴道流血有关。

2. 有感染的危险 与阴道流血时间过长、宫腔内有残留组织等因素有关。

3. 焦虑 与担心胎儿健康等因素有关。

【护理目标】

1. 孕妇阴道流血得到控制,生命体征正常。

2. 孕妇无感染征象或感染被及时发现,体温、白细胞计数无异常。

3. 孕妇情绪稳定,积极配合治疗。

【护理措施】

(一)一般护理

1. 向患者说明卧床休息的必要性,以取得患者的配合;告知患者禁止性生活,并协助其完成日常生活护理。

2. 增强机体抵抗力 建议合理饮食,加强营养,防止发生贫血。

3. 会阴护理 注意会阴清洁,会阴擦洗每日 2 次,嘱患者于每次大小便后及时清洗。勤换会阴垫和衣裤,防止上行感染。

(二)病情观察

1. 观察有无感染 监测体温、血常规及阴道流血的情况,以及分泌物的性质、颜色、气味等,并严格执行无菌操作规程。有感染征象时应及时报告医生,并遵医嘱进行抗感染处理。

2. 观察阴道流血量及腹痛情况 若妊娠不能继续,及时通知医生,及早处理。当大量阴道出血时,应立即测量血压、脉搏,正确估计出血量。

(三)治疗配合

1. 先兆流产孕妇护理 需卧床休息,禁止性生活、灌肠等,以减少各种刺激。随时评估孕妇腹痛是否加重、阴道流血量是否增多等。遵医嘱给予孕妇镇静剂、孕激素等。稳定孕妇情绪,增强保胎信心。

2. 终止妊娠孕妇的护理 应配合医生及时做好术前准备及术中、术后护理。术前应做好孕妇准备及手术器械等用物的准备,术中应密切观察生命体征,术后注意观察阴道出血量及子宫收缩情况,尤其是血压、体温的监测。

3. 急救护理 当大量阴道流血时,配合医生急救,严密监测孕妇的体温、血压及脉搏,观察其面色、腹痛、阴道流血及与休克有关征象。给氧,保暖,取中凹位,迅速开放静脉通道,做好输液、输血准备。及时做好终止妊娠的准备,协助医生完成手术过程,使妊娠产物完全排出。有凝血功能障碍者应予以纠正,然后再行引产或手术。

4. 预防感染 监测感染征象,并严格执行无菌操作规程,加强会阴护理。指导孕妇使用消毒会阴垫,保持会阴部清洁,维持良好的卫生习惯。当护士发现感染征象后应及时报告医生,并按医嘱进行抗感染处理。

（四）心理护理

1. 建立良好的护患关系,鼓励孕妇进行开放性沟通,表达其内心感受,尤其是不良情绪的宣泄。提供相关知识,介绍引起流产的原因,减轻患者自责和不良情绪,增强保胎信心。

2. 在紧急处理时应保持镇定,同时向孕妇说明所发生的情况及所采取的措施,以减轻其紧张、恐惧心理。

（五）健康指导

1. 消除病因或诱因,与孕妇及家属共同讨论此次流产的原因。讲解流产的相关知识,帮助他们为再次妊娠做好准备。指导染色体异常夫妇进行相应的遗传咨询、确定是否可以再孕。

2. 加强流产相关知识的宣教,帮助孕妇掌握防治流产的知识,避免不良因素的影响。告知孕妇在下一次妊娠确诊后注意安胎治疗。有复发性流产史的孕妇在下一次妊娠确诊后应卧床休息,加强营养,禁止性生活,治疗期必须超过以往发生流产的妊娠月份。

3. 病因明确者,应积极接受对因治疗。如黄体功能不足者,按医嘱正确使用孕酮治疗以预防流产;子宫畸形者需在妊娠前先行矫治手术。

4. 保胎期间阴道流血增多或腹痛加剧,流产后突然发生大量活动性出血、发热持续或剧烈腹痛等需及时就诊。还应嘱患者流产后1个月返院复查,确定无禁忌证后,方可恢复性生活。

【护理评价】

1. 孕妇生命体征正常,无阴道流血表现。
2. 孕妇无感染发生。
3. 孕妇情绪稳定,配合治疗和护理,并积极探求下次妊娠的相关事项。

第二节　异位妊娠

当正常妊娠时,受精卵着床于子宫腔内。受精卵在子宫体腔以外着床,称为异位妊娠（ectopic pregnancy）（俗称宫外孕）。根据受精卵着床部位不同,分为输卵管妊娠（tubal pregnancy）、卵巢妊娠、腹腔妊娠、宫颈妊娠、阔韧带妊娠等（图8-2）。此外,剖宫产瘢痕妊娠近年来在国内明显增多,子宫残角妊娠也有发生。异位妊娠以输卵管妊娠最多见,约占异位妊娠的95%,故本节以输卵管妊娠为例介绍异位妊娠。在输卵管妊娠中,发生部位又以壶腹部最多,约占78%,其次为峡部、伞部,间质部少见。

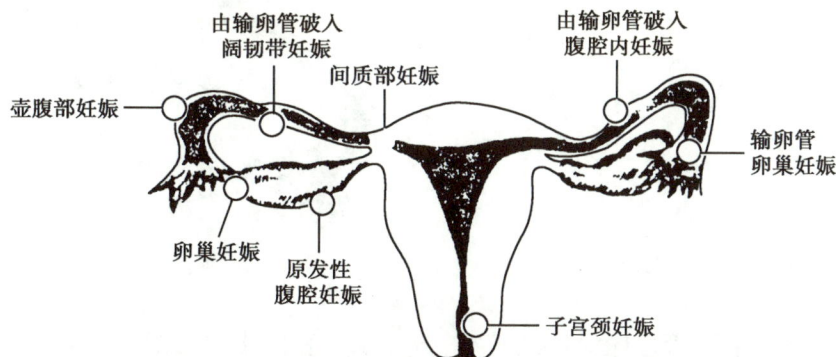

图 8-2　各种异位妊娠部位示意图

异位妊娠是妇产科常见急腹症之一,发病率为2%~3%,是早期妊娠孕妇死亡的主要原因。近年来,由于异位妊娠得到更早的诊断和处理,患者的存活率和生育保留能力明显提高。

【病因】

1. 输卵管炎症　是输卵管妊娠的主要因素,可分为输卵管黏膜炎症和输卵管周围炎症。炎症造成输卵管管腔变窄、纤毛功能受损,输卵管扭曲,蠕动减慢,影响受精卵运行而于输卵管内着床。

2. 输卵管手术 常见于不孕症者接受输卵管粘连分离术或输卵管成形术后。

3. 输卵管发育不良或功能异常 输卵管过长、肌层发育不良、黏膜纤毛缺乏、输卵管憩室,均可使受精卵在输卵管内运行过久引起输卵管妊娠。输卵管功能受雌、孕激素调节,若调节失常,可影响受精卵正常运行。此外,精神因素可引起输卵管痉挛和蠕动异常,干扰受精卵运送。

4. 辅助生殖技术 近年由于辅助生殖技术的应用,使输卵管妊娠发生率增加,既往少见的异位妊娠,如卵巢妊娠、宫颈妊娠、腹腔妊娠的发生率增加。美国因辅助生殖技术运用所致输卵管妊娠的发生率为 2.8%。

5. 避孕失败 包括宫内节育器、口服紧急避孕药等避孕失败,发生异位妊娠的概率较大。

6. 其他 输卵管周围肿瘤如子宫肌瘤或卵巢肿瘤的压迫,输卵管子宫内膜异位等增加受精卵着床于输卵管的可能性。

【**病理**】

(一) **输卵管妊娠的转归**

输卵管管腔小、管壁薄,黏膜蜕膜变不良,不能适应胚胎、胎儿的生长发育,当输卵管妊娠发展到一定程度时,可引起下列结局:

1. 输卵管妊娠流产 多见于输卵管壶腹部或伞部妊娠,常发生在妊娠 8~12 周。由于蜕膜形成不完整,发育中的胚泡常向管腔突出,最终突破包膜而出血。若整个胚泡与管壁分离(图 8-3),随输卵管逆蠕动排入腹腔,形成输卵管完全流产,出血一般不多。如胚泡剥离不完整,仍有部分附着于管壁,形成输卵管不全流产,不易止血,常可发生大出血。

2. 输卵管妊娠破裂 多见于输卵管峡部妊娠,常发生在妊娠 6 周左右。受精卵着床于输卵管黏膜皱襞间,胚泡生长发育时绒毛向管壁方向侵蚀肌层及浆膜,最终穿破浆膜,形成输卵管妊娠破裂(图 8-4)。输卵管肌层血管丰富,短期内可发生大量腹腔内出血,而出现休克。出血量远较输卵管妊娠流产多,腹痛剧烈,也可反复出血,在盆腔与腹腔内形成积血和血肿,孕囊可自破裂口排入盆腔。输卵管妊娠破裂绝大多数为自发性,也可发生于性交或双合诊后。

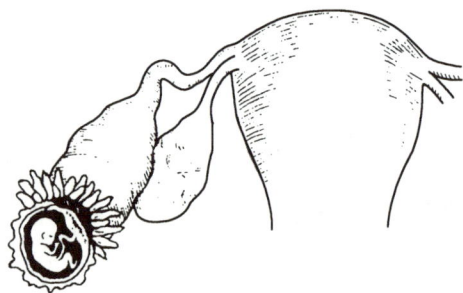

图 8-3 输卵管妊娠流产

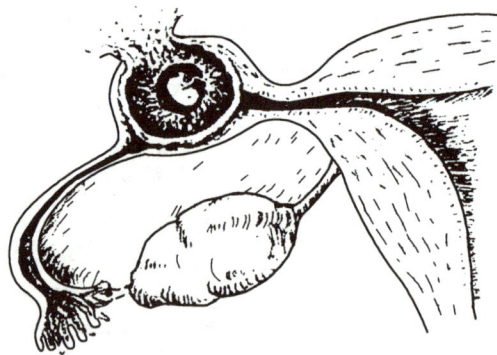

图 8-4 输卵管妊娠破裂

3. 陈旧性宫外孕 输卵管妊娠流产或破裂,若长期反复内出血形成的盆腔血肿不消散,血肿可机化变硬并与周围组织粘连。机化性包块可存在多年,甚至钙化形成石胎。

4. 继发性腹腔妊娠 无论输卵管妊娠流产或破裂,胚胎从输卵管排入腹腔或阔韧带内,多数死亡,偶尔也有存活者。若存活胚胎的绒毛组织附着于原位或排至腹腔后重新种植而获得营养,可继续生长发育,形成继发性腹腔妊娠。

(二) **子宫变化**

1. 子宫增大变软 输卵管妊娠和正常妊娠一样,滋养细胞产生的 hCG 维持黄体生长,使甾体激素分泌增加。因此,子宫变软、稍大。

2. 子宫内膜变化 胚胎存活,受卵体激素影响,子宫内膜出现蜕膜反应,但因胚胎发育较正常宫内妊娠差,其所分泌的激素水平较低,故蜕膜反应常不典型。若胚胎受损或死亡,滋养细胞活力消失,蜕膜自宫壁剥离而发生阴道流血。有时蜕膜可完整剥离,随阴道流血排出三角形蜕膜管型;有时呈碎片排出。排出的组织见不到绒毛,组织学检查无滋养细胞,此时血 hCG 下降。若胚胎死亡后部分深入肌层的绒毛仍存活,黄体退化迟缓,内膜仍可呈分泌反应。

【护理评估】

(一)健康史

仔细询问有无发生异位妊娠的高危因素,如既往盆腔炎、输卵管手术史、异位妊娠、宫内放置节育器和辅助生育史等。有无停经史,停经时间的长短及早孕反应等,有无下腹部疼痛,有无肛门坠胀、头晕、四肢厥冷等症状出现。

(二)身体状况

输卵管异位妊娠主要临床表现为停经后出现腹痛、阴道流血,晕厥与休克,偶可见腹部包块。

1. 症状

(1)**停经**:多有 6~8 周的停经史,输卵管间质部妊娠停经时间较长。但约 20%~30% 的孕妇主诉无停经史,将不规则阴道流血误认为是月经来潮。

(2)**腹痛**:是输卵管妊娠就诊的最主要症状。胚胎在输卵管内生长发育,使输卵管内逐渐增大,常表现为一侧下腹部隐痛或酸胀感。当发生输卵管妊娠流产或破裂时,突然感觉一侧下腹部撕裂样疼痛,常伴恶心、呕吐。若血液积聚在直肠子宫陷凹,则表现为肛门坠胀感。若血液由下腹部流向全腹,则疼痛向全腹扩散,血液刺激膈肌时,可引起肩胛部放射性疼痛及胸部疼痛。

(3)**阴道流血**:胚胎死亡后,常有不规则阴道流血,色暗红或深褐,量少,呈点滴状,一般不超过月经量。阴道流血时可伴有蜕膜管型或蜕膜碎片排出。阴道流血常常在病灶消除后或绒毛滋养细胞完全坏死吸收后方能停止。

(4)**晕厥与休克**:由腹腔内急性出血及剧烈腹痛而致,轻者出现晕厥,严重者出现失血性休克。其严重程度与腹腔内出血量呈正比,但与阴道流血量不呈正比。

(5)**腹部包块**:输卵管妊娠流产或破裂所形成的血肿时间较长者,由于血液凝固并与周围组织或器官发生粘连形成包块,若包块较大或位置较高,可于腹部扪及。

2. 体征

(1)**一般情况**:可呈贫血貌。大量出血者,可出现面色苍白、脉快而细弱、血压下降等休克体征。体温一般正常,休克时略低,腹腔内出血吸收时可略高,但不超过 38℃。

(2)**腹部检查**:下腹部有明显压痛、反跳痛,以患侧明显,但肌紧张轻微。出血较多时,移动性浊音阳性。

(3)**妇科检查**:阴道内常有来自宫腔的少量血液。输卵管流产或破裂者,阴道后穹隆饱满、有触痛;将宫颈轻轻上抬或向左右摆动时,加重对腹膜刺激而引起剧烈腹痛,称为宫颈举痛或摇摆痛,是输卵管妊娠的典型体征之一。内出血多时,子宫有漂浮感。子宫的一侧或后方可触及边界不清、大小不一的包块,触痛明显。

(三)辅助检查

1. hCG 测定 hCG 阳性对异位妊娠的诊断至关重要。血 β-hCG 测定灵敏度高、快速,异位妊娠阳性率一般可达 80%~100%,是早期诊断异位妊娠的重要方法。当异位妊娠时,hCG 水平较正常的宫内妊娠低,但阴性者不能完全排除异位妊娠。

2. 超声检查 阴道 B 超检查较腹部 B 超检查准确率高。如宫腔内无妊娠物,宫旁可见轮廓不清的液性或实性包块,若包块内见有胚囊或胎心搏动则可确诊。

3. 阴道后穹隆穿刺 是一种简单而可靠的诊断方法,适用于疑有腹腔内出血的患者。若抽出暗红色、不凝固血液,说明腹腔有内出血。若未能抽出血液,可能是无内出血、出血量少、血肿位置高或直肠子宫陷凹有粘连,不能排除输卵管妊娠的存在。

4. 腹腔镜检查 腹腔镜检查有助于提高异位妊娠的诊断准确性。在早期异位妊娠的患者,直视下可见一侧输卵管肿大,表面紫蓝色,腹腔内无出血或少量出血。实施腹腔镜有利于诊断且可以同时治疗。注意大量腹腔内出血或伴有休克者,禁做腹腔镜检查。

5. 诊断性刮宫 很少应用,仅适用于阴道流血量较多的孕妇,旨在排除宫内妊娠流产。将宫腔刮出物送病理检查,若仅见蜕膜而不见绒毛,有助于异位妊娠的诊断。

(四)心理-社会支持状况

可因突发大量出血、剧烈腹痛及妊娠终止等现实状况而引起患者激烈的情绪反应,可表现为哭泣、自责、无助、抑郁和恐惧等心理变化。评估家庭成员对此次妊娠的态度。有无失去胎儿的悲伤和自责,是否存在自尊紊乱、对未来的受孕能力担心程度等。

(五)处理原则

异位妊娠的治疗包括手术治疗、药物治疗和期待治疗。

1. 手术治疗 适应证:①生命体征不平稳或有腹腔内出血征象者。②诊断不明确需探查者。③异位妊娠有进展者(血 hCG 进行性升高、有胎心搏动,附件区包块增大)。④不能随诊者。⑤药物治疗有禁忌证或无效者。

手术方式可以选择根治术即连同胚胎一起切除患侧输卵管。保守性手术即去除胚胎组织,但保留患侧输卵管。术中自体输血是抢救严重内出血伴休克的有效措施,尤其在缺乏血源的情况下更重要。

2. 药物治疗 适应证:①一般情况良好,输卵管妊娠未发生破裂,无活动性腹腔内出血。②盆腔肿块最大直径 <3cm。③血 β-hCG<2 000U/L。④超声未见胚胎原始血管搏动。⑤肝功能、肾功能及血红细胞、白细胞、血小板计数正常。⑥无甲氨蝶呤(MTX)使用禁忌证。

化学药物治疗主要适用于早期异位妊娠,要求保留生育能力的年轻患者。目前常用甲氨蝶呤,抑制滋养细胞增生,使胚胎组织坏死、脱落、吸收。常用剂量为 0.4mg/(kg·d),肌内注射,5 日为一疗程;或单次剂量肌内注射常用 50mg/m^2 体表面积计算,在治疗第 4 日和 7 日检测血 hCG。治疗期间需要监测病情变化、血 hCG 及超声检查,同时注意患者药物肝肾毒副反应。

3. 期待治疗 期待治疗适用于出血少、疼痛轻、无输卵管妊娠破裂征象;血 β-hCG 低于 1 500U/L 且呈下降趋势。期待治疗必须向患者说明病情及征得同意。

【常见护理诊断/问题】

1. 有休克的危险 与较多量出血有关。

2. 急性疼痛 与输卵管妊娠流产或破裂有关。

3. 恐惧 与担心手术失败有关。

【护理目标】

1. 孕妇生命体征平稳且正常,无并发症发生。

2. 孕妇疼痛减轻,得到有效控制。

3. 孕妇情绪得到调整,能以正确的心态接受此次妊娠失败的现实。

【护理措施】

(一)一般护理

1. 指导休息 患者应卧床休息,减少剧烈活动,禁止性生活,保持大便通畅,避免腹部压力增大,从而减少异位妊娠破裂的机会。

2. 指导饮食 加强营养,多摄入富含铁、维生素 C 及优质蛋白的食物,促进血红蛋白的增加,改善因出血而导致的贫血。

3. 预防感染 保证外阴清洁,每日进行会阴擦洗预防感染。

（二）病情观察

监测生命体征,重视患者主诉。生命体征不平稳者每15分钟测量一次并记录;观察腹痛和阴道流血情况有无加重或减轻,正确评估出血量。化学药物治疗者,观察药物的毒副反应,例如肝功能异常、药物性皮疹、脱发,及时报告医生。

（三）治疗配合

1. 配合医生纠正患者的休克症状 吸氧、开放静脉通道、配血、输血、输液、止血,维持血容量,做好术前准备。如果已出现腹腔内出血较多或失血性休克,按急诊危重患者进行抢救,术后护理注意保暖,吸氧、去枕平卧。

2. 加强化学药物治疗的护理 化疗一般采用全身用药,也可采用局部用药。在用药期间,应用超声检查和 β-hCG 进行严密监护,并注意患者的病情变化及药物毒副反应。

（四）心理护理

向患者及家属讲明手术的必要性,减少和消除患者的紧张、恐惧心理。术后应帮助患者以正常的心态接受此次妊娠失败的现实,讲解异位妊娠的相关知识,减少患者因恐惧再次发生异位妊娠而抵触妊娠的不良情绪,也可提高患者的自我保健意识。

（五）健康指导

1. 术后应注意休息,加强营养,纠正贫血,提高机体抵抗力。

2. 做好妇女健康指导工作,防治盆腔感染,指导患者保持良好的卫生习惯。注意外阴清洁,禁止性生活 1 个月。

3. 指导采取有效的避孕措施,制订家庭护理计划。告知输卵管妊娠中约有 10% 的再次发生率和 50%~60% 的不孕率。再次妊娠时,要及时就诊,不宜轻易终止妊娠。

【护理评价】

1. 患者休克症状得到及时发现并纠正。

2. 患者得到有效治疗和护理,疼痛减轻或消失。

3. 患者情绪稳定,能面对现实。

第三节 妊娠剧吐

妊娠剧吐（hyperemesis gravidarum）是指妊娠早期孕妇出现严重且持续的恶心、呕吐,并引起脱水、酮症酸中毒,需要住院治疗者。有恶心、呕吐的孕妇中通常只有 0.3%~1.0% 发展为妊娠剧吐。

【病因】

1. 内分泌因素 鉴于早孕反应出现与消失的时间与孕妇血 hCG 水平上升与下降的时间一致,加之葡萄胎、多胎妊娠孕妇血 hCG 水平明显升高,剧烈呕吐发生率也高,提示妊娠剧吐可能与 hCG 水平升高有关。

2. 精神因素 过度紧张、焦虑、忧虑及生活环境和经济状况较差的孕妇易发生妊娠剧吐。

【病理】

由于严重呕吐引起脱水、电解质紊乱;长期不能进食,体内脂肪分解供给能量,导致脂肪代谢的中间产物酮体在体内聚积,引起代谢性酸中毒。

【护理评估】

（一）健康史

询问孕妇生育史和末次月经情况,推算停经时间。有无消化系统疾病及糖尿病等病史,有无神经系统异常等。

（二）身体状况

1. 症状 大多数妊娠剧吐发生于妊娠 10 周以前。典型表现为妊娠 6 周左右出现恶心、呕吐并随妊娠进展逐渐加重，至妊娠 8 周左右发展为持续性呕吐，不能进食、疲乏、无力，呕吐胆汁或呕吐物为咖啡色，导致孕妇脱水、电解质紊乱甚至酸中毒。极为严重者出现嗜睡、意识模糊、谵妄、昏迷甚至死亡。

2. 体征 体重下降，明显消瘦、口唇干裂、皮肤弹性差且干燥、眼球凹陷及尿量减少等。孕妇可因肝肾功能受损出现黄疸。严重者可因维生素 B_1 缺乏引发韦尼克（Wernicke）脑病。

（三）辅助检查

1. 尿液检查 测定尿酮体、尿量、尿比重；中段尿细菌培养以排除泌尿系统感染。

2. 血液检查 测定血常规、肝肾功、电解质等评估病情严重程度。部分妊娠剧吐的孕妇转氨酶升高、血清胆红素水平升高。

3. 超声检查 排除多胎妊娠、滋养细胞疾病等。

（四）心理-社会支持状况

孕妇因不能进食或进食少而担心胎儿的健康，表现为恐惧、焦虑、烦躁不安等不良心理变化；而家属既担心孕妇的生命安全，又害怕胎儿受影响，产生矛盾心理。

（五）处理原则

严重呕吐并发酮症或出现严重并发症时，需要住院治疗。

1. 支持治疗 少食多餐，进食清淡、固体及高热量食物，必要时禁食。

2. 纠正脱水及电解质紊乱 静脉输注生理盐水、葡萄糖盐水、葡萄糖溶液或平衡液，直至酮症被纠正，维持每日尿量 1 000ml 以上。纠正低钾血症和代谢性酸中毒。

3. 止吐治疗 酌情应用止吐剂，如维生素 B_6 口服或静脉滴注。

4. 监测病情 需要监测呕吐、进食情况，精神状态、尿量、酮体、电解质、肝功能、心电图，酌情调整治疗剂量。

5. 补充维生素 B_1 防治韦尼克脑病。

6. 如出现病情危重指标时，须终止妊娠。

【常见护理诊断/问题】

1. 营养失调：低于机体需要量 与频繁呕吐、不能进食导致摄入不足有关。

2. 焦虑 与担心身体状况、胎儿发育有关。

【护理目标】

1. 孕妇能进食，摄入的营养能满足机体的需要。

2. 孕妇焦虑减轻，情绪稳定，对继续妊娠有信心。

【护理措施】

（一）一般护理

1. 休息及活动 保障充足睡眠，适当散步、孕妇保健操等轻缓运动，改善心情，强健身体，减轻早孕反应。提高环境舒适度，减少引起孕妇不适的味道。

2. 饮食指导 少食多餐，多喝水，多吃富含纤维素和维生素 B_1 的食物。建议多吃酸味食品，能改善妇女怀孕后胃肠道不适的症状，减少恶心、呕吐，也能增加食欲，增加营养。同时可选用新鲜的水果增加维生素摄入。

（二）病情观察

严密观察生命体征、记出入量、注意尿液的颜色。观察孕妇全身状况，如神志、有无黄染、是否有视物模糊。密切观察胎儿的宫内情况，注意有无阴道流血、腹痛等先兆流产症状。如出现病情变化,及时报告医生处理。

（三）治疗配合

1. 输液治疗 孕妇普遍因剧吐输液较多、输液时间长、病情反复带来不适,输液前做好解释工作,熟练操作,经常巡视输液情况,询问孕妇治疗效果,减少不适。

2. 营养治疗 孕妇进食后呕吐,呕吐后怕进食,往往形成恶性循环,长期饥饿导致热量摄入不足,甚至水电解质紊乱,故在呕吐时禁食,使胃肠得到休息,必要时适当给予静脉输注营养素如氨基酸、维生素等。当呕吐停止后应适当进食,饮食以清淡、易消化为主。

（四）心理护理

对压力大有焦虑情绪的孕妇,多关注其精神状态,应多关心体贴,避免情绪激动。耐心向孕妇及家属讲解妊娠剧吐是一种生理现象,积极治疗和护理后可以缓解,帮助孕妇树立妊娠的信心。

（五）健康指导

1. 保证妊娠期营养 恶心、呕吐轻者晨起可吃些咸味饼干,少食多餐,避免空腹。根据体重变化增加热量和蛋白质摄入,多吃新鲜蔬菜和水果,增加膳食纤维,注意铁、钙、碘的摄入,食物多样化,粗细粮搭配。

2. 指导孕妇注意口腔卫生 保持口腔清洁,饭后漱口,早、晚用软毛刷刷牙,孕吐后迅速清理,并用温水漱口。

3. 适当休息 工作勿超负荷,勿持重物,少到公共场所,避免接触有毒化学物质和放射性物质。

4. 告知孕妇一般情况下妊娠 12 周以后,呕吐情况会消失或好转,使之对妊娠充满信心。

【护理评价】

1. 孕妇能正常进食,机体生理需要得到满足。

2. 孕妇情绪是否稳定,对继续妊娠有无信心。

第四节　妊娠期高血压疾病

> **情境导入**
>
> 刘女士,28 岁,G_2P_0,孕 36 周,主诉"下肢水肿 1 个月伴头晕 7 日"来院就诊。体检:T 36.8℃,BP 160/116mmHg,P 84 次/min,R 18 次/min;下肢凹陷性水肿(++);宫高 32cm,腹围 89cm,胎位 LOA,胎心 148 次/min,无宫缩,胎膜未破。
>
> **工作任务:**
>
> 1. 刘女士最可能的临床诊断是什么? 其依据是什么?
>
> 2. 目前存在哪些主要护理诊断/问题?
>
> 3. 护理要点有哪些?

妊娠期高血压疾病(hypertensive disorders of pregnancy,HDP)属妊娠期特有的疾病,包括妊娠期高血压、子痫前期、子痫、慢性高血压并发子痫前期以及妊娠合并慢性高血压,发病率为 5%~12%。多数病例在妊娠期出现一过性高血压、蛋白尿等症状,分娩后随即消失。该病多发生在妊娠 20 周以后及产后 24 小时以内,是产科常见的并发症,严重影响母婴健康和安全,是导致孕产妇及围生儿病死率升高的重要原因之一。

【病因】

1. 高危因素 根据流行病学调查发现,妊娠期高血压疾病与以下因素有关:①初孕妇。②妊娠间隔时间 10 年者。③低龄(年龄≤18 岁)或高龄(年龄≥35 岁)孕产妇。④多胎妊娠。⑤精神过度紧张致使中枢神经系统功能紊乱者。⑥有慢性高血压、慢性肾炎、糖尿病等病史者。⑦严重营养不良者，如重度贫血、低蛋白血症。⑧体重指数（BMI）：孕前 BMI≥28kg/m² 者。⑨子宫张力过高（如多胎妊娠、羊水过多、巨大儿及葡萄胎等）者。⑩有高血压家族史，尤其是有妊娠期高血压病史者。

2. 病因 发病原因至今尚未明确，主要病因学说有以下几种：

（1）**免疫学说**：妊娠被认为是成功的自然同种异体移植。正常妊娠的维持，主要依赖于胎盘的免疫屏障作用、母体内免疫抑制细胞和免疫抑制物的作用，这种免疫平衡失调，即可导致妊娠期高血压疾病。

（2）**子宫-胎盘缺血缺氧学说**：本病多发生于初孕妇、多胎妊娠、羊水过多者。该学说认为由于子宫张力过高，影响子宫血液循环，造成子宫-胎盘缺血缺氧所致。此外，全身血液循环障碍不能满足子宫-胎盘供血，如孕妇有严重营养不良、慢性高血压、糖尿病等也易伴发本病。

（3）**血管内皮细胞功能障碍**：细胞毒性物质和炎性介质如氧自由基、过氧化脂质、血栓素 A_2 等含量增高，可诱发血小板凝聚，并对血管紧张因子敏感，血管收缩致使血压升高，从而导致一系列的病理变化。

（4）**营养缺乏及其他因素**：流行病学调查发现，妊娠期高血压疾病的发生可能与缺钙有关，研究显示孕期补钙可以降低妊娠期高血压疾病的风险，机制尚不明确。多种营养缺乏，如以清蛋白减少为主的低蛋白血症，镁、锌、硒等缺乏与子痫前期的发生发展均有关。此外，其他因素如胰岛素抵抗、遗传等因素可能也是发病的原因。

【病理生理】

1. 基本病理生理变化 本病的基本病理生理变化是全身小血管痉挛、内皮损伤及局部缺血。小动脉痉挛致外周阻力增大引起高血压；肾血管内皮细胞受损、通透性增加，蛋白质渗漏而产生蛋白尿；低蛋白血症、肾小管重吸收增加使得水钠潴留导致水肿。全身各器官组织因缺血、缺氧而受到损害，产生相应的变化。

2. 主要器官的病理生理变化

（1）**脑**：脑部小动脉痉挛，脑组织缺血、缺氧，造成脑水肿、脑血栓形成；脑血管破裂引起脑出血、颅内压升高，甚至发生脑疝而死亡。患者出现头晕、头痛、呕吐，甚至抽搐、昏迷等症状。研究显示子痫与脑血管自身调节功能丧失有关。

（2）**肾脏**：肾小动脉痉挛，使肾小球缺血，血管壁通透性增加，肾血流量及肾小球滤过率下降，导致肾功能损害，严重时可致少尿、无尿及肾衰竭。血浆蛋白自肾小球漏出形成蛋白尿，其多少与疾病的严重程度相关。血浆肌酐常明显增高。

（3）**心脏**：冠状动脉痉挛，引起心肌缺血、间质水肿、心肌点状出血或坏死，心脏负担加重，可导致左心衰、肺水肿。

（4）**肝脏**：肝内小动脉痉挛，肝组织缺血、坏死、出血；肝细胞坏死可导致黄疸；肝损坏严重时可出现门静脉周围组织出血、坏死及肝包膜下血肿等。肝功能异常表现为各种转氨酶水平升高、血浆碱性磷酸酶升高。

（5）**眼**：眼底小动脉痉挛，导致局部组织缺血、水肿，导致眼花、视物模糊，眼底出血引起视网膜脱离，突然失明。

（6）**胎盘**：底蜕膜小动脉痉挛使胎盘血流量减少，胎盘缺血导致胎盘功能减退，可导致胎儿生长受限、胎儿窘迫，甚至死胎；严重时小动脉痉挛致使血管破裂，蜕膜坏死出血，形成胎盘后血肿导致胎盘早剥；子宫胎盘缺血，胎盘组织坏死后可释放组织凝血活酶，引起弥散性血管内凝血（DIC）。

（7）**血液**：全身小动脉痉挛，血管壁通透性增加，血液浓缩，血浆黏稠度增加，影响微循环灌注，导致 DIC。

【分类及临床表现】

妊娠期高血压疾病可分为以下几类：

1. 妊娠期高血压 妊娠 20 周后首次出现高血压,收缩压≥140mmHg 和/或舒张压≥90mmHg;尿蛋白(−)。收缩压≥160mmHg 和/或舒张压≥110mmHg 为重度妊娠期高血压。妊娠期高血压于产后 12 周内恢复正常。

2. 子痫前期 是指妊娠 20 周后出现收缩压≥140mmHg 和/或舒张压≥90mmHg 伴有下列任意 1 项:尿蛋白定量≥0.3g/24 小时,或随机尿蛋白≥(+);或尿蛋白/肌酐比值≥0.3;或伴有以下任何 1 种器官或系统受累:心、肺、肝、肾等重要器官,或血液系统、消化系统、神经系统的异常改变,胎盘-胎儿受到累及等。

子痫前期孕妇出现下述任一表现为重度子痫前期:①收缩压≥160mmHg 和/或舒张压≥110mmHg。②持续性头痛、视觉障碍或其他中枢神经系统异常表现。③肾功能受损:尿蛋白定量>2.0g/24h、少尿或血清肌酐>106μmol/L。④血液系统异常:血小板<100×10^9/L;微血管内溶血表现有贫血、血乳酸脱氢酶(LDH)水平升高或黄疸。⑤转氨酶水平异常:丙氨酸转氨酶(ALT)或天冬氨酸转氨酶(AST)水平升高;持续性上腹部疼痛。⑥心力衰竭;肺水肿。⑦胎儿生长受限或羊水过少、胎死宫内、胎盘早剥等。

3. 子痫 子痫前期基础上发生不能用其他原因解释的强直性抽搐甚至昏迷,称为子痫。子痫大多发生在妊娠晚期或临产前,称为产前子痫;少数发生在分娩过程中,称为产时子痫;极少数发生在产后 24 小时内,称为产后子痫。

子痫发作的典型过程:先表现为患者眼球固定、瞳孔散大、瞬间头扭向一侧、牙关紧闭,继而口角及面部肌肉颤动;几秒钟后迅速出现全身及四肢肌肉强直,双手紧握、双臂屈曲,发生强烈的抽动(全身高张性阵挛惊厥、有节律的肌肉收缩)。抽搐时患者呼吸暂停、面色青紫、口吐白沫,持续约 1 分钟左右,抽搐强度减弱,全身肌肉放松,随即深长吸气后呼吸恢复。抽搐期间患者神志不清,抽搐停止后,意识逐渐恢复。如抽搐频繁且持续时间较长者,患者可陷入深昏迷。抽搐过程中患者易发生唇舌咬伤、摔伤甚至骨折等创伤,昏迷时呕吐物可造成窒息或吸入性肺炎。

4. 慢性高血压并发子痫前期 妊娠 20 周前无蛋白尿,妊娠 20 周后出现尿蛋白定量≥0.3g/24 小时或随机尿蛋白≥(+);或妊娠 20 周前有蛋白尿,妊娠 20 周后尿蛋白量明显增加;或出现血压进一步升高等上述重度子痫前期的任何 1 项表现。

5. 妊娠合并慢性高血压 孕妇既往存在高血压或在妊娠 20 周前发现收缩压≥140mmHg 和/或舒张压≥90mmHg,妊娠期无明显加重或表现为急性严重高血压;或妊娠 20 周后首次发现高血压但持续到产后 12 周以后。

【护理评估】

(一)健康史

详细询问孕妇妊娠前及妊娠 20 周前有无高血压征象;是否存在妊娠期高血压疾病的诱发因素,既往病史中有无慢性肾炎、糖尿病等;此次妊娠后血压变化情况,是否伴有蛋白尿、水肿。注意询问孕妇有无头痛、视物模糊、上腹部不适等症状。

(二)身体状况

1. 症状 询问孕妇有无出现头痛、眼花、胸闷、上腹部不适等自觉症状。

2. 体征

(1)**血压**:测量血压前,孕妇至少安静休息 5 分钟,可取坐位或卧位,必要时测量两臂以了解血压的增高情况。血压的高低与病情有密切关系,同时应注意与基础血压比较,若血压较基础血压升高 30/15mmHg 时需密切观察。

(2)**水肿**:观察有无水肿及水肿范围。水肿可分为四级:水肿局限于踝部及小腿为"+";水肿延及大腿为"++";水肿延及外阴及腹壁为"+++";全身水肿或腹水为"++++"。对水肿不明显,但体重每周增加 >0.5kg 的隐性水肿也应重视。下肢水肿亦可见于正常妊娠、贫血及低蛋白血症,因此水肿的严重程度并一定能反映病情的严重程度,即使水肿不明显者,也有可能迅速发展为子痫。

（3）**抽搐与昏迷**：是妊娠期高血压疾病最严重的表现。应特别注意发作状态、持续时间、间隔时间,神志状况以及有无唇舌咬伤、摔伤甚至骨折、窒息或吸入性肺炎等。

（三）辅助检查

1. 血液检查　包括全血细胞计数、血红蛋白含量、血细胞比容、血浆黏度、血电解质及二氧化碳结合力等;重症患者应检测凝血功能。

2. 尿液检查　尿常规、尿比重检查;尿蛋白定性、定量的检查:尿蛋白定量≥0.3g/24h 为异常。

3. 肝、肾功能检查　转氨酶（ALT、AST）、血尿素氮、肌酐及尿酸等测定。

4. 眼底检查　可见视网膜小动脉痉挛,动静脉管径比例由正常的 2∶3 变为 1∶2 甚至 1∶4,视网膜水肿,絮状渗出或出血。严重时可出现视网膜脱离导致视物模糊或失明。眼底小动脉变化是反映本病严重程度的一项重要参考指标。

5. 其他检查　胎盘功能、胎儿成熟度、超声心动图、心电图检查等,视病情而定。

（四）心理-社会支持状况

孕妇及家属缺乏对疾病的认识,当病情轻时,孕妇未感到明显不适,心理上往往不予重视;病情加重时紧张、焦虑、恐惧的心理也随之加重;子痫抽搐的孕妇清醒后常感到困惑、易激惹、烦躁,此时家属会感到极为紧张、无助,求助医护人员保证母子安全。

（五）处理原则

处理原则为休息、解痉、镇静,积极降压,有指征地利尿和扩容,密切监测母儿状态、适时终止妊娠并做好产后管理。

1. 妊娠期高血压　一般门诊治疗。加强孕期检查,密切观察病情变化;注意休息,调整饮食,必要时镇静、酌情降压治疗,防止病情发展。

2. 子痫前期　应住院治疗,防止子痫及并发症。

（1）**解痉药物**：首选硫酸镁。硫酸镁有预防子痫和控制子痫发作的作用。

（2）**镇静药物**：镇静剂有镇静和抗惊厥作用,常用地西泮和冬眠合剂,可用于硫酸镁有禁忌或疗效不明显者。分娩期慎用,以免对胎儿的神经系统产生抑制作用。

（3）**降压药物**：不作为常规,仅用于血压≥160/110mmHg,和/或舒张压≥110mmHg;有原发性高血压或在妊娠前已经用降压药者。选择降压药物的原则:对胎儿无毒副作用,不影响心排血量、肾血流量和子宫胎盘灌注量;无并发脏器功能损伤,血压控制在 130~155/80~105mmHg 为宜;如并发脏器功能损伤,血压控制在 130~139/80~89mmHg 为宜。降压过程力求下降平稳,不可波动过大。为保证子宫胎盘血流灌注,血压不可低于 130/80mmHg。常用药物有肼屈嗪、拉贝洛尔、硝苯地平等。

（4）**扩容药物**：仅用于严重的低蛋白血症、贫血患者,可选用人血白蛋白、血浆、全血和低分子右旋糖酐等。应严格掌握适应证和禁忌证,以防发生肺水肿和心力衰竭。

（5）**利尿药物**：一般不主张常规应用利尿剂,仅用于全身性水肿、肺水肿、脑水肿、肾功能不全、急性心力衰竭时。常用利尿剂有呋塞米、甘露醇等。

（6）**适时终止妊娠**：是彻底治疗本病的有效措施。终止妊娠的指征有:①妊娠期高血压、病情未达重度的子痫前期孕妇可期待至 37 周终止妊娠。②妊娠 28~34 周,经积极治疗病情仍加重者。③妊娠 >34 周且存在严重并发症者,或妊娠 >34 周存在胎儿生长受限伴有羊水过多者。④子痫:控制病情后即可考虑终止妊娠。终止妊娠的方式根据具体情况选择阴道分娩或剖宫产。

3. 子痫　处理原则为控制抽搐,改善缺氧和纠正酸中毒,终止妊娠。

(1) **控制抽搐**：首选硫酸镁，必要时加用镇静剂。

(2) **改善缺氧、纠正酸中毒**：间断面罩吸氧，根据情况给予适量的 4% 碳酸氢钠以纠正酸中毒。

(3) **终止妊娠**：控制病情后即可考虑终止妊娠。

【 常见护理诊断/问题 】

1. **知识缺乏**：缺乏妊娠期高血压疾病对母儿影响的相关知识。

2. **体液过多** 与水钠潴留、低蛋白血症有关。

3. **有受伤的危险** 与发生子痫抽搐、昏迷有关。

4. **潜在并发症**：胎盘早期剥离、肾衰竭、DIC。

【 护理目标 】

1. 患者了解本病相关知识，积极配合治疗与护理。

2. 患者病情缓解，未发生子痫及并发症。

3. 患者发生子痫抽搐及并发症得到及时发现并处理。

【 护理措施 】

1. 一般护理

(1) **休息与饮食**：嘱孕妇注意休息，保证充足的睡眠，每日不少于 10 小时。以采取左侧卧位为宜，左侧卧位 24 小时可使舒张压降低 10mmHg。指导孕妇进富含蛋白质（100g/d）、维生素、铁、钙和锌等微量元素的食品，减少脂肪的摄入。如无全身水肿，不必严格限制食盐摄入量。

(2) **加强产前检查**：门诊治疗的孕妇，嘱其增加产前检查次数，督促孕妇每日自数胎动，监测体重的变化，必要时遵医嘱给予地西泮。

2. 病情观察

(1) **血压**：每 2~4 小时测血压一次，尤其是观察舒张压的变化，以判断病情严重程度。

(2) **尿蛋白**：遵医嘱每日或隔日留取 24 小时尿液测定蛋白含量，及时了解肾功能受损程度。

(3) **体重**：每日或隔日空腹状态下监测体重。

(4) **眼底**：定时检查以评估小动脉的痉挛程度。

(5) **自觉症状**：随时观察并询问孕妇有无头痛、视物模糊、上腹部不适等自觉症状或原有症状有无加重，并及时报告医生。

(6) **并发症**：注意观察有无胎盘早剥、DIC、肺水肿、急性肾衰竭等并发症的发生并及时汇报医生（见子痫护理）。

3. 加强胎儿监护

(1) 督促孕妇自数胎动，勤听胎心，及时发现胎儿窘迫；必要时应用电子胎儿监护仪监测胎心。

(2) **提高胎儿对缺氧的耐受力**：每日给予 10% 葡萄糖液加维生素 C 静脉滴注，间断给氧，2 次/d。

4. 用药护理

目前硫酸镁为治疗子痫前期和子痫的首选药物，应明确硫酸镁的用药方法、毒性反应及注意事项。

(1) **用药方法**：临床多采用静脉和肌内注射两种方式给药，以维持体内有效血药浓度，每日总量一般不超过 25g。①静脉给药：首次负荷剂量为 4~6g，溶于 25% 葡萄糖液 20ml 中，缓慢静脉推注（15~20 分钟）；或溶于 5% 葡萄糖液 100ml 中快速静滴（15~20 分钟）；继而硫酸镁 1~2g/h 静滴维持。静脉给药后约 1 小时血药浓度达到峰值，停药后血药浓度下降较快。②肌内注射：25% 硫酸镁 20ml+2% 利多卡因 2ml，臀肌深部注射，每日 1~2 次。肌内注射用药后 2 小时血药浓度达到高峰，且体内浓度下降缓慢，作用时间长，但是局部刺激性强，注射时应采用长针头行深部肌内注射，注射后用无菌棉球或创可贴覆盖针孔以避免感染，必要时行局部按揉或热敷促进药液吸收。

(2) **毒性反应**：硫酸镁治疗浓度和中毒浓度接近，因此应严密观察硫酸镁的毒性作用，硫酸镁过量会抑制呼吸及心肌收缩功能，甚至危及生命。中毒症状首先表现为膝反射减弱或消失，随着血镁浓度增加可出现全身肌张力减退、呼吸困难、心率减慢，严重时可出现呼吸、心搏骤停，危及生命。

（3）**注意事项**：用药前和用药过程中均应检查膝反射是否正常存在；呼吸不少于 16 次/min；尿量不少于 400ml/24h 或不少于 17ml/h；尿量减少提示排泄功能减退，镁离子易蓄积而发生中毒。有条件应监测血镁浓度。由于钙离子可与镁离子竞争神经细胞上的受体，因此随时备好 10% 葡萄糖酸钙 10ml 注射液，以便出现毒性作用时及时予以解毒。常用方法：10% 葡萄糖酸钙 10ml 静脉推注（5~10 分钟），必要时每小时可重复 1 次，直至呼吸和神经抑制恢复正常，但 24 小时内不超过 8 次。

5. 子痫护理

（1）**控制抽搐**：协助医生尽快控制抽搐，以硫酸镁首选，视病情需要也可加用镇静剂，如地西泮、冬眠合剂等。

（2）**避免刺激**：安置患者于单人房间，光线宜暗，保持绝对安静，避免一切外来刺激（如光亮和声音），护理操作要轻柔且相对集中，防止诱发抽搐。

（3）**保持呼吸道通畅**：在保证呼吸道通畅的基础上，立即给患者吸氧。患者取头低侧卧位，防止黏液吸入阻塞呼吸道；用开口器或于上、下磨牙间放置一缠好纱布的压舌板，用舌钳固定舌以防止咬伤唇舌或舌后坠；备好吸引器，及时吸出呕吐物及呼吸道分泌物。患者昏迷或未完全清醒时应禁食、禁水，防止误吸引起窒息或吸入性肺炎。

（4）**严密监测**：①监测生命体征变化，尤其是血压。②详细观察并记录抽搐次数、频率，昏迷时间、持续时间，清醒的过程。③留置导尿管，准确记录液体出入量。④注意观察有无子宫收缩、宫缩的强度及频率；监测胎心率是否正常。⑤有无阴道流血、阴道排液，宫口扩张及胎先露下降情况。⑥注意并发症的发生：观察有无剧烈腹痛，意识状态等，及时进行血、尿检验和特殊检查，及早发现脑出血、肺水肿、急性肾衰竭、胎盘早剥和 DIC 等。

（5）**防止受伤**：备开口器或纱布包裹的压舌板，及时置于患者上、下磨牙之间，防止抽搐时舌咬伤。拉上床挡，防止抽搐、昏迷时坠地而摔伤。有义齿者取出义齿，防止义齿脱落后吞入。

（6）**做好终止妊娠的准备**：子痫发作后常自然临产，应严密观察及时发现临产征兆，做好抢救母儿的准备。子痫控制后即可考虑剖宫产终止妊娠。

6. 分娩期护理　分娩过程中，严密观察产程进展情况，监测胎心、胎动情况，做好抢救母儿的准备。第一产程应保持产妇安静和休息，严密监测血压、脉搏、尿量、胎心、子宫收缩情况以及有无自觉症状等，必要时汇报医生；第二产程协助医生做好会阴切开和手术助产，尽量缩短第二产程；第三产程应预防产后出血，在胎儿娩出前肩后可立即肌内注射缩宫素，禁用麦角新碱；及时娩出胎盘、检查完整性；正确缝合会阴切口。对使用缩宫素静脉滴注的产妇，应专人监测血压、宫缩及胎心情况。对需行剖宫产的产妇，应做好手术前的准备。

7. 产后护理　产后仍可发生子痫，尤其是产后 48 小时内。因此，应继续遵医嘱使用硫酸镁至少 24~48 小时，预防产后子痫的发生，并严密监测血压、尿量、尿蛋白等变化。硫酸镁的大量应用可以导致产后子宫收缩乏力，因此，严密观察子宫复旧情况，严防产后出血发生。

8. 心理护理　耐心倾听患者的倾诉，了解心理变化，并对其表示理解。向患者说明本病的病理变化是可逆的，在产后多能恢复正常。解释采取治疗及护理措施的理由和目的，鼓励家属多与患者多交流，多关注患者的内心感受，使其减轻紧张、焦虑的情绪。

9. 健康指导

（1）**预防指导**：孕期应加强饮食营养管理，保证蛋白质摄入，对于低钙摄入人群（<600mg/d），推荐口服钙补充量至少为 1g/d 以预防子痫前期。同时应进行规律的产前检查，及时发现子痫前期的预警信息如病理性水肿、体重过度增加、血压处于正常高限等，并及时处理。

（2）**孕期指导**：对轻度患者，给予饮食指导并嘱其注意休息（以左侧卧位为主），自数胎动，了解自觉症状,定时产检。对重度患者,给予疾病的相关知识指导,同时对家属进行健康教育,给了孕妇心理和生理的支持。

(3)产后宣教:为预防慢性高血压、慢性肾损害,须告知产妇出院后要定期复查血压、尿蛋白,产后6周血压仍未恢复正常时,应于产后12周再次复查血压,以排除慢性高血压,必要时建议至内科诊治。如再次妊娠者,应及时至高危门诊就诊,接受产前检查和孕期保健指导。

【护理评价】

1. 患者了解本病相关知识,积极配合治疗与护理。
2. 患者病情得到控制,未发生子痫及并发症。
3. 患者发生抽搐得到控制,未发生严重并发症。

第五节 早 产

妊娠满28周至不满37足周之间(196~258日)分娩者称为早产(preterm birth),分为自发性早产和治疗性早产,前者又分为胎膜完整早产和胎膜早破早产(PPROM)。此时娩出的新生儿称为早产儿,出生体重多小于2 500g,各器官发育尚不成熟,新生儿发病率与死亡率均增高,是围生儿死亡的主要原因之一。

【病因】

发生早产的病因主要有孕妇、胎儿和胎盘方面的因素。

1. 胎膜完整早产 为最常见的类型,约占45%。发生的主要机制为:①宫腔过度扩张,如双胎或多胎妊娠,羊水过多等。②母胎应激反应,由于孕妇精神压力过大,导致胎盘-胎儿肾上腺-内分泌轴紊乱,过早过多分泌促肾上腺皮质激素释放激素和雌激素,使宫颈过早成熟并诱发宫缩。③宫内感染,多见于下生殖道的病原体经宫颈管逆行而上;母体全身感染,病原体可通过胎盘侵袭胎儿,或盆腔感染时病原体经输卵管进入宫腔引起感染。

2. 胎膜早破早产 病因及高危因素包括PPROM史、BMI<19.0、营养不良、宫颈功能不全、子宫畸形(如双角子宫、纵隔子宫等)、宫内感染、细菌性阴道病、子宫过度膨胀等。

3. 治疗性早产 是指由于母体或胎儿的健康原因不允许继续妊娠,在未达到37周时采取引产或剖宫产结束妊娠。

【对母儿的影响】

1. 对母体的影响 常合并胎膜早破,易引起感染。

2. 对新生儿的影响 早产儿因肺部发育不成熟,易发生新生儿呼吸窘迫综合征,围生儿病死率增高。

【护理评估】

(一)健康史

询问孕妇的年龄、生育史,评估有无胎膜早破、感染、妊娠期合并症及并发症,有无劳累、外伤、精神创伤等诱发因素。

(二)身体状况

早产的临床表现主要是子宫收缩,部分孕妇可伴有少量阴道出血或阴道排液。因此,助产士应严密监测生命体征,评估宫缩持续时间、间隔时间、强度,宫颈管消退与宫口扩张情况,判断处于先兆早产或早产临产阶段:①先兆早产是指妊娠满28周但不足37周,出现规律宫缩,持续时间≥30秒,伴有宫颈管进行性缩短(阴道超声检查宫颈长度<20mm),但是宫口尚未扩张。②早产临产是指妊娠满28周但不足37周,出现规律宫缩(20分钟≥4次或60分钟≥8次),伴有宫颈管缩短(≥80%)和宫口扩张1cm以上。

（三）辅助检查

1. 超声检查 阴道 B 超检查宫颈长度及宫颈内口漏斗形成情况,若宫颈长度 <25mm,或宫颈内口漏斗形成伴有宫颈缩短提示早产风险增大。了解胎儿发育及羊水、胎盘成熟度等情况。

2. 电子胎心监护 监测胎心及宫缩情况。

（四）心理-社会支持状况

由于突然临产,孕妇尚未做好迎接新生命到来的准备,又担心胎儿健康与安危,担心是否因为自己的过失而造成早产,常常出现愧疚、担忧、焦虑的心理。

（五）处理原则

如胎儿存活、胎膜未破、无胎儿窘迫、无严重妊娠合并症及并发症者,应抑制宫缩,尽可能延长孕周。如胎膜已破,早产已不可避免,应尽可能提高早产儿的存活率。

1. 抑制宫缩 有效抑制宫缩是治疗早产的关键措施。①钙通道阻断剂:通过抑制钙离子通过平滑肌细胞膜上的钙通道重吸收,从而抑制子宫平滑肌兴奋性收缩。常用药物为硝苯地平,起始剂量为 20mg 口服,然后维持剂量 10~20mg,3~4 次/d,根据宫缩情况调整,可持续 48 小时。服药过程中注意观察血压,防止血压过低。②β$_2$-肾上腺素受体激动剂:通过作用于子宫上的受体,使子宫平滑肌松弛,抑制宫缩而延长孕周。常用药物为盐酸利托君,起始剂量 50~100μg/min,静脉滴注,每 10 分钟可增加剂量 50μg/min,直至宫缩消失,最大剂量不超过 350μg/min,共 48 小时。使用过程中应密切观察心率和主诉,如心率超过 120 次/min,或主诉心前区疼痛则停止使用。用药禁忌证有心脏病、糖尿病控制不满意及甲状腺功能亢进者。③前列腺素合成酶抑制剂:可抑制前列腺素合成酶,从而减少前列腺素的合成或释放,从而抑制子宫收缩。常用药物为吲哚美辛(消炎痛),主要用于妊娠 32 周之前的早产,起始剂量为 50~100mg,经阴道或直肠给药,也可口服。然后每小时 25mg,可维持 48 小时。孕妇合并血小板功能不良、出血性疾病、肝功能不良、胃溃疡等禁忌使用此类药物。

2. 硫酸镁 应用硫酸镁对妊娠 32 周前早产胎儿中枢神经系统有保护作用,不但能降低早产儿的脑瘫风险,而且能减轻脑瘫的严重程度。妊娠 32 周前的早产临产,宫口扩张后用药,负荷剂量 4.0g 静脉滴注,30 分钟内滴完,然后以 1g/h 维持至分娩,24 小时总量不超过 30g,用药时间不超过 48 小时。具体注意事项见妊娠期高血压疾病。

3. 促胎肺成熟 妊娠不足 35 周的先兆早产应给予一个疗程的糖皮质激素治疗以促胎肺成熟。用法:地塞米松 6mg 肌内注射,12 小时重复一次,连续 4 次;倍他米松 12mg 肌内注射,24 小时重复一次,共 2 次。紧急时,可羊膜腔内注入地塞米松 10mg。临床有感染证据者禁忌使用糖皮质激素。

4. 控制感染 早产临产且分娩在即,下生殖道 B 族溶血性链球菌检测阳性者,选用有效抗生素。对于胎膜完整的早产,不主张应用抗生素。

5. 产时处理 临产后慎用吗啡、哌替啶等能抑制新生儿呼吸中枢的药物;产程中给予产妇吸氧,加强胎心监护及早识别胎儿窘迫,尽早处理分娩。镇痛以硬脊膜外阻滞相对安全;不提倡常规会阴切开和无指征的产钳助产;臀位者应权衡利弊选择合理的分娩方式;早产儿出生后适当延长 30~120 秒或脐带搏动消失后再断脐,这可减少新生儿输血的需要;新生儿娩出后及时清理呼吸道,注意保暖,肌内注射维生素 K$_1$ 5mg,每日 1 次,连续 3 日,以预防早产儿颅内出血,常规给予抗生素预防感染。

【常见护理诊断/问题】

1. 有受伤的危险 与早产儿发育不成熟有关。

2. 焦虑 与担心早产儿的预后有关。

【护理目标】

1. 新生儿未发生窒息或发生窒息时及时发现并进行干预。

2. 孕妇焦虑减轻,情绪稳定,能积极配合治疗与护理。

【护理措施】

1. 延长孕周,提高早产儿的存活率

（1）指导孕妇注意卧床休息,左侧卧位为宜,减轻子宫对下腔静脉的压迫,增加胎儿血氧供给。避免诱发宫缩的活动,如抬举重物、刺激乳头等。

（2）严密观察胎心音、腹痛、阴道流血及宫口扩张情况。

（3）低流量、间歇吸氧,每日 2~3 次,每次 0.5~1 小时。

（4）遵医嘱用药,注意观察药物的疗效及不良反应,有异常及时报告医生。

（5）如早产已不可避免,协助医生终止妊娠。做好会阴侧切术的准备和早产儿抢救准备,如备好新生儿辐射台、保温箱、复苏囊、气管插管器械、急救药物等。产程中慎用盐酸哌替啶等抑制呼吸中枢的药物。

（6）**做好早产儿护理**：密切观察早产儿的面色、呼吸、心率、大小便等,注意保暖,遵医嘱给予抗生素、维生素 K_1 防止感染及颅内出血。

2. 心理护理　多陪伴孕妇,多与其交谈,及时了解孕妇及家属的情绪反应及原因,解释早产的有关知识及早产儿的护理内容,提供治疗效果信息,给予孕妇及家属心理支持,缓解孕妇紧张、焦虑情绪。

3. 健康指导　指导孕妇保持情绪稳定,加强营养,积极预防与治疗下生殖道感染,避免诱发宫缩的活动,防止外伤。定期进行产前检查,高危孕妇多卧床休息。积极治疗妊娠并发症与合并症,宫颈内口松弛者于妊娠 12~14 周行宫颈内口环扎术。

【护理评价】

1. 新生儿未发生窒息。

2. 孕妇焦虑减轻,能积极配合治疗和护理。

第六节　过期妊娠

凡平时月经周期规律,妊娠达到或超过 42 周（≥294 日）尚未分娩者,称为过期妊娠（postterm pregnancy）。其发生率占妊娠总数的 3%~15%。过期妊娠可导致胎儿窘迫、巨大儿、难产、胎粪吸入综合征、新生儿窒息以及围生儿死亡等,应予以重视。其病因及发病机制不明,可能与胎儿下丘脑-垂体-肾上腺功能失调、雌孕激素比例失调、头盆不称、胎儿畸形、遗传因素等有关。

【病理】

1. 胎盘

（1）胎盘功能正常者,胎盘重量略有增加,外观及镜检均似正常足月胎盘。

（2）胎盘功能减退者,表现为胎盘老化,出现梗死及钙化灶,母儿间气体及物质交换能力下降。

2. 羊水量　妊娠 42 周后,羊水迅速减少,约 30% 减少至 300ml 以下,羊水粪染率明显增高,为足月妊娠的 2~3 倍;若同时伴有羊水过少,粪染率可达 71%。

【对母儿的影响】

1. 对母体的影响　因胎儿窘迫、头盆不称、产程延长、颅骨骨化不易变形、巨大儿等原因而导致手术产率、母体产道损伤发生率增高。

2. 对围生儿的影响　易发生胎儿成熟障碍、胎儿窘迫、胎粪吸入综合征、新生儿窒息等,围生儿发病率及死亡率均增高。

【护理评估】

（一）健康史

询问月经史是否规律,是否月经周期过长,核实末次月经时间、早孕反应时间、胎动时间,推算预产期;或根据性生活日期、排卵日期及辅助生殖技术的日期等推算预产期。

（二）身体状况

评估孕妇的身高、体重、宫高、腹围、胎心、胎动、子宫大小是否与孕周相符。阴道检查了解宫颈成熟度;评估宫缩及产程进展;观察阴道排液的性状、颜色、气味等。过期妊娠胎盘功能正常者,胎儿继续生长发育,多形成巨大儿,颅骨钙化明显,分娩时胎头不易变形,易导致难产;若胎盘功能不良,可导致胎儿生长发育受限。过期妊娠胎盘功能减退者常伴发羊水过少,羊水污染率增高,分娩期易出现胎儿窘迫。10%~20% 过期妊娠并发胎儿成熟障碍综合征,典型表现为皮肤干燥松弛多皱褶、脱皮(以手心和脚心明显),身体瘦长、胎脂消失、皮下脂肪减少,呈消耗状;头发浓密,指/趾甲长;新生儿睁眼、警觉和焦虑,容貌似"小老人";如伴有羊水过少或粪染,新生儿全身皮肤呈黄色,脐带和胎膜呈黄绿色。

（三）辅助检查

1. 超声检查 B 超检测羊水量、胎头双顶径、股骨长度、胎盘成熟度。

2. 胎盘功能监测 详见第十二章高危妊娠。

3. 电子胎心监护 NST 无反应型或缩宫素激惹试验(OCT)出现晚期减速,提示胎盘功能减退、胎儿缺氧。

（四）心理-社会支持状况

孕妇可能对过期妊娠的危害性认识不足,甚至错误地认为怀孕时间越长对胎儿越好,常忽视治疗。部分孕妇则因分娩迟迟不发动、担心胎儿健康而焦虑,表现为情绪不稳定、烦躁不安、易怒、失眠等。

（五）处理原则

一旦确诊过期妊娠,应尽快终止妊娠,根据胎盘功能、胎儿大小、宫颈成熟度等综合分析,选择适当的分娩方式。

1. 引产 宫颈条件成熟,毕晓普(Bishop)评分 >7 分者,无胎儿窘迫及头盆不称者应予缩宫素引产;宫颈条件未成熟者,促宫颈成熟后引产。胎头已衔接者常采用人工破膜、静脉滴注缩宫素的方法。

2. 剖宫产 出现胎盘功能减退或胎盘功能正常但有产科指征者,不论宫颈条件成熟与否,均应行剖宫产术终止妊娠。

【 **常见护理诊断/问题** 】

1. 知识缺乏:缺乏过期妊娠危害性的相关知识。

2. 有受伤的危险 与过期妊娠胎儿颅骨骨化不易变形有关。

3. 潜在并发症:胎儿窘迫、新生儿产伤。

【 **护理目标** 】

1. 孕妇能正确叙述过期妊娠的危害性。

2. 孕妇顺利终止妊娠,无产道损伤。

3. 胎儿顺利娩出,健康平安。

【 **护理措施** 】

1. **一般护理** 指导孕妇自测胎动,左侧卧位;吸氧,每日 2~3 次,每次 1 小时,以增加胎儿血氧供应;指导孕妇适当活动如散步以促进胎头下降。

2. 引产者,遵医嘱给予缩宫素静脉滴注,应从小剂量循序增量。引产过程中严密观察宫缩强度和频率、胎心、产程进展及羊水的量、色、性状,协助检查胎盘功能,必要时行电子胎心监护,及时发现胎儿窘迫并协助医生进行处理。如连续应用 2~3 日仍无明显进展,应改为其他方法。

3. **正确处理产程**

（1）**人工破膜术**:适用于宫颈条件成熟,头先露并已衔接的产妇,人工破膜宜在宫缩间歇期进行,破口宜小,避免羊水急速流出引起脐带脱垂、胎盘早剥或羊水栓塞。破膜前后要监测胎心率,破膜后观察羊水性状、颜色、量等情况,记录破膜时间。

（2）进入第二产程,根据胎儿情况进行可行会阴切开,以缩短第二产程;必要时协助医生进行阴道助产或剖宫产。做好新生儿抢救准备及治疗配合。

（3）产后及时给予缩宫素,正确处理胎盘,检查软产道、正确缝合,防止产后出血。

4. 心理护理 助产士应耐心向孕妇和家属解释过期妊娠对母儿的危害,并告知目前胎儿宫内状况和可能发生的情况,说明适时终止妊娠的必要性和方法,使其以良好的心态配合医护治疗。

5. 健康指导 指导孕妇定期进行产前检查。每日胎动计数,并定期到医院行电子胎心监护以了解胎儿情况,发现异常及时处理。帮助孕妇准确核实预产期,超过预产期应及时住院,以便适时终止妊娠,过期分娩儿按高危儿加强护理,指导产妇正确护理新生儿。

【护理评价】

1. 孕妇能正确叙述过期妊娠的危害性。

2. 孕妇顺利分娩,母儿健康平安。

第七节　妊娠期肝内胆汁淤积症

妊娠肝内胆汁淤积症（intrahepatic cholestasis of pregnancy,ICP）,是妊娠中晚期特有的并发症之一,临床上以皮肤瘙痒和胆汁酸升高为特征,主要危害在于胎儿,使围生儿的并发症、死亡率增高。ICP发病率为0.8%~12%,有明显的地域和种族差异。

【病因】

病因不明,可能与孕期体内雌激素增高有关,亦受遗传和环境影响,常有家族史或口服避孕药后发病的病史。病理改变为肝小叶中央区毛细胆管内胆汁淤积。胎盘组织也有胆汁沉积,引起胎盘血流灌注不足、胎儿缺氧,因此本病早产率及围生儿死亡率较高。

【对母儿的影响】

1. 对母体的影响 有皮肤瘙痒、皮肤抓痕以及引起肝功能异常。如果有凝血功能障碍,产妇出血概率增加。

2. 对围生儿的影响 主要是导致胎儿死亡,可能的原因有胆汁酸引起胎盘绒毛血管的严重收缩导致胎儿急性缺氧及突然死亡;胆汁酸可引起胎儿心律失常致心搏骤停。由于胆汁酸的作用,可引起胎膜早破、自发性早产或羊水胎粪污染。此外,也可导致胎儿生长受限、新生儿颅内出血、心脏神经系统后遗症等。

【护理评估】

（一）健康史

询问孕妇年龄、生育情况,发生皮肤瘙痒及黄疸开始的时间、持续时间、部位及伴随症状如恶心、呕吐等;既往有无ICP史,其他引起瘙痒、黄疸及肝功能异常疾病史;有无ICP家族史,以及孕妇用药史,如是否使用过含雌、孕激素的药物。

（二）身体状况

ICP临床表现为皮肤瘙痒、黄疸等,助产士应评估其发生、发展情况以及有无伴随症状等。

1. 皮肤瘙痒 是ICP的首要表现,初期为手掌、脚掌或脐周瘙痒,可逐渐加剧而延及四肢、躯干及颜面部,瘙痒呈持续性,程度不一,白昼较轻、夜间加重,严重者可引起失眠。70%以上发生在妊娠28~30周,也有极少数孕妇发生在妊娠12周左右。孕妇四肢及腹部皮肤可见抓痕。瘙痒大多在分娩后24~48小时缓解,少数在48小时以上。

2. 黄疸 出现瘙痒后2~4周部分孕妇可出现黄疸,程度为轻度、中度,有时仅巩膜有轻度黄疸。一般不随着孕周的增加而加重。其多在产后1~2周内消退。当发生黄疸时,孕妇尿色加深,粪便颜色变浅。黄疸与胎儿预后密切相关,有黄疸者羊水粪染、新生儿窒息及围生儿死亡率均显著增高。

3. 其他表现 少数孕妇有上腹部不适、恶心、呕吐及食欲减退等消化道症状;肝大但质地软,有轻度压痛。

4. 临床分度 轻度:血清TBA为10~39.9μmol/L,主要症状为瘙痒,无其他明显症状。重度:血清TBA≥40μmol/L,症状严重伴有其他情况,如多胎妊娠、妊娠期高血压疾病、复发性ICP、既往有因ICP死胎史或新生儿窒息死亡史等。满足以上任何一条即为重度。

(三)辅助检查

1. 血清胆汁酸测定 血清总胆汁酸(TBA)升高是诊断ICP最主要实验室证据。无诱因的皮肤瘙痒及血清TBA≥10μmol/L,可考虑诊断为ICP。血清TBA≥40μmol/L,提示病情较重。

2. 肝功能测定 血清门冬氨酸转氨酶(AST)、丙氨酸转氨酶(ALT)轻至中度升高,为正常水平的2~10倍。部分孕妇血清胆红素轻至重度升高,以结合胆红素为主。肝功能多在产后4~6周恢复正常。

3. 其他 单纯性ICP,应在排除肝炎病毒、EB病毒及巨细胞病毒感染基础上做出诊断。肝胆超声检查可以帮助排除孕妇有无肝胆系统基础疾病。

(四)心理-社会支持状况

由于孕妇多以皮肤瘙痒为特点,出现或不出现黄疸,且瘙痒程度不一,孕妇及家属有可能对该病认知不足,尤其是对胎儿的影响估计不足,从而对可能的妊娠不良结局没有充分的心理准备,出现极端的情绪反应。因此,助产士应注意评估孕妇及家属对该病的认知,了解其情绪波动的原因、心理感受和需求。

(五)处理原则

治疗目标是缓解瘙痒症状,改善肝功能,降低血胆汁酸水平,加强胎儿监护,延长孕周,改善妊娠结局。临床以对症治疗和保肝治疗为主,做好孕期管理。ICP孕期管理的最终目的是选择最佳的分娩时期和方式,获得良好的围产结局。终止妊娠的时机和方法需综合孕周、病情严重程度及治疗后的变化趋势等影响因素来评估,遵循个体化原则实施。轻度ICP:妊娠38~39周终止妊娠;重度ICP:妊娠34~37周终止妊娠,可根据治疗反应、有无胎儿窘迫等综合考量。轻度ICP、孕周40周、无其他剖宫产术指征者可选择阴道分娩;重度ICP、既往有ICP病史且有不良结局者、胎盘功能下降或严重胎儿窘迫以及有阴道分娩禁忌证者等可选择剖宫产结束分娩。

> **知识链接**
>
> ### 美国母胎医学会关于ICP患者终止妊娠时机的推荐
>
> ICP可导致无任何临床症状的胎儿死亡,因此适时终止妊娠是获得良好结局的关键,2020年美国母胎医学会(SMFM)建议终止妊娠的时机为:①血清总胆汁酸水平≥100μmol/L,妊娠36周。②血清总胆汁酸水平<100μmol/L,妊娠36~39周。③总胆汁酸水平≥100μmol/L伴有持续皮肤瘙痒或ICP病史伴死胎者,妊娠34~36周。④尚无明确的证据表明36周之前终止妊娠对母儿的益处超过早产所致的风险。⑤妊娠37周前终止妊娠,应使用糖皮质激素促进胎肺成熟。⑥临床诊断为ICP,没有实验室指标支持的孕妇,不应在妊娠37周前终止妊娠。

【常见护理诊断/问题】

1. 有皮肤完整性受损的危险 与皮肤瘙痒而导致频繁搔抓有关。

2. 有受伤的危险 与胆汁酸对胎儿的毒性作用有关。

3. 知识缺乏：缺乏有关妊娠期肝内胆汁淤积症的相关知识。

【护理目标】

1. 孕妇瘙痒症状缓解。

2. 胎儿未出现宫内窘迫或出现缺氧及时进行处理。

3. 孕妇了解有关疾病知识,并能够积极配合治疗。

【护理措施】

1. 一般护理 适当卧床休息,取左侧卧位以增加胎盘血流量;加强营养,多进食高蛋白质、高维生素、低脂肪、易消化食物,避免刺激性食物;给予吸氧以提高胎儿对缺氧的耐受性。

2. 皮肤护理 保持病房适宜的温度和湿度,指导孕妇更换宽松纯棉的内衣,做好皮肤清洁护理。皮肤瘙痒严重影响睡眠者,遵医嘱止痒、镇静等对症治疗。指导孕妇修剪指甲、避免瘙痒皮肤引起继发感染。

3. 胎儿监护 指导孕妇按时计数胎动,观察有无异常,若胎动减少、消失或胎动频繁无间歇的躁动是胎儿宫内缺氧的危险信号,应立即就诊;按时听取胎心或进行电子胎心监护,如有异常及时通知医生,适时终止妊娠,防止胎死宫内。

4. 遵医嘱用药 药物治疗能减轻临床症状,降低胆汁淤积的生化指标和改善母儿结局,常用药物如下。①熊脱氧胆酸:为 ICP 治疗的一线药物,常用剂量为每日 15mg/kg 的剂量分 3~4 次口服,使用后瘙痒症状和生化指标均明显改善,治疗期间每 1~2 周检查一次肝功能,监测生化指标的改善。②S-腺苷蛋氨酸:作为 ICP 临床二线用药或联合治疗,用药剂量 1g/日,静脉滴注,疗程为 12~14日;或口服 500mg,每日 2 次。③地塞米松:主要用于妊娠 35 周前促进胎儿肺发育成熟,估计 7 日内分娩者,预防早产儿呼吸窘迫综合征的发生。④维生素 K_1:为了预防产后出血,应及时补充维生素 K_1,每日 5~10mg,口服或肌内注射。⑤保肝治疗:在降胆汁酸治疗的基础上,使用护肝药改善肝功能。⑥改善瘙痒症状:使用炉甘石洗剂外用或口服抗组胺类药物对瘙痒有缓解作用。

5. 产程管理 产程初期需行缩宫素激惹试验(OCT)检查,产时需严密观察宫缩、胎心变化及产程进展,避免产程过长,充分做好紧急剖宫产及新生儿窒息复苏准备。因ICP易导致羊水胎粪污染,可早期行人工破膜术了解羊水性状,一旦出现胎儿窘迫,应放宽剖宫产手术指征。ICP孕妇肝内胆汁淤积,维生素K吸收减少,凝血功能障碍导致产后出血率高,因此应积极防治产后出血,产后使用缩宫素或麦角新碱以促进子宫收缩,减少产后出血。

6. 新生儿护理 对新生儿窒息、早产儿等及时实施有效的抢救复苏。复苏后做好生命体征的观察,保持室温适宜,必要时使用暖箱,加强喂养。

7. 心理护理 孕妇因为担心胎儿的安危,较早表现为焦虑、紧张,甚至恐惧、悲伤等负性情绪。助产士应积极引导孕妇及家属表达心理感受和担忧问题,向其介绍治疗方案和护理措施,加强胎动和胎心监护,发现异常及时告知医护人员;指导孕妇掌握放松疗法,多听音乐或看书,积极配合治疗。

8. 健康教育 向孕妇及家属讲解有关妊娠期肝内胆汁淤积症的相关知识,尤其是对胎儿的影响,以引起孕妇及其家属足够的重视,从而积极配合治疗。产后随访转氨酶及总胆汁酸水平,产后 6周于常规产后复查时行肝功能检查。

【护理评价】

1. 孕妇瘙痒症状缓解或消失。

2. 孕妇了解有关疾病知识,并能够积极配合治疗。

3. 母婴结局良好。

（左欣鹭　李金芝）

1. 马女士,35 岁,"停经 41 日,突发右下腹撕裂样疼痛 1 小时"入院就诊。患者平素月经规律,半小时前无明显诱因出现右侧下腹部撕裂样疼痛,伴少量阴道流血、头晕、恶心、呕吐症状。查体:T 36.6℃,P 115 次/min,R 28 次/min,BP 80/50mmHg。贫血貌,全腹压痛、反跳痛,移动性浊音(+)。妇科检查:宫颈举痛,后穹隆饱满、触痛,子宫软、稍大,双侧附件区增厚,右侧附件区压痛明显,未触及明显包块。血常规:血红蛋白 65g/L;尿妊娠试验:阳性;阴道后穹隆穿刺出不凝血 10ml。

请思考:

(1)请列出患者主要护理诊断/问题。

(2)请列出当前对该患者的主要护理措施。

2. 唐女士,32 岁,G_2P_1,孕 30 周,主诉"下肢水肿 1 个月伴头痛、头晕、视物不清 3 日"入院。患者 1 个月前出现下肢脚踝部水肿,休息后不能消退,并逐渐蔓延至大腿。近 3 日自觉头痛、头晕,程度较轻,伴有眼花、视物不清。检查:T 36.6℃,P 88 次/min,R 22 次/min,BP 152/110mmHg,下肢水肿(++),轻度凹陷。产科检查:宫高/腹围 28/88cm,胎位 LOA,胎心 142 次/min,胎膜未破。实验室检查:Hb 115g/L,随机尿蛋白(++)。孕妇和家属非常担心母儿安全,表现为焦虑、烦躁不安。

ER 8-3

练习题

请思考:

(1)请列出患者主要护理诊断/问题。

(2)请列出当前对该患者的主要护理措施。

第九章 | 妊娠合并症

第一节 心 脏 病

情境导入

范女士，27 岁，现妊娠 31^{+3} 周，G_1P_0，因心慌、胸闷、气促 3 日，加重 1 日急诊入院。患者近 3 日活动后感心悸、气急，休息后好转。近 1 日症状加重，无法平卧。临床诊断为妊娠合并心脏病。孕妇和家属非常担忧母儿安全。

工作任务：

1. 如何对范女士进行护理评估？

2. 助产士应如何与孕妇和家属进行有效沟通以缓解其焦虑情绪？

妊娠合并心脏病是围生期严重的产科合并症，妊娠、分娩及产褥期内的心脏及血流动力学的改变均可加重孕产妇的心脏负担而诱发心力衰竭。妊娠合并心脏病在我国孕产妇死因顺位中居第 2 位，是最常见的非直接产科死因。我国的发病率为 0.5%~3.0%，其主要死亡原因是心力衰竭和感染。随着先天性心脏病诊断技术的提高和心脏手术的改善，先天性心脏病女性生存至育龄且妊娠者逐渐增多。在妊娠合并心脏病的孕妇中，先天性心脏病居首位，以往发病率较高的风湿性心脏病发病率逐年下降。

【妊娠、分娩对心脏病的影响】

1. **妊娠期** 一方面妊娠期血容量增加，心排血量增加，心率加快，心肌耗氧量加大，加重了心脏负担。由于妊娠血容量不断增多，至 32~34 周达高峰，血容量增加 40%~45%，表现为每次心排血量增加，心率增快。至分娩前 1~2 个月，心率平均每分钟增加 10~15 次，使心脏负担加重。另一方面，由于子宫增大，膈肌上升，心脏向左向上移位，右心室压力增加，大血管扭曲，这样也机械性地增加了心脏的负担。上述各种因素都使心脏负担加重，故妊娠 32 周前后，容易导致心脏代偿功能不足而发生心力衰竭。

2. 分娩期　分娩期为心脏负担最重的时期。第一产程由于子宫收缩,增加周围血液循环阻力及回心血量,血压稍升高,幅度为 5~10mmHg。每次宫缩有 250~500ml 血液进入体循环,使心率加快 15 次/min,心排血量增加 20% 左右。第二产程除子宫收缩外,腹肌与骨骼肌都参与活动,使外周阻力进一步增加,又因屏气用力,动静脉压同时增加,尤其是肺循环压力极度增高,加之腹压加大,使内脏血液涌向心脏。因此,在第二产程时心脏的负担最重。第三产程在胎儿娩出后,子宫迅速缩小,腹腔内压力骤减,血液淤滞于内脏血管床,回心血量急剧减少。产后胎盘娩出,子宫收缩,回心血量增加,这种血流动力学的骤然改变,使心脏负担增加,易引起心力衰竭。

3. 产褥期　产后 3 日,尤其 24 小时内,由于子宫缩复,大量血液进入体循环,同时妊娠期组织间滞留的大量液体回吸收到体循环,此时血容量暂时性增加,使心脏负担再度加重,仍有可能发生心力衰竭。

综上所述,妊娠 32~34 周、分娩期及产后 3 日是全身血液循环变化最大、心脏负担最重的时期,有器质性心脏病的孕妇极易发生心力衰竭,临床上应给予高度重视、密切监护。

【心脏病对母儿的影响】

心脏病不影响受孕。如孕妇心功能良好,则胎儿相对安全,大部分孕妇能顺利地度过妊娠期,但是剖宫产的概率增加。若有心功能不良,可因慢性缺氧而引起胎儿生长受限和胎儿窘迫,当心力衰竭时,由于缺氧可引起子宫收缩,发生流产、早产,甚至胎死宫内。此外,部分先天性心脏病具有较高的遗传性,治疗心脏病的某些药物对胎儿也存在潜在的毒性。

【妊娠合并心脏病的种类】

妊娠合并心脏病主要分为结构异常性心脏病、功能异常性心脏病和妊娠期特有心脏病三类。以结构异常性心脏病为主,其中先天性心脏病占 35%~50%。妊娠期特有心脏病如妊娠期高血压疾病性心脏病、围生期心肌病等也占有一定的比例。

(一)结构异常性心脏病

1. 先天性心脏病　先天性心脏病可分为左向右分流型、右向左分流型和无分流型三类。

左向右分流型先天性心脏病常见的有房间隔缺损、室间隔缺损和动脉导管未闭。一般缺损面积小,既往无心力衰竭史及其他合并症者,多能耐受妊娠及分娩。右向左分流型先天性心脏病临床上最常见的有法洛四联症及艾森门格综合征等,一般多有复杂的心血管畸形,对妊娠期血容量增加和血流动力学改变的耐受力极差,妊娠时母体与胎儿死亡率较高,不宜妊娠。即使经过手术矫治心功能达到 I~II 级者,也需在严密观察下继续妊娠。无分流型先天性心脏病中轻度肺动脉口狭窄者预后较好,一般可以耐受妊娠;重度狭窄则不宜妊娠。主动脉狭窄与马方综合征者因妊娠后风险较大,均应劝其避孕。

2. 风湿性心脏病　风湿性心脏病以单纯性二尖瓣狭窄为最常见,主动脉瓣病变较少见。轻度二尖瓣狭窄,心功能 I~II 级,未发生过心力衰竭和其他并发症者,孕期严密监护可耐受妊娠。二尖瓣狭窄越严重,肺水肿、心律失常、心力衰竭的发生率越高,危险性越大。单纯二尖瓣关闭不全一般能耐受妊娠、分娩、产褥期心脏负荷的增加,很少发生肺水肿和心力衰竭。主动脉瓣狭窄及关闭不全,轻型常能安全度过妊娠、分娩、产褥期;但严重者可发生心力衰竭,甚至突然死亡。

3. 心肌炎　近年病毒性心肌炎发病率有呈上升的趋势,心肌炎及其后遗症合并妊娠的比率也在不断增加。其主要表现为在病毒感染后 1~3 周内出现乏力、气喘、心悸、心前区不适。检查可见心脏扩大,持续性心动过速、室性期前收缩、房室传导阻滞和 ST 段及 T 波异常改变等,病原学检查可协助诊断。心肌炎妊娠后极易发生心力衰竭,一般不宜妊娠。急性心肌炎病情控制良好者,可在密切监护下继续妊娠。

(二)功能异常性心脏病

功能异常性心脏病主要包括各种无心血管结构异常的心律失常,分为快速型心律失常和缓慢型心律失常。快速型心律失常包括室上性心律失常和室性心律失常。缓慢型心律失常常见有窦性心动过缓、病态窦房结综合征、房室传导阻滞。功能异常性心脏病是以心电和传导异常、起搏点异常为主要病理生理基础，根据心律失常的类型、严重程度及其对心功能的影响，决定是否妊娠和选择终止妊娠的时机与方式，并请专科医生协助鉴别诊断及针对性治疗。

（三）妊娠期特有的心脏病

1. 妊娠高血压疾病性心脏病 此类疾病指以往无心脏病的病史，在妊娠期高血压疾病的基础上，突然发生以左心衰竭为主的全心衰竭。这是由于冠状动脉痉挛、心肌缺血、坏死，加上周围小动脉阻力增加，水钠潴留及血液黏稠度增加等，加重心脏负担而诱发急性心力衰竭，合并贫血更容易导致心肌受累。这类疾病产后一般逐渐缓解，多不遗留器质性心脏病变。

2. 围生期心肌病 围生期心肌病指既往无心血管疾病史，发生在临产前3个月或产后6个月之间的扩张型心肌病。与非特异性扩张型心肌病不同点在于发病年龄轻，与妊娠有关，再次妊娠可复发，有一半的病例在产后6个月完全或接近完全恢复。本病临床表现不尽相同，主要为呼吸困难、心悸、咳嗽、咯血、端坐呼吸、胸痛、肝大、水肿等心力衰竭的表现。曾患围生期心肌病、心力衰竭且遗留心脏扩大者，应避免再次妊娠。

【护理评估】

（一）健康史

评估一般产科病史，评估与心脏病诊治有关的既往史，包括心脏病的类型，既往治疗经过与心功能状态，是否出现过心力衰竭等。评估是否存在增加心脏负荷的因素，如感染、贫血、便秘、日常工作状况、心理感受，是否缺乏支持系统等。

（二）身体状况

1. 症状与体征

（1）**与心脏病有关的表现**：常见表现包括心悸、气促、发绀、双下肢水肿、肝脾大、心界扩大、心脏舒张期杂音及Ⅱ级以上收缩期杂音等。

（2）**产科情况**：多表现为胎心和胎动异常、胎儿生长发育受限及早产等。

2. 心功能分级 纽约心脏病协会（NYHA）1994年开始采用两种分级方案对心功能进行分级，第一种分级方案的依据是患者的主观感受，根据患者对一般体力活动的耐受情况，将心脏病患者心功能分为4级。

Ⅰ级：一般体力活动不受限制。

Ⅱ级：一般体力活动轻度受限，活动后心悸，轻度气短，休息时无症状。

Ⅲ级：一般体力活动显著受限，休息时无不适，轻微日常工作即感不适、心悸、呼吸困难，或既往有心力衰竭史。

Ⅳ级：不能进行任何体力活动，休息时仍有心悸、呼吸困难等心力衰竭表现。

上述分级长期以来一直用于临床，其优点是简便易行，不依赖器械检查，其不足之处是分级的主要依据是主观感受，和客观检查可能不一致，有时甚至差距很大。由于体力活动的能力受多种因素影响，因而个体差异也可能很大。

第二种分级方案是根据客观检查手段来评估心脏病的严重程度，这些检查手段包括心电图、心脏负荷试验、X线检查、超声心动图，根据检查结果也将心功能分为4级。

A级：无心血管疾病的客观证据。

B级：客观检查表明属于轻度心血管病患者。

C级：属于中度心血管病患者。

D级：属于重度心血管病患者。

其中心血管病的轻、中、重程度没有明确的界定，由医生根据检查结果进行判断。判断心功能时两种分级方式可以并列,如心功能Ⅱ级C、Ⅲ级B等。

3. 早期心力衰竭 妊娠合并心脏病的孕妇,若出现下列症状和体征,应考虑为早期心力衰竭:①轻微活动后即出现胸闷、心悸、气短。②休息时心率超过110次/min,呼吸超过20次/min。③夜间常因胸闷而坐起呼吸,或到窗口呼吸新鲜空气。④肺底部出现少量持续性湿啰音,咳嗽后不消失。

(三) 辅助检查

1. 超声检查 通过心脏超声或产科超声检查可观察心脏整体运动的状况、病变部位、病情性质和程度、血流方向、速度、压力、反流量等,可了解心脏代偿情况、胎儿大体情况等。

2. 心电图检查 可提示心律失常或心肌损害等情况,如房颤、房扑、Ⅲ度房室传导阻滞,或出现ST段及T波异常等。

3. X线检查 可显示心脏扩大情况。

4. 胎儿电子监护 无应激试验(NST)可观察胎动时胎心的变化,无反应者需做缩宫素激惹试验(OCT)了解宫缩时胎心的变化。

5. 实验室检查 血常规、尿常规分析;胎盘功能检查等。

知识链接

妊娠合并心脏病的常见并发症

1. 心力衰竭 妊娠期血流动力学的改变使心脏负担加重,若原来已有心功能受损,或存在感染、心律失常等诱因,可加重心功能不全,出现急性肺水肿和心力衰竭。

2. 感染性心内膜炎 是指由细菌、真菌和其他微生物直接感染产生心瓣膜或心壁内膜炎症。瓣膜为最常受累的部位。最常见的症状是发热、心脏杂音、栓塞表现,若不及时控制,可诱发心力衰竭。

3. 肺动脉高压 心脏病合并肺动脉高压的孕妇妊娠后易发生右心衰竭,孕妇死亡率高。若在肺动脉高压的基础上,因感染、劳累等因素诱发肺血管痉挛性收缩,右心排出受阻的临床危象,则为肺动脉高压危象,死亡率极高。

4. 栓塞 妊娠期孕妇血液呈高凝状态,当合并静脉压升高和静脉血流淤滞时,容易形成深静脉血栓。栓子脱落可造成肺动脉栓塞,是孕产妇的重要死亡原因之一。

5. 恶性心律失常 心律失常发作时导致患者的血流动力学改变,出现血压下降甚至休克,心、脑、肾等重要器官供血不足,多在原有心脏病的基础上发生,是孕妇猝死和心源性休克的主要原因。

(四) 心理-社会支持状况

助产人员需重点评估孕妇对自己的心功能状况是否了解,对妊娠、分娩所能承受的心理反应,社会支持系统是否得力,对妊娠合并心脏病自我护理知识的掌握情况。评估孕产妇及家属的相关知识掌握情况、母亲角色的获得及心理状况。

(五) 处理原则

根据心脏病的种类、病变的程度、心功能分级等因素来分析患者可否承受妊娠、分娩。

1. 如心脏病变较重,心功能Ⅲ~Ⅳ级、既往有心力衰竭病史、肺动脉高压、严重心律失常、风湿热活动期、急性心肌炎和发绀型先天性心脏病等,不宜妊娠。不宜妊娠者应在妊娠早期行治疗性人工流产。

2. 心脏病变较轻,心功能Ⅰ级和Ⅱ级者,既往无心力衰竭史,亦无其他并发症者,妊娠后经严密监护,适当治疗可耐受妊娠、分娩。

（1）**妊娠期**：加强孕期保健,减轻心脏负担,及时去除心力衰竭诱因。密切观察病情,发现异常应及时住院治疗,积极控制心力衰竭。孕期经过顺利者也应在孕36~38周提前入院待产。

（2）**分娩期**：选择适宜的分娩方式,主张对心脏病产妇放宽剖宫产术指征。心脏病妊娠风险低且心功能Ⅰ级者,可在严密监护下经阴道分娩,其余可选择剖宫产。

（3）**产褥期**：产后应注意休息,预防控制感染,预防产后出血,选择合适的喂养方式。

【**常见护理诊断/问题**】

1. 知识缺乏：缺乏妊娠合并心脏病的自我护理知识。

2. 有活动耐力下降的危险　与心力衰竭有关。

3. 焦虑　与预感到个体健康受到威胁有关。

4. 有感染的危险　与机体免疫功能低下有关。

【**护理目标**】

1. 孕产妇能够叙述心脏病的自我护理知识。

2. 孕产妇能够调整日常生活以适应妊娠。

3. 孕产妇焦虑程度能减轻,舒适感增加。

4. 孕产妇能复述感染的危险因素,无感染发生。

【**护理措施**】

（一）**妊娠期**

1. 定期产前检查　加强孕期保健和产前检查,妊娠风险分级高者,增加产前检查次数。了解孕妇心脏代偿功能的情况,有无心力衰竭的早期表现,了解胎儿生长发育情况。如发现异常孕妇应立即入院治疗。

2. 减轻心脏负担,预防心力衰竭

（1）**充分休息**：根据心功能状况限制体力活动,保持情绪稳定,保证每日10小时以上的睡眠,避免劳累及情绪激动。必要时,妊娠30周后完全卧床休息。宜采取左侧卧位或半卧位。

（2）**合理饮食**：加强营养,指导孕妇进食高蛋白、高维生素、低盐、低脂食物,多吃水果及蔬菜,预防便秘。孕中晚期限制食盐摄入,每日不超过4~5g。注意控制体重,整个孕期体重增加不超过12kg。

（3）积极防治诱发心力衰竭的因素,如感染（尤其是上呼吸道感染）、贫血、发热、妊娠期高血压疾病等。心脏病孕妇应避免到公共场所及与传染病患者接触。保持外阴清洁,预防泌尿系统感染。预防口腔炎症。

3. 密切观察病情　指导孕妇及家庭成员掌握自我监护技巧,如每日测心率、呼吸、称体重、记出入量以及胎动计数等。若出现咳嗽、咯粉红色泡沫痰等症状,应立即住院治疗。定期监测血压,观察有无下肢水肿,及早发现并治疗妊娠期高血压疾病。一旦出现感染征兆,立即卧床休息并积极治疗,应用有效的抗生素。

4. 急性心力衰竭的处理　与未妊娠者基本相同,对有早期心力衰竭的孕妇,不主张预防性应用洋地黄。帮助患者取坐位,双腿下垂,以减少回心血量。立即给予高流量面罩吸氧。遵医嘱及时给药,并注意观察疗效及有无不良反应。妊娠晚期发生心力衰竭,原则是在心力衰竭控制后再行产科处理,应放宽剖宫产手术指征。严重心力衰竭,经内科各种治疗措施均无效,继续发展危及母儿安全时,可在积极控制心力衰竭的同时立即行剖宫产。

（二）**分娩期**

1. 经阴道分娩护理

（1）**第一产程**：①专人护理,鼓励产妇多休息,可取左侧卧位,上半身抬高30°。根据产妇情况提供无痛分娩支持,以减轻产妇疼痛,缓解其紧张情绪,必要时可遵医嘱应用镇静剂。②严密观察产程进展,注意子宫收缩、胎心、胎动及胎先露下降情况;严密观察产妇的心功能变化,产程开始即应持续吸氧,或根据医嘱给予强心药物治疗,同时观察用药后的反应。③保持外阴清洁,临产后遵医嘱及时给予抗生素预防感染。④产程进展不顺利(子宫收缩乏力、产程停滞等),应及时报告医生,做好剖宫产术准备。

(2)第二产程:①尽量缩短第二产程,宫口开全后应避免产妇屏气用力,继续无痛分娩支持,配合医生行会阴切开术,用低位产钳或胎头吸引器助产,但胎儿娩出不宜过快。②分娩时采取半坐位,下肢尽量低于心脏水平,以免回心血液过多加重心脏负担,同时做好新生儿的抢救准备。③继续观察心功能变化,按医嘱用药。

(3)第三产程:①胎儿娩出后立即在产妇腹部放置 1~2kg 重沙袋,以防腹压骤降诱发心力衰竭。②预防产后出血:给予按摩子宫,同时可给予缩宫素 10~20U 静脉注射或肌内注射,禁用麦角新碱。出血多者,遵医嘱输血或输液,但应严格控制输液速度。

2. 剖宫产术护理　做好术前准备和术中、术后护理。密切观察病情,严格限量输液,注意输液速度,不宜过快。不宜再次妊娠者可同时行输卵管结扎术。

(三)产褥期

产后 3 日内应继续卧床休息,并密切观察心率、呼吸、血压的变化。保证产妇充足的睡眠和休息,必要时遵医嘱给予小剂量口服镇静剂(苯巴比妥、地西泮等)。保持外阴清洁,及时更换会阴垫,应用广谱抗生素 1 周以预防感染。心脏病妊娠风险低且心功能Ⅰ级者建议哺乳,但对于疾病严重的心脏病产妇,即使心功能Ⅰ级也建议人工喂养。长期服用华法林者建议人工喂养。不宜哺乳者应及时退乳并开展人工喂养宣传指导,退乳时不宜使用雌激素。不宜再妊娠者,可于产后 1 周左右行绝育术。

(四)心理护理

为产妇提供安静、舒适的休养及分娩环境,实施无痛陪伴分娩。及时提供相关信息,告知医疗护理计划和围生儿情况,增加产妇的安全感和自信心。根据妊娠及分娩结局的不同,耐心解释病情,为产妇及家属提供相应的心理支持,减轻产妇及其家属的焦虑、紧张等不良情绪。促进亲子互动,避免产妇出现产后抑郁。患心脏病的产妇常因担心婴儿是否有心脏缺陷,不能亲自照顾新生儿等原因产生愧疚、抑郁的心理,护理人员应详细评估其心理状况及家庭功能,并与家人一起共同制订康复计划,对心功能状态尚可的产妇,应鼓励其适度地参与照顾婴儿,以增加母子互动。如果新生儿有缺陷或死亡,应允许产妇表述其情感,并给予理解和安慰,减少产后抑郁症的发生。

(五)健康指导

制订详细的出院计划,确保产妇和新生儿得到良好的照顾,根据病情及时复诊。指导孕妇及家属掌握妊娠合并心脏病的相关知识,包括如何自我照顾,限制活动的程度,诱发心力衰竭的因素及如何预防,识别早期心力衰竭的常见症状和体征,尤其是遵医嘱服药的重要性,告知其抢救和应对措施。完善家庭支持系统。出生婴儿出现意外的产妇应先避孕 1 年后视情况考虑再育,指导产妇选择有效的避孕措施。

【护理评价】

1. 孕产妇能叙述心脏病的自我护理知识。

2. 孕产妇能够调整日常生活,能适应妊娠过程。

3. 孕产妇焦虑缓解,舒适感有所增加。

4. 孕产妇感染的危险因素被及时发现与处理,未发生感染。

第二节　糖　尿　病

糖尿病（diabetes mellitus）是一组以慢性血糖水平增高为特征的代谢疾病。由于胰岛素分泌缺陷和/或胰岛素作用缺陷而引起的糖、蛋白质、脂肪代谢异常。病程长者可出现眼、肾、神经、血管、心脏等组织的慢性进行性病变，导致功能缺陷及衰竭。根据《妊娠期高血糖诊治指南（2022）：第一部分》，将妊娠合并糖尿病的概念更新为妊娠期高血糖，包括下列三种类型：

1. 孕前糖尿病合并妊娠（pregestational diabetes mellitus，PGDM）　妊娠前已被确诊的糖尿病妇女合并妊娠或妊娠前糖耐量异常、妊娠后发展为糖尿病，分娩后仍为糖尿病的患者，该类型者不足 10%。

2. 妊娠期糖尿病（gestational diabetes mellitus，GDM）　指妊娠过程中初次发生的任何程度的糖耐量异常，不论是否需用胰岛素治疗、分娩后糖耐量异常是否持续，均可诊断为 GDM，占妊娠合并糖尿病总数中的 90% 以上。部分 GDM 妇女分娩后血糖恢复正常，而有些患者在产后 5~10 年有发生糖尿病的危险，故应定期随诊。

3. 糖尿病前期合并妊娠　包括空腹血糖受损（impaired fasting glucose，IFG）和糖耐量受损（impaired glucose tolerance，IGT）。

妊娠合并糖尿病属高危妊娠，可增加与之有关的围生期疾病的患病率和病死率。由于胰岛素药物的应用，糖尿病得到了有效的控制，围生儿死亡率下降，但糖尿病孕妇的临床经过复杂，母婴并发症仍较高，必须予以重视。

【妊娠、分娩对糖尿病的影响】

1. 妊娠期　由于血液稀释，胰岛素相对不足。妊娠早期，孕妇空腹血糖低于非孕妇，孕妇长时间空腹易发生低血糖和酮症酸中毒。妊娠中晚期，孕妇体内抗胰岛素样物质增加，如人胎盘生乳素、雌激素、孕酮、皮质醇和胎盘胰岛素酶等，使孕妇对胰岛素的敏感性随孕周增加而降低。为了维持正常糖代谢水平，胰岛素需求量须相应增加。而胰岛素分泌受限的孕妇，妊娠期不能发生代偿导致血糖升高，使原有糖尿病加重或出现 GDM。随妊娠进展，空腹血糖下降及人胎盘生乳素具有分解脂肪的作用，体内脂肪分解成的碳水化合物及脂肪酸增多，故妊娠期糖尿病孕妇易发生酮症酸中毒。

2. 分娩期　子宫收缩导致体内消耗大量糖原，产妇进食减少，大量糖原被消耗；临产后的剧烈疼痛和精神紧张均可使血糖发生较大波动，若不及时调整胰岛素用量，更易发生低血糖和酮症酸中毒。

3. 产褥期　由于胎盘排出以及全身内分泌激素逐渐恢复至非孕水平，胎盘分泌的抗胰岛素样物质迅速消失，使胰岛素需要量相应减少，如不及时调整胰岛素用量，极易发生低血糖。

【糖尿病对母儿的影响】

1. 对孕妇的影响

（1）由于糖尿病妇女代谢紊乱，卵巢功能障碍，月经失调及各种急慢性并发症的影响，其不孕症的发生率约为 2%。

（2）高血糖使胚胎发育异常，最终导致胚胎死亡、流产，自然流产发生率可达 15%~30%，多发生在早孕期，主要见于病情严重血糖未能控制者。

（3）糖尿病孕妇妊娠期高血压疾病发病率为正常孕妇的 2~4 倍，因糖尿病患者多有小血管内皮细胞增厚及管腔狭窄，伴有肾血管病变时更易发生。

（4）糖尿病孕妇抵抗力下降易合并感染，泌尿系统感染最常见，感染后易引发酮症酸中毒。

（5）羊水过多的发生率较非糖尿病孕妇高 10 倍，可能与羊水中含糖量过高，刺激羊膜分泌增加及胎儿高血糖、高渗性利尿导致胎尿排出增多有关。羊水过多可增加胎膜早破、早产的发生率。

（6）巨大儿发生率高，易致头盆不称，经阴道分娩难产机会增加，剖宫产率升高。

（7）当 GDM 孕妇再次妊娠时，复发率高达 33%~69%。远期糖尿病概率高达 17%~63%，远期心血管系统疾病的发生率也增高。

2.对围生儿的影响

（1）巨大儿发生率高达 25%~40%。胎儿生长受限（FGR）发生率为 21%，早产发生率为 10%~25%。

（2）胎儿出生缺陷的概率明显升高，以心血管畸形最常见，其次为神经系统畸形。特别是受孕最初 7 周内，胚胎发育的关键时期，该阶段孕妇高血糖或口服降糖药有导致胎儿严重结构畸形发生的可能。

（3）糖尿病常伴有严重血管病变或产科并发症，影响胎盘血供，引起死胎、死产。

（4）新生儿由于母体血糖供应中断可发生反应性低血糖，肺泡表面活性物质不足而发生新生儿呼吸窘迫综合征，故新生儿低血糖、新生儿呼吸窘迫综合征发生率高，严重时危及新生儿生命。

【护理评估】

（一）健康史

了解孕妇有无糖尿病家族史，特别是孕妇母系家族史，既往病史与治疗经过。有无异常分娩史，如原因不明的多次流产、死胎、死产、早产、畸形或巨大儿史。

（二）身体状况

1.症状与体征

（1）**妊娠期**：孕妇有不同程度的多饮、多食、多尿"三多"症状，孕妇常反复发生外阴阴道假丝酵母菌感染，难治性肾盂肾炎或皮肤疖肿、毛囊炎等。合并妊娠期高血压疾病者可出现高血压、水肿和蛋白尿等症状，个别病情严重者可出现糖尿病性视网膜病变或酮症酸中毒。合并羊水过多者易发生胎膜早破及早产。

（2）**分娩期**：临产后体力消耗且进食欠佳，产妇易出现头晕、心慌、盗汗等低血糖症状；或恶心、呕吐、视物模糊、呼吸快且有烂苹果味等酮症酸中毒症状。分娩期可发生产程异常，出现胎儿性难产、子宫收缩乏力及产后出血等。胎盘娩出后胰岛素需要量减少，若不及时调整胰岛素用量，极易发生低血糖。

2. 根据患者糖尿病的发病年龄，病程长短以及有无血管病变等进行分期（怀特分类法），有助于判断病情的严重程度及预后。

A 级：妊娠期诊断的糖尿病。

　A1 级：经控制饮食，空腹血糖 <5.3mmol/L，餐后 2 小时血糖 <6.7mmol/L。

　A2 级：经控制饮食，空腹血糖 ≥5.3mmol/L，餐后 2 小时血糖 ≥6.7mmol/L。

B 级：显性糖尿病，20 岁以后发病，病程 <10 年。

C 级：发病年龄 10~19 岁，或病程达 10~19 年。

D 级：10 岁前发病，或病程 ≥20 年，或合并单纯性视网膜病。

F 级：糖尿病性肾病。

R 级：眼底有增生性视网膜病变或玻璃体积血。

H 级：冠状动脉粥样硬化性心脏病。

T 级：有肾移植史。

（三）辅助检查

1. 建议所有孕妇在首次产前检查时进行空腹血糖（fasting plasma glucose，FPG）筛查以除外孕前漏诊的糖尿病，FPG≥5.6mmol/L 可诊断为妊娠合并 IFG。早孕期 FPG 在 5.1~5.6mmol/L 范围内，不作为 GDM 的诊断依据，建议此类孕妇在妊娠 24~28 周直接行口服葡萄糖耐量试验（OGTT），也可以复查 FPG，FPG≥5.1mmol/L 可诊断为 GDM；FPG<5.1mmol/L 时则行 75g OGTT 检查。

OGTT 检查的方法

准备进行 OGTT 检查前禁食 8~10 小时；检查前连续 3 日正常饮食，即每日进食碳水化合物不少于 150g。检查期间静坐、禁烟。检查时，5 分钟内口服含 75g 葡萄糖（无水葡萄糖粉）的液体 300ml，分别抽取服糖前、服糖后 1 小时、2 小时的静脉血（从开始饮用葡萄糖水计算时间），放入含有氟化钠的试管中，采用葡萄糖氧化酶法测定血浆葡萄糖水平。

当 OGTT 检查时，应于清晨 9 点前抽取空腹血，时间较晚可能影响检验结果。OGTT 检查前一晚应避免空腹时间过长而导致的清晨反应性高血糖，从而影响诊断。

2. PGDM 符合以下 2 项中的任意一项者，可诊断为 PGDM。

（1）在妊娠前已确诊糖尿病。

（2）**孕前未确诊、孕期发现血糖升高达到以下任何一项标准应诊断为 PGDM**：①FPG≥7.0mmol/L。②伴有典型的高血糖或高血糖危象症状，同时任意血糖≥11.1mmol/L。③糖化血红蛋白（HbA1c）≥6.5%。

3. GDM

（1）推荐对所有尚未被诊断为 PGDM 或 GDM 的孕妇，于妊娠 24~28 周及 28 周后首次就诊时行 75g OGTT。75g OGTT 的诊断标准：空腹血糖、口服葡萄糖后 1 小时、2 小时血糖阈值分别为 5.1mmol/L、10.0mmol/L、8.5mmol/L。任何一个时间点血糖值达到或超过上述标准即诊断 GDM。

（2）有 GDM 高危因素者或医疗资源缺乏地区，可于妊娠 24~28 周进行 FPG 检查，FPG≥5.1mmol/L 则直接诊断 GDM；如 4.4mmol/L≤FPG<5.1mmol/L 者进行 75g OGTT，任何一项异常则诊断为 GDM。

4. 其他检查 包括眼底检查、24 小时尿蛋白定量检查、肝肾功能（糖化血红蛋白）检查、超声检查、胎儿成熟度检查等。

（四）心理-社会支持状况

由于糖尿病疾病的特殊性，应评估孕妇及家人对疾病的了解程度，认知态度，有无焦虑、恐惧心理，社会及家庭支持系统是否完善等。如新生儿不幸有畸形或生命危险甚至死亡，应评估产妇及家属对此事件的反应。

（五）处理原则

糖尿病妇女于妊娠前应确定糖尿病严重程度，合并视网膜、肾脏、心血管和周围神经病变者，计划妊娠前应行多学科会诊，评估妊娠风险及调整用药方案。器质性病变较轻、血糖控制良好者，可在积极治疗、密切监护下继续妊娠。

妊娠期高血糖患者需加强产前检查，在内科和产科医生的密切监测下，积极进行饮食控制、运动疗法、药物治疗，控制血糖在正常范围，防止并发症，降低围生儿死亡率，选择适当的分娩时机和方式。

（1）**分娩时机**：无需胰岛素治疗且血糖达标的 GDM 孕妇，若无母儿并发症，可在严密监测下等待至预产期。血糖控制不满意或出现母儿并发症，应住院观察，根据病情决定终止妊娠时机。

（2）**分娩方式**：胎儿发育正常，宫颈条件较好者，适宜阴道分娩。糖尿病伴微血管病变及其他产科指征，如胎位异常、巨大儿、胎盘功能不良或因病情严重需终止妊娠时，临床上多选择剖宫产。

【常见护理诊断/问题】

1. **焦虑**　与担心身体状况、胎儿预后有关。

2. **知识缺乏**：缺乏糖尿病饮食控制及胰岛素使用的相关知识。

3. **有感染的危险**　与糖尿病患者白细胞多功能缺陷有关。

4. **有受伤的危险**　与巨大儿、早产、手术产等有关。

5. **潜在并发症**：低血糖、产后出血。

【护理目标】

1. 孕产妇焦虑程度减轻或消失。

2. 孕妇能说出饮食控制的重要性并执行,学会胰岛素的使用方法。

3. 孕妇体温正常,无感染病灶出现。

4. 胎儿顺利娩出,未发生并发症。

5. 孕产妇无低血糖、产后出血发生。

【护理措施】

(一) 妊娠期

指导 GDM 孕妇正确控制血糖,控制目标是餐前血糖≤5.3mmol/L 及餐后 2 小时血糖≤6.7mmol/L;夜间血糖不低于 3.3mmol/L;妊娠期 HbA1c<5.5%。

1. 饮食控制　加强产前检查,指导孕妇充分休息、合理饮食。理想的饮食控制目标是保证孕妇和胎儿能量需要,维持血糖在正常范围,不发生饥饿性酮症,提倡少量多餐。建议孕妇每日摄入热量为 30~35kcal/kg,其中碳水化合物占比以 50%~60% 为宜;每日蛋白质摄入量不应低于 70g;饱和脂肪酸不超过总能量摄入的 7%。肥胖者应减少脂肪摄入,每日热量为 25~30kcal/kg。保证维生素和矿物质的摄入,有计划地增加富含铁、叶酸、钙、维生素 D、碘等的食物。妊娠期高血糖孕妇应根据孕前 BMI 制订妊娠期的增重目标,建议孕前正常体重孕妇妊娠期增重 8.0~14.0kg,孕前超重和肥胖孕妇妊娠期增重应减少。

2. 运动疗法　适当的运动可提高机体对胰岛素的敏感性,改善血糖及脂代谢紊乱。运动量不宜过大,宜选择散步等有氧运动方式,可结合抗阻力运动。每周至少运动 5 日,每日 30 分钟,可穿插必要的间歇,于餐后 30 分钟后进行。有先兆早产或合并其他严重并发症等运动禁忌证者不宜进行运动。妊娠期使用胰岛素治疗者,运动时要做好低血糖的防范。

3. 药物治疗　通过生活方式干预血糖仍不能达标的妊娠期高血糖妇女,应接受降糖药物治疗。

(1)根据孕期血糖监测的结果制订胰岛素治疗方案,应做到制剂、种类正确,剂量准确,按时注射,注射途径包括静脉滴注及皮下注射两种。使用后应注意观察胰岛素不良反应、低血糖反应、过敏反应及注射部位皮下脂肪萎缩或增生等。

(2)二甲双胍和格列本脲能够通过胎盘到达胎儿,一般不作为一线药物,用药方案应遵医嘱。

4. 加强胎儿监护　测量宫底高度、腹围;超声检查监测胎儿生长发育情况、有无畸形;指导孕妇坚持每日自测胎动,必要时行胎儿电子监护,了解胎儿宫内储备能力。可按医嘱应用地塞米松 2~3 日促胎肺成熟,减少新生儿呼吸窘迫综合征的发生。

(二) 分娩期

1. 密切观察产程　阴道分娩时鼓励产妇进食,保证热量供应。注意观察宫缩、胎心变化,有条件者给予连续胎心监护,避免产程延长,如产程进展缓慢或出现胎儿窘迫,应及时通知医生,并做好阴道助产或剖宫产准备。

2. 防止低血糖　剖宫产或阴道分娩当日晨胰岛素应改为静脉滴注,应每 2 小时监测血糖、尿糖和尿酮体,以便及时调整胰岛素的用量。

3. 预防产后出血　可按医嘱于胎肩娩出时,给予缩宫素 20U 肌内注射。

（三）产褥期

1. 产妇护理

（1）少数 GDM 产妇需要继续胰岛素治疗，胰岛素用量减至分娩前的 1/3~1/2，并根据血糖值重新评估胰岛素的用量。出现低血糖表现应给予糖水口服或静脉注射 5% 葡萄糖 40~60ml，并通知医生。

（2）观察子宫收缩情况、恶露量等，鼓励早接触、早吸吮，预防产后出血。

（3）保持腹部及会阴伤口清洁，遵医嘱继续应用广谱抗生素，预防感染，适当推迟伤口拆线时间。

2. 新生儿护理　无论体重大小均按早产儿护理，注意保暖、吸氧、早开奶。密切观察有无低血糖、低血钙、高胆红素血症及新生儿呼吸窘迫综合征等症状，新生儿娩出 30 分钟后开始定时口服 25% 葡萄糖液，预防新生儿低血糖。

（四）心理护理

与患者交流时态度和蔼，鼓励糖尿病孕产妇说出自己的担心和焦虑；糖尿病孕妇担心妊娠失败、婴儿死亡或分娩畸形儿等，自尊心会受到打击，护士应表示理解与同情，协助澄清错误观点；及时告知治疗及护理计划，让患者充满信心，调动孕妇积极性，主动积极配合。

（五）健康指导

1. 制订康复计划　指导患者坚持进行饮食控制及运动治疗。定期监测血糖，指导产妇定期接受产科和内科复查。

2. 指导避孕　糖尿病产妇产后应避孕，指导其应用适宜的避孕方法。

3. 指导喂养　接受胰岛素治疗的母亲，哺乳不会对新生儿产生不利影响，应鼓励母乳喂养，并注意加强乳房护理。

知识链接

妊娠合并糖尿病患者的产后随访

GDM 患者将来发生肥胖和糖尿病的机会明显增加，再次妊娠时 GDM 复发机会多，通过产后随访可以及时发现糖尿病并进行治疗，同时通过加强健康宣教和产后健康生活方式的干预可使有 GDM 病史的妇女将来糖尿病发病减少或推迟发病。另外，可根据对 GDM 患者远期追访中糖尿病的发生率来评价 GDM 诊断标准的可行性。

产后 6~12 周复查 OGTT，产后血糖正常者每 3 年至少检查一次血糖，若有症状者应提前检查。OGTT 确诊糖尿病应转内科治疗，随访时发现糖耐量降低应每年随访。每次随访时应对以往 GDM 妇女进行饮食、运动等方面教育，并告知其将来患糖尿病机会逐年增加，以取得患者配合。

母亲妊娠合并糖尿病会影响子代的生长发育，因此对妊娠合并糖尿病孕妇的子代也应定期随访，以达到及早发现、及早干预疾病的目标，如神经系统异常、肥胖及糖尿病等。

【护理评价】

1. 孕产妇焦虑减轻或消失。

2. 孕妇掌握糖尿病饮食控制及胰岛素使用的相关知识。

3. 孕妇体温正常、无感染病灶。

4. 胎儿顺利娩出，未发生并发症。

5. 孕产妇未发生低血糖、产后出血。

第三节　病毒性肝炎

病毒性肝炎是由肝炎病毒引起的以肝脏病变为主的传染性疾病,致病病毒主要包括甲型肝炎病毒(HAV)、乙型肝炎病毒(HBV)、丙型肝炎病毒(HCV)、丁型肝炎病毒(HDV)、戊型肝炎病毒(HEV)五种。近年来,又发现庚型肝炎病毒(HGV)和输血传播病毒(TTV),但这两种病毒的致病性尚未明确。妊娠合并病毒性肝炎的总体发病率为 0.8%~17.8%,我国是乙型肝炎的高发国家,妊娠合并重型肝炎仍然是我国孕产妇死亡的主要原因之一。

【妊娠、分娩对病毒性肝炎的影响】

1. 孕妇的新陈代谢率比非孕期增加 20%~30%,营养物质消耗增多,肝脏负担加重,使孕妇易感染病毒性肝炎,也容易使原有病毒性肝炎患者的病情加重,重症肝炎的发生率较非妊娠时明显增加。

2. 孕妇体内产生大量雌激素,在肝内代谢灭活,胎儿的代谢产物也需在母体肝内解毒,加重了肝脏负担,也影响病毒性肝炎的恢复与治愈。

3. 分娩时产妇体力消耗、缺氧、酸性代谢物质产生增加,以及手术和麻醉等,均可加重肝脏的负担与损害,导致产妇容易发生急性重型肝炎。

【病毒性肝炎对母儿的影响】

1. 对母体的影响　妊娠早期合并病毒性肝炎,可使早孕反应加重;发生于妊娠晚期则妊娠期高血压疾病发生率增高,这与患者肝脏对醛固酮的灭活能力下降有关。分娩时,产妇因肝功能受损、凝血因子合成功能减退,容易发生产后出血。若为重症肝炎患者,常并发 DIC,出现全身出血倾向,直接威胁母婴生命。

2. 对围生儿的影响　妊娠早期患肝炎,胎儿出生缺陷发生率增高 2 倍。由于肝炎病毒可经胎盘感染胎儿,易造成流产、早产、死胎,肝功能异常时,围生儿死亡率高达 4.6%。妊娠期患病毒性肝炎,胎儿可通过垂直传播而感染,尤其以乙型肝炎垂直传播率较高。围生期感染的婴儿,有相当一部分将转为慢性病毒携带状态,以后容易发展成为肝硬化或原发性肝癌。

3. 肝炎病毒的垂直传播

(1) **甲型病毒性肝炎**:HAV 主要经消化道传播,一般不通过胎盘传给胎儿,垂直传播的可能性极小,但分娩过程中如果接触母体血液、吸入羊水或受胎粪污染可导致新生儿感染。

(2) **乙型病毒性肝炎**:HBV 可通过母婴垂直传播、产时及产后传播三种途径传播。母婴垂直传播近年来虽然有所降低,但仍是我国慢性乙型肝炎病毒感染的主要原因。新生儿或婴幼儿感染 HBV 后,超过 80% 将成为慢性 HBV 感染者。即使乙肝疫苗、乙肝高效价免疫球蛋白联合免疫方案可以显著降低乙肝的垂直传播,但仍有 10%~15% 的婴儿发生免疫失败。

(3) **丙型病毒性肝炎**:HCV 也存在垂直传播。妊娠晚期患丙型肝炎,垂直传播发生率增加,但许多发生宫内感染的新生儿,在生后一年内会自然转阴。

(4) **丁型病毒性肝炎**:HDV 是一种缺陷性 RNA 病毒,需依赖 HBV 重叠感染引起肝炎,易发展为重症肝炎。其传播方式与 HBV 相同,一般经输血引起感染,也可垂直传播。

(5) **戊型病毒性肝炎**:HEV 的传播途径类似甲型肝炎。

【护理评估】

(一) 健康史

评估是否与病毒性肝炎患者有密切接触史,是否有接受输血、注射血制品等病史。同时了解孕妇接受治疗经过和治疗效果以及掌握相关知识的程度、评估家属对肝炎相关知识的了解程度。

(二) 身体状况

1. 与急性病毒性肝炎相关的表现　不能用早孕反应或其他原因解释的消化系统症状,如食欲下降、恶心、呕吐、腹胀及厌油腻,部分患者有乏力、畏寒、发热、皮肤巩膜黄染。腹部检查发现肝大,肝区叩击痛等。

2. 与重症肝炎相关的表现 起病急,病情重,表现为畏寒、发热、腹胀,频繁呕吐,食欲极度减退。皮肤巩膜黄染迅速,尿色深黄,肝浊音界明显减小,有腹水形成,肝臭味,出现肝性脑病表现如嗜睡、烦躁、神志不清甚至昏迷。全身有出血倾向,还可出现急性肾衰竭、肝肾综合征。

3. 产科情况 早孕反应出现时间早,症状重,部分甚至发展为妊娠剧吐。其他并发症有流产、妊娠期高血压疾病、早产、死胎、死产及产后出血等。妊娠期早期急性发病者可导致胎儿出生缺陷。

（三）辅助检查

1. 肝功能检查 当丙氨酸氨基转移酶(ALT)升高,ALT 大于正常值 10 倍以上,持续时间较长时,对肝炎的诊断价值很大;凝血酶原时间及其活动度的测定可用于判定重症肝炎,若注射维生素 K_1 后仍明显异常,常表示肝细胞组织严重受损。

2. 血清病原学检测

(1)**甲型肝炎**:患者血清中抗 HAV-IgM 阳性有诊断意义。

(2)**乙型肝炎**:HBV 表面抗原(HBsAg)阳性是 HBV 感染的特异性标志,慢性肝炎、无症状携带者可长期检出 HBsAg。

(3)**丙型肝炎**:血清中出现抗 HCV 抗体可诊断为 HCV 感染。

3. 其他检查 血常规、尿液分析、纤维蛋白原和凝血酶原时间等;超声检查、胎儿成熟度检查、胎盘功能检查、胎儿电子监护。

（四）心理-社会支持状况

心理-社会支持状况应评估孕妇及家人对疾病的认知程度,以及家庭和社会支持系统是否完善。由于担心感染胎儿,孕妇会产出焦虑、矛盾及自卑心理,应给予重点评估。

（五）处理原则

肝炎患者原则上不宜妊娠。最佳的受孕时机是肝功能正常,血清 HBV DNA 低水平,肝脏超声无特殊改变。妊娠后,病情较轻者其处理原则与非妊娠期肝炎相同,主要采用护肝、对症、支持疗法,注意防治妊娠期高血压疾病等。出现黄疸者应立即住院治疗,防止重症肝炎的发生。加强分娩监护,防止产后出血,预防感染,采取有效措施阻断肝炎病毒的垂直传播。

【常见护理诊断/问题】

1. 有活动耐力下降的危险 与感染病毒后机体的基础代谢率增高有关。

2. 营养失调:低于机体需要量 与肝炎所致的厌食、恶心、呕吐、营养摄入不足有关。

3. 有受伤的危险 母体与重症肝炎、死亡有关;胎儿与早产、死胎、死产有关。

4. 知识缺乏:缺乏有关病毒性肝炎保健和消毒隔离方面的知识。

【护理目标】

1. 孕产妇的生活需要得到满足。

2. 孕妇摄入的营养能满足机体和胎儿发育需要。

3. 孕产妇病情稳定,能顺利度过妊娠、分娩期。

4. 孕产妇及家属能够获得有关自我保健的知识和技能。

【护理措施】

（一）妊娠期

1. 一般护理 肝炎急性期应充分卧床休息,减轻肝脏负担。黄疸消退症状开始减轻后,可逐渐增加活动,避免重体力劳动。提供高蛋白、高维生素、足量糖类和低脂肪的饮食,多摄入富含纤维素的蔬菜和新鲜水果,保持大便通畅。保持外阴清洁。

2. **加强产前检查,密切观察病情**　妊娠中、晚期应积极防治各种妊娠并发症和合并症,遵医嘱给予药物治疗。严密监测肝功能、凝血功能等,加强胎儿监护,若经治疗后病情继续发展,可考虑终止妊娠。

3. **防止交叉感染**　肝炎孕妇应有专门诊室,所用器械隔离,定期消毒。孕妇所用物品也应与家人隔离,消毒处理。

(二)分娩期

1. 将产妇安置在隔离待产室和产房,保持环境安静、清洁、舒适。避免交叉感染,严格执行消毒隔离制度。

2. 密切观察产程进展,严格执行各项操作程序,提供无痛分娩措施,防止并发症的发生。宫口开全后可行阴道助产术,缩短第二产程,防止产道损伤。分娩过程中避免新生儿损伤、羊水吸入等,减少垂直传播。

3. **预防产后出血**　产前应做交叉配血试验,备新鲜血液。产前数日开始肌内注射维生素 K_1,每日 20~40mg。第二产程胎肩娩出后立即遵医嘱静脉注射缩宫素 20U,防止胎盘残留。

(三)产褥期

1. **一般护理**　指导产妇注意饮食,预防便秘。保证充足的睡眠。保持外阴清洁,使用消毒会阴垫。

2. **病情观察**　密切观察病情变化,遵医嘱继续使用保肝药物治疗。观察子宫收缩及恶露情况,及时发现凝血功能障碍,预防产后出血。使用对肝损害较小的广谱抗生素控制感染。

3. **指导喂养**　对 HBsAg 阳性产妇的新生儿,经过主动及被动免疫后,乙型肝炎 e 抗原(HBeAg)阳性或阴性均可母乳喂养。因病情严重不宜哺乳者应予退乳,禁用雌激素等对肝脏有损害的药物,可口服生麦芽或乳房外敷芒硝退乳,并指导人工喂养知识及方法。

4. **新生儿护理**　产后新生儿尽早联合使用乙型肝炎免疫球蛋白(HBIG)和乙型肝炎疫苗,即被动免疫和主动免疫相结合的方法,可有效阻断 HBV 垂直传播。HBsAg 阳性产妇的新生儿,在出生后 12 小时内(越早越好)注射 HBIG 100~200IU。出生后 24 小时内在不同部位接种乙肝疫苗第 1 针,1 个月、6 个月再接种乙肝疫苗第 2 针和第 3 针(0、1、6 方案)。

(四)心理护理

关心、安慰、鼓励孕产妇,帮助其消除自卑、紧张、恐惧情绪,提高自我照顾能力。向孕产妇及家属传授妊娠合并病毒性肝炎的相关知识,使其对病情充分了解。向孕妇及家属讲解肝炎对母婴的影响以及消毒隔离的重要性,争取患者及家属的理解与配合,多与患者沟通,积极配合治疗。对失去子女的孕产妇,继续治疗自身疾病,给予心理支持,多加安慰,帮助其情绪逐渐恢复。

(五)健康指导

1. **重视围婚期保健**　夫妇一方若患有肝炎者应使用避孕套避免交叉感染。HBsAg 携带者约 40% 为垂直传播,因此预防乙肝在围生期的传播意义重大。已患肝炎的育龄妇女应避孕,待肝炎痊愈至少半年后在医生指导下妊娠。

2. **加强孕期监护及围生期保健**　进行 HBV 血清检查和肝功能检查,提高肝炎病毒的检出率。监测新生儿脐血 HBsAg,以确定是否宫内感染。加强乙肝传染期管理,严格消毒隔离。

3. **产后应根据病情继续保肝治疗**　保证足够的休息及营养,避免因营养不良增加对肝炎病毒易感性。落实避孕措施。

【护理评价】

1. 孕产妇的生活需要得到满足。

2. 孕妇摄入的营养满足机体和胎儿发育需要。

3. 孕产妇病情稳定,顺利度过妊娠、分娩期。

4.孕产妇及家属获得有关自我保健的知识和技能。

第四节 贫 血

贫血（anemia）是妊娠期较常见的合并症，是由多种病因引起，通过不同的病理过程，使人体外周血红细胞容量减少，低于正常范围下限的一种常见的临床症状。它常以血红蛋白（Hb）浓度作为衡量标准。

妊娠期血容量增加，且血浆的增加多于红细胞的增加，故孕妇血液呈稀释状态，此为生理性贫血。由于妊娠期血液系统的生理变化，妊娠期贫血的诊断标准不同于非孕期妇女。世界卫生组织（WHO）妊娠期贫血的诊断标准为血红蛋白值<110g/L及血细胞比容<0.33。按程度可分为轻度贫血（100~109g/L）、中度贫血（70~99g/L）、重度贫血（40~69g/L）和极重度贫血（<40g/L）。孕妇合并贫血以缺铁性贫血（iron deficiency anemia，IDA）最常见，约占妊娠期贫血的95%，也可见巨幼细胞贫血和再生障碍性贫血等。本节主要介绍缺铁性贫血。

【病因】

缺铁性贫血的主要原因为妊娠期由于血容量增加和胎儿生长发育导致铁的需要量增加，尤其在妊娠后半期，孕妇对铁摄取不足或吸收不良，均可引起贫血。在整个妊娠期约需增加铁的总量约为1 000mg，若为多胎妊娠时，铁的需求量更大。孕妇为维持体内铁代谢平衡，每日至少从食物中摄取铁4mg。食物中铁的摄入不够或不能满足需求，造成体内储存铁的耗尽，从而发生缺铁性贫血。

【贫血对母儿的影响】

1.对孕妇的影响 贫血孕妇的抵抗力低下，对分娩、手术和麻醉的耐受能力差，即使是轻度或中度贫血，孕妇在妊娠和分娩期间的风险也会增加。重度贫血可导致贫血性心脏病、妊娠期高血压疾病性心脏病、产后出血、失血性休克、产褥感染等并发症的发生，危及孕产妇生命。

2.对胎儿的影响 因孕妇骨髓和胎儿在竞争摄取孕妇血清铁的过程中，胎儿组织占优势，而铁通过胎盘转运是单向的，因此胎儿缺铁程度不会太严重。若孕妇缺铁严重时，经胎盘供氧和营养物质不足，容易导致胎儿生长受限、胎儿窘迫、早产、死胎或死产等不良后果。

【护理评估】

（一）健康史

询问孕妇既往史，了解其饮食习惯，有无长期挑食偏食以及不良的食物加工方法。评估孕妇既往是否存在月经过多等慢性失血性疾病史，或妊娠早期呕吐、胃肠功能紊乱所导致的营养不良病史及胃肠道手术病史等。

（二）身体状况

1.与贫血相关的表现 轻度贫血者多无明显症状，严重贫血者可表现为头晕、乏力、耳鸣、心悸、气短、面色苍白、倦怠、食欲缺乏、腹胀、腹泻等症状；也可能有手足麻木、针刺、冰冷等感觉异常以及行走困难等周围神经炎症状。贫血貌，皮肤、黏膜苍白，毛发干燥、无光泽、易脱落，指（趾）甲扁平、脆薄易断裂或反甲（指甲呈勺状），可伴发口腔炎、舌炎等，部分孕妇可出现脾轻度增大。

2.产科情况 孕妇宫高、腹围低于正常水平，可见胎心、胎动异常，严重者可见早产、死胎、死产、子宫收缩乏力、产后出血及产褥感染等。

（三）辅助检查

1.血常规 外周血涂片呈小细胞低色素贫血。血红蛋白<110g/L，红细胞<3.5×10^{12}/L，血细胞比容<0.33，红细胞平均体积<80fl，红细胞平均血红蛋白浓度<32%，白细胞计数及血小板计数均在正常范围。

2. 血清铁浓度 能灵敏反映缺铁状况,正常成年妇女血清铁为 7~27μmol/L。孕妇血清铁<6.5μmol/L,可诊断为缺铁性贫血。

3. 骨髓象 红系造血呈轻度或中度增生活跃,以中、晚幼红细胞增生为主,骨髓铁染色可见细胞内外铁均减少,以细胞外铁减少明显。

4. 其他 超声检查、胎儿成熟度检查、胎盘功能检查、胎儿电子监护等。

(四)心理-社会支持状况

心理-社会支持状况应评估孕产妇及家属对缺铁性贫血的认知情况,了解孕产妇有无紧张、焦虑情绪。了解孕产妇的经济状况,评估其家庭及社会支持系统情况等。

(五)处理原则

处理原则为去除病因、补充铁剂,加强监护,治疗并发症。

1. 治疗易引起贫血的疾病,如月经过多、胃肠功能紊乱、消化不良、寄生虫病等。

2. 补充铁剂 以口服给药为主。血红蛋白 >70g/L 者可口服给药,口服疗效差、不能口服、胃肠铁吸收存在障碍或病情较重者,可选择注射铁剂。

3. 输血 多数缺铁性贫血孕妇经补充铁剂后,血常规很快改善,无需输血。血红蛋白 <70g/L 者,建议输血。接近预产期或短期内需行剖宫产术者,应少量多次输红细胞悬液或全血,避免因加重心脏负担诱发急性左心衰竭。

4. 严密监测产程,及时处理,积极预防产后出血和产褥感染。

【常见护理诊断/问题】

1. 有活动耐力下降的危险 与红细胞减少导致携氧能力受损有关。

2. 有感染的危险 与组织低氧血症、机体抵抗力下降有关。

3. 有受伤的危险 与贫血引起的头晕、眼花有关。

【护理目标】

1. 孕产妇基本生活需求得到满足,无明显不适。

2. 孕产妇能够认识到抵抗力下降带来的危害,主动避免各种有害因素。

3. 孕产妇避免因头晕、乏力而晕倒以致发生意外。

【护理措施】

(一)妊娠期

1. 一般护理 适当增加营养,鼓励孕妇进食高蛋白、富含维生素、含铁丰富的食物,如动物肝脏、瘦肉、蛋类、海带、紫菜、绿叶蔬菜等。注意饮食搭配,避免蔬菜、谷类、茶叶中的磷酸盐和鞣酸等影响铁的吸收。适当减轻工作量,多休息,以减轻机体对氧的消耗。注意安全,避免孕妇在体位突然改变时晕倒。

2. 病情观察 加强产前检查,严密观察病情变化,监测血红蛋白情况,注意监测胎儿生长发育情况,积极防治孕期并发症,预防上呼吸道感染、消化系统及泌尿系统感染等。

3. 治疗配合 指导孕妇遵医嘱正确补充铁剂。如口服硫酸亚铁 0.3g,每日 3 次,同时服维生素 C 300mg 及 10% 稀盐酸 0.5~2ml,以促进铁的吸收。注意观察有无不良反应,应指导孕妇饭后或餐中服用铁剂,减少对胃黏膜的刺激。此外,铁与肠内硫化氢作用可形成黑色便,护士应予以解释。注射法补充铁剂应行深部肌内注射。

(二)分娩期

1. 在临产前遵医嘱给予维生素 K_1、维生素 C 等药物,并配新鲜血备用,必要时输血,输血不宜过多过快。

2. 临产后密切观察产程进展,鼓励产妇进食,保证足够入量,低流量持续吸氧,避免产程过长或急产。缩短第二产程,必要时给予阴道助产。加强胎心监护,做好新生儿抢救准备。当胎儿前肩娩出时,立即肌内注射或静脉注射缩宫素,加强宫缩。积极处理第三产程,仔细检查并缝合会阴阴道伤口,预防产后出血。

3. 严格执行无菌操作规程,产程中遵医嘱使用抗生素预防感染。

（三）产褥期

1. 产妇应保证足够的休息及营养,避免疲劳。保持会阴部清洁。

2. 密切观察子宫收缩及阴道流血,遵医嘱使用缩宫素促进子宫收缩,防止产后出血。密切观察体温、恶露情况等,加强会阴部护理,必要时给予抗生素防治感染。加强新生儿监护,吸氧,注意保暖,降低围生儿的死亡率。产前贫血未纠正者应继续治疗,按医嘱补充铁剂,纠正贫血。

3. 指导母乳喂养,严重贫血或有严重并发症者,不宜哺乳,指导产妇用生麦芽代茶饮或用芒硝外敷乳房退乳,并指导其人工喂养方法。

（四）心理护理

加强护患沟通,耐心倾听患者主诉,缓解孕产妇紧张情绪,告知医疗和护理计划,增加孕产妇的安全感和自信心。及时向孕产妇及家属通报病情,减轻家庭成员的焦虑,取得孕产妇及家属的配合。

（五）健康指导

1. 应积极预防贫血,治疗易引起贫血的疾病,如月经过多、消化不良、寄生虫病等,增加铁的贮备。必要时给予铁剂补充。

2. 指导孕产妇合理饮食,加强营养,以改善体内缺铁状况,应注意饮食均衡。加强宣教,使孕产妇能够积极地应对贫血对身心的影响,掌握自我保健措施,坚持治疗及随访。

【护理评价】

1. 孕产妇基本生活需求得到满足,无明显不适。

2. 孕产妇能够认识到抵抗力下降带来的危害。

3. 孕产妇未发生晕倒等意外。

第五节　急性阑尾炎

妊娠合并急性阑尾炎是妊娠期最常见的外科急腹症,可发生在妊娠的任何阶段,妊娠期前6个月较常见,分娩期及产褥期较少见。妊娠期由于子宫增大,引起阑尾移位,临床表现不典型,且病情发展快,易引起并发症如阑尾穿孔和腹膜炎,故掌握妊娠期阑尾炎的特点,对早期诊断与及时处理极为重要。

【妊娠期阑尾位置的特点】

随着子宫增大,阑尾的位置发生改变。盲肠由右髂窝上升到肝季肋区,使阑尾向上、向外、向后移位。在妊娠3个月末,阑尾位于髂嵴下2横指;妊娠5个月末在髂嵴水平;妊娠8个月末在髂嵴上2横指;妊娠足月时可达胆囊区。产后14日阑尾恢复到接近原来位置(图9-1)。

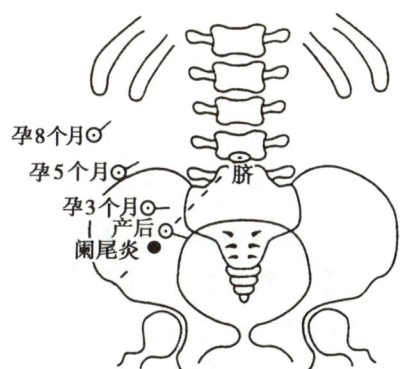

图 9-1　妊娠期阑尾位置的变化

【妊娠期急性阑尾炎对母儿的影响】

1. **对孕妇的影响**　妊娠期阑尾炎穿孔继发弥漫性腹膜炎较非孕期多 1.5~3.5 倍。妊娠期激素分泌增多,抑制孕妇的免疫机制,促进炎症发展,容易发生阑尾坏死和穿孔。由于大网膜被增大的子宫推向上腹部,一旦穿孔不易包裹与局限,造成弥漫性腹膜炎。增大的子宫将壁腹膜与发炎的阑尾隔开,症状不典型,易漏诊。若炎症波及子宫时,可引起宫缩,进一步促使炎症扩散。妊娠期阑尾炎经治疗已局限者,产后由于子宫缩小,已局限的炎症可能重新发作。

2. **对围生儿的影响** 诱发宫缩可导致流产、早产或引起子宫强直性收缩。全身炎症反应及弥漫性腹膜炎可致胎儿缺氧甚至死亡。妊娠期间手术、药物可对胎儿产生不良影响,围生儿死亡率增加。

【护理评估】

(一)健康史

询问孕妇有无发热、腹痛,有无恶心、呕吐,既往有无阑尾炎病史。

(二)身体状况

不同妊娠时期,急性阑尾炎的临床表现差别较大。

1. 妊娠早期急性阑尾炎的症状和体征与非孕期基本相同,腹部疼痛仍是最常见症状,约80%的患者有转移性右下腹痛,及右下腹有明显压痛、反跳痛和腹肌紧张。

2. 妊娠中、晚期由于阑尾的解剖位置发生改变,常无明显的转移痛,腹痛和压痛的位置较高,临床表现常不典型。炎症严重时可以出现中毒症状如发热、心率增快等;常合并消化道症状如恶心、呕吐、厌食等。

(三)辅助检查

1. **白细胞计数** 妊娠期白细胞生理性增加,因此单次白细胞增多无助于妊娠期阑尾炎的诊断。白细胞计数 >15×10^9/L,白细胞计数短期内逐渐上升或中性粒细胞增高有诊断意义。

2. **超声检查** 可发现肿大的阑尾或脓肿。当急性阑尾炎时,由于阑尾壁水肿、充血、渗出,超声检查示阑尾呈低回声管状结构,僵硬,压之不变形,横切面呈同心圆状图像,直径≥7mm。当晚期妊娠时,增大的子宫影响阑尾的超声诊断。

3. **尿液检查** 常无阳性发现。

(四)心理-社会支持状况

孕妇因发热、腹痛表现出紧张、焦虑情绪,有些孕妇及家属得知患急性阑尾炎会担心母儿健康而产生恐惧心理。

(五)处理原则

妊娠期急性阑尾炎若漏诊易导致穿孔、腹膜炎,孕妇感染性疾病发病率和死亡率则明显增加,因此不主张保守治疗,强调早期诊断和及时手术治疗的原则,无论在妊娠任何时期,高度怀疑阑尾炎时,应放宽剖腹探查指征,以免贻误病情,危及母婴安全。

术后给予大量广谱抗生素控制感染。需继续妊娠者,选择对胎儿影响小、敏感的广谱抗生素,并给予宫缩抑制剂和保胎药,以防止流产、早产发生。

【常见护理诊断/问题】

1. **体温过高** 与感染有关。

2. **潜在并发症**:阑尾穿孔、腹膜炎。

【护理目标】

1. 孕产妇的感染得到控制,体温正常。

2. 孕产妇未发生阑尾穿孔、腹膜炎。

【护理措施】

1. **一般护理** 加强休息,以清淡可口、高营养和容易消化的食物为主。

2. **病情观察** 密切观察腹痛的部位、性质和特点及病情的发展,密切监测孕妇的生命体征,密切监测胎心率,发现异常及时处理。

3. **治疗配合** 需手术治疗者应尽快做好术前准备及术后护理,手术后需继续妊娠者,术后 3~4 日内应给予保胎治疗,密切监测胎心,遵医嘱给予广谱抗生素控制感染。对阑尾穿孔、弥漫性腹膜炎患者应取半卧位,使脓液局限于盆腔,保持盆腔引流通畅,有利于炎症的消退。

4.心理护理 孕妇在妊娠期间心理承受能力较差,由于疾病带来的痛苦、要手术治疗及担心手术会影响胎儿发育等会加重孕妇的焦虑,因此须向孕妇介绍手术治疗的方法和效果,并聆听孕妇的担心和想法,帮助其消除负面情绪,使其配合治疗。

5.健康指导 孕妇出院后要避免过度劳累,注意休息,加强营养以增强机体抵抗力。术后一个月复查,定期进行产前检查,如出现阴道出血和腹痛等异常情况及时就诊。

【护理评价】

1. 孕产妇感染得到控制,体温恢复正常。

2. 孕产妇未发生阑尾穿孔、腹膜炎。

第六节　急性胰腺炎

急性胰腺炎是由于胰腺消化酶被激活对胰腺组织自身消化所致的急性化学性炎症,它不仅是胰腺的局部炎症病变,而且是涉及多个脏器的全身性疾病。妊娠合并急性胰腺炎是较为常见的急腹症之一,发病率有逐年增加的趋势,多发生在妊娠晚期及产褥期。按病情严重程度分为轻症胰腺炎和重症胰腺炎,按病理改变过程分为急性水肿性胰腺炎和出血坏死性胰腺炎。重症胰腺炎占10%~20%,具有发病急、并发症多、病死率高等特点,严重威胁母儿健康。

【病因】

妊娠合并急性胰腺炎的病因很多,以胆道疾病最为多见,占65%以上,其次是高脂血症,其他原因可能与妊娠剧吐、增大的子宫机械性压迫致胰管内压增高、妊娠期高血压疾病、胰腺血管长期痉挛、感染、甲状旁腺功能亢进诱发高钙血症、噻嗪类利尿药及四环素等药物的应用、酒精中毒等有关。妊娠期胆道平滑肌松弛,奥迪(Oddi)括约肌痉挛,胰液反流入胰管,胰酶原被激活,胰液分泌增多,胰管内压力增高,胰组织发生出血水肿,更易导致胰腺炎的发生。妊娠期脂质代谢异常,甘油三酯升高,血清脂质颗粒栓塞胰腺血管,可造成急性胰腺炎,引起不良后果。

【护理评估】

(一)健康史

评估孕妇既往是否存在上腹部疼痛或胆道疾病病史。评估孕妇本次妊娠过程是否存在妊娠剧吐、高血压、高脂血症、甲状旁腺功能亢进等情况,发病前是否存在暴饮暴食、使用药物等因素。

(二)身体状况

1.症状

(1)腹痛:突然发作的持续性上腹部疼痛常为本病的主要表现和首发症状,多在饱餐、进食油腻食物后出现。腹痛呈持续性,阵发性加剧,可放射至腰背肩部。腹痛可伴有恶心、呕吐、腹胀、发热、黄疸。

(2)患者常有烦躁不安、神情淡漠、谵妄、情绪低落等精神症状。严重者发病后迅速出现脉搏细速、血压下降、四肢厥冷等休克症状。部分严重患者可以发生呼吸衰竭与肾衰竭,表现为呼吸急促,尿少等。

2.体征

(1)轻症胰腺炎患者主要有上腹部深压痛。重症胰腺炎可出现肌紧张、压痛、反跳痛等腹膜刺激征,可局限于左上腹,也可累及全腹。

(2)少数重症胰腺炎患者可在左腰部及脐周出现皮下青紫表现[格雷-特纳征(Grey-Turner sign)和卡伦征(Cullen sign)]。

3. 并发症

(1)轻症胰腺炎患者多出现局部并发症,如急性液体积聚、胰腺坏死、急性胰腺假囊肿、胰腺脓肿。

(2)重症胰腺患者常出现全身并发症,如低血压及休克、消化道出血、细菌及真菌感染、慢性胰腺炎和糖尿病、代谢异常、血液学异常、心功能不全或心力衰竭、肾功能不全或肾衰竭、呼吸功能不全或衰竭、胰性脑病、多器官功能衰竭等。

(3)妊娠合并胰腺炎的患者,妊娠子宫受胰腺坏死及炎性渗液的刺激而引起宫缩致流产、早产,胰腺炎症坏死组织及消化酶通过血循环及淋巴管进入体内各脏器,可致子宫胎盘血液循环障碍,导致胎儿严重缺氧或死胎。

(三)辅助检查

1. 血清、尿淀粉酶　血清淀粉酶一般于腹痛数小时开始升高,24 小时达高峰,约 3~5 日降至正常,是诊断急性胰腺炎的重要指标。发病 8 小时后血清淀粉酶 >500U/L,尿淀粉酶变化仅供参考。

2. 血钙　在重症胰腺炎时,血钙的明显下降提示胰腺有广泛的脂肪坏死,血钙 <1.75mmol/L 提示患者预后不良。

3. 血清脂肪酶　发病早期即有血清脂肪酶水平的升高,且与血清淀粉酶水平的升高呈平行状态,血清淀粉酶和/或血清脂肪酶升高 3 倍以上可协助诊断。

4. 血常规　白细胞总数和分类均增高,重者有血细胞比容降低。

5. 其他　肝功能、降钙素原、尿素氮、C 反应蛋白、胆红素、碱性磷酸酶等的检查。

6. 影像学检查　B 型超声是最常用的方法,可显示胰腺体积增大,实质结构不均,界限模糊。当出血、坏死时,可见粗大强回声及胰腺周围无回声区。当诊断存疑时,应选择 MRI、CT 检查。MRI 检查对胎儿无明显影响,适用于妊娠期,现已经广泛应用于产科临床。

(四)心理-社会支持状况

心理-社会支持状况应评估孕妇及家属对急性胰腺炎的认知情况及家庭、社会支持系统是否完善等。

(五)处理原则

妊娠合并急性胰腺炎的处理原则与非孕期急性胰腺炎基本相同,应加强对胎儿的监测。

1. 保守治疗　适用于急性胰腺炎初期、轻型水肿性胰腺炎及尚无感染者,其目的是抑制胰腺分泌、抑制胰酶活性、减少胰酶合成,具体措施包括禁食、胃肠减压,以及胆碱能受体阻断剂、H$_2$ 受体阻滞剂、质子泵抑制剂、生长抑素及类似物、抑肽酶、抗生素、生大黄等药物的应用。

2. 手术治疗　适用于保守治疗无效,病情不见好转,超声检查或 MRI 提示胰腺周围浸润范围持续扩大者,需抗休克的同时行外科手术治疗。

3. 产科处理

(1)**预防早产**:由于炎症刺激宫缩使妊娠期急性胰腺炎早产率可达 60%,故在治疗同时需用宫缩抑制剂进行保胎治疗。

(2)**密切监护胎儿情况**:当急性胰腺炎继发细菌感染时,细菌毒素、大量抗生素、孕妇低氧血症等均可致胎儿宫内缺氧甚至死亡,故诊治期间应密切监护胎儿宫内情况。

(3)**对终止妊娠及手术时机、指征的选择**:终止妊娠的时机取决于病情、对治疗的反应及孕周等。对非重症孕妇如已临产、宫颈已成熟或短期内能经阴道分娩者可阴道试产,除此以外建议行剖宫产术尽快终止妊娠,手术同时可根据情况请外科医生会诊或探查。

【常见护理诊断/问题】

1. 急性疼痛　与组织炎症有关。

2. 体温过高　与炎症刺激、继发感染有关。

3. 潜在并发症：休克、多器官功能衰竭。

【护理目标】

1. 孕产妇病情好转，疼痛减轻或消失。

2. 孕产妇感染得到控制，体温正常。

3. 孕产妇未发生休克、多器官功能衰竭等并发症。

【护理措施】

（一）一般护理

告知患者绝对卧床休息，取半卧位或左侧卧位，保证子宫血液循环，增加胎盘血液灌注。禁饮食，保持呼吸道通畅，协助患者翻身拍背以促进排痰。做好口腔护理，避免口腔内细菌滋生引起感染。

（二）病情观察

应注意密切观察腹部体征的变化及皮肤黏膜的颜色、有无出血等情况的变化；严密监测生命体征，进行床边心电监护；持续胃肠减压，观察并记录引流物的量、色、质，每日更换负压吸引袋，保持胃肠减压的通畅。若发生胃管堵塞，使用生理盐水反复冲洗直至通畅；留置导尿管，记录24小时出入量；静脉补液以维持水、电解质、酸碱平衡，防止休克的发生。定时监测胎心胎动，定期复查各项生化指标，了解水、电解质、酸碱失衡及血、尿淀粉酶的变化。

（三）治疗配合

对于采取手术治疗的患者，做好术前准备和术后护理，以利于患者身体康复和预防并发症的发生。

（四）心理护理

护士及时与孕产妇及家属沟通，讲解疾病的相关知识，使孕产妇了解疾病的发生发展过程及注意事项，安慰孕产妇，消除其紧张忧虑心理，积极配合各项治疗。

（五）健康指导

健康指导包括指导患者注意休息，养成良好的生活习惯。在饮食方面注意少食多餐，进低脂肪饮食，少食油腻、油炸食物防止胰腺炎复发。告知患者及家属易引发胰腺炎的药物，指导患者遵医嘱服药，避免情绪激动，保持良好的心态。嘱患者加强自我观察，定期随访，如有不适及时就医。

【护理评价】

1. 孕产妇疼痛减轻或消失。

2. 孕产妇未发生感染或感染得到控制。

3. 孕产妇未发生休克、心力衰竭、肾衰竭等并发症。

（王 玉）

思考题

1. 李女士，32岁，初孕妇，妊娠39周。因心悸、气促1日急诊入院。患者1周前因感冒后咳嗽，未处理。昨日8时出现心悸、气促，在当地医院治疗后无好转而入院。入院查体：T 37.8℃，P 130次/min，R 26次/min，BP 108/72mmHg，急性痛苦病容，呼吸急促，双肺底可闻及湿啰音，心脏各瓣膜听诊区均可闻及吹风样杂音，双下肢轻度水肿。无宫缩，胎心150次/min，宫口未开。心电图示：窦性心动过速，心脏超声检查示：房间隔缺损。

请思考：

（1）请列出该患者目前存在的主要护理诊断/问题。

（2）请列出当前对该患者的主要护理措施。

2. 唐女士,28岁,G_1P_0,妊娠24周来院进行常规产前检查。近期感觉疲劳,长时间站立后腿部水肿较明显。孕前BMI为27.2,血糖正常。目前BMI为29.2。行75g OGTT结果显示,空腹血糖、服糖后1小时、2小时血糖分别为4.9mmol/L、10.5mmol/L、8.2mmol/L。

请思考:

（1）请列出该患者目前存在的主要护理诊断/问题。

（2）请列出对该患者进行妊娠期健康指导的内容。

ER 9-3

练习题

教学课件　　　思维导图

第十章 | 胎儿异常与多胎妊娠

学习目标

1. 掌握：胎儿窘迫、胎儿生长受限、巨大儿、出生缺陷、死胎及双胎妊娠的护理评估和护理措施。

2. 熟悉：各种胎儿异常和双胎妊娠的处理原则。

3. 了解：各种胎儿异常和双胎妊娠的病因及辅助检查。

4. 学会：各种胎儿异常和双胎妊娠的识别，并能运用护理程序对患者进行整体护理。

5. 具有良好的沟通能力和应急反应能力，尊重患者、保护隐私、关注母儿健康。

第一节 胎儿窘迫

情境导入

王女士，26 岁，G_1P_0，妊娠 36^{+4} 周，因今日感到胎动明显减少来院就诊，初步听诊胎心 105 次/min，行胎儿电子监护后出现晚期减速，医生告知其需住院治疗。

工作任务：

1. 王女士可能的临床诊断是什么？

2. 针对她目前的情况，应如何处理？

胎儿窘迫（fetal distress）是指胎儿在子宫内因急性或慢性缺氧危及健康和生命的综合症状，它是导致围生儿死亡及新生儿神经系统伤残的常见原因。分为急性胎儿窘迫和慢性胎儿窘迫两类，急性胎儿窘迫多发生在分娩期，慢性胎儿窘迫多发生在妊娠晚期，但临产后常表现为急性胎儿窘迫。

【病因】

任何导致母体血液氧含量不足、母儿间血液输送或交换障碍、胎儿自身运输或利用氧能力下降的因素均可引起：

1. 母体血液氧含量不足　如母体高热、严重贫血、失血性休克、妊娠合并心脏病等。轻度缺氧时母体多无明显症状，但对胎儿会产生影响。

2. 子宫胎盘血运受阻　如子宫收缩过强、子宫过度膨胀（如双胎妊娠、羊水过多）等。

3. 胎盘功能低下　如过期妊娠、妊娠期高血压疾病、胎盘早剥等。

4. 脐带血液循环障碍　如脐带脱垂、受压、打结、绕颈等。

5. 胎儿因素　胎儿心血管系统发育异常、颅内出血、胎儿溶血、出生缺陷等。

【病理生理】

胎儿对宫内缺氧有一定的代偿能力。当轻度缺氧时，交感神经兴奋，引起血压升高和胎心率加快。缺氧持续加重,机体处于失代偿,心率由快变慢,无氧糖酵解增加,丙酮酸及乳酸堆积,胎儿血 pH 下降,出现酸中毒。缺氧使肠蠕动亢进,肛门括约肌松弛,胎粪排出,发生羊水胎粪污染。胎儿呼吸运动加深,羊水吸入,出生后发生吸入性肺炎。慢性缺氧子宫胎盘灌注量下降,胎儿生长受限,肾血流量减少引起羊水减少。

【护理评估】

(一)健康史

了解孕妇年龄,既往孕产史,有无内外科疾病史;本次妊娠经过,孕早期有无患病史、用药史;有无妊娠并发症、合并症;产程进展、缩宫素的使用情况;胎儿生长发育有无异常;胎盘功能是否正常等。

(二)身体状况

1. 急性胎儿窘迫

(1)**产时胎心率异常**:产时胎心率变化是急性胎儿窘迫的重要征象。缺氧早期,胎心率加快,>160 次/min;当缺氧严重时,胎心率减慢,<110 次/min;当胎心率 <100 次/min,提示胎儿危险,随时可能死亡。

(2)**羊水胎粪污染**:依据胎粪污染的程度不同,羊水污染分为 3 度。Ⅰ度:浅绿色、稀薄。Ⅱ度:深绿色或黄绿色、浑浊。Ⅲ度:棕黄色,稠厚。尽管胎儿窘迫可促发胎儿排出胎粪,但影响胎粪排出最主要的因素是孕周,孕周越大,羊水胎粪污染的概率越高。分娩也可能出现羊水胎粪污染,因此单纯羊水胎粪污染不是胎儿窘迫的证据,需结合胎儿电子监护进行评估。羊水胎粪污染时,如胎心监护正常,不需进行特殊处理;如胎心监护异常,胎儿缺氧,继续待产胎粪吸入,可造成胎儿不良结局。

(3)**胎动异常**:缺氧早期,胎动频繁,随缺氧加重胎动逐渐减少,直至消失。注意单纯的胎动频繁不属于胎动异常。

(4)**酸中毒**:胎儿头皮血 pH 正常为 7.25~7.35,pH<7.20 提示胎儿酸中毒,存在胎儿窘迫。

2. 慢性胎儿窘迫 多因妊娠期高血压疾病、慢性肾炎、糖尿病等所致,表现为胎动减少或消失,是胎儿慢性缺氧的重要表现。胎动计数≥10 次/2h 为正常;若 <10 次/2h 或者减少 50%,提示胎儿有缺氧可能,临床常表现为胎动消失 24 小时后胎心消失。

(三)辅助检查

1. 胎儿电子监护 胎心率基线无变异并且伴随复发性晚期减速、复发性变异减速或胎心过缓(胎心率基线 <110 次/min);或者正弦波型的Ⅲ类电子胎心监护图形时,提示胎儿缺氧严重。

2. 胎儿头皮血血气分析 胎儿头皮血酸碱度是判断胎儿窘迫较准确的方法。若 pH<7.20,PO_2<10mmHg(正常值 15~30mmHg),$PaCO_2$>60mmHg(正常值 35~55mmHg),表明胎儿为酸中毒。

3. 羊膜镜检查 羊水胎粪污染见羊水呈浅绿色、深绿色或棕黄色。

4. 胎儿多普勒超声血流测定 当胎盘灌注不足时出现胎儿脐动脉多普勒血流 S/D 比值升高;脐动脉舒张末期血流缺失或倒置、静脉导管反向"a"波,提示随时有胎死宫内的危险。

5. 胎儿生物物理评分 B 超监测胎动、胎儿呼吸样运动、肌张力、羊水量及胎儿电子监护 NST 结果 5 项进行综合评分,每项 2 分。5~6 分提示可疑胎儿缺氧,评分≤4 分提示胎儿缺氧。

(四)心理-社会支持状况

当发生胎儿窘迫时,孕产妇及家属因担心胎儿安危,需进行阴道手术助产或剖宫产,导致焦虑、无助及恐惧;对胎儿不幸死亡者,产妇常难以接受而悲哀、伤心。

(五)处理原则

1. 急性胎儿窘迫 采取果断措施,改善胎儿缺氧状态。

(1)**一般处理**:左侧卧位,面罩或鼻导管吸氧。查找病因,排除脐带异常、严重胎盘早剥、子宫破裂等,纠正低血压、脱水及电解质紊乱。对于可疑胎儿窘迫者应进行持续胎心监护。

(2)**病因治疗**:若为不协调性子宫收缩过强,或因缩宫素使用不当引起的宫缩过频过强,停用缩宫素,给予特布他林或硫酸镁等药物抑制子宫收缩;羊水过少致脐带受压,可行羊膜腔内输液。

(3)**终止妊娠**:以上措施不奏效,应紧急终止妊娠。①宫口未开全:应立即剖宫产。指征:胎心率<110 次/min 或 >180 次/min,胎儿电子监护 OCT 评估为Ⅲ类。②宫口开全:骨盆正常,胎头双顶径已达坐骨棘水平以下,应尽快行阴道助产术分娩。

2. **慢性胎儿窘迫**　根据病因、孕周、胎儿成熟度及缺氧程度综合判断,采取处理方案。

(1)**一般处理**:左侧卧位,低流量吸氧,积极治疗妊娠合并症和/或并发症,加强胎儿监护,注意胎动变化。

(2)**期待疗法**:孕周小,估计胎儿娩出后存活率低,尽量保守治疗延长孕周,争取胎儿成熟后再终止妊娠。

(3)**终止妊娠**:妊娠近足月或胎儿已成熟,胎动减少,胎儿电子监护 OCT/CST 评估为Ⅲ类或胎儿生物物理评分≤4 分,应剖宫产终止妊娠。

【 **常见护理诊断/问题** 】

1. **气体交换受损**　与子宫胎盘血流改变,脐带血流减慢、中断有关。

2. **焦虑**　与担心胎儿安危有关。

3. **有适应不良性悲伤的危险**　与胎儿有可能死亡有关。

【 **护理目标** 】

1. 胎儿缺氧情况改善。

2. 孕产妇焦虑情绪减轻。

3. 孕产妇接受胎儿死亡的现实。

【 **护理措施** 】

(一) **一般护理**

慢性胎儿窘迫的孕妇,孕期应加强营养,增加高蛋白、高热量、高维生素、富含铁的食物摄入,以促进胎儿生长发育。

(二) **病情观察**

1. **急性胎儿窘迫**　每 10~15 分钟听 1 次胎心,观察羊水性状及胎动变化并记录。遵医嘱进行胎儿电子监护。

2. **慢性胎儿窘迫**　加强孕期监护,协助检查胎盘功能,密切关注每日胎动情况,及时发现异常。

(三) **治疗配合**

1. **急性胎儿窘迫**　左侧卧位,吸氧,10L/min,每次 30 分钟,间隔 5 分钟。停止滴注缩宫素,应用宫缩抑制剂。

2. **慢性胎儿窘迫**　宜多取左侧卧位休息,低流量吸氧,2~3 次/d,每次 30 分钟。使用促胎肺成熟的药物,争取改善胎盘供血,延长孕周。

3. **协助终止妊娠**　胎儿缺氧严重或经处理无效者应迅速结束分娩。宫口开全,胎头双顶径已达坐骨棘平面或以下,协助行阴道助产术;宫口未开全或估计在短时间内不能经阴道分娩者,迅速做好剖宫产术前准备,协助医生尽快娩出胎儿,做好新生儿窒息抢救的准备。

(四) **心理护理**

向孕产妇提供相关信息,如病因、病情和治疗方案等,减轻焦虑。若胎儿死亡,帮助孕产妇及家属度过悲哀期。

(五) **健康指导**

1. 向孕产妇及家属介绍围生期保健知识,指导患妊娠期高血压疾病、心脏病、糖尿病的高危孕妇按时参加产前检查,酌情提前住院待产。

2. 指导孕妇学会自测胎动,发现胎动增多或减少及时就诊。

【护理评价】

1. 胎儿缺氧情况有效改善，胎心率维持在正常范围内。
2. 孕产妇能够积极面对病情，焦虑情绪减轻。
3. 孕产妇及家属能够接受胎儿死亡的现实，情绪稳定。

第二节　胎儿生长受限

情境导入

王女士，37岁，妊娠 36^{+2} 周，腹部检查：宫高 26cm，腹围 94cm，左下腹闻及胎心，胎心率 150 次/min，胎位 LOA。超声检查提示胎儿发育相当于妊娠 32 周大小，以"胎儿生长受限"收住院。

工作任务：

1. 胎儿生长受限应排查的病因有哪些？
2. 对该患者应进行哪些方面的护理？

胎儿生长受限（fetal growth restriction，FGR）是指胎儿应有的生长潜能受损，体重估计低于相应同孕龄胎儿体重的第 10 百分位数。严重的 FGR 是指估计的胎儿体重低于同孕龄第 3 百分位数。FGR 围生儿患病率与死亡率均高于正常体重儿，对远期体格与智力发育有一定影响。

【病因】

胎儿生长受限的病因复杂多样。主要有以下因素：

1. **孕妇因素**　如孕期营养不良（蛋白质、维生素及微量元素摄入不足、偏食、妊娠剧吐等）；妊娠合并症或并发症导致胎盘循环障碍，胎盘血流量减少；孕妇年龄 <17 岁或 >35 岁；吸烟、酗酒、吸毒等不良嗜好；社会经济状况差；接触放射性或有毒物质。

2. **胎儿因素**　胎儿先天性异常如严重先天性心脏病、唐氏综合征（又称 21-三体综合征）、宫内感染如 TORCH 感染（包括弓形虫、其他微生物如微小病毒、带状疱疹病毒、梅毒螺旋体、风疹病毒、巨细胞病毒和单纯疱疹病毒等）。生长激素、胰岛素样生长因子、瘦素等调节胎儿生长的物质在脐血中偏低，影响胎儿的内分泌和代谢。

3. **胎盘、脐带因素**　各种胎盘结构或功能异常的病变；脐带过长、过短或过细；单脐动脉、脐带扭转、脐带打结等导致胎儿血供不足。

【分类】

胎儿发育分三阶段。第一阶段妊娠 17 周前，主要是细胞增殖，器官细胞数目增加；第二阶段妊娠 17~32 周，细胞继续增殖并增大；第三阶段妊娠 32 周后，细胞增生肥大为主要特征。FGR 根据病因、发生时间及胎儿体重可分为以下 3 类：

1. **内因性均称型**　即原发性 FGR。一般发生在胎儿发育的第一阶段，在妊娠开始或胚胎期，危害的决定因素已发生作用。特点：胎儿体重、身长、头围发育均受限，头围和腹围均小，故称为均称型。各器官的细胞数减少，脑重量轻，胎盘小。胎儿出生缺陷及围生儿死亡率高，预后不良。

2. **外因性不均称型**　即继发性 FGR。胚胎早期发育正常，至妊娠晚期才受到有害因素如妊娠合并症、并发症等影响，导致胎盘功能不全。特点：新生儿外观有营养不良或过熟儿表现，发育不均称，身长、头围与孕龄相符而体重偏低。各器官细胞数正常，但细胞体积缩小，以肝脏为著。胎盘体积正常，但功能低下，常因梗死、钙化等加重胎儿宫内缺氧，使新生儿对分娩耐受力下降，易致脑神经受损。

3. 外因性均称型 为上述两种类型的混合型。主要由营养不良引起,在整个孕期均产生影响。特点:胎儿体重、身长、头围均小于同孕龄正常值,外表有营养不良表现;各器官细胞数目减少,体积缩小。胎盘小,但外观正常。胎儿多存在代谢不良,新生儿常有生长发育与智力障碍表现。

【对母儿的影响】

1. 对母体的影响 因 FGR 胎儿对缺氧的耐受力差,储备力不足,较难耐受分娩过程中宫缩造成的缺氧状态,因此孕产妇手术产率增加。

2. 对围生儿的影响 胎死宫内、新生儿疾病和死亡风险增加,同时幼童期认知发育障碍及成年后发生肥胖、2 型糖尿病、脑卒中、冠心病的风险也将增加。

【护理评估】

(一)健康史

询问孕妇月经史,准确核对孕周。询问早期妊娠或中晚期妊娠的超声检查结果,评估有无引起 FGR 的高危因素。

(二)身体状况

1. 症状 孕妇自诉体重及腹围增长缓慢。

2. 体征

(1)测量宫高:连续测量 3 周,宫底高度均在第 10 百分位数以下,为筛选指征。妊娠 26 周后宫底高度测量低于孕周标准差 3cm 以上,或与之前相比无增加,为可疑 FGR;宫底高度测量低于孕周标准差 4cm 以上,高度可疑 FGR。

(2)胎儿发育指数:宫高(cm)$-3\times$(月份 $+1$)为胎儿发育指数,指数在 $-3\sim+3$ 之间为正常,小于 -3 提示有 FGR 的可能。

(三)辅助检查

1. 超声监测胎儿生长

(1)测量头围、腹围和股骨,并估算胎儿体重,胎儿体重低于同孕周的第 10 百分位数以下或腹围低于同孕周的第 10 百分位数以下,应考虑 FGR。注意至少间隔 2 周复查一次,减少诊断的假阳性。

(2)头围与腹围比值(HC/AC),如比值小于同孕周的第 10 百分位数以下,应考虑可能为不均称型 FGR。

(3)其他:如诊断为 FGR 还需进一步检查胎儿有无畸形、胎盘形态和成熟度、羊水量等,有助于明确潜在病因。

2. 彩色多普勒超声检查脐动脉血流 所有超声估算胎儿体重或腹围异常者均需进行脐动脉血流检查,了解子宫胎盘灌注情况。

3. 实验室检查 如 TORCH、抗心磷脂抗体(ACA)等检查,查找病因。

(四)心理-社会支持状况

孕妇及家属担心胎儿安危而焦虑不安。部分孕妇因病因不明倍感无助。

(五)处理原则

积极查找病因,改善胎盘循环,加强胎儿监护,适时终止妊娠。

1. 一般治疗 孕妇戒烟戒酒,治疗妊娠并发症和/或合并症。对于营养不良或摄入不足的孕妇可以通过静脉补充营养。但目前没有证据表明静脉营养对于改善 FGR 有效,不推荐常规使用。

2. 改善胎盘血液供应 注意休息,左侧卧位为宜。吸氧,应用药物如 β-肾上腺素激动剂、硫酸镁等改善胎盘血流,维持胎盘正常功能,促进胎儿发育。

3. 严密监测胎儿健康状况 综合胎心监护、多普勒超声脐血流检查、羊水量、胎儿生物物理评分等全面评估 FGR 胎儿。每 2~3 周监测一次胎儿生长发育情况。

4. 适时终止妊娠

（1）FGR 无合并症和并发症且超声提示脐动脉、大脑中动脉、静脉导管血流无异常者,建议在妊娠 38~39^{+6} 周终止。

（2）FGR 合并有其他高危因素如羊水过少、异常脐血流等,建议在妊娠 34~37 周终止妊娠;妊娠 ≤34 周需终止妊娠的 FGR,应在具有新生儿抢救及治疗的医院就诊。提前终止妊娠者,需促胎肺成熟。

【常见护理诊断/问题】

1. **焦虑** 与担心围生儿安危有关。

2. **知识缺乏**:缺乏本病影响围生儿结局的相关知识。

【护理目标】

1. 孕妇焦虑情绪减轻。

2. 孕妇及家属了解胎儿生长受限的各种不良结局。

【护理措施】

（一）一般护理

嘱孕妇多休息,左侧卧位,增加营养,均衡膳食,不偏食节食,教会孕妇自我监护胎动,督促按时产检。

（二）病情观察

做好孕妇生命体征和胎心的监护,密切关注胎儿生长发育情况。

（三）治疗配合

吸氧,2~3L/min,30min/次,一日 2 次;遵医嘱给予 β-肾上腺素激动剂、硫酸镁等药物改善胎盘循环。治疗过程中加强巡视,发现异常及时停药。积极配合医生,去除引起 FGR 的高危因素;做好终止妊娠及抢救新生儿的准备,加强分娩过程中的监护和新生儿娩出后的护理。

（四）心理护理

向孕妇讲解相关知识,帮助孕妇树立信心,使孕妇积极配合治疗与护理。对失去胎儿的产妇帮助其度过悲伤期。

（五）健康指导

指导孕妇加强产前检查,及时发现并积极治疗妊娠合并症及并发症。注意增加营养,避免不良生活和饮食习惯。加强新生儿护理,宣传母乳喂养,促进新生儿生长发育。

【护理评价】

1. 孕妇情绪稳定,焦虑有效减轻。

2. 孕妇及家属明确胎儿生长受限对围生儿结局的影响,能积极配合治疗和护理。

第三节 巨大儿

情境导入

李女士,39 岁,因"停经 39 周,不规则腹痛 2 小时"入院待产。经检查,估计胎儿体重约 4.5kg,双顶径 95mm,股骨长 65mm。医生告知产妇分娩可能会因胎儿过大发生肩难产,出现新生儿臂丛神经损伤、窒息等情况。

工作任务:

1. 李女士的自然分娩应注意哪些问题?

2. 孕期如何能减少巨大儿的发生?

胎儿体重达到或超过 4 000g 者,称为巨大儿(fetal macrosomia)。其常因胎儿过大而发生相对头盆不称、产程延长及肩难产,从而导致产妇发生软产道损伤、产后出血、产褥感染等,而肩难产常使围生儿手术产率和死亡率明显增高。

【病因】

孕妇肥胖、孕妇合并糖尿病尤其是 2 型糖尿病、胎儿父母身材高大、过期妊娠、经产妇、高龄产妇、巨大儿分娩史、种族、民族因素均是高危因素。

【对母儿的影响】

1. 对产妇的影响 当巨大儿分娩时易发生头盆不称和子宫收缩乏力,造成产程延长和停滞,使手术产、产后出血和产褥感染发生率升高。经阴道分娩的最大危险是肩难产,处理不当可造成严重的软产道裂伤。由于子宫过度膨胀,产后腹压骤减,循环血液可能淤滞于腹腔大血管内,引起产后急性循环衰竭。产后因盆底组织过度伸展或撕裂,导致子宫脱垂、阴道前后壁脱垂,胎先露长时间压迫产道容易发生尿瘘、粪瘘。

2. 对围生儿的影响 由于胎体过大,颅骨不易变形,导致分娩困难,常需手术助产,易引起颅内出血、锁骨骨折、臂丛神经损伤甚至死亡。胎儿窘迫和新生儿窒息发生率增加。

【护理评估】

(一)健康史

详细了解孕妇有无糖尿病症状、巨大儿分娩史、妊娠是否过期,孕期体重是否增加过多、孕晚期是否出现呼吸困难等。

(二)身体状况

1. 症状 孕期体重增加过多,妊娠晚期出现呼吸困难、腹部胀满等。

2. 体征 腹部明显膨隆,宫高过高 >35cm、腹围过大,触诊胎体大,胎心位置高,临产后胎先露高浮、胎头跨耻征检查为阳性。

(三)辅助检查

超声检测双顶径、股骨长、腹围及头围各项生物指标可了解胎儿发育情况,同时可排除双胎、羊水过多等。但利用超声预测巨大儿还有一定难度。巨大儿的双顶径常大于 10cm,需测量其肩径和胸径。肩径和胸径大于头径时,常发生难产。

(四)心理-社会支持状况

孕产妇及家属因胎儿过大,常对阴道分娩表现出担忧。产程进展缓慢,产妇出现疲乏而失去信心,要求尽快剖宫产的意愿强烈。

(五)处理原则

充分评估胎儿体重和骨盆大小,依据头盆关系决定分娩方式。如无头盆不称、产力良好,应给予阴道试产机会。估计胎儿体重≥4 000g 合并糖尿病孕妇,应以剖宫产结束分娩。胎儿体重≥4 000g 而无糖尿病者,经阴道试产。否则,适当放宽剖宫产术的指征。

【常见护理诊断/问题】

1. 有窒息的危险 与胎儿巨大、产程延长有关。

2. 有受伤的危险 与胎体过大,颅骨不易变形,需手术助产有关。

3. 潜在并发症:产后出血、产褥感染。

【护理目标】

1. 未发生新生儿窒息。

2. 新生儿未发生产伤。

3. 产妇未发生产后出血、产褥感染。

【护理措施】

（一）一般护理

进行孕期营养指导，适量运动，严格管理体重。

（二）病情观察

产前检查了解体重增长及胎儿发育情况。

（三）分娩期护理

阴道分娩者，产程中严密观察，加强监护，必要时使用产钳助产，同时做好处理肩难产的准备。产妇分娩后立即在腹部放置沙袋，防止产后腹压骤降、回心血量减少造成循环衰竭。常规检查软产道，有裂伤者及时缝合。产后给予缩宫素和抗生素，预防产后出血和感染。新生儿出生后 30 分钟监测血糖，1~2 小时开始喂糖水，及早开奶，预防低血糖。轻度低血糖者口服葡萄糖，严重者静脉输注葡萄糖。新生儿还易发生低钙血症，10% 葡萄糖酸钙 1ml/kg 加入葡萄糖中静脉滴注。

知识链接

肩 难 产

确认因胎儿过大引起肩难产，可在吸入性麻醉下，导尿排空膀胱，行会阴切开或加大切口。同时立即采取以下手法助产：

1. 屈大腿法　又称麦克罗伯茨（McRoberts）法，协助产妇双手抱膝，双腿极度屈曲尽量贴近腹部，改变脊柱弯曲度，减小骨盆倾斜度，使嵌顿于耻骨联合上方的前肩自然松解，同时助产者用适当力量向下牵引胎头而娩出前肩。

2. 耻骨上加压法　助手在耻骨联合上方触及胎儿前肩部向后下方加压，使双肩径减小，有助于嵌顿的前肩娩出，同时助产者轻柔牵拉胎头，二者持续配合牵引与加压。

3. 旋肩法　又称伍德（Woods）法，助产者以示、中指伸入阴道，紧贴胎儿后肩肩胛部加压，将后肩向侧上旋转，同时助手协助将胎头同向旋转，当后肩旋转至前肩位置时娩出。操作时，胎背在母体右侧用左手，胎背在母体左侧用右手。经过该操作处理，95% 的肩难产 4 分钟内得到解决。

4. 牵后臂娩后肩法　助产者一手上托胎头使之紧贴耻骨联合，另一手（胎背在母体右侧用右手，在左侧用左手）沿阴道后壁骶凹处上滑，握住胎儿后上肢，沿胎儿胸前滑出阴道，使胎儿后肩及后上肢先娩出，再将胎肩旋转至骨盆斜径上，牵引胎头使前肩入盆后即可娩出。

（四）心理护理

当胎头娩出后出现肩难产时，产妇多表现紧张、恐惧，担心胎儿安危和自身健康，此时应及时告知需采取的措施，并鼓励、指导产妇积极配合完成分娩。

（五）健康指导

合理饮食，定期产前检查，没有禁忌证的孕妇建议每周进行 5 日，每次持续 30 分钟的中等强度运动，控制体重适度增长。如合并糖尿病控制血糖于正常，以减少巨大儿形成。

【护理评价】

1. 新生儿娩出后 1 分钟阿普加评分正常，未发生窒息。

2. 新生儿未发生产伤。

3. 产妇阴道出血量、体温正常，未发生产后出血、产褥感染等并发症。

第四节　多胎妊娠

情境导入

　　张女士,妊娠5个月,近日感觉走路气喘,吃东西后胃部胀满,于是来到产科门诊检查,超声检查显示:双胎妊娠。

　　工作任务:

　　1. 张女士孕期应注意什么问题?

　　2. 分娩期应如何处理?

　　一次妊娠宫腔内同时有两个或两个以上胎儿称为多胎妊娠。随着辅助生殖技术广泛开展,多胎妊娠发生率明显增高。多胎妊娠易引起妊娠期高血压疾病、妊娠期肝内胆汁淤积症、贫血、胎膜早破、早产、产后出血等并发症,属高危妊娠范畴。以双胎妊娠最多见,本节主要讨论双胎妊娠(twin pregnancy)。

【分类】

(一)双卵双胎

　　由两个卵子分别受精形成的双胎妊娠称为双卵双胎,约占双胎妊娠的70%。因两个胎儿来源于不同的受精卵,其遗传基因不完全相同,故两个胎儿的性别、血型可以相同或不同,容貌相似度同一般亲兄弟姊妹。胎盘多为两个,也可融合在一起,但两者的血液循环彼此独立、互不相通。胎盘胎儿面有两个羊膜腔,中间隔有两层羊膜和两层绒毛膜,有时两层绒毛膜可融合成一层(图10-1)。

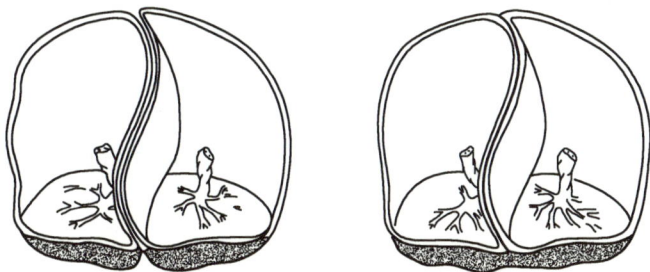

图 10-1　双卵双胎的胎盘及胎膜

(二)单卵双胎

　　由一个卵子受精后分裂形成的双胎妊娠称为单卵双胎,约占双胎妊娠的30%。因两个胎儿来源于同一个受精卵,故遗传基因完全相同,胎儿的性别、血型相同,相貌极相似。单卵双胎因受精卵在早期发育阶段发生分裂的时间不同,可形成以下4种类型(图10-2):

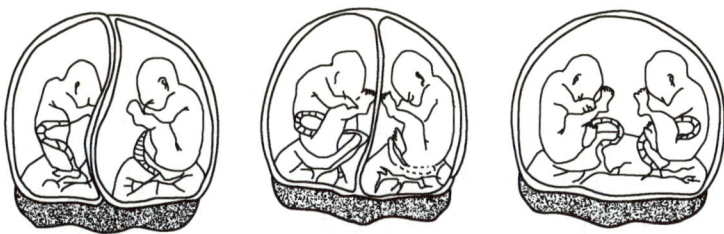

图 10-2　单卵双胎的胎盘及胎膜

　　1. 双羊膜囊双绒毛膜单卵双胎　分裂发生在桑葚胚期(受精后3日内),形成两个独立的胚胎、两个羊膜囊。两个羊膜囊间隔两层绒毛膜、两层羊膜,胎盘为两个或一个。这一类型约占单卵双胎的30%。

　　2. 双羊膜囊单绒毛膜单卵双胎　分裂发生在囊胚期(受精后第4~8日),胚胎发育处于胚泡期,已分化出滋养细胞,羊膜囊尚未形成。胎盘为一个,两个羊膜囊之间仅隔两层羊膜。这一类型约占单卵双胎的68%。

　　3. 单羊膜囊单绒毛膜单卵双胎　分裂发生在羊膜囊形成后(受精后第9~13日),两个胎儿共存于一个羊膜腔内,共用一个胎盘。这一类型约占单卵双胎的1%~2%。

　　4. 联体双胎　在原始胚盘形成后(受精第13日后)发生分裂,机体不能完全分裂成两个,导致不同程度、不同形式的联体儿,极罕见。

【病因】

双卵双胎妊娠发生率在不同国家、地区、人种之间有一定差异。与家族史、孕妇年龄大、胎次高、应用促排卵药物、多胚胎宫腔内移植有关。单卵双胎的形成原因不明,不受遗传、种族、年龄、胎次的影响。

【对母儿的影响】

1. 对母体的影响　双胎妊娠孕妇易发生妊娠期高血压疾病、妊娠期肝内胆汁淤积症、贫血、羊水过多、胎膜早破、前置胎盘、胎盘早剥、子宫收缩乏力、产后出血等。

2. 对围生儿的影响　双胎妊娠易发生胎儿生长受限、早产、双胎输血综合征、胎头交锁、胎头嵌顿、脐带脱垂、出生缺陷等,围生儿患病率与死亡率均增高。

【护理评估】

（一）健康史

评估孕妇的年龄、孕产史、孕前是否服用促排卵药物,是否采用辅助生殖技术,家族中有无多胎史等。

（二）身体状况

1. 症状　早孕反应较重;中期妊娠后腹部增长迅速,下肢水肿、静脉曲张出现早且重;妊娠晚期因子宫增大明显,可出现呼吸困难、胃部胀满、行动不便。

2. 体征　宫底高度明显大于孕周,腹部可触及两个胎头和多个肢体;腹部不同部位可听到两个胎心音,中间间隔无音区或两个胎心率相差大于 10 次/min。胎位多为纵产式,以两个头位或一头一臀常见。

（三）辅助检查

超声检查是确诊的主要手段,孕 6 周后可见两个原始心管搏动。同时还可确定双胎妊娠类型、胎位、胎儿发育情况、胎儿有无畸形。

（四）心理-社会支持状况

孕妇及家属常因孕育双胎而兴奋,同时又担心母儿的健康。即将出生的两个孩子的抚养、教育、经济负担也可能成为孕妇心中的担忧。

（五）处理原则

1. 妊娠期

(1)**补充营养**:加强营养,预防贫血和妊娠期高血压疾病。

(2)**防治早产**:注意适当增加每日卧床休息时间,减少活动量。一旦出现宫缩或阴道排液,应住院治疗。妊娠 34 周前出现产兆,给予宫缩抑制剂。

(3)**终止妊娠时机**:对于无并发症及合并症的双绒毛膜双胎期待至妊娠 38 周时再考虑分娩,但不应超过妊娠 39 周;无并发症及合并症的单绒毛膜双羊膜囊双胎可以严密监测至妊娠 35~37 周;单绒毛膜单羊膜囊双胎的分娩孕周为妊娠 32~34 周。

2. 分娩期

(1)**经阴道分娩**:若双胎第一胎儿为头位可经阴道自然分娩,产程中密切观察产程进展和胎心变化。

(2)**剖宫产术**:有下列情况之一,应行剖宫产终止妊娠。异常胎先露如第一个胎儿为肩先露、臀先露或易发生胎头交锁、胎头嵌顿的胎位、联体双胎等。

【常见护理诊断/问题】

1. 营养失调:低于机体需要量　与双胎妊娠对营养的需要量增加有关。

2. 焦虑　与担心母儿的安危、新生儿的护理有关。

3. 潜在并发症：早产、胎膜早破、产后出血。

【护理目标】

1. 孕期营养供给能满足母儿对营养的需要。

2. 孕妇焦虑情绪改善。

3. 孕产妇未发生早产、胎膜早破、产后出血等并发症。

【护理措施】

（一）一般护理

指导孕妇增加蛋白质、维生素、铁、叶酸、钙等的摄入，以满足营养需要。多卧床休息，避免长时间站立，以左侧卧位为宜，抬高下肢，促进血液回流，减轻水肿。妊娠后3个月注意避免跌倒、外伤。利用腰背部垫松软物品、局部热敷等方法减轻孕妇腰背部疼痛。教会孕妇自测胎动方法，及时识别胎儿窘迫。有阴道排液与流血等异常情况，及时就诊。

（二）病情观察

定期进行产前检查，了解胎儿发育情况。

（三）分娩期护理

严密观察产程进展和胎心变化，必要时，第二产程行会阴切开，减轻胎头受压。第一个胎儿娩出后，胎盘侧脐带必须立即夹紧，以防第二个胎儿失血；助手应在腹部固定第二个胎儿为纵产式，注意观察胎心、宫缩及阴道流血情况。及时了解第二个胎儿胎位、排除脐带脱垂，及早发现胎盘早剥。若无异常，等待自然分娩，通常在20分钟左右第二个胎儿娩出，若等15分钟仍无宫缩，可行人工破膜并静脉滴注低浓度缩宫素。分娩后腹部放置沙袋，避免腹压骤降。观察面色、神志、生命体征、宫缩和阴道流血情况，防治产后出血。

（四）心理护理

对于担心自身及胎儿安危的孕妇，应耐心解释病情，介绍目前处理双胎的方案，增强其信心，减轻焦虑，使孕妇保持愉快的情绪，积极配合治疗。对于因分娩双胎而兴奋的产妇，聆听其倾诉，分享其快乐，提醒注意产后的休息。

（五）健康指导

指导孕妇加强产前检查，及时发现妊娠合并症及并发症，积极诊治。孕期避免劳累、剧烈运动，孕晚期禁止性生活，提前住院待产。指导母乳喂养及新生儿护理。

【护理评价】

1. 孕妇孕期营养摄入充足，母体健康，胎儿发育正常。

2. 孕妇情绪稳定，能主动配合治疗和护理。

3. 孕产妇顺利度过妊娠期和分娩期，母儿平安。

第五节　出生缺陷

情境导入

詹女士，27岁，G_2P_0，妊娠22周，产检超声检查显示：胎儿颅骨光环缺失，未见明显脑组织结构，面部冠状切面显示胎儿眼眶位于最高处，呈"蛙样"面容，颅脑以下脊柱连续，胎心搏动好。拟诊"无脑儿"。

工作任务：

1. 对该患者应如何处理和护理?

2. 应如何指导詹女士的下一次妊娠?

出生缺陷是指胚胎或胎儿发育过程中所发生的结构或功能代谢的异常。胎儿畸形约占出生缺陷的 60%~70%。无脑儿、脑膨出、开放性脊柱裂、严重的胸腹部缺损伴内脏外翻、单腔心等是孕期重点排查的致命性畸形。

【病因】

1. 遗传因素　遗传物质异常可导致先天畸形，如染色体畸变、单基因遗传病、多基因遗传病等。

2. 环境　如 X 射线、放射性核素等。

3. 病毒或病原体感染　TORCH、梅毒、微小病毒 B19 等。

4. 化学制剂　铅、汞、苯、化合物、化学农药或化学药物（如抗肿瘤药）、抗癫痫药（丙戊酸钠、卡马西平）等。

一、无脑儿

无脑儿（anencephalus）是严重出生缺陷中最常见的一种出生缺陷，神经管畸形中最严重的类型，多见于女婴。由于前神经孔闭合失败导致，胎儿无头盖骨，无大脑，仅见颅底或部分脑组织，眼球突出呈"蛙样"面容，颈短（图 10-3），出生后不能存活。

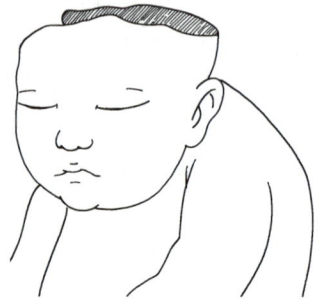

图 10-3　无脑儿

【护理评估】

（一）健康史

详细了解孕产史，本次妊娠经过，重点评估孕期有无接触有害物质，有无不良因素的影响，有无服药史及服药的具体经过等。

（二）身体状况

腹部检查触诊胎头较小。临产后阴道检查触及凹凸不平的颅底部。应注意和面先露、小头畸形、脑脊膜膨出相鉴别。由于吞咽羊水减少常伴羊水过多。

（三）辅助检查

1. 超声检查　孕 14 周后见不到圆形颅骨光环，头端有不规则的"瘤结"。

2. 实验室检查　无脑儿垂体及肾上腺发育不良，孕妇血或尿雌三醇 E_3 常较低；无脑儿脑膜直接暴露在羊水中，使羊水甲胎蛋白（AFP）明显升高。

（四）心理-社会支持状况

孕产妇及家属因出生缺陷常表现出愤怒、沮丧、悲伤等。

（五）处理原则

无脑儿为严重致死性出生缺陷，一经诊断，应立即引产。

【常见护理诊断/问题】

1. 有受伤的危险　与产道扩张不充分致胎肩娩出困难有关。

2. 有适应不良性悲伤的危险　与出生缺陷有关。

【护理目标】

1. 分娩中未发生母体损伤。

2. 孕产妇及家属顺利度过悲伤期。

【护理措施】

因胎头小，产道扩张不充分而易造成胎肩娩出困难，需耐心等待产程进展。或伴有脑脊膜膨出致胎头过大而造成分娩异常，行毁胎术结束分娩。给予产妇心理上支持和疏导，注意保护产妇的隐私、维护其自尊，并明确告知引产后胎儿尸体的处理方式。

【护理评价】

1. 产妇产程顺利，未发生软产道损伤。

2.孕产妇及家属能面对现实,接受事实。

二、脑积水

胎儿脑室内有过多的脑脊液(500~3 000ml)蓄积,致使脑室扩张和压力增高,压迫正常组织称为脑积水(hydrocephalus)。由于颅腔过度膨大,骨缝和囟门明显增宽,头颅周径增大,可引起梗阻性难产、子宫破裂及生殖道瘘等。脑积水多伴脊柱裂、足内翻畸形(图10-4)。

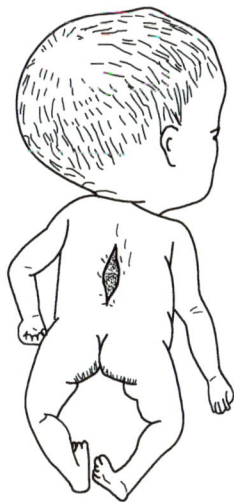

图10-4 脑积水伴脊柱裂

【护理评估】

(一)健康史

详细了解孕产史,本次妊娠经过,评估孕妇有无TORCH接触史;了解有无家族史,不良嗜好、接触放射性或有害化学物质等。

(二)身体状况

头先露时,耻骨联合上方触及宽大、骨质薄软、有弹性的胎头,胎头大于胎体。临产后胎头高浮、跨耻征检查阳性。阴道检查盆腔空虚,胎头颅缝增宽,囟门大而紧张,颅骨薄软、有弹性,触之如乒乓球。

(三)辅助检查

如产前超声检查发现妊娠20周后液性暗区占据大部分颅内,中线漂动,脑组织受压变薄,胎头周径明显大于腹部周径,应考虑脑积水。

(四)心理-社会支持状况

孕产妇及家属获知出生缺陷常表现出愤怒、沮丧、悲哀或自责。

(五)处理原则

脑积水的预后取决于病因、有无基因突变和是否有其他结构异常。轻度者大部分无神经功能缺陷,严重者神经功能缺陷发生率高。有生机儿前诊断为严重脑积水者,应以避免母亲受伤害为原则进行引产。

【常见护理诊断/问题】

1.有受伤的危险 与胎儿结构畸形致分娩困难有关。

2.有适应不良性悲伤的危险 与出生缺陷有关。

【护理目标】

1.分娩中未发生母体损伤。

2.产妇及家属情绪稳定,度过悲伤期。

【护理措施】

(一)一般护理

指导产妇注意休息,增加营养。

(二)病情观察

监测生命体征有无异常,询问患者有无不适。

(三)治疗配合

确定引产者,应密切观察产程进展,协助缩小胎儿头径,以免损伤产道。头位时,宫口开大3cm以上,可用长针头经阴道刺入颅缝或囟门放出积液,或临产前在超声引导下经腹行脑室穿刺放液,头围缩小后再娩出。

(四)心理护理

做好孕产妇的心理护理,讲解引产的目的,告知产程中可能出现的问题及应对预案,协助产妇积极配合,顺利度过分娩期。

（五）健康指导

产后应指导产妇及家属按正常分娩对待，增加营养，注意休息，保持会阴清洁。指导产妇于产褥期结束后进行一次较全面的检查，包括遗传咨询、染色体检查以及病原微生物检查，寻找引起本次出生缺陷的原因。

【护理评价】

1. 产程中母体未发生梗阻性难产、子宫破裂及生殖道瘘等。

2. 孕产妇及家属能面对现实，接受事实。

第六节 死 胎

妊娠20周后胎儿在子宫内死亡，称为死胎（fetal death）。胎儿在分娩过程中死亡者称为死产。

【病因】

1. **胎盘因素** 如前置胎盘、胎盘早剥等致大量出血。

2. **脐带因素** 脐带过短、脐带打结、脐带绕颈或绕体、脐带脱垂等影响血液供应，导致胎儿缺氧。

3. **胎儿因素** 如胎儿严重畸形、胎儿生长受限、胎儿宫内感染、严重遗传性疾病、母儿血型不合致溶血。

4. **母体因素** 母亲患有严重的妊娠并发症或合并症，如妊娠期高血压疾病、糖尿病、慢性肾炎等；各种原因导致孕妇休克；子宫局部因素如子宫张力过大或收缩力过强，子宫破裂等导致胎儿氧供不足，缺氧严重而死亡。

【对母儿的影响】

胎儿死亡后约80%在2~3周内自然娩出，如胎儿死亡3周以上未排出，退行性改变的胎盘组织释放凝血活酶进入母体血液循环，可引起弥散性血管内凝血（DIC），消耗血中纤维蛋白原及血小板等凝血因子，导致凝血功能障碍，分娩时发生难以制止的大出血。死亡4周以上未排出者发生DIC的可能性更大。

【护理评估】

（一）健康史

询问孕妇妊娠过程，了解妊娠早期有无阴道出血史，中晚期有无妊娠并发症或合并症等影响胎儿生长发育的因素。

（二）身体状况

1. 症状 胎儿死亡后，孕妇自觉胎动停止，腹部不再增大。

2. 体征 宫高、腹围小于孕周，无胎动，听不到胎心。

（三）辅助检查

1. 超声检查 无胎心搏动可确诊。胎儿死亡过久可见颅板塌陷、颅骨重叠、胎儿轮廓不清、皮肤水肿、胎盘肿胀。

2. 凝血功能检查 了解是否有凝血功能障碍。

（四）心理-社会支持状况

孕妇及家属获知胎儿死亡，精神备受打击，甚至会因悲哀过度而产生过激行为。部分孕妇因自身疾病导致胎死宫内，出现内疚心理。

（五）处理原则

死胎一经确诊，应及时引产。胎儿死亡超过 4 周者，行凝血功能检查。如纤维蛋白原 <1.5g/L，血小板 $<100 \times 10^9$/L，肝素治疗至纤维蛋白原和血小板正常后再引产。产程中严密观察，防止并发症。建议进行尸检、染色体检查或胎盘、脐带和胎膜的病理检查，以尽量查找死胎的原因。

【常见护理诊断/问题】

1. 有适应不良性悲伤的危险 与胎儿死亡和害怕引产手术有关。

2. 潜在并发症：DIC、产后出血。

【护理目标】

1. 孕产妇及家属情绪稳定，顺利度过悲伤期。

2. 孕产妇引产过程中未发生并发症。

【护理措施】

（一）一般护理

指导产妇注意休息，增加营养。

（二）病情观察

监测生命体征有无异常，询问患者有无不适。

（三）治疗配合

引产前备血，严密观察产程进展，有异常及时报告；胎儿娩出后仔细检查胎儿是否有畸形、脐带和胎盘是否有异常，肉眼无法识别者，尽量说服家属进行尸检或染色体检查。胎儿娩出后立即给予产妇宫缩剂及抗生素，预防产后出血与感染。死婴交家属看过后，经同意并签署知情同意书后由院方处理。

> **知识链接**
>
> ### 死胎、死婴的管理与处理
>
> 依据我国《医疗机构新生儿安全管理制度》规定：对于死胎和死婴，医疗机构应当与产妇或其他监护人沟通确认，并加强管理；严禁按医疗废物处理死胎、死婴。对于有传染性疾病的死胎、死婴，经医疗机构征得产妇或其他监护人等同意后，产妇或其他监护人等在医疗文书上签字并配合办理相关手续。医疗机构按照《中华人民共和国传染病防治法》《殡葬管理条例》等妥善处理，不得交由产妇或其他监护人等自行处理。

（四）心理护理

关心体贴产妇,减少或避免精神刺激,耐心倾听产妇的诉说,给予心理疏导和干预,使患者在心理上逐渐接受现实,配合治疗和护理。做好产后咨询和心理支持。

（五）健康指导

经全面、系统评估,仍有 1/4 死胎无法明确病因,低危患者妊娠 37 周前死胎再次发生率为 7.8‰~10.5‰;妊娠 37 周后发生率会减少至 1.8‰。如有合并症或并发症等高危因素,死胎的再次发生率明显增加。因此孕前要消除死胎的病因或诱因,再次妊娠前进行遗传咨询。孕期加强检查,积极治疗妊娠合并症及并发症。学会自测胎动,发现异常及时就诊。

【护理评价】

1. 孕产妇及家属情绪稳定,能配合治疗和护理。

2. 孕产妇平安,引产手术中未发生 DIC、产后出血并发症。

（万俊芳）

思考题

1. 章女士,29 岁,G_1P_0,妊娠 39 周,阵发性腹痛 5 小时入院。查体:宫高 33cm,腹围 97cm,LOA,胎心率 170 次/min,宫缩 35~40s/4~5min,宫口开大 2cm,头先露:S^{-3},胎心监护示"晚期减速"。

请思考:

（1）请列出该产妇可能存在的护理诊断/问题。

（2）请制订具体的护理措施。

2. 刘女士,25 岁,G_2P_0,妊娠 36^{+1} 周,常规产检。查体:血压 100/70mmHg,脉搏 83 次/min,心肺无异常。宫高 34cm、腹围 110cm,听诊可闻及两个胎心,分别为 140 次/min 和 152 次/min,胎位为"ROA、LSA"。入院诊断:双胎妊娠。

ER 10-3

练习题

请思考:

（1）请列出对该孕妇进行的健康宣教内容。

（2）该产妇如果阴道试产,请列出具体的助产要点。

第十一章 ｜ 胎儿附属物异常

ER 11-1
教学课件

ER 11-2
思维导图

学习目标

1. 掌握：前置胎盘、胎盘早剥、胎膜早破的概念、临床类型、护理评估和护理措施；羊水过多、羊水过少、脐带过短、脐带过长的概念。

2. 熟悉：前置胎盘、胎盘早剥、胎膜早破的病因和对母儿的影响；羊水过多、羊水过少、脐带脱垂的护理评估和护理措施。

3. 了解：羊水过多、羊水过少的病因；胎盘植入与异常形状胎盘的临床表现；其他脐带异常的种类、护理评估和护理措施。

4. 学会初步识别胎儿附属物异常，并能运用护理程序对孕产妇进行整体护理。

5. 具有良好的心理素质、沟通能力、应急反应能力和稳定的工作情绪，具有理解、尊重和爱护孕产妇的职业精神。

胎儿附属物包括胎盘、胎膜、脐带、羊水，在胎儿生存及发育中起重要作用，胎盘是母体和胎儿发生联系的重要场所，若发生异常，可对母体和胎儿造成危害。正常妊娠时，羊水的产生与吸收处于动态平衡中，如平衡被打破，则会导致羊水量异常。脐带是母儿之间联系的纽带，气体交换、营养物质供应等都依赖于此重要通道，如脐带发生异常，可致胎儿窘迫，甚至危及胎儿的生命安全。

第一节　前置胎盘

情境导入

王女士，33 岁，G$_3$P$_2$，妊娠 32 周。因阴道出血 6 小时入院。6 小时前无明显诱因出现阴道出血，量多于月经量，色鲜红，无腹痛。否认出血性疾病及外伤史。查体：一般情况好，血压 120/80mmHg。宫底高度符合孕周，质软、无宫缩、无压痛。胎位为枕左前位，胎心率为 142 次/min。

工作任务：

1. 该孕妇最可能的临床诊断是什么？
2. 应该为该孕妇进行哪些护理措施？

正常妊娠时胎盘附着于子宫体部的前壁、后壁或侧壁。妊娠 28 周后，若胎盘附着于子宫下段，下缘达到或覆盖宫颈内口，位置低于胎儿的先露部，称为前置胎盘（placenta praevia）。前置胎盘是妊娠晚期出血最常见的原因，也是妊娠晚期严重并发症之一，处理不当可危及母儿生命。国内报道的前置胎盘的发病率为 0.24%~1.57%。

【病因】

高危因素包括多次流产史、产褥感染史、宫腔操作史、剖宫产史、多孕产次、高龄、孕妇不良生活习惯（吸烟或吸毒）、双胎妊娠、辅助生殖技术受孕、子宫形态异常等。

病因目前尚未明确，可能与下列因素有关：

1.子宫内膜病变与损伤 多产、多次流产及刮宫、产褥感染、既往剖宫产史或子宫手术史所致瘢痕子宫等原因可造成子宫内膜损伤，是前置胎盘的常见因素。子宫内膜损伤后可引起子宫内膜炎或萎缩性病变，再次妊娠时子宫蜕膜血管形成不良，胎盘血供不足，为摄取足够的营养而扩大面积延伸到子宫下段。前次剖宫产手术瘢痕可妨碍胎盘在妊娠晚期向上迁移，增加了前置胎盘的可能性。

2.胎盘异常 胎盘大小及形态异常。由于多胎妊娠形成过大面积的胎盘，伸展至子宫下段或遮盖子宫颈内口，形成前置胎盘；胎盘位置正常但有副胎盘而延伸至子宫下段；膜状胎盘大而薄扩展到子宫下段。双胎妊娠时较单胎妊娠前置胎盘的发生率高 1 倍。

3.受精卵滋养层发育迟缓 受精卵到达子宫腔后，而滋养层尚未发育到可以着床的阶段，受精卵继续向下游走，着床于子宫下段，并在该处生长发育而形成前置胎盘。

4.辅助生殖技术 促排卵药物的使用，改变了体内的性激素水平，由于受精卵的体外培养和人工植入，造成子宫内膜与胚胎发育不同步，人工植入时可诱发宫缩，导致其着床于子宫下段。

【分类】

根据胎盘下缘与宫颈内口的关系，将前置胎盘分为 4 类：完全性前置胎盘、部分性前置胎盘、边缘性前置胎盘、低置胎盘（图 11-1）。

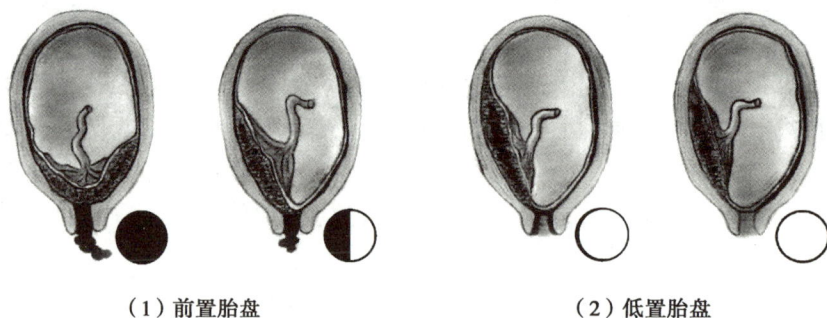

（1）前置胎盘　　　　　　　　　　（2）低置胎盘

图 11-1　前置胎盘的类型

1.完全性前置胎盘（complete placenta previa）　或称中央性前置胎盘，胎盘组织完全覆盖宫颈内口。

2.部分性前置胎盘（partial placenta previa）　胎盘组织覆盖部分宫颈内口。

3.边缘性前置胎盘（marginal placenta previa）　胎盘附着于子宫下段，下缘达到宫颈内口。

4.低置胎盘（low-lying placenta）　胎盘附着于子宫下段，边缘距宫颈内口<2cm。

为了使分类简单易行，同时不影响临床处理，《前置胎盘的诊断与处理指南（2020）》推荐将前置胎盘分为两种类型：

1.前置胎盘 胎盘完全或部分覆盖子宫颈内口，包括既往的完全性前置胎盘和部分性前置胎盘。

2.低置胎盘 胎盘附着于子宫下段，胎盘边缘距子宫颈内口的距离<20mm，包括既往的边缘性前置胎盘和低置胎盘。

由于子宫下段的形成、宫颈管消失、宫口扩张等因素，胎盘边缘与宫颈内口的关系也会随之改变。目前临床上以处理前最后一次检查结果来确定其分类。

既往有剖宫产史或子宫肌瘤剔除术史，此次妊娠为前置胎盘，胎盘附着于原手术瘢痕部位者，发生胎盘粘连、植入的风险高,约为50%,并且有可能导致致命性大出血,是产前、产时及产后出血的原因之一,称为凶险性前置胎盘。

【对母儿的影响】

1.对母体的影响

(1)**贫血**:前置胎盘对孕妇的主要危害是孕期反复阴道出血,可致孕妇贫血,大量出血则可导致孕妇休克。

(2)**产时、产后出血**:当行剖宫产时,若子宫切口无法避开附着于前壁的胎盘,则导致出血明显增多。分娩过程中由于子宫下段肌肉菲薄,收缩力差,附着于此处的胎盘不易剥离,一旦剥离,血窦不能有效地闭合而止血,常发生产后出血。

(3)**胎盘植入**:子宫下段蜕膜发育不良,胎盘绒毛可穿透底蜕膜侵入子宫肌层,形成胎盘植入,使胎盘剥离不全发生产后出血。

(4)**产褥感染**:胎盘剥离面靠近宫颈外口,细菌容易经阴道上行侵入胎盘剥离面;同时,多数产妇因反复失血导致贫血,免疫力降低,在产褥期内易发生感染。

2.对围生儿的影响　前置胎盘孕妇由于反复出血可使子宫血供明显减少,可致胎儿窘迫,严重者可因缺氧而死亡。前置胎盘孕妇常因出血过多而提前终止妊娠,因此早产率增加,可能导致新生儿呼吸窘迫综合征,出生低体重发生率和新生儿死亡率高。

【护理评估】

(一)健康史

了解孕妇的年龄、末次月经并推算预产期,详细询问孕妇的孕产史、产次及既往分娩情况;了解既往有无子宫内膜病变与损伤史,如剖宫产术、多次人工流产术、产褥感染等,了解是否为辅助生殖技术受孕等。

(二)身体状况

1.症状　典型症状是妊娠晚期或临产时,突然发生无诱因、无痛性反复阴道流血。妊娠晚期子宫峡部拉长形成子宫下段,牵拉宫颈内口,子宫颈管逐渐缩短;临产后的规律宫缩使宫颈管消失成为软产道的一部分。当宫颈口扩张时,附着于子宫下段及宫颈内口的胎盘不能随之相应地伸展,导致前置部分的胎盘自其附着处分离,血窦破裂而出血。阴道出血的时间、出血量的多少、发生的次数与前置胎盘的类型有关。前置胎盘阴道流血往往发生在妊娠32周前,可反复发生,量逐渐增多,也可一次就发生大量出血。低置胎盘者阴道流血多发生在妊娠36周以后,出血量较少或中等。有不到10%的孕妇至足月仍无症状。对于无产前出血的前置胎盘孕妇,要考虑胎盘植入的可能性。

评估时应重点询问阴道流血的次数、频率,有无伴随腹痛;正确评估阴道流血量的多少;评估贫血程度与阴道流血量是否呈正比。

2.体征

(1)**全身情况**:患者的一般情况与出血量及出血速度有关,大量出血呈现面色苍白、脉搏细弱、四肢湿冷、血压下降等休克表现;反复出血则表现为贫血貌。

(2)**腹部检查**:子宫软,无压痛,子宫大小与孕周相符,胎方位清楚。因胎盘占据了子宫下段,影响胎先露入盆,常伴有胎先露高浮或臀位、横位等异常胎位。反复出血或一次出血量过多可使胎儿宫内缺氧,严重者胎死宫内。当前置胎盘位于子宫下段前壁时,可于耻骨联合上方听到胎盘血管杂音。临产后,宫缩表现为阵发性,宫缩间歇期子宫完全松弛,无局限性压痛。

(3)**阴道检查**:若超声检查后前置胎盘诊断明确,无需再行阴道检查。只针对低置胎盘或产前没有明确诊断、在分娩过程中需通过阴道检查以明确诊断或选择分娩方式时才进行阴道检查。可在输液、输血及做好紧急剖宫产手术的条件下进行阴道检查。禁止做肛门检查。

3.产后检查胎盘及胎膜　对产前出血的患者,产后应仔细检查胎盘胎儿面边缘,若有血管断裂,则提示有副胎盘;若前置部位的胎盘母体面有陈旧血块附着,呈暗红色或紫黑色,或这些改变位于胎盘边缘,则提示为低置胎盘。若行剖宫产术,可在术中直接查看胎盘附着的部分以明确诊断。

(三)辅助检查

1.超声检查 可清楚显示子宫壁、胎先露、胎盘及宫颈位置,并根据胎盘下缘与宫颈内口的关系确定前置胎盘的类型,是诊断前置胎盘最主要的检查方法。在前置胎盘的诊断中,阴道B超检查准确性高于腹部超声检查,能更清楚地辨认宫颈内口与胎盘的关系,确定前置胎盘类型。由于阴道探头观察宫颈内口的最佳位置是距宫颈2~3cm,因而前置胎盘患者进行该项检查是安全的。由于经阴道B超检查的影响因素减少,再加上高符合率、扫描时间短、图像较清晰以及能提高胎盘植入的检出率等特点,所以经阴道B超检查已成为诊断前置胎盘最主要的检查方法。

妊娠中期发现胎盘前置须超声随访胎盘的变化情况,应根据孕妇的孕周、胎盘边缘距子宫颈内口的距离及临床症状增加超声随访的次数。

知识链接

前置胎盘超声诊断要点及随访频率

经阴道超声检查是诊断前置胎盘最主要及最佳的检查方法。超声检查必须要明确"四要素",包括:①胎盘附着位置,如前壁、后壁或侧壁等。②胎盘边缘距子宫颈内口的距离或超出子宫颈内口的距离,精确到毫米。③覆盖子宫颈内口处胎盘的厚度。④子宫颈管的长度。对于既往有剖宫产术史的前置胎盘患者,应特别注意是否合并胎盘植入。

超声随访胎盘的变化情况。无症状者建议妊娠32周经阴道超声检查随访。妊娠32周仍为持续前置胎盘且无症状者,推荐于妊娠36周左右经阴道超声复查,以确定最佳的分娩方式和时机。

2.磁共振检查 可以显示胎盘的位置、胎盘与子宫肌层的关系,怀疑合并胎盘植入者可选择磁共振检查,以了解胎盘植入子宫肌层的深度,是否侵及膀胱等,对凶险性前置胎盘的诊断更有帮助。

(四)心理-社会支持状况

孕妇常表现为恐惧或焦虑,对阴道出血不知所措;由于担心胎儿的安危,表现为沮丧、烦躁不安。家属由于无思想准备既担心孕妇又担心胎儿可能显得紧张、手足无措,希望获得医务人员的帮助。

(五)处理原则

处理原则为抑制宫缩、止血、纠正贫血和预防感染。根据孕妇一般状况、阴道出血量、孕周、胎儿成熟度、胎儿是否存活、前置胎盘的类型以及胎儿是否临产等情况综合分析,制订具体方案,可采用期待疗法或终止妊娠。

1.期待疗法 在保证母儿安全的前提下尽可能延长孕周,从而提高围生儿成活率。期待疗法适用于妊娠<36周、阴道流血量不多、胎儿存活、孕妇全身情况良好、无需紧急分娩的孕妇。若有阴道流血或宫缩,强调住院治疗的必要性。阴道流血期间禁止肛门检查和不必要的阴道检查,应用宫缩抑制剂,纠正贫血。

2.终止妊娠 孕妇反复发生大量出血甚至休克者应立即终止妊娠;出现胎儿窘迫征象者应急诊手术终止妊娠;期待疗法中孕妇发生大出血者,应采取积极措施选择最佳方式终止妊娠。无症状的前置胎盘孕妇,推荐妊娠36~38周终止妊娠。有反复阴道流血史、合并胎盘植入或其他相关高危因素的前置胎盘或低置胎盘孕妇,考虑妊娠34~37周终止妊娠。

剖宫产术是前置胎盘终止妊娠的主要方式,首选择期剖宫产术,同时注意避免过早干预。无症状、无头盆不称的低置胎盘者,尤其是妊娠35周后经阴道超声测量胎盘边缘距子宫颈内口为

11~20mm 的孕妇可考虑自然分娩。

【常见护理诊断/问题】

1. 有出血的危险 与妊娠期反复失血有关。

2. 有感染的危险 与阴道上行感染、孕产妇贫血、抵抗力下降有关。

3. 有窒息的危险 大量阴道出血,可发生胎儿窘迫,甚至死亡。

4. 潜在并发症:失血性休克、产后出血。

5. 焦虑 与出血、担心胎儿预后有关。

【护理目标】

1. 产妇出血情况得到控制。

2. 产妇未发生产后感染。

3. 未发生胎儿窘迫。

4. 产妇贫血得到纠正、未发生产后出血。

5. 孕妇情绪稳定,能正确面对病情。

【护理措施】

(一)期待疗法患者的护理

1. 一般护理 指导孕妇加强营养,建议多进食高蛋白以及含铁丰富的食物以增加抵抗力,多进食粗纤维食物以保持大便通畅。阴道流血期间减少活动量,注意休息,以侧卧位为宜,长时间卧床的患者栓塞的风险增加,注意防范规避。做好日常生活护理,尤其加强夜间的巡回检查。给予孕妇定时、间断吸氧,每日 3 次,每次 20~30 分钟,以提高胎儿血氧供应。避免刺激,少做腹部检查,必须要做时操作应轻柔,以减少刺激。禁止做肛门检查和不必要的阴道检查。

2. 病情观察 注意阴道流血情况,严密观察出血量和出血时间。监测孕妇生命体征,动态监测血常规、凝血功能等以了解孕妇是否有贫血及感染等异常情况。注意胎心变化,指导孕妇自数胎动,监测胎儿宫内情况。

3. 治疗配合 遵医嘱给予药物治疗,期待疗法期间需针对不同情况给予相应的药物治疗。

(1)**宫缩抑制剂**:可抑制宫缩,延长孕周,降低早产的发生率。基于母亲或胎儿情况需终止妊娠时,不应再使用宫缩抑制剂延长孕周。对于有先兆早产症状者,可考虑使用宫缩抑制剂 48 小时以利于完成糖皮质激素治疗。

(2)**糖皮质激素**:有早产高危因素的孕妇,可在妊娠 35 周前做好促胎肺成熟的准备。

(3)**纠正贫血**:遵医嘱给予孕妇口服硫酸亚铁或其他铁剂、维生素 C,必要时输血,维持血红蛋白水平≥110g/L,血细胞比容>0.30。

(二)终止妊娠患者的护理

1. 行剖宫产术终止妊娠者,应做好术前准备。建立静脉通路,配血,遵医嘱进行输液、输血准备。参考产前超声检查及手术探查定位胎盘,子宫切口应尽量避开胎盘。胎儿娩出后,立即子宫肌壁注射缩宫素。出血仍多时,可选用前列腺素类或麦角新碱药物。可采用多种方法止血,若各项措施均无效,则与患者及家属充分沟通病情后实施子宫切除术。术后严密监测生命体征,观察出血情况。遵医嘱检查血常规、尿常规、凝血功能等各项检查,观察有无感染及电解质紊乱征象。

2. 低置胎盘孕妇在进行阴道试产时,一定要做好行紧急剖宫产术和输血的准备。建议在有条件的医疗机构,备足血源,严密监测下行阴道试产。需充分与孕妇及家属沟通分娩方式及风险。

(1)严密观察宫缩、胎心、阴道流血情况和产程进展情况。

(2)**产程中的重要步骤是协助胎先露下降,压迫止血**:宫口开大 3cm 以上可行人工破膜,使胎头下降压迫胎盘前置部分止血。产程中需密切注意胎心变化,必要时采用连续胎心电子监护。人工破膜后,若胎头下降不理想,仍有出血,或产程进展不顺利,应立即改行剖宫产术。

（3）**胎盘处理要点**：尽早使用针对子宫下段收缩的药物如前列腺素类、麦角新碱等。如胎盘自娩困难，或出血增多，需人工剥离胎盘，操作须轻柔，慎防损伤子宫下段，并警惕胎盘粘连或植入的可能。同时行子宫按压、宫腔填塞等措施控制出血。如经以上处理，仍不能止血，应果断采取手术操作、介入治疗，甚至行子宫切除术等措施止血。

（4）做好新生儿复苏的抢救准备，新生儿按照高危儿进行护理。

（三）产后护理

术后严密监测产妇心肺等重要器官的功能。严密观察腹腔、阴道流血情况，预防产后出血。遵医嘱给予抗生素预防感染，监测体温、脉搏、血压、心率、精神状态。检查血常规、凝血功能、尿常规、电解质等，了解有无感染征象、及时纠正电解质紊乱。做好会阴护理，及时更换会阴垫，保持会阴部清洁、干燥。

（四）心理护理

加强与孕产妇及家属的沟通，耐心向其解释有关前置胎盘的知识并解答相关问题，使孕产妇及家属获得所需要的知识和信息，消除顾虑。向孕产妇介绍下一步的治疗和护理方案，使其积极配合治疗及护理。鼓励亲属陪伴孕产妇，给予孕产妇心理支持和安慰。

（五）健康指导

采取积极有效的避孕措施，减少因多次流产、多次刮宫导致的子宫内膜损伤和子宫内膜炎的发生；宣传妊娠期保健知识，养成良好的生活习惯，计划妊娠妇女应戒烟、戒毒，避免被动吸烟。加强孕期健康管理与教育，定期产检，妊娠期如有出血，应及时就诊，以便早诊断、及时治疗。指导产妇出院后注意休息，加强营养，纠正贫血，增强抵抗力。

【护理评价】

1. 产妇出血情况得到控制。
2. 产妇未发生感染。
3. 接受期待疗法者胎龄接近或达到足月。
4. 产妇未发生产后出血及休克。
5. 孕妇情绪稳定，能顺利度过妊娠、分娩期。

第二节　胎盘早剥

情境导入

杨女士，28岁，妊娠36周。2小时前突然出现持续性下腹部疼痛，伴少量暗红色阴道流血。体格检查：血压85/50mmHg，面色苍白，四肢湿冷，脉搏细速。产科检查：子宫呈木板样强直，宫底升高，胎方位触不清，胎心音听不清。

工作任务：

1. 该孕妇最可能的临床诊断是什么？
2. 助产士需要采取哪些护理措施？

妊娠20周以后，正常位置的胎盘在胎儿娩出前，部分或全部从子宫壁剥离称为胎盘早期剥离，简称为胎盘早剥（placental abruption）。胎盘早剥发病率约为1%，是妊娠晚期的严重并发症，往往起病急、进展快，若处理不及时可危及母儿生命。

【病因】

胎盘早剥的确切病因与发病机制尚未明确，可能与下列因素有关：

1. 血管病变　妊娠期高血压疾病、慢性高血压、慢性肾脏疾病或全身血管病变患者，底蜕膜螺旋小动脉痉挛或硬化，引起远端毛细血管缺血坏死甚至破裂出血，血液流至底蜕膜与胎盘之间形成胎盘后血肿，导致胎盘与子宫壁剥离。此外，妊娠晚期或临产后，孕妇如长时间仰卧位，增大的子宫压迫下腔静脉，血液回流受阻，子宫静脉压升高，导致蜕膜静脉床淤血或破裂，形成胎盘后血肿，可致部分或全部胎盘从子宫壁剥离。

2. 机械性因素　腹部受到直接撞击或挤压性创伤会导致子宫突然拉伸或收缩而诱发胎盘早剥，一般发生于外伤后 24 小时之内。脐带过短（<30cm）或因脐带绕颈、绕体等相对过短时，分娩过程中胎儿下降娩出时过度牵拉脐带造成胎盘剥离；行羊膜腔穿刺时刺破前壁胎盘附着处，血管破裂血肿形成而造成胎盘剥离。

3. 宫腔内压力骤然下降　当羊水过多破膜时，大量羊水快速流出；双胎妊娠的第一个胎儿娩出过快，均使宫腔内压力骤然下降，宫腔体积骤然缩小，导致胎盘与子宫壁错位而剥离。

4. 其他　高龄、多产、吸烟、吸毒、孕妇有血栓形成倾向、子宫肌瘤（尤其是胎盘附着处有肌瘤）、接受辅助生殖技术助孕等与胎盘早剥的发生有关。有胎盘早剥史的孕妇再发胎盘早剥的可能性增加。

【病理与分类】

胎盘早剥的主要病理变化是底蜕膜出血并形成血肿，使胎盘自附着处剥离。可分为显性剥离和隐性剥离（图 11-2）。

1. 显性剥离或外出血　胎盘剥离面积小，血液很快凝固而出血停止，临床多无症状或症状轻微，仅在产后检查胎盘时发现胎盘母体面有凝血块和压迹；若继续出血，形成胎盘后血肿并持续增大，血液可冲破胎盘边缘和胎膜，经宫颈管流出。

2. 隐性剥离或内出血　胎盘边缘或胎膜未与子宫壁分离，或胎头进入骨盆入口压迫胎盘下缘，使血液积聚于胎盘与子宫壁之间而不能外流，所以无阴道流血表现，称为隐性剥离。

当隐性剥离内出血严重时，胎盘后血液积聚于胎盘和子宫壁之间，随着胎盘后血肿的压力增大，血液向子宫肌层内浸润，引起肌纤维分离、断裂甚至变性。当血液浸入达子宫浆膜层时，

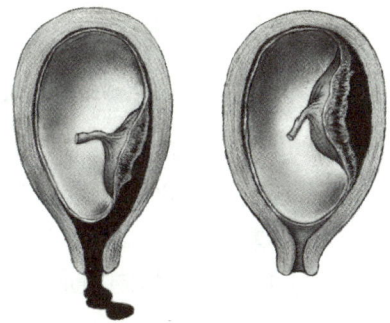

（1）显性剥离　　（2）隐性剥离

图 11-2　胎盘早剥的类型

子宫表面呈现紫蓝色瘀斑，尤以胎盘附着处明显，严重时整个子宫呈紫红色，称为子宫胎盘卒中（uteroplacental apoplexy），又称为库弗莱尔子宫（Couvelaire uterus）。此时肌纤维受血液浸渍，收缩力减弱，可致产后出血。

血液还可渗入卵巢生发上皮下、输卵管系膜以及阔韧带内。从剥离处的胎盘绒毛和蜕膜中释放出大量组织凝血活酶进入母体血液循环，激活凝血系统并影响全身血液供应，导致多器官功能障碍。随着促凝物质不断进入血液循环，激活纤维蛋白溶解系统，产生大量的纤维蛋白原降解产物，引起继发性纤溶亢进。最终大量凝血因子消耗，引发弥散性血管内凝血（DIC）。

临床上可应用胎盘早剥佩奇（Page）分级标准对病情进行评估，见表 11-1。

表 11-1　胎盘早剥的佩奇（Page）分级标准

分级	标准
0 级	分娩后回顾性产后诊断
I 级	外出血，子宫软，无胎儿窘迫
II 级	胎儿宫内窘迫或胎死宫内
III 级	产妇出现休克症状，伴或不伴弥散性血管内凝血

【**对母儿的影响**】

1. 对母体的影响 胎盘早剥病情危急，尤其是Ⅱ、Ⅲ级胎盘早剥多以剖宫产结束妊娠，故剖宫产率明显增加。大量失血导致的贫血、失血性休克等发生率上升。子宫收缩力差引起产后出血率增加。DIC发生率升高。

2. 对围生儿的影响 由于出血引起胎儿急性缺氧，新生儿窒息率、早产率、胎儿宫内死亡率明显升高，围生儿死亡率约为11.9%，是无胎盘早剥者的25倍。胎盘早剥新生儿还可遗留神经系统发育缺陷等后遗症。

【**护理评估**】

（一）健康史

询问孕妇一般情况以及妊娠情况，了解孕妇有无妊娠期高血压疾病或高血压病史、胎盘早剥史、慢性肾炎史、仰卧位低血压综合征及有无外伤史等。

（二）身体状况

1. 症状 胎盘早剥时典型临床表现是阴道流血、腹痛，可伴子宫张力增高和子宫压痛。后壁胎盘的隐性剥离多表现为腰背部疼痛或腰酸，子宫压痛可不明显。阴道流血特征为陈旧不凝血，出血量与胎盘剥离程度、疼痛程度不一定相符。评估贫血程度与阴道流血量是否呈正比，是否出现皮下、黏膜或注射部位出血，阴道出血不凝等出血倾向。0级与Ⅰ级胎盘早剥临床表现不典型，应注意与前置胎盘相鉴别。

2. 体征 早期表现通常以胎心率异常为首发变化，宫缩间歇期子宫呈高张状态，宫底因胎盘后血肿增大而升高，子宫大于妊娠周数，胎位触诊不清，严重时子宫呈板状，压痛明显，胎心率改变或消失。患者可迅速出现恶心、呕吐、出汗、面色苍白、脉搏细弱、血压下降等休克征象。

出现胎儿死亡的患者胎盘剥离面积常超过50%；接近30%的胎盘早剥会出现凝血功能障碍。

3. 并发症

（1）**弥散性血管内凝血**：胎盘早剥是妊娠期发生凝血功能障碍最常见的原因，表现为皮下、黏膜或注射部位出血，子宫出血不凝或仅有软凝血块，甚至发生血尿、咯血及呕血。弥散性血管内凝血患者病死率较高，应积极预防。

（2）**失血性休克**：胎盘早剥发生子宫胎盘卒中时可影响子宫收缩致产后出血。表现为胎盘娩出后发生大量阴道出血，检查时发现宫底触诊不清，子宫轮廓不明显，患者可出现失血性休克，若并发DIC则产后出血的可能性更大，伴多器官功能衰竭。

（3）**急性肾衰竭**：大量出血使肾灌注量受损，导致肾皮质或肾小管缺血坏死，胎盘早剥多伴发妊娠期高血压疾病等血管病变，肾内小动脉痉挛、肾脏缺血，表现为少尿或无尿。

（4）**羊水栓塞**：胎盘早剥时羊水经剥离面开放的子宫血窦进入母体血液循环而致羊水栓塞。

（5）**胎儿宫内死亡**：如胎盘早剥面积大，出血多，胎儿可因缺血缺氧而死亡。

（三）辅助检查

1. 超声检查 可协助了解胎盘部位及胎盘早剥的类型。典型声像图显示子宫壁与胎盘间有液性暗区，提示胎盘后有血肿，同时可观察胎儿大小及是否存活。超声检查阴性结果不能完全排除胎盘早剥，尤其是胎盘附着在子宫后壁时。

2. 胎儿电子监护 用于判断胎儿宫内状况，可出现胎心率减慢、基线变异消失、变异减速、晚期减速、正弦波形等。

3. 实验室检查 主要了解患者贫血程度及凝血功能。重型患者应检测肾功能及二氧化碳结合力，并做DIC筛选试验（血小板计数、凝血酶原时间、血纤维蛋白原测定等）。

前置胎盘与胎盘早剥均为常见的妊娠晚期出血性疾病，具体鉴别要点如下（表11-2：

表 11-2 前置胎盘与胎盘早剥的鉴别

	前置胎盘	胎盘早剥
健康史	多次人工流产、刮宫等内膜损伤史、多产史	妊娠期高血压病史、慢性肾脏疾病等血管病变史、外伤史
症状	一般无腹痛；阴道反复出血，贫血程度与阴道出血量一致	突发剧烈腹痛；有阴道出血或隐性出血，贫血程度与阴道出血量常不一致
子宫	质软，子宫大小与孕周相符	硬如板状，子宫大于孕周，宫底不断上升
胎儿	一般无胎儿窘迫	常有胎儿窘迫或胎儿死亡
超声检查	胎盘位于子宫下段或覆盖宫颈内口	位置正常，胎盘后有血肿
实验室检查	血红蛋白正常或下降，凝血功能无异常	血红蛋白进行性下降、血小板减少、凝血酶原时间延长、血纤维蛋白原下降

（四）心理-社会支持状况

胎盘早剥往往病情危急，孕产妇与家属缺乏该疾病的相关知识，担心母儿的安危，因此常表现为紧张、恐惧、无助，希望获得医护人员的帮助。

（五）处理原则

处理原则为早期识别胎盘早剥、积极纠正休克、及时终止妊娠、控制 DIC、减少并发症。

妊娠 20~34^{+6} 周合并 0~Ⅰ级胎盘早剥的孕妇，一般情况良好，应尽可能保守治疗延长孕周，妊娠 35 周前应用糖皮质激素促进胎肺成熟。注意密切监测胎盘早剥情况，一旦出现明显阴道流血、子宫张力高、凝血功能障碍及胎儿窘迫时应立即终止妊娠。一旦确诊Ⅱ、Ⅲ级胎盘早剥，应及时终止妊娠。终止妊娠的方式根据孕妇病情轻重、胎儿宫内状况、产程进展及胎产次等情况而定。

1. 阴道分娩 适用于 0~Ⅰ级胎盘早剥患者，一般情况好，病情较轻，以外出血为主，宫口已开大，估计短时间内能结束分娩者。

2. 剖宫产 适用于：①Ⅰ级胎盘早剥，出现胎儿窘迫征象者。②Ⅱ级胎盘早剥、孕 32 周以上，胎儿存活。③Ⅲ级胎盘早剥，孕妇病情恶化，胎死宫内不能立即分娩者。④破膜后产程无进展者。⑤当产妇病情加重危及生命时，不论胎儿是否存活，均应立即行剖宫产术。

【常见护理诊断/问题】

1. 急性疼痛 与子宫收缩导致的腹痛有关。

2. 有窒息的危险 大量阴道出血，可发生胎儿窘迫，甚至死亡。

3. 恐惧 与胎盘早剥起病急、进展快，危及母儿生命有关。

4. 适应不良性悲伤 与死产、切除子宫有关。

5. 潜在并发症：失血性休克、弥散性血管内凝血、急性肾衰竭。

【护理目标】

1. 孕妇疼痛缓解。

2. 未发生胎儿窘迫或胎儿窘迫被及时发现并处理。

3. 孕妇恐惧感减轻，能配合治疗与护理。

4. 孕产妇接受现实，情绪稳定。

5. 孕产妇未出现凝血功能障碍、急性肾衰竭等并发症，或并发症得到控制。

【护理措施】

（一）一般护理

指导孕妇取侧卧位卧床休息，给予间断或连续性吸氧，以改善胎盘血液供氧情况。应加强营养，纠正贫血。保持会阴清洁，防止感染。

（二）病情观察

严密监测孕妇的生命体征；观察阴道出血情况；检查宫底高度、子宫有无压痛，子宫壁的紧张度；持续进行胎心监测以判断胎儿宫内状态。

（三）治疗配合

1. 纠正休克　迅速建立静脉通路，备血，迅速补充血容量，依据血红蛋白量决定输注血制品类型，尽早遵医嘱给予红细胞、血浆、血小板等，尽快改善血液循环，纠正凝血功能障碍。

2. 根据不同的分娩方式，做好相应的护理与配合

（1）**阴道分娩**：行人工破膜使羊水缓慢流出，缩小子宫容积，腹部包裹腹带压迫胎盘使其不再继续剥离，必要时滴注缩宫素缩短第二产程。产程中应密切观察心率、血压、宫底高度、阴道出血量以及胎儿宫内状况，发现异常征象应行剖宫产术。

（2）**剖宫产**：病情危急需行剖宫产者，做好术前准备及抢救新生儿的准备。

剖宫产取出胎儿与胎盘后，立即注射宫缩剂，人工剥离胎盘的同时应促进子宫收缩。当发现有子宫胎盘卒中时，可边按摩子宫边用热盐水纱垫湿热敷子宫，多数子宫收缩好转，出血量减少。若发生 DIC 以及难以控制的大量出血，应快速输血、输凝血因子，并行子宫切除术。

3. 并发症的护理

（1）**凝血功能障碍**：在迅速终止妊娠、阻断促凝物继续进入母体血液循环的基础上，纠正凝血功能障碍，补充血容量和凝血因子等，酌情输入冷沉淀，补充纤维蛋白原。

（2）**产后出血**：胎儿娩出后立即给予宫缩剂，如缩宫素、前列腺素制剂、麦角新碱等；促进胎盘剥离，并配合持续按摩子宫。若有不能控制的子宫出血或血液不凝、凝血块较软，应按凝血功能障碍处理。可采用子宫压迫止血、动脉结扎、动脉栓塞等控制出血，必要时遵医嘱做切除子宫的术前准备。未发生出血者，仍应加强生命体征观察，预防晚期产后出血发生。

（3）**急性肾衰竭**：及时补充血容量，输液、输血；若血容量补足后仍无尿或少尿可给予利尿剂。可给予呋塞米 20~40mg 静脉推注，必要时重复用药。注意维持电解质及酸碱平衡。经过上述处理后，短期内尿量不增且肾功能检查异常，提示肾衰竭可能性大。当出现尿毒症时，应及时行血液透析治疗。

（四）产褥期护理

密切观察生命体征、子宫复旧、恶露及伤口恢复情况。根据产妇身体情况给予母乳喂养指导。死产者及时采取退乳措施。

（五）心理护理

胎盘早剥入院时常情况危急，应与患者及家属沟通，向其解释胎盘早剥的相关知识，给予心理上的支持，安抚其情绪，缓解患者及家属的焦虑与紧张。介绍医疗护理措施的目的、过程和所需要的配合。对于胎儿死亡或子宫切除的患者提供情感支持，陪伴安慰患者，帮助其接受现实，度过悲伤期。

（六）健康指导

健全孕产妇三级保健制度，强调孕妇定期进行产前检查的必要性，预防和及时治疗妊娠期高血压疾病、高血压、慢性肾病等，对高危孕妇加强妊娠期管理；妊娠晚期避免长时间仰卧位及出现腹部外伤；处理羊水过多和双胎分娩时，避免宫腔压力骤降；当胎位异常行外倒转术纠正胎位时，操作须轻柔；高危孕妇不主张行外倒转术。

【护理评价】

1. 孕妇疼痛缓解。

2. 未发生胎儿窘迫或胎儿窘迫被及时发现并处理。

3. 孕妇恐惧感减轻，能配合治疗与护理。

4. 孕产妇接受现实,情绪稳定。

5. 孕产妇未出现凝血功能障碍、急性肾衰竭等并发症,或并发症得到控制。

第三节　胎盘植入

情境导入

张女士,32岁,妊娠38周,G₅P₂。因有两次剖宫产史,故入院要求剖宫产终止妊娠。孕期无异常出血、无腹痛,B超显示胎盘附着于上次剖宫产切口处。术前检查无异常,遂于入院第三日行剖宫产术终止妊娠,术中胎儿娩出顺利,胎儿娩出3分钟后子宫内涌出大量鲜血,约1 000ml,产妇血压下降,医生立即实施止血措施,护士立即遵医嘱输血补液,麻醉人员迅速使用抢救药品并维持呼吸。经过通力配合与全力抢救,产妇出血停止,生命体征平稳。

工作任务:

1. 该产妇最可能的临床诊断是什么?

2. 这个案例,对你有什么启发?

胎盘植入是指胎盘组织不同程度地侵入子宫肌层的一组疾病,目前国际上统一规范化命名为胎盘植入性疾病(placenta accreta spectrum disorder,PAS)。根据植入的深度,可分为三种。①粘连型胎盘植入:胎盘绒毛直接附着于子宫肌层表面。②植入型胎盘植入:胎盘绒毛侵入子宫肌层。③穿透型胎盘植入:胎盘绒毛穿透子宫肌层到达或超过浆膜层,甚至侵入邻近器官。胎盘植入根据植入面积可分为部分性胎盘植入与完全性胎盘植入。胎盘植入可造成严重的产后出血,以致子宫切除,严重者可致患者死亡,还会导致产褥感染的概率增加。

【病因】

胎盘植入的发生率与剖宫产次数、宫腔操作次数相关。

1. 剖宫产史伴前置胎盘是胎盘植入最为重要的高危因素。

2. 既往子宫手术史(子宫内膜或肌层受损),如刮宫术、手取胎盘、宫腔镜手术、子宫内膜消融术、子宫动脉栓塞术和子宫肌瘤剔除术。

3. 子宫病变或结构畸形,如宫腔粘连、双角子宫和子宫腺肌病等。

4. **其他**　体外受精-胚胎移植受孕、高龄妊娠和双胎。

【对母儿的影响】

因植入的胎盘剥离困难,影响子宫收缩,导致产后出血,严重者可致产妇死亡。当穿透性胎盘植入时由于穿透子宫肌层导致子宫破裂,可致孕妇失血性休克,胎儿窘迫。

【护理评估】

(一)健康史

询问孕妇年龄、孕产史,评估有无子宫内膜损伤与感染等因素,如剖宫产术、人工流产术或清宫术史、子宫肌瘤剔除术史、产褥感染、盆腔放疗史等。

(二)身体状况

1. 胎盘植入患者在产前常无明显临床表现。胎盘植入合并前置胎盘者,孕期可出现反复、无痛性阴道流血。植入胎盘的绒毛可达子宫肌层、子宫浆膜层,严重者甚至穿透子宫肌壁导致子宫破裂,患者可突发剧烈腹痛、腹腔内出血,多伴失血性休克及死胎。子宫破裂可以发生在产前、产时及产后,多发生于产前,常发生于妊娠中期,一旦发生可危及母儿生命。绒毛侵及膀胱时孕妇可出现肉眼血尿。

2.分娩时的主要表现有胎盘滞留（胎儿娩出后超过30分钟,胎盘仍不能自行剥离,伴或不伴阴道出血）。手取胎盘时剥离困难或发现胎盘与子宫粘连紧密无缝隙,剖宫产时见胎盘植入甚至穿透子宫肌层。部分性胎盘植入因胎盘部分剥离,部分未剥离,导致子宫收缩不良,已剥离面血窦开放发生致命性出血;完全性胎盘植入因胎盘未剥离而无出血。

（三）辅助检查

1.超声检查 可判断胎盘位置,是诊断和孕期随诊胎盘植入的首选方法。可见胎盘后蜕膜层正常低回声区消失,局部胎盘与子宫肌壁分界不清,胎盘附着处子宫肌层血管丰富。

2.磁共振检查（MRI） 多用于评估胎盘侵入肌层深度、评估子宫后壁的胎盘植入、宫旁组织和膀胱受累程度或超声检查难以确诊者。可见胎盘植入部子宫壁明显变薄;局部胎盘与子宫壁分界不清,胎盘内信号强度不均。MRI暂不适宜作为常规手段。

3.病理检查 胎盘植入的确诊需根据手术中或分娩时所见或分娩后的病理学诊断。单纯胎盘病理检查取材有限,只有子宫切除标本或部分子宫切除标本才能很好反映胎盘组织植入情况。胎盘植入患者分娩时的临床诊断较病理诊断更有价值。

（四）心理-社会支持状况

孕妇可因突然阴道出血、胎盘滞留而感到紧张、焦虑和恐惧;家属因担心孕妇及胎儿的安危而表现出焦虑和无助。

（五）处理原则

胎盘植入易发生严重的产科出血,如产前已确诊,需转运至有抢救条件且有胎盘植入处置经验、具备及时输血、紧急子宫切除术、感染防治等条件的医疗机构分娩。

根据孕周、症状、所在医院的医护救治水平合理选择终止妊娠时机与分娩方式。胎盘植入合并前置胎盘病情稳定者,建议妊娠34~37周终止妊娠,若病情严重或危及母胎生命,无论孕周大小均须立即终止妊娠。剖宫产术适用于合并前置胎盘或其他剖宫产术指征者。阴道分娩多见产前未诊断而分娩后才确诊胎盘植入者。

【常见护理诊断/问题】

1.有感染的风险 与侵入性操作、产伤有关。

2.潜在并发症:失血性休克、产后出血、子宫破裂。

3.恐惧 与胎盘植入致产后出血、子宫破裂危及产妇生命有关。

【护理目标】

1.产妇未发生感染。

2.产妇未发生产后出血、子宫破裂、失血性休克等并发症。

3.产妇情绪稳定,积极配合治疗与护理。

【护理措施】

（一）一般护理

加强营养,进食高蛋白、高维生素、含铁量丰富的食物。由于阴道反复流血,尤其非手术治疗的患者部分胎盘组织在子宫内未娩出,患者存在感染的高危因素,应保持外阴清洁,每日会阴擦洗两次,协助患者勤更换护理垫,防止感染。

（二）病情观察

严密监测患者的生命体征,观察阴道流血的情况,发现异常及时报告医生处理。

（三）治疗配合

1.阴道分娩 阴道分娩时,若胎儿娩出30分钟后胎盘仍未剥离,切忌用力牵拉脐带,避免因存在胎盘植入而发生子宫内翻。因胎盘粘连进行徒手剥离胎盘时,如发现胎盘植入而阴道出血不多时,应停止操作,不可强行剥离,立即报告医生,决定进一步治疗方案。胎儿娩出后,及早使用宫缩剂,以防止产后出血,严密观察产妇的生命体征及阴道流血情况。对发生休克者,积极抗休克的同时迅速做好术前准备,紧急手术。

2. 剖宫产 术前充分做好产后出血的防治措施,包括血液制品、药物、手术人员的准备。子宫切口依胎盘附着位置而定,原则上应避开胎盘或胎盘主体部分,术中可采用多样化止血措施。术后需遵医嘱预防性应用抗生素。

知识链接

胎盘植入性疾病患者的保守治疗

随着后剖宫时代的到来,胎盘植入性疾病是当前全球,也是我国产科面临的重大问题。子宫切除成为治疗胎盘植入合并产后出血的主要措施,但对于生命体征平稳、出血不多、植入面积小、有保留子宫愿望的患者,也可采用保守治疗。成功的保守治疗可保留胎盘植入患者的生育能力,减少对其心理不良影响。胎盘植入性疾病的保守治疗应结合患者的个体化差异、个体需求及当地的医疗水平来选择。胎盘原位保留、延迟子宫切除是临床推荐方案。胎盘原位保留是指胎儿娩出后将胎盘原处保留,子宫、宫旁和胎盘内的血液循环将逐渐减少,绒毛继发性坏死,理论上胎盘将逐渐与子宫分离,穿透性胎盘的绒毛也会与邻近器官分离,可等待完全自然吸收。保守性治疗的剖宫产术与非保守性手术相同,即避开胎盘娩出胎儿,视情况剥离胎盘或行胎盘植入部位子宫局部切除术。保守治疗过程中可使用宫缩剂促进子宫收缩及胎盘排出。术后需要预防性给予抗生素。如有活动性出血和子宫保留失败,需行子宫全/次全切除术。胎盘穿透的患者行胎盘原位保留的结局较差。胎盘植入性疾病患者可尝试胎盘原位保留,但需充分告知患者保守治疗的结局不可预测,有出现产后大出血、严重感染、子宫切除等严重并发症的风险,需由具备血管介入(髂内动脉、子宫动脉栓塞术)、紧急子宫切除能力的医疗中心接诊。

(四)心理护理

多数产妇会有紧张、焦虑等心理表现,护理人员应向产妇讲解胎盘植入的有关知识,耐心解答产妇的疑问,让亲属多陪伴产妇,给予产妇心理支持和安慰。

(五)健康指导

做好避孕宣教,避免因多产、多次刮宫等操作损伤子宫内膜;提倡自然分娩,避免因剖宫产损伤子宫内膜。加强围生期保健,发现阴道流血、腹痛等情况及时就诊,以便早诊断、及时治疗。

【护理评价】

1. 产妇未发生感染。

2. 产妇未发生产后出血、子宫破裂、失血性休克等并发症。

3. 产妇情绪稳定,积极配合治疗与护理。

第四节 异常形状胎盘

正常胎盘呈圆形或卵圆形。因胎盘部分蜕膜发育不良,胎盘的血供不足或绒毛发育异常,均可致胎盘形状异常。胎盘形状异常包括副胎盘、膜状胎盘、轮廓胎盘、匙状胎盘、多叶胎盘等。当分娩时,这些形态各异的胎盘容易残留在子宫腔内,是造成产时、产后出血和感染的重要原因之一。

【分类】

1. 副胎盘(placenta succenturiate) 为与主胎盘相连的另一小胎盘,两者以胎膜连接,内有血管相通(图 11-3)。如果副胎盘是从主胎盘跨过宫颈内口到对侧,应注意有无血管前置。副胎盘多附着于子宫下部或侧壁,可被误诊为前置胎盘。

2. 膜状胎盘(placenta membranacea) 是一种罕见的胎盘形态异常,指功能性的绒毛覆盖全部胎膜,形成薄膜状胎盘,直径可达 35cm,而厚度却仅仅 0.5cm,可占满整个宫腔。由于胎盘面积大,胎盘常常达子宫下段,可出现妊娠晚期出血。胎盘面积巨大,而胎盘与胎儿循环血量减少,交换功能障碍,易出现胎儿生长受限。

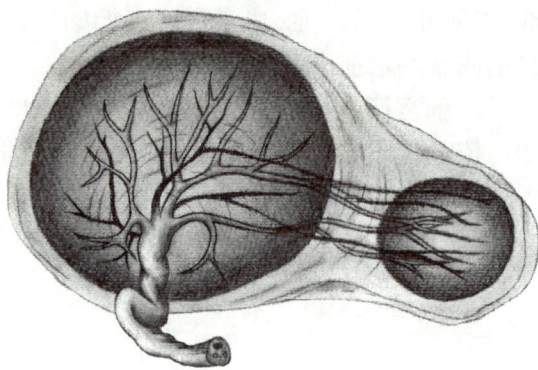

图 11-3 副胎盘

3. 轮廓胎盘(placenta circumvallate) 胎盘的胎儿面中心内凹,凹陷的四周有一增厚的黄白色环,此环由绒毛膜和羊膜折叠形成,宽约 1cm,环的内缘与胎盘的边缘距离不等,将胎儿面分成略凹陷的中央部分和周围部分。胎盘边缘血管壁薄弱易破裂出血,也可发生胎盘剥离不全或胎盘残留而致产后出血。

4. 匙状胎盘 正常情况下,脐带附着于胎盘胎儿面的近中央处。匙状胎盘的脐带附着于胎盘边缘,自胎盘边缘进入胎盘,形似乒乓球拍,又称球拍状胎盘。分娩过程中对母儿无大影响,多在产后检查胎盘时发现。

5. 多叶胎盘 系一个胎盘分成两叶、三叶或更多叶,但有一共同的部分互相连在一起。

【对母儿的影响】

部分异常形状胎盘由于面积过大覆盖在子宫下段可导致妊娠期反复阴道出血,严重者可致流产或早产。当胎盘形状异常时,剥离、娩出易造成胎盘剥离不全、胎盘胎膜残留,影响子宫收缩以致产后出血,产后感染发生率亦随之增加。胎盘边缘血窦壁薄弱而易破裂出血,类似前置胎盘,可致胎儿窘迫。副胎盘常并发前置血管导致大量出血致胎儿死亡。

ER 11-3

异常形状
胎盘

【护理评估】

(一)健康史

询问孕妇一般情况,有无妊娠期阴道流血以及量和颜色等。

(二)身体状况

应注意评估妊娠期有无阴道流血,阴道流血的量、色、性状。膜状胎盘易致妊娠期反复阴道流血;副胎盘如覆盖在子宫下段也可导致妊娠晚期阴道流血;轮廓胎盘边缘血管壁薄弱易发生妊娠期阴道流血;匙状胎盘如脐带附着处发生断裂,可致阴道大出血。有的形状异常胎盘孕期无异常表现,常于产后检查胎盘发现。

部分异常形状胎盘娩出后可见胎盘残留,可见于副胎盘、膜状胎盘、轮廓胎盘等。因胎盘残留,造成产后出血、产褥感染概率增加。应注意评估胎儿娩出后胎盘娩出是否顺利,是否完整,及时发现异常形状胎盘。

(三)辅助检查

超声检查可发现副胎盘、膜状胎盘等胎盘形状异常。副胎盘超声检查时在正常胎盘附近或另一侧见到另一胎盘图像,其间距离一般超过 2cm,与主胎盘间没有胎盘组织相连。由于膜状胎盘绝大部分绒毛缺如,超声检查显示胎盘的内部组织回声极少、绒毛间隙充血明显、胎盘的面积巨大。

(四)心理-社会支持状况

孕妇如出现阴道流血会感到紧张,由于对胎儿状况担忧故有焦虑等情绪。家属会因担忧母儿健康表现出焦虑与无助。

（五）处理原则

孕期加强监护。胎盘娩出后仔细检查,如不完整,予以清宫,预防产后出血与感染。

【常见护理诊断/问题】

1. **有出血的危险**　与妊娠期胎盘形状异常及附着位置有关。

2. **焦虑**　与妊娠期反复阴道流血、担心胎儿安危有关。

3. **潜在并发症**:产后出血、感染。

【护理目标】

1. 孕妇出血情况改善。

2. 孕妇情绪稳定,配合治疗与护理。

3. 产妇未发生产后出血、感染等并发症。

【护理措施】

（一）一般护理

注意饮食营养,指导产妇多进食富含蛋白质与铁的食物。注意休息,保持外阴清洁与卫生,预防感染。

（二）病情观察

严密观察患者病情变化。对于妊娠期出血者的患者,加强监护,可行超声检查,明确病因。出血量较多者积极补充血容量。

（三）治疗配合

胎盘娩出后仔细检查胎盘是否完整,有无血管断裂等,及时发现胎盘、胎膜残留,给予缩宫素促进子宫收缩,防止产后出血。

【护理评价】

1. 孕妇出血情况改善。

2. 孕妇情绪稳定,能积极配合治疗与护理。

3. 产妇未发生产后出血、感染等并发症。

第五节　胎膜早破

> **情境导入**
>
> 　　赵女士,29岁,G_3P_0。因"停经36周,阴道排液2小时"入院。该孕妇于散步时突感有液体自阴道流出,无腹痛,遂来院就诊。查体可见宫颈口未开,并见清亮液体自宫颈口流出,检测液体 pH>7。孕妇及家属非常担心,想了解对孕妇及胎儿是否有影响。
>
> **工作任务:**
>
> 1. 该孕妇最可能的临床诊断是什么?
>
> 2. 此时首要的处理措施有哪些?

　　胎膜早破(premature rupture of membrane,PROM)是指胎膜在临产前破裂。根据发生的时间可分为两类:妊娠满37周之后发生者,称为足月胎膜早破,发生率占足月单胎的8%;妊娠不满37周发生者,称为未足月胎膜早破(preterm premature rupture of membranes,PPROM),是早产的常见原因之一,发生率在单胎妊娠中为2%~4%,在双胎妊娠中为7%~20%。胎膜早破可引起早产、胎盘早剥、脐带脱垂、胎儿窘迫和新生儿呼吸窘迫综合征等,孕产妇及胎儿感染率显著升高。胎膜早破孕周越小,围生儿预后越差。

【病因】

胎膜早破是多种因素互相作用的结果。常见原因如下：

1. 生殖道感染 是导致胎膜早破的主要原因。病原微生物(厌氧菌、衣原体、B族链球菌和淋病奈瑟菌等)上行性感染侵袭宫颈内口局部胎膜，引起胎膜炎，使胎膜局部张力下降而破裂。

2. 羊膜腔压力升高 双胎妊娠、羊水过多、巨大儿等导致宫内压力增高，而覆盖于宫颈内口处的胎膜为薄弱部位，易发生胎膜早破。

3. 胎膜受力不均 头盆不称、胎位异常等可使胎儿先露部不能与骨盆入口衔接，前羊膜囊所受压力不均，导致胎膜破裂；手术创伤或先天性宫颈组织结构薄弱致宫颈功能不全时，前羊膜囊楔入，胎膜受压不均，也可导致胎膜早破。

4. 营养因素 缺乏维生素、锌及铜，会影响胎膜的胶原纤维、弹力纤维合成，可使胎膜抗张能力下降，易引起胎膜破裂。

5. 其他 妊娠晚期性交、腹部受撞击、羊膜腔穿刺不当、羊膜镜检查及外倒转术等机械性刺激可诱发胎膜破裂；细胞因子IL-6(白细胞介素-6)、IL-8、TNF-α(肿瘤坏死因子α)升高，可激活溶酶体酶，破坏羊膜组织导致胎膜早破。

【对母儿的影响】

1. 对母体的影响

(1)**感染**：足月胎膜早破的主要并发症是感染。破膜后，阴道病原微生物易上行感染，宫内感染的风险与破膜时间延长和羊水量减少呈正相关，破膜时间超过24小时，感染率增加5~10倍。胎膜早破还可引起绒毛膜羊膜炎。

(2)**胎盘早剥**：突然破膜，羊水大量流出，宫腔内压力骤降，可引起胎盘早剥。

(3)**剖宫产率增加**：由于羊水量减少导致脐带受压、胎儿窘迫、宫缩不协调，需要终止妊娠时引产成功率降低，导致剖宫产率增加。

2. 对围生儿的影响 胎膜早破易诱发早产，早产儿易发生呼吸窘迫综合征。

(1)**早产**：未足月胎膜早破是早产的主要原因之一。早产儿的预后与胎膜早破的发生及分娩的孕周密切相关。

(2)**感染**：当并发绒毛膜羊膜炎时，易引起新生儿吸入性肺炎，严重者可引起颅内感染及败血症等。

(3)**脐带脱垂和受压**：羊水过多及胎先露未衔接者胎膜破裂时可导致脐带脱垂；继发羊水量减少，脐带受压可致胎儿窘迫。

(4)**胎肺发育不良及胎儿受压**：破膜时孕周越小，胎肺发育不良的风险越高。如破膜时间长于4周，羊水持续过少，可出现胎儿受压表现，如铲形手、弓形腿、扁平鼻及胎体粘连等。

> **知识链接**
>
> ### 绒毛膜羊膜炎
>
> 绒毛膜羊膜炎是胎膜早破的常见并发症，两者互为因果。绒毛膜羊膜炎可以导致母儿不良结局，应注意识别和预防。
>
> 急性临床绒毛膜羊膜炎的主要表现为：①孕妇体温升高(体温≥38℃)。②脉搏增快(≥100次/min)或胎心率增快(≥160次/min)。③子宫呈激惹状态、宫体有压痛。④阴道分泌物异味。⑤外周血白细胞计数升高(≥$15×10^9$/L)。孕妇体温升高的同时伴有上述②~⑤任何一项症状或体征可以诊断为临床绒毛膜羊膜炎，但上述任何单项的临床表现或指标异常都不能诊断。单纯一项指标异常应进行相应的鉴别诊断，并密切观察和监测。

【护理评估】

（一）健康史

详细询问孕妇阴道开始流液的时间、量、性质及是否伴有其他症状。评估与胎膜早破有关的既往史与现病史，是否有创伤史、妊娠晚期性交史、感染史，此次妊娠是否有羊水过多、胎位不正或头盆不称等，确定破膜时间、妊娠周数、有无宫缩及感染征象、治疗经过等。

（二）身体状况

1. 症状 典型症状是孕妇突感阴道内有液体流出，不能控制，量多少不一，与破口大小、胎膜破裂位置、孕妇体位变动、是否活动等有关。若破口大，位置低，有大量液体从阴道流出。若破口小，位置高，可有持续或间断少量阴道排液；腹压增加如排便、咳嗽时，即有羊水流出，可混有胎脂及胎粪等。少数孕妇仅感觉外阴较平时湿润。应重点评估孕妇阴道液体流出的情况，腹压增加时是否有液体流出。

2. 体征 当足月胎膜早破时检查触不到前羊膜囊，上推胎先露时阴道排液量增多。当羊膜腔感染时，母儿心率增快，子宫有压痛。当使用无菌阴道窥器检查时，可见液体自宫颈流出或后穹隆有较多积液，有时可见胎脂样物。

（三）辅助检查

1. 阴道液 pH 测定 正常阴道液 pH 为 4.5~6.0，羊水的 pH 为 7.0~7.5。若阴道液 pH≥6.5，视为阳性，提示胎膜早破可能性大，准确率为 90%。若阴道液被血液、尿液、宫颈黏液、精液及细菌污染可出现假阳性。破膜时间长，假阴性率增高。

2. 阴道液涂片检查 取阴道后穹隆积液置于载玻片上，干燥后镜检可见羊齿植物叶状结晶。用 0.5% 硫酸尼罗蓝染色，显微镜下可见橘黄色胎儿上皮细胞；用苏丹Ⅲ染色见黄色脂肪小粒；用 0.5% 亚甲蓝染色可见淡蓝色或不着色胎儿皮肤上皮及毳毛，均可确定为羊水，准确率可达 95%。

3. 超声检查 羊水量减少可协助诊断。

4. 胎儿纤维连接蛋白（fFN）测定 fFN 是胎膜分泌的细胞外基质蛋白，当宫颈及阴道分泌物 fFN 含量>0.05mg/L 时，提示胎膜抗张力下降，易发生胎膜早破。

5. 胰岛素样生长因子结合蛋白-1（IGFBP-1）检测 检测人羊水中 IGFBP-1 的试纸特异性强，能准确识别羊水，不受血液、精液、尿液和宫颈黏液的影响。

6. 羊膜腔感染检测 ①羊水细菌培养（诊断羊膜腔感染的金标准）。②羊水涂片革兰氏染色检查细菌。③羊水白介素 6（IL-6）测定：IL-6≥7.9ng/ml，提示羊膜腔感染。④血 C 反应蛋白（CRP）>8mg/L，提示羊膜腔感染。⑤降钙素原≥0.5ng/ml，表示感染存在。

7. 羊膜镜检查 可直视胎先露部，看见头发或其他胎儿部分，看不到前羊膜囊即可诊断为胎膜早破。

（四）心理-社会支持状况

胎膜破裂往往突然发生，会让孕妇及家属惊慌失措，担心影响胎儿及孕妇的健康，担心胎膜早破带来的早产等各种后果，甚至产生恐惧心理。

（五）处理原则

终止妊娠的时间和方式可根据破膜时间、胎儿情况、有无感染、胎位及母体情况来综合决定。应预防感染和防止脐带脱垂的发生。

1. 足月胎膜早破的处理 应评估母胎状况，包括有无胎儿窘迫、绒毛膜羊膜炎、胎位异常、胎盘早剥和脐带脱垂等。若无明确的剖宫产术指征，宜在破膜后 2~12 小时内积极引产，宫颈成熟的孕妇首选缩宫素引产，宫颈不成熟者可应用前列腺素制剂促宫颈成熟。试产过程中应严密监测母胎情况。有明确剖宫产术指征时宜行剖宫产终止妊娠。

2. 未足月胎膜早破的处理 应根据孕周、母胎状况、当地医疗水平及孕妇和家属的意愿进行综合决策,权衡利弊。

（1）**期待疗法**：①妊娠 24~27^{+6} 周,要求期待治疗者,应充分告知期待治疗过程中的风险,慎重抉择。②妊娠 28~33^{+6} 周无继续妊娠禁忌,应行期待治疗。

（2）**终止妊娠**：①妊娠<24 周的 PPROM,由于胎儿存活率极低、母胎感染风险大,建议引产终止妊娠。②妊娠 34~36^{+6} 周者根据当地医疗水平和孕妇情况决定是否终止妊娠。③无论任何孕周,明确诊断的绒毛膜羊膜炎、胎儿窘迫、胎盘早剥等不宜继续妊娠者。

【**常见护理诊断/问题**】

1. **有感染的危险**　与胎膜破裂后下生殖道内病原体上行感染有关。

2. **有窒息的危险**　与早产儿肺部不成熟、吸入性肺炎等有关。

3. **潜在并发症**：脐带脱垂、胎盘早剥。

4. **焦虑**　与担心未知的妊娠结果有关。

5. **知识缺乏**：缺乏胎膜早破的自我护理知识。

【**护理目标**】

1. 孕产妇无感染征象或感染被及时发现,体温、白细胞计数无异常。

2. 未出现新生儿窒息。

3. 无脐带脱垂、胎盘早剥等并发症出现。

4. 孕产妇情绪稳定,自述焦虑减轻。

5. 孕产妇能够叙述胎膜早破的自我护理知识。

【**护理措施**】

（一）一般护理

若胎头高浮,嘱孕妇卧床休息,抬高臀部,防止脐带脱垂,但需在床上加强四肢的屈伸活动,减少血栓风险。指导孕妇进食富含蛋白质、维生素、钙及粗纤维的食物,保持大便通畅。保持外阴清洁,每日会阴擦洗 2 次,便后及时清洗,使用消毒会阴垫并及时更换。

（二）病情观察

监测体温、脉搏,观察宫缩情况,监测胎心。密切观察阴道排液量、颜色、性状、气味,以及有无宫体压痛;监测胎心;监测各项检查结果如白细胞计数、C 反应蛋白等,及时发现感染征象并报告医生。

（三）治疗配合

1. **足月胎膜早破患者的护理**　破膜后引产时,宫颈成熟的产妇首选缩宫素。缩宫素引产时应注意,需按照规范专人守护,密切观察产妇的生命体征、宫缩、胎心、产程进展情况并记录。将缩宫素静脉滴注的注意事项告知产妇,如注意勿随意调节滴速,如有便意感、强烈腹痛、呼吸困难等不适,须及时告知护士等。护士应按规范巡视,如出现宫缩过强过密、胎心异常、子宫压痛等异常情况立即停止使用缩宫素,在告知医生的同时迅速行阴道检查了解有无脐带脱垂,采用改变体位、吸氧等措施并观察病情变化,必要时遵医嘱给予宫缩抑制剂。

2. **未足月胎膜早破患者的护理**

（1）**促进胎儿肺成熟**：妊娠<35 周,应给予地塞米松注射液 6mg 肌内注射,每 12 小时一次,共 4 次;或倍他米松注射液 12mg 肌内注射,24 小时后再重复一次。

（2）**预防感染**：避免不必要的肛诊和阴道检查。应及时预防性应用抗生素,可有效延长孕周,减少绒毛膜羊膜炎和新生儿感染的发生率。

（3）**抑制宫缩**：妊娠<34 周者,建议给予宫缩抑制剂 48 小时,配合完成糖皮质激素的促胎肺成熟治疗,及时转诊至有新生儿重症监护病房（NICU）的医院。

（4）**胎儿神经系统的保护**：妊娠<32 周有早产风险者,遵医嘱给予硫酸镁静脉滴注,预防早产儿

脑瘫的发生。

（5）**产时护理**：分娩过程中密切观察产程，警惕脐带脱垂和胎盘早剥的发生。阴道分娩时不必常规会阴切开，不主张预防性产钳助产。分娩后遵医嘱采集胎盘和胎膜组织，进行病理检查。当有剖宫产术指征时，遵医嘱选择剖宫产终止妊娠。做好新生儿复苏准备。如有宫内感染推荐新生儿娩出后采集耳拭子和羊膜腔拭子进行细菌涂片及培养。

（四）心理护理

通过音乐、谈话等方法转移孕妇的注意力，缓解孕妇长时间卧床引发的焦虑；引导孕妇说出其担忧的问题和心理感受，并给予心理疏导，减轻其紧张、恐惧心理。向孕妇及家属说明病情，介绍目前采取的相关治疗方法和各项护理措施，争取其积极配合治疗。

（五）健康指导

向孕妇讲解胎膜早破对母儿的影响，使孕妇重视妊娠期卫生保健。妊娠期避免腹压突然增加；积极预防与治疗下生殖道感染；指导孕妇加强营养，注意维生素、锌、铜、钙的补充；宫颈内口松弛者，于妊娠 12~14 周行宫颈环扎术并卧床休息；妊娠晚期禁止性生活；孕妇感觉阴道口有液体流出时，应立即卧位，尽快送往医院。

【护理评价】

1. 孕产妇无感染征象或感染被及时发现，体温、白细胞计数无异常。
2. 未出现新生儿窒息。
3. 无脐带脱垂、胎盘早剥等并发症出现。
4. 孕产妇情绪稳定，感觉焦虑减轻。
5. 孕产妇能够叙述胎膜早破的自我护理知识。

第六节 羊水量异常

情境导入

廖女士，28 岁，因"妊娠 32 周，腹部胀痛、不能平卧 3 日"入院。查体：心率 105 次/min，呼吸 24 次/min，血压 120/80mmHg；下肢水肿（++）。视诊见腹部过度膨隆，皮肤紧绷，宫底位于剑突下两横指，宫高 38cm、腹围 102cm，胎位不清。听诊胎心音遥远，胎心率 140 次/min。

工作任务：

1. 该孕妇最可能的临床诊断是什么？
2. 进一步需要做哪些辅助检查以明确诊断？

正常妊娠时羊水的产生与吸收处于动态平衡中，若羊水产生和吸收失去平衡，将导致羊水量异常。羊水量异常提示可能存在母胎并发症或合并症，严重者可直接危害围生儿安全。

一、羊水过多

妊娠期间羊水量超过 2 000ml 者称为羊水过多（polyhydramnios）。发生率为 0.5%~1%。羊水量在数日内急剧增多，称为急性羊水过多；羊水量在数周内缓慢增多，称为慢性羊水过多。

【病因】

羊水过多病因复杂，在羊水过多的孕妇中，约 1/3 原因不明，称为特发性羊水过多。明显的羊水过多患者可能与胎儿畸形以及妊娠合并症、并发症等因素有关。

1. 胎儿异常 是引起羊水过多的主要因素，包括胎儿结构畸形、胎儿肿瘤、代谢性疾病、神经肌肉发育不良、染色体或遗传基因异常等。18%~40% 的羊水过多伴有胎儿畸形,以神经系统和消化系统畸形最常见。神经系统畸形主要是无脑儿、脊柱裂等神经管缺陷。神经管畸形因脑脊膜裸露,脉络膜组织增生,渗出液增加,导致羊水过多;中枢吞咽功能异常,胎儿无吞咽反射,导致羊水吸收减少;抗利尿激素缺乏,导致尿量增多。消化系统畸形主要是消化道闭锁,如食管闭锁、十二指肠闭锁或狭窄,因胎儿不能吞咽羊水,羊水积聚导致羊水过多。羊水过多的原因还有腹壁缺陷、膈疝、心脏畸形、先天性胸腹腔囊腺瘤、胎儿脊柱畸胎瘤畸形以及新生儿先天性醛固酮增多症等代谢性疾病。18-三体综合征、21-三体综合征(唐氏综合征)、13-三体综合征胎儿出现吞咽羊水障碍,也可引起羊水过多。

2. 妊娠合并症 妊娠期糖尿病,羊水过多的发病率为 13%~36%,母体高血糖环境影响胎儿,导致胎儿血糖增高,产生高渗性利尿,并使胎盘胎膜渗出增加,导致羊水过多。此外,妊娠期高血压疾病、重度贫血、母儿 Rh 血型不合等均可导致羊水过多。

3. 多胎妊娠 双胎妊娠羊水过多的发生率约为 10%,为单胎妊娠的 10 倍,尤以单绒毛膜双胎居多。还可能并发双胎输血综合征,两个胎儿间的血循环相互沟通,受血胎儿的循环血量多,尿量增多,导致羊水过多。

4. 胎盘脐带病变 胎盘绒毛血管瘤直径>1cm 时,15%~30% 合并羊水过多。巨大胎盘、脐带帆状附着也可导致羊水过多。

【 **对母儿的影响** 】

1. 对母体的影响 羊水过多时子宫张力增大,孕妇易并发妊娠期高血压疾病、胎膜早破、早产发生率增加。羊水过多时子宫肌纤维伸展过度,分娩时肌纤维不能有效收缩,可致子宫收缩乏力,产后出血发生率明显增多。当胎膜破裂时,大量羊水突然排出,宫腔压力骤降,易发生胎盘早剥。此外,羊水过多时胎位异常发生率增加,以致剖宫产率升高。

2. 对围生儿的影响 胎位异常发生率增高;破膜时大量羊水流出可导致脐带脱垂、胎儿窘迫,早产率增加。羊水过多的程度越重,围生儿死亡率越高,妊娠中期重度羊水过多的围生儿死亡率超过 50%。

【 **护理评估** 】

（一）**健康史**

询问病史,了解孕妇年龄,生育史,有无畸形胎儿孕产史,有无糖尿病、母儿血型不合、妊娠期高血压疾病、贫血、多胎妊娠等病史。

（二）**身体状况**

羊水过多引起子宫异常增大,子宫腔内压力增加,增大的子宫压迫邻近脏器。

1. 症状

（1）**急性羊水过多**:较少见,多发生于妊娠 20~24 周。表现为羊水迅速增多,子宫于数日内明显增大,膈肌抬高,胸部受到挤压产生压迫症状。孕妇自觉腹部胀痛,行动不便,表情痛苦,呼吸困难、心悸气短,甚至发绀,不能平卧。增大的子宫向后压迫双侧输尿管,同时大量液体聚积于羊膜腔,孕妇出现少尿。巨大的子宫压迫下腔静脉,影响静脉回流,出现下肢及外阴部水肿或静脉曲张。

（2）**慢性羊水过多**:较多见,多发生于妊娠晚期。羊水增多速度缓慢,在数周内出现,且羊水量为轻度或中度增多,压迫症状较轻,孕妇多能适应,仅感腹部增大较快,无明显自觉不适或仅出现轻微压迫症状,如胸闷、气急。

2. 体征 注意评估宫高、腹围、腹部皮肤、体重。羊水过多者常腹部过度膨隆,腹壁张力增加,腹壁皮肤发亮、变薄,有的孕妇皮下静脉清晰可见。宫高、腹围大于同期孕妇,子宫张力大,触诊有液体震颤感,胎位扪不清,胎心音遥远或听不清。应根据孕妇生命体征、有无宫缩及有无阴道流血、流液,判断有无脐带脱垂和胎盘早剥发生。

（三）辅助检查

1. 超声检查 是羊水过多的重要辅助检查方法,不仅能测量羊水量,还可了解胎儿情况,如有无畸形、双胎妊娠等情况。超声诊断羊水过多的标准:①羊水最大暗区垂直深度(amniotic fluid volume, AFV):≥8cm 诊断为羊水过多,其中 AFV 8~11cm 为轻度羊水过多,12~15cm 为中度羊水过多,>15cm 为重度羊水过多。②羊水指数(amniotic fluid index, AFI):是目前最常用的方法。AFI≥25cm 诊断为羊水过多,其中 AFI 25~35cm 为轻度羊水过多,36~45cm 为中度羊水过多,>45cm 为重度羊水过多。超声检查时还要注意胎儿有无发育异常,尤其是神经系统畸形和消化道畸形。

2. 胎儿疾病检查 部分染色体异常胎儿可伴有羊水过多。需排除胎儿染色体异常时,可行羊水细胞培养,或采集脐带血细胞培养进行细胞或分子遗传学的检查,了解胎儿染色体数目、结构有无异常。也可以超声检查测量胎儿大脑中动脉收缩期峰值流速来预测有无合并胎儿贫血。羊水中甲胎蛋白含量明显增高,有助于胎儿开放性神经管畸形者的诊断。此外,聚合酶链式反应(PCR 技术)可检测胎儿是否感染相关疾病,如梅毒、弓形体、单纯疱疹病毒、风疹病毒、巨细胞病毒等。值得注意的是,对于羊水过多的孕妇进行羊水穿刺时一定要告知胎膜破裂的风险,由于羊水量多,羊膜腔张力过高,穿刺可能导致胎膜破裂而引起难免流产。

3. 孕妇血型及血糖测定 检查孕妇 Rh 血型、ABO 血型,排除母儿血型不合,Rh 血型不合者检查母体血型抗体的滴度。可行糖耐量试验等,以排除妊娠合并糖尿病。

（四）心理-社会支持状况

孕妇可因腹部膨隆不适,担心胎儿畸形而焦虑不安。已确诊合并胎儿畸形的孕妇,常因妊娠失败而感到悲伤、自责。家属由于担心母儿健康表现为焦虑和紧张。

（五）处理原则

处理原则取决于胎儿有无畸形、孕周大小及孕妇自觉症状的严重程度、羊水过多的严重程度。

羊水过多但胎儿正常的孕妇,应积极寻找原因、治疗原发病,症状轻者加强监护,症状严重者可经腹羊膜腔穿刺放羊水。羊水量反复增长,自觉症状严重者,妊娠≥34 周,胎肺已成熟,可终止妊娠;如胎肺未成熟,可给予地塞米松促胎肺成熟治疗后再考虑终止妊娠。

羊水过多合并胎儿结构异常的孕妇,应视胎儿情况采取相应的处理方法。如为严重的胎儿结构异常,应及时终止妊娠;对于胎儿结构异常不严重者,应充分评估胎儿情况及预后,以及当前新生儿外科救治技术,并与孕妇及家属充分沟通后决定处理方法,以在有新生儿救治条件的医疗机构分娩为宜。

【 **常见护理诊断/问题** 】

1. **舒适度减弱** 与羊水过多引起的压迫症状有关。

2. **知识缺乏**:缺乏羊水过多的自我护理知识。

3. **有受伤的危险** 与破膜时易发生胎盘早剥、脐带脱垂、早产等有关。

4. **焦虑** 与担心胎儿畸形及自身安危有关。

【 **护理目标** 】

1. 孕妇舒适度改善。

2. 孕妇能够叙述羊水过多的相关护理知识。

3. 母儿安全,顺利度过孕产期。

4. 孕妇情绪稳定,能积极配合治疗。

【 **护理措施** 】

（一）一般护理

指导孕妇注意休息,如下肢有水肿可在休息时抬高下肢,增加静脉回流,减轻水肿。有呼吸困难、腹胀、心悸等症状的孕妇可采取半卧位。指导孕妇低盐饮食,进食纤维素含量高的食物如水果、蔬菜,保持大便通畅,以防用力排便导致胎膜破裂。如发生胎膜破裂,应立即平卧、抬高臀部,防止脐带脱垂。

(二) 病情观察

密切观察胎心情况及是否出现临产先兆,教会孕妇自测胎动,如出现胎动异常、腹痛、阴道流血或阴道排液,以及出现压迫症状等异常情况,应及时报告医生。

(三) 治疗配合

1. 羊水过多合并正常胎儿

(1) 前列腺素合成酶抑制剂(如吲哚美辛):可抑制胎儿排尿使羊水量减少。用药期间每周一次超声动态监测羊水量。吲哚美辛可引起动脉导管狭窄或胎儿动脉导管过早闭合,不宜长时间应用,妊娠>32周者也不宜使用。

(2) **经腹羊膜腔穿刺放羊水**:此操作指征是羊水过多引起子宫张力增高及腹痛,或增大的子宫压迫引起呼吸困难。可暂时缓解孕妇的压迫症状,争取时间促进胎肺成熟,同时可获取羊水了解胎肺成熟度。护士应协助并配合医生做好准备。穿刺前告知孕妇穿刺的目的,取得知情同意。指导孕妇排空膀胱,以防穿刺针刺伤充盈的膀胱。穿刺术前行超声检查或术中在超声引导下以确定穿刺点,避开胎盘附着的部位。术中注意无菌操作,密切观察孕妇血压、心率、呼吸变化,监测胎心。放羊水不宜过快过多,以免宫腔压力骤降导致胎盘早剥或早产。羊水流出速度不超过每小时500ml,一次放羊水量不超过1 500ml。酌情给予镇静剂和抑制子宫收缩药物,预防早产。放羊水后腹部放置沙袋或腹带包扎,以防腹压骤降引起休克。遵医嘱给予抗生素预防感染。有必要时3~4周后可再次放羊水,以降低宫腔内压力。

2. 羊水过多合并胎儿畸形 终止妊娠方法主要有以下两种:

(1) **人工破膜引产术**:高位人工破膜后,使羊水以每小时500ml的速度缓慢流出,避免宫腔压力骤降引起胎盘早剥、脐带脱垂、血压骤降等。破膜放羊水的过程中注意严密观察产妇的血压、脉搏、宫缩及阴道流血情况。人工破膜时需注意从腹部固定胎儿为纵产式。放羊水后,腹部放置沙袋或用腹带加压包扎。破膜后12小时仍无宫缩,可静脉滴注缩宫素诱发宫缩。胎儿娩出后立即按摩子宫并给予缩宫素,预防产后出血,并在腹部放置沙袋防腹压骤降。

(2) **依沙吖啶引产**:慢性羊水过多的产妇,一般情况好,无明显心肺压迫症状,可采用经腹羊膜腔穿刺,放出适量羊水(约1 000ml)后注入依沙吖啶引产。胎儿娩出后,应仔细检查胎儿有无畸形,胎盘、胎膜和脐带有无异常并详细记录。

(四) 心理护理

耐心与孕妇及家属交谈,使他们了解羊水过多的原因,说明羊水过多处理的方法与效果。鼓励孕妇家人陪伴,多给予孕妇心理安慰,缓解其紧张情绪,促使孕妇与家属主动配合治疗及护理。引导孕妇放松心情,如听轻音乐、看书等,以保持心绪平和,缓解焦虑。

(五) 健康指导

嘱孕妇加强产前检查,做好孕期保健,发现异常及时就诊,羊水过多者积极查明病因,针对病因防治。指导产妇出院后注意休息,加强营养,保持外阴清洁,防止产后出血和感染。对于因胎儿畸形引产的产妇,指导其避孕6个月后方可再次受孕,并进行遗传咨询及产前诊断,加强高危妊娠监护。

【护理评价】

1. 孕妇舒适度改善。

2. 孕妇能够叙述羊水过多时的自我护理知识。

3. 孕产妇安全、顺利度过孕产期。

4. 孕妇情绪平稳,配合治疗和护理。

二、羊水过少

妊娠晚期羊水量少于300ml者,称为羊水过少(oligohydramnios)。羊水过少的发生率为0.4%~4%。羊水过少严重影响围生儿预后,羊水量少于50ml,围生儿病死率高达88%。

【病因】

羊水过少主要与羊水生成减少或羊水外漏增加有关,部分羊水过少原因不明。常见原因有:

1. 胎儿畸形　以胎儿泌尿系统畸形为主,如梅克尔-格鲁贝尔(Meckel-Gruber)综合征,腹肌发育缺陷综合征(Prune-Belly syndrome),胎儿肾缺如、肾小管发育不全、输尿管或尿道梗阻、膀胱外翻等引起少尿或无尿,导致羊水过少。染色体异常、脐膨出、膈疝、法洛四联症、水囊状淋巴管瘤、小头畸形、甲状腺功能减退等也可引起羊水过少。

2. 胎盘功能减退　过期妊娠、胎儿生长受限和胎盘退行性改变等均可导致胎盘功能减退,引起胎儿慢性缺氧,胎儿血液重新分配,为保障胎儿重要脏器(如心脏、脑)的血液供应,肾血流量减少,胎儿尿液生成减少导致羊水过少。

3. 母体因素　母体疾病致使胎盘的血液灌注量相对不足而导致羊水过少,常见于妊娠期高血压疾病等。当孕妇脱水、血容量不足时,血浆渗透压增高,使胎儿血浆渗透压相应增高,引起尿液生成减少。孕妇长时间服用某些药物,如前列腺素合成酶抑制剂、血管紧张素转化酶抑制剂等有抗利尿作用,可引起羊水过少。系统性红斑狼疮、干燥综合征、抗磷脂综合征等一些免疫性疾病,也可导致羊水过少。

4. 羊膜病变　胎膜在羊水的平衡中起重要作用,当胎膜出现病变时,液体和物质交换受到限制,可能导致羊水过少。某些原因不明的羊水过少可能与羊膜通透性改变,以及炎症、宫内感染有关。胎膜破裂后,羊水外漏速度超过羊水生成速度,可导致羊水过少。

【对母儿的影响】

1. 对母体的影响　手术分娩率和引产率均增加。

2. 对围生儿的影响　当羊水过少时,围生儿病死率明显增高。当轻度羊水过少时,围生儿病死率增高13倍;当重度羊水过少时,围生儿病死率增高47倍,死亡原因主要是胎儿缺氧和胎儿结构异常。羊水过少如发生在妊娠早期,胎膜与胎体粘连导致胎儿畸形或肢体短缺。如发生在妊娠中、晚期,子宫外压力直接作用于胎儿,引起胎儿肌肉骨骼畸形,如斜颈、曲背、手足畸形等。羊水过少往往伴有胎儿生长受限,甚至出现胎死宫内。

【护理评估】

（一）健康史

询问孕妇一般情况和孕产史,了解有无妊娠合并症如妊娠期高血压疾病、胎膜早破等,有无畸形胎儿孕产史;了解有无系统性红斑狼疮以及用药史。

（二）身体状况

1. 症状　羊水过少的临床症状多不典型。孕晚期体重增加缓慢或无增长。孕妇自觉子宫增大缓慢,部分孕妇于胎动时感觉腹部不适甚至腹痛,胎盘功能减退时常伴胎动减少。分娩时产妇常感觉阵痛剧烈。羊水过少多伴有胎儿生长受限。

2. 体征　定期监测评估宫高、腹围、体重。腹部检查常发现宫高、腹围小于孕周,尤其是合并胎儿生长受限者。子宫敏感度较高,紧裹胎体,轻微刺激即可诱发宫缩。胎位异常发生率增加。妊娠期应根据胎动、胎心变化,动态评估胎儿安危。临产后产妇常感阵痛明显,且多为不协调性宫缩;分娩时宫缩影响使脐带受压加重,容易出现胎心异常。阴道检查时发现前羊膜囊不明显,胎膜紧贴胎儿先露部,人工破膜时羊水流出极少,有时呈粪染。

（三）辅助检查

1. 超声检查　是最重要的辅助检查方法。妊娠晚期羊水最大暗区垂直深度（AFV）≤2cm 为羊水过少，AFV≤1cm 为严重羊水过少。羊水指数（AFI）≤5cm 诊断为羊水过少。B 超检查还能及时发现胎儿生长受限以及胎儿畸形等。

2. 胎儿电子监护　羊水过少使脐带和胎盘受压，胎儿储备力减弱，NST 呈无反应型，分娩时宫缩导致脐带受压加重，严重时可出现胎心变异减速和晚期减速。

3. 胎儿染色体检查　可行羊水或脐血穿刺获取胎儿细胞进行细胞或分子遗传学的检查，进行染色体核型分析。羊水过少时，穿刺取样较困难，应告知风险和失败可能。

4. 羊水量直接测量　破膜时以容器置于外阴收集羊水，或剖宫产时用吸引器收集羊水，观察羊水的量及性状。本方法的缺点是不能早期诊断。

（四）心理-社会支持状况

孕妇及家属因担心胎儿安危，担心羊水过少影响分娩，常感到焦虑、紧张等；部分孕妇因胎动时腹部不适加重了情绪的紧张。

（五）处理原则

根据胎儿有无畸形和孕周大小及羊水量多少综合考虑选择治疗方案。

1. 一旦确诊胎儿为严重致死性结构异常应尽早终止妊娠。染色体异常应依赖于介入性产前诊断的检测，胎儿结构异常可经超声检查确定，结果经评估后确定胎儿无法存活者，与孕妇及家属沟通后，可终止妊娠。

2. 当羊水过少合并正常胎儿时，应积极寻找并去除病因。

（1）动态监测胎儿宫内情况。妊娠未足月，胎肺不成熟者，可针对病因对症治疗，尽量延长孕周，根据孕龄及胎儿宫内情况，必要时终止妊娠。妊娠已足月、胎儿可宫外存活者，应及时终止妊娠。

（2）分娩方式：合并胎盘功能不良、胎儿窘迫，或破膜时羊水少且严重粪染，估计短时间不能结束分娩者，应采用剖宫产术终止妊娠，以降低围生儿死亡率。对胎儿储备功能尚好、无明显宫内缺氧的产妇可以阴道试产，并密切观察产程进展与胎儿情况，若出现胎儿窘迫征象，应尽快行剖宫产术。

【常见护理诊断/问题】

1. **有受伤的危险**　与羊水过少导致胎儿畸形或生长受限等有关。
2. **焦虑**　与担心胎儿畸形有关。

【护理目标】

1. 胎儿生长发育正常，母婴安全。
2. 孕产妇情绪稳定，积极配合治疗与护理。

【护理措施】

（一）一般护理

嘱孕妇休息时取侧卧位，改善胎盘血液供应；避免各种不良刺激，适度运动，积极预防胎膜早破的发生。指导孕妇进食清淡易消化饮食，以富含蛋白质、维生素、钙及粗纤维的饮食为宜，预防便秘，同时可适当增加饮水量。

（二）病情观察

定期监测宫高、腹围、体重，定期行超声检查，判断胎儿生长发育情况和羊水量的多少；嘱孕妇自测胎动，根据胎心和胎动变化，动态评估胎儿的安危。

（三）治疗配合

1. 羊水过少合并胎儿严重致死性结构异常　多选用依沙吖啶经羊膜腔穿刺注入引产。常用剂量为 50~100mg，穿刺时需确保在羊膜腔内方可注药，必要时用超声引导穿刺。

2. 羊水过少合并正常胎儿　产程中应密切监测宫缩、羊水变化及连续监测胎心变化，应早期行人工破膜，破膜后观察羊水有无粪染，发现异常及时报告医生。出现胎儿窘迫短时间内不能结束分娩者，应积极协助医生完成术前准备。做好抢救新生儿的准备，新生儿按高危儿护理。新生儿出生后应进行认真全面地体格检查以排除是否有畸形。

（四）心理护理

与孕妇及家属沟通，引导其说出心理感受及担忧的问题，向其解释病情，将诊疗方案及可能出现的情况向孕妇及家属说明，减少其焦虑情绪，争取积极配合。对出现不良妊娠结局的产妇，给予情感支持。

（五）健康指导

指导孕妇定期行产前检查，加强孕期保健，积极治疗妊娠合并症。教会孕妇自测胎动，有异常及时就诊。指导胎儿畸形产妇引产后避孕 6 个月方可再次受孕，再孕前应进行遗传咨询，孕后行产前检查，加强监护。

【护理评价】

1. 胎儿生长发育正常，母婴安全。
2. 孕产妇情绪稳定，积极配合医护人员的治疗与护理。

第七节　脐带异常

> **情境导入**
>
> 李女士，32 岁，G_2P_0，孕 18^{+2} 周时行超声检查，显示胎儿颈部脐带缠绕 1 周。孕妇对此很焦虑，门诊咨询脐带缠绕是否影响胎儿的安危。
>
> **工作任务：**
>
> 1. 脐带缠绕对母儿有何影响？
> 2. 为尽快缓解李女士的焦虑情绪，助产士应如何与其沟通并实施护理措施？

脐带是胎儿与母体进行物质交换和气体交换的唯一通道。若脐带异常使脐动静脉血流受阻，可致胎儿宫内窘迫，新生儿窒息、低阿普加评分、吸入性肺炎，围生儿颅内出血等，慢性者可致慢性胎儿宫内缺氧及胎儿生长迟缓。

一、脐带脱垂

当胎膜未破，脐带位于胎先露部前方或一侧，称为脐带先露，也称为隐性脐带脱垂（图 11-4）。胎膜破裂后，脐带脱出宫颈口外，降至阴道内或露于外阴部，称为脐带脱垂（prolapse of umbilical cord）（图 11-5）。脐带脱垂是一种严重威胁胎儿生命的并发症，需积极预防。

【病因】

1. 胎先露部未衔接时，如胎头入盆困难，头盆不称。
2. 胎位异常，如臀先露、肩先露、枕后位。
3. 羊水过多或胎儿过小。
4. 脐带过长。
5. 脐带附着异常及低置胎盘等。

【对母儿的影响】

1. **对母体的影响**　增加剖宫产手术率和软产道损伤的机会。
2. **对胎儿的影响**　发生在胎先露部尚未衔接、胎膜未破时的脐带先露，因宫缩时胎先露部下

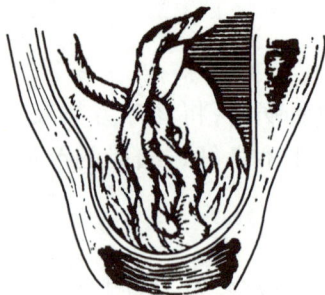

图 11-4　脐带先露　　　　　　　　　　　　　　　　　图 11-5　脐带脱垂

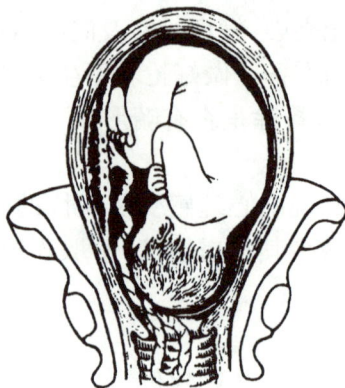

降,一过性压迫脐带导致胎心率异常。胎先露部已衔接、胎膜已破者,脐带受压于胎先露部与骨盆之间,引起胎儿缺氧,甚至胎心完全消失;以头先露最严重,足先露、肩先露较轻。若脐带血液循环阻断超过 7~8 分钟,可致胎死宫内。

【护理评估】

(一)健康史

评估是否有头盆不称、骨盆狭窄、胎位不正、羊水过多等易发生脐带脱垂的因素。

(二)身体状况

1. 症状　当发生胎儿窘迫时,孕妇感觉胎动改变,初期胎动频繁,继而胎动减弱,进而消失。

2. 体征　脐带先露表现为胎膜未破,于胎动、宫缩后胎心率突然变慢,经改变体位、上推胎先露及抬高臀部后可迅速恢复。脐带脱垂表现为胎膜已破,胎心率突然变慢或不规则,阴道检查可触及条索状物,或脐带脱出于外阴。

(三)辅助检查

1. 胎心监测　出现变异减速,提示脐带受压。

2. 超声检查　特别是彩色多普勒超声检查有助于明确诊断。

(四)心理-社会支持状况

脐带受压,胎儿血循环受阻,可造成胎儿窘迫或死亡,孕产妇及家属因担心胎儿的安危而焦虑不安。当胎儿死亡时,孕产妇及家属会表现出极度恐惧、悲伤的情绪。

(五)处理原则

处理原则是争取胎儿存活,防止母体损伤。

1. 脐带先露　经产妇、胎膜未破、宫缩良好者,取头低臀高位,密切观察胎心率,待胎头衔接,宫口逐渐扩张,胎心持续良好者,可经阴道分娩。初产妇、足先露或肩先露者,应行剖宫产术。

2. 脐带脱垂　胎心尚好,胎儿存活者,应尽最大努力让胎儿在最短时间内娩出。

(1)宫口开全、双顶径平面低于坐骨棘者采用产钳或胎头吸引器助产;臀先露者行臀牵引术。

(2)宫口未开全、先露高,或者操作者判断助产困难的产妇,应准备立即剖宫产。应用抑制子宫收缩的药物,以缓解或减轻脐带受压。在胎儿娩出前,要采取头低臀高体位。检查者用一只手将脱出的脐带还纳入阴道,保持脐带的温度,预防脐动脉痉挛,同时托举胎先露,尽量减轻胎先露对脐带的压迫。除非本地无剖宫产条件,否则不要轻易尝试将脐带还纳入宫腔,成功率低,还可能会加重脐带脱垂和压迫脐带,导致胎儿死亡。

如果胎儿已经死亡,则顺其自然,结束分娩。

【常见护理诊断/问题】

1. 有受伤的危险　与脐带脱垂、胎儿血液循环受阻有关。

2. 焦虑 与担心胎儿的生命安全有关。

3. 有感染的危险 与增加阴道检查次数和行助产术有关。

【护理目标】

1. 及时发现脐带脱垂并正确处理,胎儿顺利出生。

2. 孕产妇情绪稳定,减轻焦虑。

3. 产妇无感染发生。

【护理措施】

(一)预防措施

1. 加强产前检查,及时发现并纠正臀先露、肩先露等异常胎位,如果纠正失败,则根据情况尽量择期入院。

2. 羊水过多、多胎妊娠、胎头位置异常等先露未衔接者,临产后卧床待产,尽量减少肛查、阴道检查等操作。胎膜早破,先露未衔接的孕妇要卧床休息。

3. 当胎膜破裂时要及时听诊胎心,若胎心明显改变则立即进行阴道检查。

4. 严格掌握人工破膜适应证和操作方法,胎头高浮而需要人工破膜者,一定选择宫缩间歇期高位破膜,控制羊水流出速度,避免脐带随羊水流出脱出。

5. 双胎者在第一个胎儿分娩后,注意固定好第二个胎儿的位置,同时严密监测胎心,及时发现异常。

(二)一般护理

指导产妇取脐带受压的对侧卧位或臀高头低位,以减轻脐带受压,改善胎儿缺氧。保持外阴清洁,每日擦洗 2 次,并及时更换消毒会阴垫。

(三)病情观察

严密监测胎心的变化,做好随时剖宫产准备。密切观察体温、脉搏、呼吸和白细胞计数,及时发现感染征象并报告医生。

(四)治疗配合

配合医生及时行助产术或剖宫产术以迅速结束分娩,做好抢救新生儿窒息的准备。遵医嘱应用抗生素预防感染。

(五)心理护理

向孕产妇及家属解释脐带脱垂的病情及治疗方法,争取其积极配合治疗。耐心听取孕产妇及家属对胎儿的担心,表示同情及理解。向孕产妇及家属交代脐带脱垂有可能导致胎儿死亡,让其做好心理准备,能够面对现实。

(六)健康指导

定期进行产前检查,监测胎动。发生脐带脱垂时应绝对卧床,抬高臀部,立即就诊。出院后应继续观察恶露和体温的情况,警惕产褥感染的发生;产褥期禁止盆浴及性生活,按时产后随访。

【护理评价】

1. 脐带脱垂被及时处理,胎儿顺利娩出。

2. 孕产妇情绪稳定,焦虑减轻。

3. 产妇无感染发生,体温、白细胞计数无异常。

二、其他脐带异常

【类型及临床表现】

(一)脐带长度异常

脐带正常长度为 30~100cm,平均长度为 55cm。

脐带短于 30cm 者，称为脐带过短（excessively short cord）。妊娠期间脐带过短常无临床征象，个别情况可能会有胎动减少，因受牵拉引起脐带血管受压、痉挛、缺氧，胎儿营养与排泄可受到影响，引起发育不良，甚至发生脐带梗死、断裂，危及胎儿生命。孕妇多患有糖尿病、生殖器感染如子宫内膜炎等病史。进入产程后，因胎先露部下降，脐带被牵拉过紧，使胎儿血循环受阻出现胎儿窘迫，严重者导致胎盘早剥。胎先露下降受阻，引起产程延长，以第二产程延长多见。产力强时可发生脐带血管断裂、出血，而引起胎儿死亡，经抬高床脚和吸氧，胎心率无改善，应立即行剖宫产术。

脐带超过 100cm 者，称为脐带过长（excessively long cord），其长度可为正常的 2~4 倍。过长的脐带容易造成绕颈、绕体、打结、脱垂或受压，导致胎儿宫内缺氧，发育迟缓；分娩时影响产程的进展，发生脐带脱垂，导致死胎、死产。这些孕妇多有不孕或宫内操作史。

（二）脐带扭转

脐带扭转（torsion of cord），胎儿活动可使脐带顺其纵轴扭转呈螺旋状，生理性脐带扭转可达 6~11 周。若脐带过度扭转可使脐带血运缓慢，导致胎儿宫内缺氧，严重者可致胎儿血循环中断造成胎死宫内。

ER 11-4
脐带扭转

（三）脐带打结

脐带打结有假结（false knot）和真结（true knot）两种（图 11-6）。若因脐血管较脐带长，血管卷曲似结，或因脐静脉较脐动脉长形成迂曲似结，称为脐带假结。一般对胎儿无大危害。脐带真结多先为脐带缠绕胎体，胎体又穿过脐带套环而形成真结。脐带真结较少见，发生率为 1.1%。若脐带真结被拉紧，胎儿血循环受阻可致胎儿死亡。

（四）脐带缠绕

脐带围绕胎儿颈部、四肢或躯干者，称为脐带缠绕（cord entanglement），以脐带绕颈最常见，约为 90%，以绕颈 1 周者居多，占分娩总数的 20% 左右。发生原因与脐带过长、胎儿小、羊水过多及胎动频繁等有关。脐带绕颈对胎儿的影响与脐带缠绕松紧、缠绕周数及脐带长短有关。若绕颈过紧、圈数过多，或绕颈后又缠绕肢体，可致脐血管血运受阻，胎儿缺血缺氧。同时，缠绕后脐带相对过短，影响胎先露下降，可使产程延长或停滞。

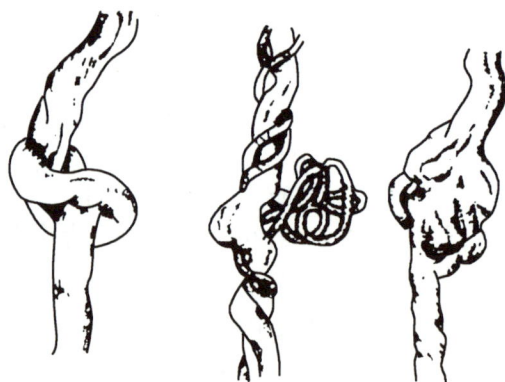

（1）脐带真结　（2）脐带假结　（3）脐带假结

图 11-6　脐带打结

ER 11-5
脐带真结

产前超声检查见胎儿颈部脐带血流信号，脐带缠绕处皮肤有明显压迹，脐带缠绕 1 周呈 U 形压迹，内含一小圆形衰减包块，并可见其中小短光条；脐带缠绕 2 周呈 W 形；脐带缠绕 3 周或 3 周以上呈锯齿形，其上为一条衰减带状回声。出现上述情况应高度警惕脐带缠绕，特别是胎心监护出现频繁的变异减速，经吸氧、改变体位不能缓解时，应及时终止妊娠。产前超声诊断为脐带缠绕，在分娩过程中应加强监护，一旦出现胎儿窘迫，及时处理。

知识链接

脐带绕颈的思考和建议

产科超声检查在每 3~5 例孕妇中就能够发现 1 例脐带绕颈。脐带绕颈多不影响产时处理，且目前无证据支持妊娠期常规筛查脐带绕颈。妊娠期常规筛查脐带绕颈会显著增加不必要的超声随访预约。告知孕妇脐带绕颈可能会导致焦虑，并可能引发不必要的干预。由于缺乏高质量的证据支持产前诊断脐带绕颈可改善妊娠结局,脐带绕颈是妊娠期的常见表现,有些会自行松解,有些持续存在也不会明显增加不良妊娠结局的风险。因此,如同所有妊娠一样,告知孕妇留意胎动,在胎动减少时及时就诊。

(五)脐带附着异常

正常情况下,脐带附着于胎盘胎儿面的近中央处。超声检查大多可明确诊断,根据胎儿有无结构异常及评估预后而选择继续还是终止妊娠。

若脐带附着于胎盘边缘,称为球拍状胎盘,分娩过程中对母儿无大影响,多在产后检查胎盘时发现。若脐带附着于胎膜上,脐带血管通过羊膜与绒毛膜间进入胎盘者,称为脐带帆状附着(图 11-7)。当脐带帆状附着时,若胎膜上的血管跨过宫颈内口位于胎先露部前方,称为前置血管(vasa previa)。前置血管对胎儿存在明显的潜在危险,若前置血管破裂,胎儿血液外流,出血量达 200~300ml 时可导致胎儿死亡;若前置血管受胎先露部压迫,可导致脐血循环受阻,胎儿窘迫或死亡。临床表现为胎膜破裂时发生无痛性阴道流血,伴胎心率异常或消失。若疑有前置血管破裂,可取流出的血液做涂片检查,查到有核红细胞或幼红细胞并有胎儿血红蛋白,即可确诊。产前超声检查应注意脐带附着于胎盘的部位,尤其是妊娠晚期超声检查发现胎盘低于正常位置者,应进一步评价脐带的附着位置。对于有前置血管高危因素的孕妇,可行经阴道多普勒超声检查。已诊断为脐带帆状附着和前置血管的孕妇,妊娠期应严密观察,胎儿成熟后行择期剖宫产,以降低围生儿死亡率。

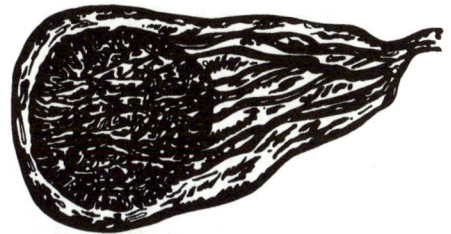

图 11-7　脐带帆状附着

(六)脐血管数目异常

正常脐带有三条血管,一条脐静脉,两条脐动脉。若脐带只有一条动脉,称为单脐动脉(single umbilical artery)。大多数脐血管数目异常的病例在产前超声检查可以发现。若超声检查只发现单脐动脉这一因素,而没有其他结构异常,新生儿预后良好;若超声检查发现出单脐动脉以外的其他结构异常,胎儿畸形的风险增高。

(七)脐带缺如

脐带缺如为少见的异常。脐带缺如的胎儿常伴有多种畸形,如无脑畸胎、内脏脱出、脐疝等。

(八)脐带过细

正常脐带直径为 1~1.5cm。脐带过细指脐带直径细于正常直径的一半以上,使得营养和排泄运转受阻,导致胎儿低体重儿出生、宫内窘迫甚至死亡。其多发生于有宫内操作史的孕妇。

(九)脐带过粗

脐带过粗也称"脐带肿胀",脐带直径大于正常直径的一半左右,多见于华通胶样的结缔组织肿胀。脐带过粗的孕妇,临床上常会出现胎盘早期剥离、胎膜早破、死胎、死产、胎儿畸形等意外情况。引起的原因多与孕妇患有糖尿病、生殖器官感染等病史有关。

【护理评估】

(一)健康史

首先要评估产前检查的一般资料,尤其是影像学检查资料,了解妊娠经过、胎儿生长情况及孕产史。若是经产妇,应详细询问上一次妊娠、分娩情况及围生儿结局等。

(二)身体状况

1. **症状**　对未临产者,应评估其胎动、宫缩及阴道流血等情况。
2. **体征**　评估宫高、腹围,了解胎儿发育情况。临产后应评估产程进展,监测胎心,注意宫缩、胎动;破膜后,有无胎心的改变,注意观察阴道流血情况;胎盘娩出后应检查胎盘脐带有无异常。

(三)辅助检查

超声检查有助于诊断。

(四)心理-社会支持状况

孕产妇及家属因担心胎儿安危、缺乏应对的方法,常感到焦虑、紧张。

(五)处理原则

综合考虑孕龄、胎儿成熟度、胎盘脐带异常对母儿的影响等因素,进行相应的处理,保障母儿平安。

【常见护理诊断/问题】

1. 有受伤的危险 与胎盘、脐带异常导致胎儿血供障碍、缺氧有关,与手术操作有关。

2. 知识缺乏:缺乏对脐带异常致围生儿不良影响的相关知识。

【护理目标】

1. 母儿平安度过妊娠期及分娩期。

2. 孕产妇了解脐带异常相关知识,积极配合治疗与护理。

【护理措施】

(一)一般护理

嘱孕妇注意休息,采取左侧卧位,改善胎盘血液供应;加强营养,保证孕妇及胎儿发育需要。

(二)病情观察

定期超声检查,及时发现脐带异常;监测胎动、胎心和产程进展,及时发现孕产期并发症。

(三)治疗配合

做好剖宫产的术前准备,配合抢救产后出血,准备好清宫所需器械,做好抢救新生儿的准备;胎盘娩出后协助医生检查胎盘、脐带,并认真记录。

(四)心理护理

向孕妇及家属解释病情,介绍发病特点,描述脐带异常的相关情况,减轻孕妇及家属的心理负担,帮助孕妇积极参与治疗和自我保健护理等。

(五)健康指导

指导孕妇适时产前检查,遵医嘱提前住院待产。为产妇进行产褥期卫生宣教,促进康复;提供新生儿护理和母乳喂养的知识。若此次妊娠失败,协助孕产妇及家属度过悲伤期,嘱其再孕后应尽早接受产前检查。

【护理评价】

1. 母儿平安度过妊娠期及分娩期。

2. 孕产妇掌握脐带异常相关知识,积极配合治疗与护理。

(牛 倩 陈顺萍)

思考题

1. 张女士,35岁,G₃P₂,妊娠39周。该孕妇入院前3小时突然阴道出血约1 000ml,感头晕、心慌,急诊入院。体检:血压70/30mmHg,脉搏104次/min,面色苍白,四肢冰冷,腹软,子宫无压痛,有不规则宫缩;宫高32cm,胎方位LOA,头浮,胎心102次/min,阴道有少许活动性出血。

请思考:

(1)请列出目前该产妇的主要护理诊断/问题。

(2)请列出当前主要的护理措施。

2. 周女士,28 岁,G_1P_0,妊娠 35 周,因突然剧烈腹痛 2 小时急诊入院。查体:血压 80/50mmHg,脉搏 114 次/min,面色苍白,四肢冰凉,宫高 33cm,腹围 92cm,胎位不清,胎心音听不清,子宫硬如板状,压痛。

请思考:

(1)请列出该孕妇的主要护理诊断/问题。

(2)请列出进一步应该进行哪些护理措施。

3. 张女士,33 岁,G_1P_0,现已妊娠 36 周,1 周前到医院产前检查发现胎儿为臀位,医生嘱其提前 2 周入院待产。今晨排便后突然感觉一股液体从阴道流出,时多时少,为查明原因来医院就诊。

请思考:

(1)请列出该孕妇的主要护理诊断/问题。

(2)请列出进一步要做的检查。

(3)请列出应进行的护理措施。

第十二章 | 高危妊娠

教学课件

思维导图

学习目标

1. 掌握:高危妊娠的概念和护理措施;胎儿宫内健康状况和成熟度监测的方法及临床意义。
2. 熟悉:高危妊娠的常见因素和识别。
3. 了解:胎盘功能的测定、胎儿先天畸形及其遗传性疾病的宫内诊断。
4. 学会:识别高危妊娠,并能初步判断胎儿宫内状况及胎儿成熟度的检查结果。
5. 尊重和热爱生命,树立评判性思维,协助孕产妇及胎儿、新生儿顺利度过围生期。

高危妊娠(high risk pregnancy)是存在一个或多个危险因素时,孕产妇及胎儿、新生儿发生不良结局的风险高于普通或参考人群的基线水平。具有一个或多个危险因素的孕妇称为高危孕妇。高危妊娠可在妊娠期、分娩期或产褥期对孕产妇、胎儿、新生儿产生不良影响。

第一节 高危妊娠的常见因素

情境导入

李女士,39岁,G_2P_0,孕 35^{+2} 周,下肢水肿 20 日,血压升高 10 日;近 2 日内自觉头痛、视物模糊,水肿范围有所扩大。入院查体:T 36.2℃,P 84 次/min,R 20 次/min,BP 160/110mmHg;凹陷性水肿(++);宫高 33cm,胎方位:LOA,胎心率 150 次/min。

工作任务:

1. 李女士有哪些高危妊娠的危险因素?
2. 可以为李女士进行哪些护理措施?

引起高危妊娠的因素有很多,主要包括社会经济因素、母体因素和胎儿因素。孕妇群体中高危妊娠的因素可独立存在或者合并存在,可引起不良妊娠结局的概率增加,轻则危害母儿健康,重则导致孕产妇和围生儿死亡。

一、社会经济因素

孕妇职业稳定性差、收入低、居住环境差、体力劳动过于繁重、遭遇家庭暴力、人际关系紧张,以及不能保证产前检查和孕期保健,增加了不良妊娠结局的风险,如早产、低出生体重,从而增加了围生儿死亡率。

二、母体因素

1. 孕产史

(1)**初产妇**：了解孕次，流产史(包括流产次数、方式、流产时妊娠周数等)。

(2)**经产妇**：了解此前分娩情况，有无早产史、过期妊娠史、异常分娩史、剖宫产史、死胎死产史、产褥期异常史，出生时新生儿的情况。

2. 年龄

(1)**青少年妊娠**：流行病学上定义青少年妊娠一般分为年龄在 10~14 岁和 15~19 岁两个阶段。青少年妊娠多为非计划或非意愿妊娠，受到社会和经济问题影响可导致孕期保健不良。青少年妊娠与早产、低出生体重、围生儿死亡率呈正相关。

(2)**高龄孕妇**：指年龄≥35 岁的孕妇。随着国家生育政策的调整，高龄孕产妇比例有逐年升高的趋势。母亲高龄是多数妊娠并发症的独立危险因素，包括自然流产、异位妊娠、死胎、出生缺陷、双胎、子宫肌瘤、妊娠期高血压疾病、妊娠期糖尿病、产程延长、头盆不称、产前出血、低出生体重以及新生儿死亡等。

3. 既往史

(1)**疾病**：高血压、糖尿病、心脏病、肝肾疾病、免疫系统疾病、血液系统疾病、神经系统疾病、精神疾病等。

(2)**生殖系统手术史**：主要涉及内生殖器(包括子宫、卵巢、输卵管、阴道)手术史。

4. 孕前体重及孕期体重增长
体重指数(BMI)是衡量孕前/孕期体重的重要指标。孕前超重及孕期体重增长过多与妊娠期高血压疾病、妊娠期糖尿病、产后出血、血栓性静脉炎、胆囊疾病、泌尿系统感染等疾病息息相关。肥胖增加了早产率和大于胎龄儿的发生率，同时增加了异常分娩发生率、手术产新生儿出生缺陷率、围生儿死亡率。产时麻醉意外发生率增高，术后切口愈合不良，血栓发生率升高。此外，孕期体重增长过快导致产后肥胖，与子代儿童期肥胖也相关。

5. 营养因素
母体营养因素的缺乏与胎儿发育畸形呈相关性。研究表明，宫内的营养环境及各种因素导致的胎儿和胎盘的表观遗传学改变是成人代谢性疾病最主要的原因。此类高危孕妇本次孕育的子代在成年后发生肥胖、2 型糖尿病、高血压、冠状动脉粥样硬化性心脏病的发生发展都与此有关。

知识链接

叶酸的作用

叶酸是生物合成 DNA、RNA 的重要物质，在同型半胱氨酸转化为蛋氨酸这一必需氨基酸的过程中起重要作用。孕前及孕早期女性都应摄入足够的叶酸以预防胎儿神经管畸形。孕期机体对叶酸需求量增加，饮食摄入不足、抗惊厥药物的使用(如苯妥英、苯巴比妥、卡马西平这一类叶酸拮抗剂)可导致血浆叶酸浓度降低。此外，叶酸缺乏还可能与遗传代谢病相关，如亚甲基四氢叶酸还原酶(MTHFR)的基因多态性，MTHFR 是同型半胱氨酸代谢的一个关键酶。高同型半胱氨酸血症与很多胎盘-血管病变关系密切，如子痫前期、胎盘早剥、重复流产等。

---

6. 运动
缺乏体力活动增加了高血压、2 型糖尿病、心血管疾病的患病风险。孕期保持适量运动能够提升心血管系统功能，使孕妇更好地适应胎儿的生长和发育，改善母婴结局，但要注意避免增加腹压的运动。

7. 吸烟
吸烟被认为可增加低出生体重发生率和新生儿死亡率。

8.其他　本次妊娠过程尤其早期妊娠过程中病毒感染史、用药史、发热、皮疹、阴道流血史,睡眠、职业特点、工作环境等;毒物、有害物质、放射性物质接触史。

三、胎儿因素

具有下列情况之一的围生儿,称为高危儿。

1. 胎龄<37周或≥42周。
2. 出生体重<2 500g或≥4 000g。
3. 小于胎龄儿或大于胎龄儿。
4. 新生儿的兄弟姊妹有严重新生儿病史,或新生儿期死亡,或有胎儿死亡史者。
5. 新生儿窒息,脐动脉血pH<7.1,5分钟阿普加评分<7分。
6. 产时感染。
7. 高危产妇所生的新生儿。
8. 手术产儿。
9. 双胎或多胎儿。

第二节　高危妊娠的识别

情境导入

张女士,30岁,G_1P_0,孕11^{+2}周,妊娠后首次来医院检查。医生仔细询问了她的病史,并进行了一系列检查。张女士身高160cm,孕前体重60kg,现体重62kg,测量空腹血糖7.9mmol/L,血压150/90mmHg。

工作任务:

1. 如何识别张女士是否属于高危妊娠?
2. 如何在孕期进行妊娠风险筛查?

高危妊娠的识别是各级医疗机构产科工作的重要任务,当备孕的妇女及孕妇首次就诊时,通过详细的健康史评估、身体评估、辅助检查等进行危险因素的筛查,对于识别出的高危孕妇在孕妇保健手册上进行特殊标记,根据不同情况进行相应的优生咨询和孕期保健指导,在整个妊娠早期、中期、晚期进行动态的追踪、监护,从而提高围生期母儿生存率。

一、孕前筛查

对备孕妇女进行高危妊娠常见因素评估,不宜妊娠者及时告知妊娠风险,存在高危因素的,告知在孕期需要根据病情适当增加产检的次数。

(一)健康史

1. 询问备孕妇女既往史、不良孕产史。
2. 了解夫妻双方健康状况、家族史。
3. 评估社会经济状况,如职业稳定性、环境、是否进行繁重劳动、遭遇家庭暴力等。

(二)身体状况

1. 测量生命体征,测量身高、体重,计算体重指数(BMI)。
2. 检查备孕妇女发育情况、步态、脊柱和骨骼有无畸形等。
3. 妇科检查了解生殖系统有无畸形及疾病。

（三）辅助检查

1. 必查项目 血常规,血型,肝功能,肾功能,空腹血糖,尿常规,感染性疾病相关项目(乙肝、梅毒、艾滋病等相关检查项目),心电图,宫颈细胞学检查。

2. 备查项目 TORCH 筛查,宫颈阴道分泌物检查,甲状腺功能检查,地中海贫血筛查,口服葡萄糖耐量试验,妇科超声检查。

二、孕期筛查

孕期主要通过定期的产前检查项目,在母体和胎儿两方面进行对高危因素进行筛查。通过健康史采集、身体评估等措施,筛查有无影响妊娠结局和母儿健康的不利因素,从而对高危人群进行系统管理。不宜继续妊娠者及时告知孕妇及家属。

（一）母体相关筛查

孕前未能进行筛查的,孕期筛查需涵盖以下内容:

1. 健康史

(1)孕前准备情况。

(2)**孕产史**:有无流产、早产、死胎、死产等不良孕产史;既往分娩史中有无剖宫产、胎儿畸形、巨大儿等。

(3)**既往史**:孕妇有无基础性疾病如高血压、糖尿病、甲状腺疾病、肝肾疾病、精神疾病等。

(4)**本次妊娠经过**:一般情况(如饮食、睡眠、运动、劳动强度等状况)、有无病毒感染、发热、阴道出血史及用药史。

(5)有无致畸的危险因素(如有毒、有害物质)接触史。

2. 一般检查

(1)生命体征测量。

(2)测量身高、体重,观察营养状态、精神状态、发育情况,有无胸廓、脊柱、骨盆的异常。

3. 其他检查

(1)**心肺功能检查**:对合并心肺疾病的孕妇进行心肺功能检查,包括心电图、心脏彩超等。出现异常者请相关科室进行会诊,判定是否能继续妊娠,可继续妊娠者纳入高危妊娠管理范畴。

(2)**血液检查**:①血常规:发现有无贫血、血小板减少性疾病、白血病等。②肝肾功能有无异常。③血糖:有无妊娠期糖尿病。④甲状腺功能:有无甲状腺功能亢进或减退。⑤感染性疾病:肝炎、梅毒、艾滋病等。⑥血型:ABO 血型及 Rh 血型。以上项目异常者纳入高危妊娠管理范畴。

(3)**宫颈病变检查**:孕期出现阴道出血者进行妇科检查排除宫颈病变,如宫颈息肉、宫颈癌、宫颈上皮内瘤变等。

(4)**早产的预测**:有早产史、反复流产史者,在孕早期、中期通过经阴道超声检查进行宫颈评估,必要时检测胎儿纤维连接蛋白。

（二）胎儿相关筛查

胎儿相关筛查与母体相关筛查相辅相成,贯穿于孕期的全部过程,通过一系列措施,判定胎儿宫内健康情况、胎儿成熟度、有无先天性畸形及遗传性疾病等。

1. 胎儿宫内健康情况

(1)**孕早期**:行妇科检查确定子宫大小及是否与孕周相符。B 型超声检查在妊娠第 5 周可见妊娠囊;在妊娠 6 周时,可见到胚芽和原始心管搏动;妊娠 $11\sim13^{+6}$ 周 B 型超声测量胎儿颈项透明层和胎儿发育情况。

(2)**孕中期**:测量宫底高度和腹围,判断胎儿大小是否与孕周相符。监测胎心率。超声检查可筛查胎儿畸形,测量胎头双顶径值估计胎儿大小,核对孕周。

（3）孕晚期

1）定期产前检查：了解胎儿生长发育情况。超声检查在了解胎儿发育情况的同时，还可判断胎方位、胎盘位置及胎盘成熟度，估计羊水量等。

2）胎动监测：胎动监测是最简便有效的评价胎儿宫内情况的方法之一，可通过孕妇自测或 B 型超声监测。随妊娠进展，妊娠 18~20 周孕妇即感觉到胎动，并逐渐增加，至足月时，胎动又因为羊水量的减少和空间的减小而逐渐减少。妊娠 28 周后，若胎动<10 次/2h 或减少 50% 以上，提示有胎儿缺氧的可能。胎动消失是胎儿生命垂危的信号，一般认为胎动消失后 1~2 日之内胎儿可能死亡。

由于胎动是一种主观感觉，个体差异较大。影响因素有胎儿活动量、羊水量、胎盘位置、腹壁厚度、药物、孕妇的性格、敏感程度、工作性质及计数的仔细程度等。近年来有学者提出胎动的规律及方式比胎动计数更有意义。

3）胎心听诊：胎儿缺氧刚开始的阶段，可通过神经反射兴奋交感神经使心率加快，出现胎心率过速；缺氧继续发展则兴奋迷走神经，胎心率减慢，出现胎心率过缓。

4）胎儿电子监护：作为一种评估胎儿宫内状态的手段，其目的在于及时发现胎儿窘迫，以便及时采取进一步的措施（详见第四章第三节胎儿健康状况评估）。

5）胎儿生物物理监测：即综合胎心电子监护及超声检查所示某些生理活动，以判断胎儿有无急、慢性缺氧的一种产前监护方法。根据曼宁（Manning）评分法（表 12-1），共 5 项指标，每项 2 分，满分为 10 分，如评分≤6 分则表明胎儿有宫内缺氧的可能。

表 12-1　曼宁评分法

项目	2 分（正常）	0 分（异常）
无应激试验（20min）	≥2 次胎动伴胎心加速≥15 次/min，持续≥15s	<2 次胎动；胎心加速<15 次/min，持续<15s
胎儿呼吸运动（30min）	≥1 次，持续≥30s	无；或持续<30s
胎动（30min）	≥3 次躯干和肢体活动（连续出现计 1 次）	≤2 次躯干和肢体活动；无活动肢体完全伸展
肌张力	≥1 次躯干和肢体伸展复屈，手指摊开合拢	无活动；肢体完全伸展；伸展缓慢，部分复屈
羊水量	最大羊水暗区垂直直径>2cm	无或羊水最大暗区垂直直径≤2cm

6）血流动力学监测：通过彩色多普勒超声测定胎儿脐动脉和子宫动脉血流，监测胎盘血管阻力，判断胎盘功能。常用的监测指标有收缩期血流速度峰值/舒张末期血流速度值（S/D）、搏动指数（PI）、阻力指数（RI）。随孕周增加，这些指标值相应下降，否则提示胎盘血管阻力增高，胎儿可能缺氧。

7）羊膜镜检查：利用羊膜镜观察羊水的性状，判断胎儿安危，当胎儿宫内缺氧时羊水中混有胎粪，呈黄色、黄绿色甚至棕黄色。

2. 胎儿成熟度检查　部分高危孕妇因病情需要计划分娩，在保证孕产妇安全的前提下，围生儿能否存活取决于胎儿的成熟度。当孕周在 36 周以上，体重 2 500g 左右，胎头双顶径（BPD）≥8.5cm，胎盘成熟度达到Ⅱ级时，胎儿存活机会大。因而判定胎儿成熟度时，主要通过孕周核实、胎儿体重估计、胎盘成熟度检查、抽取羊水通过羊水成分判定胎儿各器官成熟度来综合判定胎儿成熟度，作为计划分娩的参考指标。

（1）孕周核实：孕周即胎儿的孕龄，从末次月经第一日开始计算。但若孕妇末次月经记不清、孕前用过避孕药、月经失调，或前次人工流产、产后或哺乳期月经未恢复，则根据早孕反应的时间、妊娠试验开始出现阳性结果的时间、早孕时妇科检查的子宫大小、初感胎动的时间以及胎儿B型超声测量的各项参数进行估计，如胎儿头围、双顶径、股骨长、腹围等。妊娠6~12周，测量胎儿的顶臀长是目前核对胎龄最准确的参数，在此阶段胚胎的生物学差异小，并且一周内增长的百分率最大。

（2）**估计胎儿体重**：是判断胎儿成熟度的一项重要指标。目前临床上主要依靠临床测量和超声检查测量估计胎儿的体重。测量子宫底高度、腹围是临床常规监测的指标。计算胎儿体重的公式较多，常用的估算公式如：胎儿体重（g）= 宫高（cm）× 腹围（cm）+200。超声检查测量胎儿各径线对估计新生儿的体重有重要价值，其中与胎儿体重最相关的参数是胎儿腹围，将所获数据直接查专用图表，即可查得胎儿体重，或将有关参数输入带有根据多参数推算胎儿体重公式的超声仪器，亦十分方便且较准确。经验公式如：胎儿体重（g）=900×BPD（cm）–5 200。但要注意无论采用任何一项参数均可能有 ±15% 的差异。

（3）**胎盘成熟度检查**：随着孕周增长，胎盘逐渐发育成熟。根据胎盘的绒毛板、胎盘实质和胎盘基底膜3个部分结构变化，将胎盘成熟度分级，以此间接判断胎儿成熟度：0级为未成熟，多见于妊娠中期；Ⅰ级为开始趋向成熟，多见于妊娠29~36周；Ⅱ级为成熟期，多见于妊娠36周以后；Ⅲ级为胎盘已成熟并趋向老化，多见于妊娠38周以后。

（4）**羊水检测**

1）胎肺成熟度对于胎儿成熟尤其重要，否则肺表面活性物质的缺乏，会造成新生儿出现呼吸窘迫综合征。临床上胎肺成熟度指标主要有以下3个指标。①卵磷脂/鞘磷脂（lecithin/sphingomyelin，L/S）比值：L/S 比值随孕周而上升，该值≥2，提示胎儿肺成熟。②磷脂酰甘油：在妊娠35周时可测出，提示胎肺成熟，正确性高于 L/S。③羊水泡沫试验或震荡试验：是一种快速而简便测定羊水中表面活性物质的试验。试验利用表面活性物质既亲水又亲脂的特点而设计。方法：在两支试管中，分别加入 95% 乙醇 1ml，第一支试管加羊水上清液 1ml，另一支加羊水上清液 0.75ml 及生理盐水 0.25ml，加盖后垂直用力振荡 15~20 秒，放置 15 分钟后观察，若两管液面均有完整泡沫环，意味着L/S 比值≥2。如仅一管有泡沫环，而另一管无泡沫环，则为临界值，两管均未见泡沫环，提示胎肺未成熟。

2）羊水肌酐值≥176.8mol/L，提示胎儿肾已成熟。

3）检测羊水胆红素类物质，用△OD450 测该值<0.02，提示胎儿肝脏已成熟。

4）碘显色法测羊水淀粉酶值≥450U/L，提示胎儿唾液腺已成熟。

5）随胎儿皮脂腺成熟，羊水中含有脂肪颗粒的脱落细胞逐渐增加，脂肪细胞出现率达 20%，提示胎儿皮肤已成熟。

3. 胎盘功能测定　胎盘功能检查可以间接了解胎儿在宫内的健康状况。其包括多种检查方法，如胎动监测、缩宫素激惹试验、胎儿生物物理监测及阴道脱落细胞学检查等，还可以进行以下检测：

（1）**雌三醇（E₃）测定**：孕妇尿雌三醇及血清游离雌三醇随孕周而增加，以维持正常妊娠。尿雌三醇易受饮食、休息等因素的影响，正常值因测定方法不同变异也较大，因而目前基本不用。也可测尿雌激素/肌酐（E/C）比值，>15 为正常值，10~15 为警戒值，<10 为危险值。血清游离雌三醇测定不受母体肾功能和尿量影响，但需动态测定，32 周以后多次测定如低于 40nmol/L 或急剧减少达35% 以上，提示胎盘功能减退。

（2）**人胎盘生乳素（HPL）**：妊娠足月 HPL 值为 4~11mg/L，若该值于妊娠足月<4mg/L，或突然降低 50%，提示胎盘功能低下。HPL 需连续测定，对某些合并胎盘病变的高危妊娠，如妊娠期高血压疾病、胎儿生长受限、过期妊娠等有较好的预测价值。

（3）**特异性糖蛋白测定**：若该值于妊娠足月时<170mg/L，提示胎盘功能下降。

以上3项指标联合测定胎儿胎盘功能，可提高判定胎儿预后的准确性。

4. 胎儿先天畸形及遗传性疾病的宫内诊断

（1）**胎儿细胞遗传学检查**：妊娠早期（13 周内）取绒毛或妊娠中期（16~20 周）抽取羊水，或抽取孕妇外周血提取胎儿细胞行遗传学检查，了解染色体数目及结构改变。

（2）**胎儿影像学检查**：妊娠 18~20 周超声筛查无脑儿、脊柱裂及脑积水儿等畸形。

（3）**羊水蛋白、酶检查**：羊水中甲胎蛋白（AFP）异常增高，是诊断开放性神经管缺陷的重要指标；测定羊水中的一些酶，协助诊断胎儿代谢缺陷性疾病。

（4）**羊膜腔内胎儿造影**：诊断胎儿体表畸形及泌尿系统、消化系统畸形。

三、分娩期筛查

分娩期需判定母体和胎儿因素是否影响正常分娩的进行，为分娩方式决策提供可靠依据。

1. 母体身高、骨盆与预计胎儿体重之间的关系，判定是否存在头盆不称。

2. 进行胎儿电子监护，观察羊水性状，及早发现胎儿窘迫。

3. 评估产程进展是否顺利。

第三节　高危孕妇的护理

高危孕妇的护理贯穿于孕前期、孕期、产时、产后全程。孕前期、孕期通过有效筛查尽早识别高危孕妇，通过一系列监护措施，帮助其安全平稳度过孕期，通过全面评估母儿两方面要素，适时终止妊娠。产时（分娩期）对产妇和新生儿均进行严密监护和管理。产后（产褥期）也不应放松警惕，充分认识到危险因素后续带来的产后并发症风险升高和高危儿的一系列问题。

【护理评估】

（一）健康史

详细询问有无高危妊娠的危险因素，包括年龄、职业、经济状况及家庭状况、是否吸烟；了解孕产史、既往疾病史或手术史；了解有无妊娠合并症如高血压、糖尿病、心脏病等；了解既往和本次妊娠经过，妊娠早期是否用过对胎儿有害的药物、是否有过病毒感染或接受过放射线检查。

（二）身体状况

1. 症状　妊娠早期评估有无恶心、呕吐等早孕反应及严重程度，有无腹痛、阴道流血等流产的征象。妊娠中晚期评估孕妇有无阴道出血、腹痛、头晕、眼花、乏力、心悸和呼吸困难等症状。

2. 体征

（1）**全身检查**：评估孕妇身高、体重、营养状况、步态情况，测量血压，评估心功能。

（2）**产科检查**：妊娠期评估腹部的外形、大小、腹壁有无水肿；测量宫底高度和腹围，判断子宫大小是否与妊娠月份相符；了解胎位有无异常；进行胎儿监护、胎动计数，了解胎儿宫内安危情况；测量骨盆径线，了解骨盆大小，观察骨盆形态有无异常，有无头盆不称；检查软产道有无狭窄或梗阻；外阴部有无静脉曲张等。通过检查准确地估计胎龄，并描绘妊娠图。临近分娩期要评估有无胎膜早破、羊水量及性状。

（三）辅助检查

1. 胎儿宫内缺氧状况检查　胎儿电子监护，胎儿头皮血 pH 测定等。

2. 胎儿成熟度检查　超声检查了解胎盘的成熟度，抽取羊水进行卵磷脂/鞘磷脂比值、肌酐和胆红素类物质的含量、淀粉酶值及脂肪细胞出现率等。

3. 胎盘功能检查　可以采用测定孕妇血、尿雌三醇（E_3），血清人胎盘生乳素（HPL），孕妇血清妊娠特异性糖蛋白测定，阴道脱落细胞学检查，胎盘酶测定等方法进行判断。

4. 胎儿畸形检查　常用的指标如甲胎蛋白、血清标记物妊娠相关蛋白 A 等测定；超声检查进行胎儿畸形筛查,发现胎儿泌尿系统、消化系统和胎儿体表畸形。

(四)心理-社会支持状况

了解孕妇及其家庭成员对本次妊娠的态度,对相关孕期保健知识的认知情况。评估孕妇有无担心自身健康和胎儿的安危,及焦虑不安的程度。高龄初孕妇、多年不孕、有不良孕产史的孕妇及家庭成员,因盼子心切,更加关注母儿的身心健康和安危,对异常情况的出现易紧张和焦虑不安。

(五)处理原则

尽早筛查出具有危险因素的孕妇,明确病因,进行重点管理,及时正确进行产科处理,不断提高高危妊娠检出率、高危妊娠随诊率,是降低孕产妇及围生儿死亡率的重要措施,对优生优育具有重要意义。

【 常见护理诊断/问题 】

1. 有适应不良性悲伤的危险　与现实的或预感到将丧失胎儿有关。

2. 知识缺乏:缺乏高危因素对母儿的影响和定期产前检查重要性的相关知识。

3. 恐惧　与现实或设想的对胎儿及自身健康的威胁有关。

4. 潜在并发症:胎儿生长受限、胎儿窘迫。

【 护理目标 】

1. 孕妇的高危因素能得到控制,胎儿生长发育情况良好。

2. 孕妇能参与治疗和护理的过程,主动获取自我护理的知识与技能。

3. 孕妇能以良好的心态与医护人员讨论自身及胎儿安全,或表达丧失胎儿的悲哀。

【 护理措施 】

对于高危妊娠,应针对孕前、孕期、产时及产后提供不同的护理措施,要点如下:

(一)孕前护理

了解男女双方是否适合婚配,是否有遗传性疾病或遗传性家族史,做到预防为主,早发现、早处理。有无其他急慢性疾病,生殖系统是否正常等。如有健康问题,必须先请医生检查评估后,再决定怀孕与否。如果医生确定可以怀孕,指导育龄夫妇选择最佳的生育年龄,并遵医嘱进行各项检查,对高危因素进行严密地监测及治疗。

(二)孕期护理

1. 一般护理　增加营养,保证胎儿发育需要,与孕妇讨论食谱及烹饪方法,尊重孕妇的饮食习惯,同时提出建议;对胎盘功能减退、胎儿生长受限的孕妇给予高蛋白、高能量饮食,补充维生素、铁、钙及多种氨基酸;对胎儿增长过快或血糖测量异常者则要控制饮食。卧床休息,一般取左侧卧位,以改善子宫胎盘血液循环,改善氧供;注意个人卫生,勤换衣裤;保持室内空气新鲜、通风良好等。

2. 监测孕妇的健康状况

(1)**一般情况监测**:测量孕妇血压、体重、腹围、宫高;观察活动耐受力,有无阴道流血、水肿、腹痛、胎儿缺氧等症状和体征,及时报告医生并记录处理经过。

(2)**遗传学监测**:对有下列情况的孕妇应做羊水穿刺,进行遗传学诊断。孕妇年龄≥35岁,孕妇曾经生育唐氏综合征患儿或夫妻一方或双方有家族史,孕妇有先天性代谢障碍(酶系统缺陷)疾病或染色体异常的家族史,有神经管开放性畸形儿妊娠史等。遗传学监测有异常者应终止妊娠。

(3)**防治妊娠并发症**:如前置胎盘、胎盘早剥、妊娠期高血压疾病等。本类疾病易引起胎儿发育障碍或死胎,或者危及母儿生命等,应认真做好围生期保健,及时发现高危人群,预防并发症和不良妊娠结局的发生。

(4)**治疗妊娠合并症**:尤其合并有心脏病、糖尿病、贫血、肝炎及肺结核等疾病的患者。疾病与妊娠之间的相互影响,可危及母儿的健康或生命,应积极处理。

3. 监测胎儿的健康状况及胎盘功能　遵医嘱进行各项检查,了解胎心、胎位及胎盘功能情况,结合子宫底高度、腹围及腹部触诊评估胎儿大小,根据骨盆测量结果估计胎儿能否经阴道分娩。

4. 心理护理　高危孕妇一般具有焦虑、自责、悲伤、恐惧等心理问题,护士要运用丰富的理论知识向孕妇做好解释工作,针对性地向孕妇及其家属介绍成功病例,帮助其正确认识和对待自己的妊娠,消除不必要自责和自卑,增强患者的自信心。同时鼓励和指导家人的参与和支持,提供有利于孕妇倾诉和休息的环境,给予精神上的安慰,帮助孕妇降低紧张情绪。

5. 健康教育　妊娠早期向孕妇及其家属解释高危妊娠加强孕期保健的意义,指导自我护理的方法,介绍受孕过程和如何避免不良因素影响,讲授妊娠并发症和合并症的护理要点;妊娠中晚期讲授乳房保健、家庭自我监测胎动、定期产前检查的意义、出现异常情况的处理、分娩的先兆、入院待产的指征和入院时的物品准备。

(三) 产时护理

1. 母儿监护　整个产程严密观察子宫收缩、胎心率的变化,破膜后观察羊水的颜色、性质以及流出量,做好母儿监护。如出现胎儿窘迫的先兆,立即通知医生处理,同时可以改变母体姿势、纠正低血压、减少对子宫的刺激、暂停缩宫素的使用、给予母亲吸氧。需行人工破膜、阴道检查、剖宫产术,应做好用物准备及配合工作;同时做好新生儿的抢救准备及配合,如新生儿为早产儿或极低体重儿,还需准备好暖箱,并将其列为重点护理对象。

2. 心理护理　减轻产妇焦虑和疼痛,向孕妇及其家属讲授分娩过程的相关知识,指导孕妇掌握放松技巧和有关药物的使用方法,正确对待病情,主动配合治疗,减轻产妇的疼痛,从而减轻产妇的焦虑情绪。

(四) 产后护理

1. 观察产妇　一般情况、乳房、子宫、恶露、会阴或腹部伤口恢复等情况。监测产妇的各项生命体征、产后出血量、子痫发作等异常情况。根据是否有产褥感染、产后出血、子宫复旧不佳、产后抑郁等问题及妊娠合并症康复程度,为产妇和新生儿提供相应的身体护理。

2. 健康教育　指导产妇注意产褥期保健和高危儿的喂养和护理;指导避孕措施,告知产后健康检查的内容和时间,对于妊娠合并症未康复者遵医嘱给予相应的随访指导。

【护理评价】

1. 孕妇的高危因素得到有效控制,胎儿生长发育情况良好。

2. 孕妇参与到治疗和护理过程中,主动获取自我护理的知识与技能。

3. 孕妇以良好的心态与医护人员讨论自身及胎儿安全,或表达丧失胎儿的悲哀。

(孙胜男)

思考题

1. 赵女士,36 岁,G₂P₁,妊娠 37 周,来院进行产前检查。主诉无特殊不适,自我监测胎动为 12 次/2h。本次妊娠定期产前检查未发现异常,既往史、家族史无异常。体格检查:T 37.6℃,P 72 次/min,R 20 次/min,BP 120/75mmHg。心肺听诊未发现异常,双下肢无水肿。产科情况:宫高 35cm,腹围 94cm,胎方位 LOA,胎心率 143 次/min。

ER 12-3

练习题

请思考:

(1)请列出赵女士目前的主要护理问题。

(2)请列出可以采取的护理措施。

2. 王女士,29 岁,G₁P₀,妊娠 40 周,依约进行产前检查。本次妊娠定期产前检查,未发现异常。

无不适主诉,无阴道排液流血和腹痛。今体格检查未发现异常,产科情况:触诊时感觉有宫缩,宫高 34cm,腹围 95cm,胎位 ROA,先露已入盆,胎心率 148 次/min,骨盆外测量正常。行 NST 检查,连续监护 20 分钟,结果如下:胎心率基线 135 次/min,基线摆动振幅 10~25 次/min,基线摆动频率≥6 次/min,4 次胎动后伴胎心加快≥15 次/min,持续时间≥15 秒,无减速。B 超检查显示:双顶径 93mm,股骨长 73mm,羊水指数 10cm。王女士很紧张,担心检查结果有异常。

请思考:

(1)请列出王女士目前的主要护理问题。

(2)请列出可以采取的护理措施。

第十三章 | 异常分娩

教学课件

思维导图

学习目标

1. 掌握：产力异常和骨盆狭窄的临床表现、处理原则及护理措施。
2. 熟悉：常见胎位异常的种类；异常分娩的原因及对母儿的影响。
3. 了解：常见异常分娩的分娩机制。
4. 学会：观察产程进展情况，识别各种异常分娩并配合医生进行处理。
5. 具有爱心、同情心、责任心，运用沟通技巧协助产妇顺利度过分娩期。

影响分娩的因素包括产力、产道、胎儿及社会心理因素，这些因素既相互影响又互为因果关系。任何一个或一个以上因素异常及四个因素间相互不能适应，而使分娩进程受到阻碍，称为异常分娩（abnormal labor），又称为难产（dystocia）。

第一节 概　述

当异常分娩时，必须早期识别，同时综合分析产力、产道、胎儿及社会心理因素，如骨盆狭窄可导致胎位异常及子宫收缩乏力，子宫收缩乏力亦可引起胎位异常，其中子宫收缩乏力和胎位异常可以纠正，从而有可能转化为正常分娩。应寻找异常分娩的病因，及时做出正确判断，恰当处理，以保证分娩顺利和母儿安全。

【病因】

最常见为产力异常、产道异常及胎儿异常。

1. **产力异常**　包括各种收缩力异常（子宫、腹肌及膈肌、肛提肌），其中主要是子宫收缩力异常。

2. **产道异常**　包括骨产道异常及软产道异常，以骨产道狭窄多见。骨产道狭窄（入口、中骨盆、出口），可导致产力异常或胎位异常。骨产道过度狭窄，即使正常大小的胎儿也难以通过（头盆不称）。

3. **胎儿异常**　包括胎位异常（头先露异常、臀先露及肩先露等）及胎儿相对过大和胎儿发育异常。

【临床表现】

胎先露异常、胎儿发育异常、骨产道严重狭窄或软产道异常，在产前容易诊断。多数的异常分娩是在分娩过程中表现出来。

1. **母体表现**

（1）**产妇全身衰竭症状**：产程延长、烦躁不安、体力衰竭、进食减少。严重者出现脱水、代谢性酸中毒等。

（2）**产科情况**：子宫收缩乏力或过强、过频；宫颈水肿或宫颈扩张缓慢、停滞；胎先露下降延缓或停滞。

2. 胎儿表现

（1）**胎头未衔接或延迟衔接**：临产后胎头高浮，宫口扩张 5cm 以上胎头仍未衔接或才衔接为衔接异常，提示入口平面有严重的头盆不称或胎头位置异常。

（2）**胎位异常**：胎头位置异常是导致头位难产的首要原因，有胎方位衔接异常如高直位、不均倾位，有内旋转受阻如持续性枕后位及枕横位，胎头姿势异常如胎头仰伸呈前顶先露、额先露及面先露，胎头侧屈呈前不均倾。胎头位置异常使胎头下降受阻，宫颈扩张延缓、停滞，继发子宫收缩乏力。

（3）**胎头水肿或血肿**：当产程进展缓慢或停滞时，胎头先露部位软组织长时间受产道挤压或牵拉使骨膜下血管破裂，形成胎头水肿（又称为产瘤）或头皮血肿。

（4）**胎儿颅骨缝过度重叠**：分娩过程中，通过颅骨缝轻度重叠，可以缩小胎头体积，有利于胎儿娩出。但骨产道狭窄致产程延长时，胎儿颅骨缝过度重叠，表明存在明显头盆不称。

（5）**胎儿窘迫**：产程延长，尤其第二产程延长，导致胎儿缺氧，胎儿代偿能力下降或失代偿可出现胎儿窘迫征象。

3. **产程异常**

（1）**潜伏期延长**（prolonged latent phase）：从临产规律宫缩开始至活跃期起点（5cm）称为潜伏期。初产妇>20 小时、经产妇>14 小时称为潜伏期延长。

（2）**活跃期异常**：活跃期起点（5cm）至宫颈口开全称为活跃期。活跃期异常包括活跃期延长和活跃期停滞。

1）活跃期延长（prolonged active phase）：活跃期宫颈口扩张速度<0.5cm/h 称为活跃期延长。

2）活跃期停滞（protracted active phase）：当破膜且宫颈口扩张≥5cm 后，如宫缩正常，宫颈口停止扩张≥4 小时；如宫缩欠佳，宫颈口停止扩张≥6 小时称为活跃期停滞。

（3）**第二产程异常**：包括胎头下降延缓、胎头下降停滞和第二产程延长。

1）胎头下降延缓：第二产程初产妇胎头先露下降速度<1cm/h，经产妇<2cm/h，称为胎头下降延缓。

2）胎头下降停滞：第二产程胎头先露停留在原处达 1 小时不下降，称为胎头下降停滞。

3）第二产程延长（prolonged second stage）：初产妇>3 小时，经产妇>2 小时（硬膜外麻醉镇痛分娩时，初产妇>4 小时，经产妇>3 小时），产程无进展（胎头下降和旋转），称为第二产程延长。

【 **处理原则** 】

原则应以预防为主，应综合评估子宫收缩力、胎儿大小与胎位、骨盆大小以及头盆关系是否相称等，综合分析后决定分娩方式（图 13-1）。

1. **阴道试产**　若无明显的头盆不称，原则上应尽量阴道试产。试产过程中若出现产程异常，根据不同情况及时处理。

（1）**潜伏期延长**：宫颈口开大 0~3cm，而潜伏期超过 8 小时可给予哌替啶 100mg 肌内注射，产妇充分休息后，常常能进入活跃期。宫颈口开大≥3cm，而 2~4 小时宫颈扩张无进展，应给予人工破膜和缩宫素静脉滴注加强产力，以促进产程进展。

（2）**活跃期异常**：应进行阴道检查详细了解骨盆情况及胎方位。若无明显头盆不称及严重的胎头位置异常，可行人工破膜，然后给予缩宫素静脉滴注加强产力。发现胎方位异常如枕横位或枕后位，可手转胎头矫正胎方位。活跃期停滞提示头盆不称时应行剖宫产术。

（3）**第二产程异常**：若无头盆不称或严重胎头位置异常，可用缩宫素静脉滴注加强产力。指导孕妇屏气用力。枕横位或枕后位时可徒手旋转胎头。胎头最低点下降至≥+3 以下时可用产钳或胎头吸引器助产。处理后胎头下降无进展，胎头位置在≤+2 水平以上，应及时行剖宫产术。

2. **剖宫产**

（1）严重的胎位异常如胎头呈高直后位、前不均倾位、额先露及颏后位。

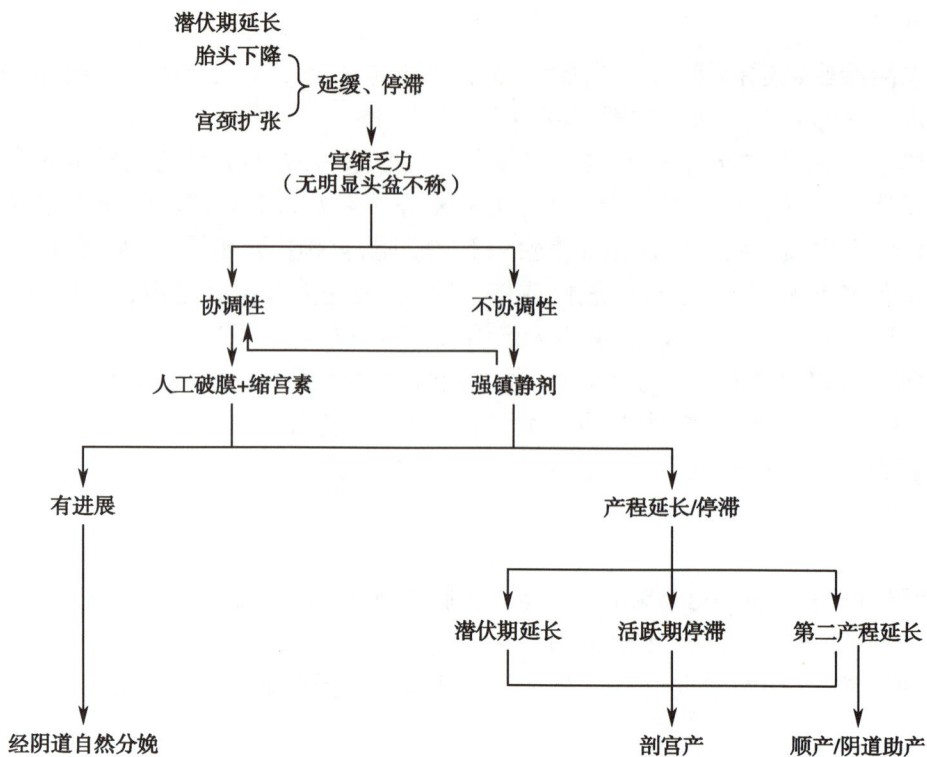

```
        潜伏期延长
          胎头下降  ┐
                    ├ 延缓、停滞
          宫颈扩张  ┘
                    │
              宫缩乏力
          （无明显头盆不称）
                    │
        ┌───────────┴───────────┐
      协调性                   不协调性
        │ ↕                     │
   人工破膜+缩宫素            强镇静剂
        │                       │
   ┌────┴────┐         ┌────────┴────────┐
  有进展            产程延长/停滞
                ┌──────────┼──────────┐
           潜伏期延长   活跃期停滞   第二产程延长
                            │           │
   经阴道自然分娩          剖宫产    顺产/阴道助产
```

图 13-1　异常分娩的处理示意图

（2）骨盆绝对性狭窄或胎儿过大、明显头盆不称、肩先露、臀先露尤其是足先露。

（3）病理性缩复环、先兆子宫破裂。

（4）胎儿窘迫，短时间不能经阴道分娩，应行剖宫产术。

第二节　产力异常

情境导入

肖女士，32 岁，G_2P_0，因"停经 39^{+2} 周，下腹痛 2 小时"于昨晚 8 点入院。入院产科检查：宫高 34cm，腹围 96cm，坐骨结节间径 9cm，骨盆内测量无异常，宫缩持续 30 秒，间歇 4~5 分钟，LOA 位，胎心 136 次/min。今晨 6 点检查：宫缩持续 45~50 秒，间歇 2~3 分钟，宫口开大 6cm。于 10 点再行检查：宫缩持续 30~40 秒，间歇 5~6 分钟，宫缩强度减弱，持续时间缩短，间歇期延长。宫口仍开大 6cm，头先露：S^{-1}。

工作任务：

1. 肖女士属于何种产力异常？

2. 助产士应该采取哪些护理措施？

子宫收缩力是临产后贯穿于分娩全过程的主要动力，具有节律性、对称性、极性和缩复作用的特点。任何原因引发的子宫收缩的节律性、对称性和极性不正常或收缩力的强度、频率变化均称为子宫收缩力异常，简称为产力异常。

产力异常主要分为子宫收缩乏力（uterine atony）和子宫收缩过强（uterine hypercontractility）两大类，而每一类又分为协调性和不协调性两种类型（图 13-2），临床上以协调性子宫收缩乏力最常见。

产力异常
- 子宫收缩乏力
  - 协调性（低张性）
    - 原发性
    - 继发性
  - 不协调性（高张性）
- 子宫收缩过强
  - 协调性
    - 急产（无阻力时）
    - 子宫破裂或先兆破裂（有阻力时）
  - 不协调性
    - 强直性子宫收缩（全部子宫肌收缩）
    - 子宫痉挛性狭窄环（局部子宫肌收缩）

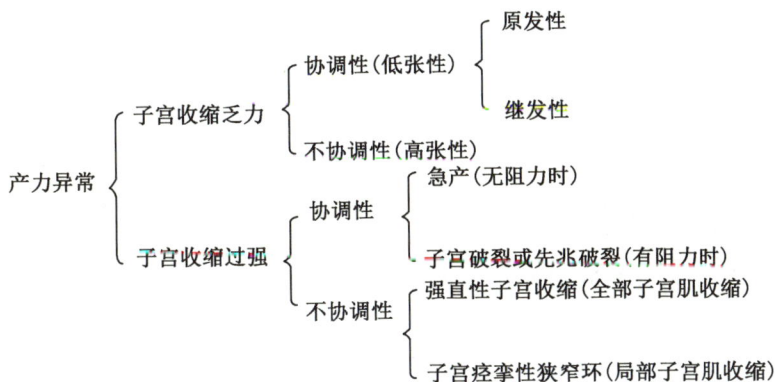

图 13-2　子宫收缩力异常的分类

一、子宫收缩乏力

【病因】

子宫收缩乏力简称为宫缩乏力，常为多种因素综合所致。常见的原因如下：

1. 子宫肌源性因素　任何影响子宫肌纤维正常收缩能力的因素，如子宫肌纤维过度伸展（如羊水过多、巨大儿、多胎妊娠等）、子宫畸形、子宫肌瘤、子宫腺肌病、经产妇、高龄产妇等均可导致子宫收缩乏力。

2. 头盆不称或胎位异常　由于胎头下降受阻，先露部不能紧贴子宫下段及宫颈内口，不能刺激子宫收缩。

3. 内分泌失调　分娩启动后胎先露衔接异常的产妇体内乙酰胆碱、缩宫素及前列腺素合成及释放减少，或缩宫素受体量少以及子宫对宫缩物质的敏感性降低，胎儿、胎盘合成与分泌硫酸脱氢表雄酮量较少，致宫颈成熟度欠佳，均可直接或间接导致子宫收缩乏力。

4. 精神源性因素　产妇对分娩有恐惧、紧张等精神心理障碍使大脑皮质功能紊乱，待产时间久、过于疲劳、睡眠减少、体力过多消耗、膀胱过度充盈、水及电解质紊乱，均可导致原发性子宫收缩乏力。

5. 药物　在产程早期大剂量使用宫缩抑制剂及解痉、镇静、镇痛剂，可直接抑制子宫收缩。

【对产程及母儿的影响】

1. 对产程的影响　子宫收缩乏力使产程进展缓慢甚至停滞。原发性子宫收缩乏力引起潜伏期延长，继发性子宫收缩乏力根据其发生时限不同，分别导致第一、二产程延长或停滞。

2. 对产妇的影响　产程延长产妇休息不好、精神与体力消耗；呻吟和过度换气、进食减少，可出现精神疲惫、乏力、排尿困难及肠胀气。严重者引起产妇脱水、低钾血症或酸中毒，最终影响子宫收缩，手术产率增加。第二产程延长可因产道受压过久，发生产后尿潴留，受压组织长期缺血，继发水肿、坏死，软产道受损，形成生殖道瘘，易导致产后出血和产褥感染。

3. 对围生儿的影响　不协调性子宫收缩乏力时子宫收缩间歇期子宫壁不能完全松弛，对子宫胎盘循环影响大，易发生胎儿窘迫；产程延长使胎头及脐带等受压时间过久，手术助产机会增加，易导致新生儿窒息、产伤、颅内出血及吸入性肺炎等。

【护理评估】

（一）健康史

首先要评估产前检查的一般资料，了解产妇的身体发育状况、身高、骨盆情况、胎儿大小、头盆关系等；既往史，尤其是孕产史。注意评估临产后产妇的精神状态，产妇的休息、进食及大小便情况；重点评估宫缩的节律性、对称性和极性、强度与频率以及宫口扩张与先露下降的情况，从而了解产程进展。

（二）身体状况

用手触摸产妇腹部评估宫缩的节律性、强度及频率，识别协调性与不协调性子宫收缩乏力。

1. 协调性子宫收缩乏力（coordinate uterine atony） 又称为低张性子宫收缩乏力。特点为子宫收缩节律性、对称性和极性均正常，仅收缩力弱，压力低于180MU（Montevideo unit，蒙得维的亚单位），宫缩<2次/10min，持续时间短，间歇期较长。当宫缩高峰时，子宫没有隆起，按压时有凹陷。根据子宫收缩乏力的发生时期分为原发性子宫收缩乏力和继发性子宫收缩乏力。

2. 不协调性子宫收缩乏力（incoordinate uterine atony） 又称为高张性子宫收缩乏力。表现特点为宫缩失去正常的节律性、对称性、极性，尤其是极性，宫缩的兴奋点来自子宫下段一处或多处，高频率的宫缩波自下而上扩散，不能产生向下的合力，致使宫缩时宫底部较子宫下段弱；节律不协调性宫缩间歇期子宫不能很好地松弛，使宫口扩张受限，胎先露不能如期下降，为无效宫缩。产妇可出现持续性腹痛、腹部拒按、烦躁不安，严重时可出现水及电解质紊乱、尿潴留、肠胀气、胎盘-胎儿循环障碍及静息宫内压升高，胎心异常。此种宫缩多为原发性子宫收缩乏力。

3. 产程异常 临产后观察产妇生命体征，适时在宫缩时行阴道检查，了解宫口扩张程度、胎位及胎先露下降程度、胎膜是否破裂、骨盆腔的形状与大小等。根据产程曲线，判断产程的异常情况（图13-3）。

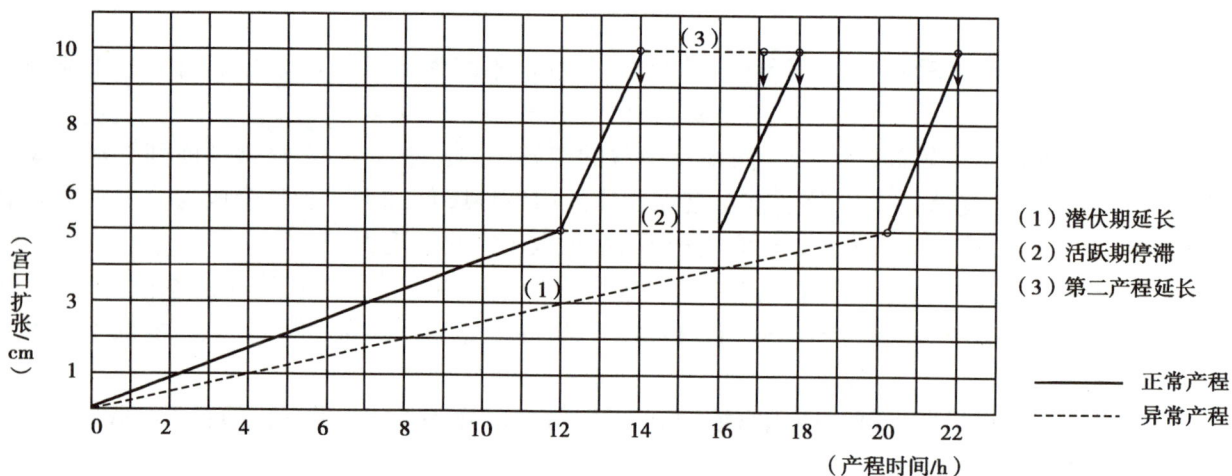

图 13-3 异常的宫颈扩张曲线

（三）辅助检查

1. 胎心监测 使用超声多普勒、胎心监护仪监测胎心变化。协调性子宫收缩乏力胎心变化较迟，而不协调性子宫收缩乏力较早出现胎心音变化。

2. 实验室检查 尿液检查可出现尿酮体阳性；血液生化检查可出现钾、钠、氯、钙等电解质的改变，二氧化碳结合力可降低。

（四）心理-社会支持状况

子宫收缩乏力尤其是不协调性子宫收缩乏力，由于产程延长，产妇因持续性腹痛、进食差、休息不好而情绪急躁，甚至痛苦不堪，失去对阴道分娩的信心。家属担心母儿安危，出现焦虑与恐惧，要求尽快进行剖宫产结束分娩。

（五）处理原则

1. 协调性子宫收缩乏力 应及时查找原因，检查有无头盆不称与胎位异常，了解宫颈扩张及胎先露下降情况。如发现异常，应综合评估，估计不能经阴道分娩者应做好剖宫产术前准备。若有阴道分娩的可能应加强宫缩,给予积极试产。

2.不协调性子宫收缩乏力 停止一切操作,首先是恢复子宫收缩的节律性、对称性和极性,将不协调性宫缩调整为协调性宫缩,然后按协调性子宫收缩乏力处理。在恢复为协调性宫缩之前,严禁使用缩宫素。

【 常见护理诊断/问题 】

1.分娩痛 与子宫收缩不协调导致子宫肌纤维间歇期不能完全放松有关。

2.有体液不足的危险 与产程延长、进食少致电解质紊乱有关。

3.焦虑 与知识经验缺乏,产程进展异常,担心母儿健康有关。

【 护理目标 】

1.不协调性宫缩得以纠正,产妇能理解分娩痛的过程,能主动参与分娩过程,并配合助产士的指导。

2.产妇水、电解质保持平衡。

3.产妇及家属能积极配合医护人员的处理方案,保持情绪稳定,安全度过分娩期。

【 护理措施 】

(一)协调性子宫收缩乏力

经综合评估判断,估计可经阴道分娩者应做好以下护理:

1.第一产程的护理 提供温馨、安静、舒适、光线柔和的分娩环境,如LDR一体化病房等。

(1)改善全身状况:①保证休息,鼓励产妇进食易消化、高热量食物,必要时应根据生化检查结果按医嘱给予静脉输液补充能量,同时纠正水电解质紊乱,保持酸碱平衡。②保持膀胱和直肠的空虚状态,以免充盈的膀胱影响子宫收缩及胎先露下降。③鼓励及时排尿,自行排尿有困难者,先行诱导排尿,无效时应给予导尿。④产程时间长,产妇过度疲劳或烦躁不安者按医嘱给镇静剂,如地西泮10mg缓慢静脉推注或哌替啶50~100mg肌内注射。绝大多数潜伏期子宫收缩乏力产妇经充分休息后,体力得以恢复,从而子宫收缩力也得以恢复,自然进入活跃期。

(2)加强子宫收缩:经上述措施2~4小时后仍子宫收缩乏力,且能排除头盆不称、胎位异常和骨盆狭窄,无胎儿窘迫,产妇无剖宫产史者可按医嘱选用以下方法加强宫缩。①针刺穴位:常用穴位有合谷、三阴交、太冲、关元、中极等穴位,有增强宫缩的效果。②刺激乳头:可加强宫缩。③人工破膜:宫颈扩张≥3cm,4小时产程无进展,排除脐带先露后,可在宫缩间歇时行人工破膜,防止脐带脱垂,同时观察羊水量、性状及胎心变化。胎头下降直接紧贴子宫下段及宫颈引起有效的反射性宫缩。

知识链接

毕晓普(Bishop)宫颈成熟度评分

毕晓普评分由美国妇产科医生毕晓普于1964年提出,用于评估宫颈成熟度,是产科中预测是否需要引产的重要方法。孕晚期通过检查宫颈成熟度,能够帮助估计临产日期和阴道分娩的成功率。毕晓普评分法基于对产妇的5个指标进行评估,满分为13分(表13-1)。若产妇得分≤3分,试产均失败,4~6分者成功率约50%,7~9分者成功率约为80%,9分以上均成功。后期,在保留原有的高预测能力的同时,毕晓普评分得到了简化,仅包括宫颈扩张、胎头位置和宫颈消失的评分标准即可反映阴道分娩的整体能力。

表 13-1 毕晓普宫颈成熟度评分法

指标	分数			
	0	1	2	3
宫口开大/cm	0	1~2	3~4	5~6
宫颈管消退/%	0~30	40~50	60~70	≥80
先露位置	−3	−2	−1~0	+1~+2
宫颈硬度	硬	中	软	
宫口位置	后	中	前	

（3）**缩宫素静脉滴注**：适用于协调性子宫收缩乏力、胎心良好、胎位正常、头盆相称者。原则是以最小药物浓度获得最佳宫缩，一般将缩宫素 2.5U 配制于 0.9% 生理盐水 500ml 中，从 1~2mU/min 开始，根据宫缩强弱进行调整，调整间隔为 15~30 分钟，每次增加 1~2mU/min 为宜，最大给药剂量通常不超过 20mU/min，维持宫缩时宫腔内压力达到 50~60mmHg，宫缩间隔 2~3 分钟，持续 40~60 秒。对于不敏感者，可酌情增加缩宫素的给药剂量。

当应用缩宫素静脉滴注时，应有医生或助产士在床旁守护，监测宫缩、胎心、血压及产程进展等状况，做好观察和记录。评估宫缩强度的方法有 3 种：①触诊子宫。②电子胎心监护。③宫腔内导管测量子宫收缩力，计算 MU 是将 10 分钟内每次宫缩产生的压力（mmHg）相加而得。一般临产时宫缩强度为 80~120MU，活跃期宫缩强度为 200~250MU，应用缩宫素促进宫缩时必须达到 200~300MU，才能引起有效宫缩。10 分钟内宫缩>5 次、持续 1 分钟以上或胎心率异常，应立即停止滴注缩宫素。外源性缩宫素在母体血中的半衰期为 1~6 分钟，故停药后能迅速好转，必要时加用镇静剂。若发现血压升高，应减慢滴注速度。由于缩宫素有抗利尿作用，可出现少尿，需警惕水中毒的发生。有明显产道梗阻或伴瘢痕子宫者不宜应用。

（4）**剖宫产术**：如经上述处理试产 2~4 小时产程仍无进展，或出现胎儿窘迫、产妇体力衰竭等，应立即做好剖宫产术的术前准备。

2. 第二产程的护理　经上述处理后，进入第二产程，此时应继续密切观察胎心、宫缩与胎先露下降情况。当胎头双顶径达坐骨棘水平或以下者，等待自然分娩，并做好阴道助产和新生儿抢救的准备工作。若胎头仍未衔接或出现胎儿窘迫征象时，应行剖宫产术结束分娩。

3. 第三产程的护理　继续与医生配合，预防产后出血和感染。

（1）**预防产后出血**：当胎儿前肩娩出后，立即给予缩宫素 10~20U 静脉滴注或肌内注射，加强宫缩，促使胎盘剥离与娩出及子宫血窦的关闭。

（2）**预防感染**：破膜>12 小时，总产程>24 小时，产程中阴道检查次数多者，应给予抗生素预防感染。同时密切观察子宫收缩、阴道出血情况及生命体征。

在产后 2 小时内，每 15~30 分钟按压 1 次宫底，了解宫缩情况，防止凝血块堵塞宫颈口，阴道流血不多但大量积血淤滞宫腔内。若阴道排出液为淡红色血清样液体，伴有宫底升高变软，提示宫腔内有血液聚积，必须及时处理。

（二）不协调性子宫收缩乏力

应关心、安慰、鼓励产妇，耐心向产妇解释疼痛原因，利用各种方法分散产妇注意力。多数产妇能恢复为协调宫缩。若宫缩仍不协调，给予哌替啶 100mg 肌内注射或地西泮 10mg 静脉推注，使产妇充分休息。若发现头盆不称或胎儿窘迫，应做好剖宫产术和抢救新生儿的各项准备。

（三）心理护理

产妇的心理状态是影响子宫收缩的重要因素,不良心理状态可提高其对疼痛的敏感性。助产士必须及时给予解释和支持,防止精神紧张。可用语言和非语言性沟通技巧,加强沟通。做检查和治疗时应遵循知情同意的原则,以取得良好的配合。检查后应将结果用通俗的语言告诉产妇和家属,以解除其担忧。当婴儿性别不合心意或出现新生儿窒息时,应耐心地继续提供心理支持,及时处理,预防产妇因不良情绪引起的产后子宫收缩乏力性出血。有条件时可经家属和产妇本人同意,在产程中提供导乐陪伴分娩,给产妇以持续的科学的生理及感情上的支持,减轻产妇的分娩疼痛,缩短产程,提高分娩质量。

（四）健康指导

鼓励产妇说出对分娩疼痛的感受,帮助其采取有效的应对措施缓解疼痛。指导产妇在宫缩间歇期全身放松休息恢复体力。

【护理评价】

1. 产妇于待产和分娩过程中获得支持,满足基本需要且舒适度增加。

2. 产妇未出现水、电解质失衡与酸中毒。

3. 产妇能主动参与并积极配合分娩过程,情绪稳定,安全度过分娩期。

二、子宫收缩过强

【病因】

1. 产妇精神高度紧张、过度疲劳、胎膜早破及粗暴地多次进行阴道内或宫腔操作均可引起痉挛性不协调性宫缩过强。

2. 缩宫素使用不当,如剂量过大或误注缩宫素,或个体对缩宫素过于敏感。

【对母儿的影响】

1. 对产妇的影响　协调性子宫收缩过强可致急产,易造成软产道裂伤,甚至子宫破裂。不协调性子宫收缩过强形成子宫痉挛性狭窄环,或强直性子宫收缩时可导致产程异常、胎盘嵌顿、产后出血、产褥感染及手术产的概率增加。

2. 对围生儿的影响　子宫收缩过强使子宫胎盘血流减少,子宫痉挛性狭窄环使产程延长,均易发生胎儿窘迫、新生儿窒息甚至死亡。胎儿娩出过快,胎儿在产道内压力解除过快,致使新生儿颅内出血。接产准备不充分,新生儿易发生感染、骨折及外伤。

【护理评估】

（一）健康史

认真查阅产前检查的各项记录,包括骨盆测量值、胎儿大小、有无妊娠并发症等。经产妇需了解有无急产史。重点评估临产时间、宫缩强度、宫缩频率及胎心情况、用药情况等。

（二）身体状况

用手触摸产妇腹部,评估宫缩的节律性、强度及频率,识别协调性与不协调性宫缩过强。

1. 协调性子宫收缩过强（coordinate uterine hypercontractility）　子宫收缩的节律性、对称性及极性均正常,仅子宫收缩力过强、过频。子宫收缩力过强(宫腔内压力≥50mmHg)、过频(10分钟内宫缩≥5次,且持续时间≥60秒)。若产道无阻力,产程常短暂,初产妇总产程<3小时分娩者,称为急产。若存在产道梗阻或瘢痕子宫,宫缩过强可发生病理缩复环（pathologic retraction ring）,甚至子宫破裂。

2. 不协调性子宫收缩过强（incoordinate uterine hypercontractility）

（1）**强直性子宫收缩**（tetanic contraction of uterus）:子宫收缩失去节律性、无间歇,呈持续性强直性收缩,常见于宫缩剂使用不当。产妇因持续性腹痛常有烦躁不安,腹部拒按,胎心听不清,不易查清胎位,若合并产道梗阻,亦可出现病理缩复环、血尿等先兆子宫破裂征象。

（2）**子宫痉挛性狭窄环**（constriction ring of uterus）:是子宫局部平滑肌持续不放松,痉挛性不协调性收缩形成的环形狭窄。多因精神紧张、过度疲劳和不适当使用宫缩剂或粗暴实施阴道内操作所致。狭窄环位于胎体狭窄部及子宫上下段交界处,如胎儿颈部、腰部[图13-4（1）],不随宫缩上升,与病理性缩复环不同。产妇可出现持续性腹痛,烦躁不安,胎心时快时慢,宫颈扩张缓慢,胎先露下降停滞,手取胎盘时可在宫颈内口上方直接触到此环[图13-4（2）]。在第三产程常造成胎盘嵌顿。

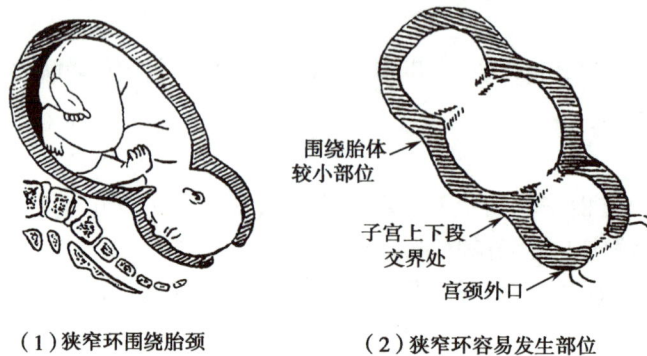

（1）狭窄环围绕胎颈　　　（2）狭窄环容易发生部位

图13-4　子宫痉挛性狭窄环

（三）辅助检查

1. **超声检查**　确定胎儿大小、胎方位及胎盘位置等;
2. **胎心监测**　胎心监护仪监测胎心变化,了解胎儿宫内安危情况。
3. **实验室检查**　血常规及血凝、血型和血生化等的检查。

（四）心理-社会支持状况

产程进展快,产妇毫无思想准备,尤其周围无医护人员或家人的情况下,产妇有恐惧和极度无助感,担心自身和胎儿安危。

（五）处理原则

识别发生急产的高危人群和急产征兆,正确处理急产,预防并发症发生。一旦诊断为强直性子宫收缩,给产妇吸氧的同时应及时给予宫缩抑制剂,若合并产道梗阻,应立即行剖宫产。

【常见护理诊断/问题】

1. **分娩痛**　与宫缩过频过强有关。
2. **焦虑**　与担心自身及胎儿安危有关。
3. **有感染的危险**　与产道损伤、产程延长、失血过多导致机体抵抗力下降等因素有关。

【护理目标】

1. 产妇能应用减轻疼痛的技巧,疼痛得到缓解。
2. 产妇能陈述宫缩过强对母儿的危害并能配合处理。
3. 产妇未发生产道损伤、产程延长和失血过多等。

【护理措施】

（一）协调性子宫收缩过强

1. **妊娠期**　有急产史的孕妇在预产期前2~3周不宜外出,以免发生意外。应提前2周住院待产。有分娩先兆者嘱其左侧卧位休息,不要过早屏气用力,并迅速做好接产准备及新生儿抢救准备。待产妇主诉有便意时,先行阴道检查,判断宫口开大及胎先露下降情况,以防急产。

2. **分娩期**　鼓励产妇做深呼吸,嘱其不要用力向下屏气,以减慢胎儿娩出过程。胎头娩出时注意保护会阴及无菌操作,必要时做会阴侧切术以防止会阴严重撕裂,但不得强力按压胎头,以免造成子宫破裂或新生儿颅内出血。如胎膜未破,包裹胎儿一并娩出(称为包膜儿),应立即破膜,以防新生儿窒息或吸入性肺炎。及时发现软产道裂伤并缝合。按医嘱给予新生儿维生素 K_1 10mg 肌内注射,预防新生儿颅内出血。

3. 产后护理 急产来不及消毒者,应重新处理脐带,严密观察子宫复旧、会阴伤口、阴道出血等情况,并仔细检查软产道,若有裂伤,及时、正确缝合。给予抗生素预防感染,必要时注射破伤风抗毒素。

(二)不协调性子宫收缩过强

1. 应立即停止阴道内操作,并停用缩宫素。

2. 给予吸氧的同时应用宫缩抑制剂,如特布他林或硫酸镁等,必要时使用哌替啶。若宫缩恢复正常则等待自然分娩或阴道助产。若宫缩不缓解,已出现病理缩复环而宫口未开全,胎头位置较高或出现胎儿窘迫征象者,应立即行剖宫产术。若胎死宫内,宫口已开全,使用药物缓解宫缩,随后以不损害母体为原则,阴道助产处理死胎。

(三)健康指导

指导产妇继续观察子宫复旧及恶露的情况,注意局部卫生,及时更换会阴垫,产褥期禁止盆浴及性生活。

【护理评价】

1. 产妇应用减轻疼痛的技巧使宫缩痛减轻。

2. 产妇分娩过程顺利,未发生并发症,母子平安。

3. 产妇了解自身情况,情绪稳定,安全度过分娩期。

第三节 产道异常

> **情境导入**
>
> 王女士,26 岁,G_2P_0,因停经 40 周,下腹坠痛 1 小时入院。产科检查:宫高 36cm,腹围 98cm,LOA 位,胎心 156 次/min,宫缩持续 30 秒,间歇 5~6 分钟,宫口开大 2cm,头先露:S^{-3}。胎头跨耻征检查可疑阳性。骨盆内测量无异常。
>
> **工作任务:**
>
> (1)如何为王女士进行头盆相称情况的评估? 检查结果的临床意义是什么?
>
> (2)作为助产士,你应该为王女士实施哪些护理措施?

产道异常包括骨产道异常和软产道异常,以骨产道异常为多见(图 13-5)。产道异常使胎儿娩出受阻。分娩时应评估骨盆大小与形态,明确狭窄骨盆的类型和程度,并结合产力、胎儿等因素,综合判定,决定分娩方式。

一、骨产道异常

骨盆径线过短或形态异常,致使骨盆腔小于胎先露部可通过的限度,阻碍胎先露部下降,影响产程顺利进展,称为狭窄骨盆(contracted pelvis)。狭窄骨盆可以为一个径线过短或多个径线同时过短,也可以为一个平面狭窄或多个

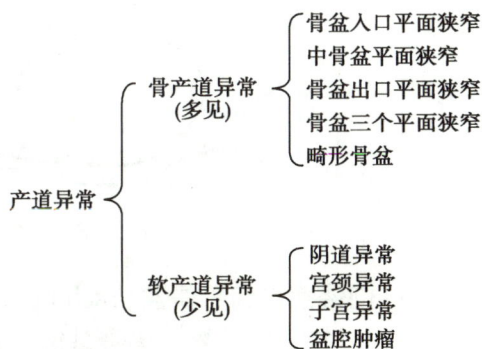

产道异常 { 骨产道异常(多见) { 骨盆入口平面狭窄 / 中骨盆平面狭窄 / 骨盆出口平面狭窄 / 骨盆三个平面狭窄 / 畸形骨盆 } 软产道异常(少见) { 阴道异常 / 宫颈异常 / 子宫异常 / 盆腔肿瘤 } }

图 13-5 产道异常的分类

平面同时狭窄。当一个径线狭窄时，要观察同一个平面其他径线的大小，再结合整个骨盆腔大小与形态进行综合分析，做出正确判断。原因可为先天发育异常、出生后营养不良、疾病及外伤等。在临床实践中常遇到临界或轻度骨盆狭窄，能否造成难产，还与胎儿大小、胎位、胎头可塑性、产力和处理是否得当等密切相关。

【骨盆狭窄的分类】

1. **骨盆入口平面狭窄**（contracted pelvis inlet） 以扁平骨盆为代表，主要为骨盆入口平面前后径狭窄，以对角径为主，分为3级（表13-2）。骨盆入口平面的类型见骨盆分型（图13-6）。

表13-2　骨盆三个平面狭窄的分级（各径线单位：cm）

分级	入口平面狭窄	中骨盆平面狭窄		出口平面狭窄	
	对角径	坐骨棘间径	坐骨棘间径 + 中骨盆后矢状径	坐骨结节间径	坐骨结节间径 + 出口后矢状径
Ⅰ级（临界性）	11.5	10	13.5	7.5	15.0
Ⅱ级（相对性）	10.0~11.0	8.5~9.5	12.0~13.0	6.0~7.0	12.0~14.0
Ⅲ级（绝对性）	≤9.5	≤8.0	≤11.5	≤5.5	≤11.0

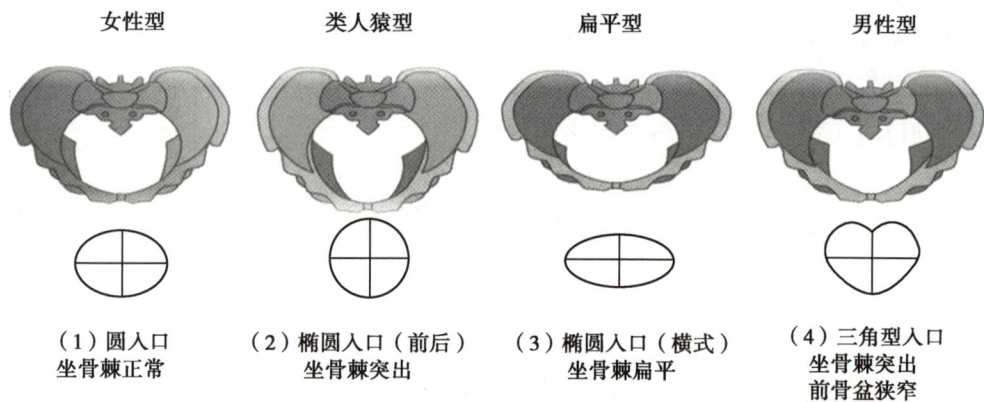

女性型　　　　　　类人猿型　　　　　　扁平型　　　　　　男性型

（1）圆入口　　　（2）椭圆入口（前后）　（3）椭圆入口（横式）　（4）三角型入口
坐骨棘正常　　　　坐骨棘突出　　　　　　坐骨棘扁平　　　　　　坐骨棘突出
　　　　　　　　　　　　　　　　　　　　　　　　　　　　　　前骨盆狭窄

图13-6　骨盆分型

扁平骨盆常见以下两种类型：

（1）**单纯扁平骨盆**（simple flat pelvis）：骨盆入口呈横椭圆形。因骶岬向前突出，使入口平面前后径缩短而横径正常（图13-7）。

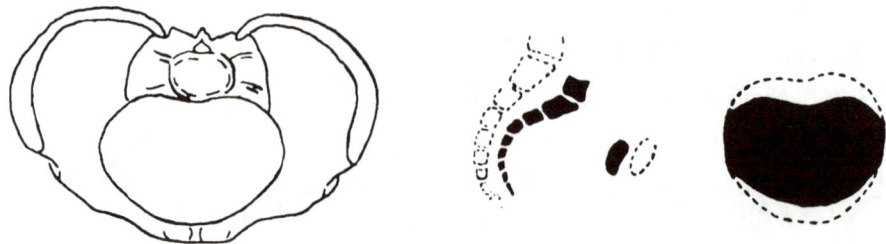

图13-7　单纯扁平骨盆

（2）**佝偻病性扁平骨盆**（rachitic flat pelvis）：骨盆入口呈横的肾形，骶岬向前突，骨盆入口前后径短。骶骨变直向后翘。尾骨呈钩状突向骨盆出口平面。由于坐骨结节外翻，耻骨弓角度增大，骨盆出口横径变宽（图13-8）。

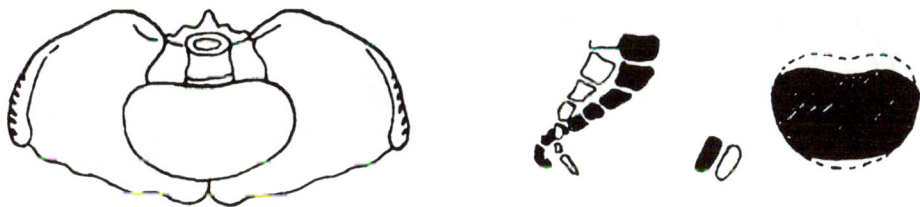

图 13-8　佝偻病性扁平骨盆

2. 中骨盆及骨盆出口平面狭窄（contracted mid-outlet pelvis）　中骨盆平面狭窄较入口平面狭窄更常见，主要见于男型骨盆及类人猿型骨盆，以坐骨棘间径和中骨盆后矢状径为主，分为 3 级（表 13-2）。骨盆出口平面狭窄常与中骨盆狭窄同时存在，主要见于男型骨盆，以据坐骨结节间径和出口后矢状径为主，分为 3 级（表 13-2）。

我国女性中骨盆平面及出口平面狭窄常见以下两种类型：

（1）**漏斗型骨盆**（funnel shaped）：骨盆入口平面各径线正常，两侧骨盆壁内收，呈漏斗状。其特点是中骨盆及骨盆出口平面均明显狭窄，使坐骨棘间径和坐骨结节间径缩短，坐骨切迹宽度（骶棘韧带宽度）<2 横指，耻骨弓角度<90°，坐骨结节间径加后矢状径<15cm，此类骨盆又称为男型骨盆（图 13-9）。

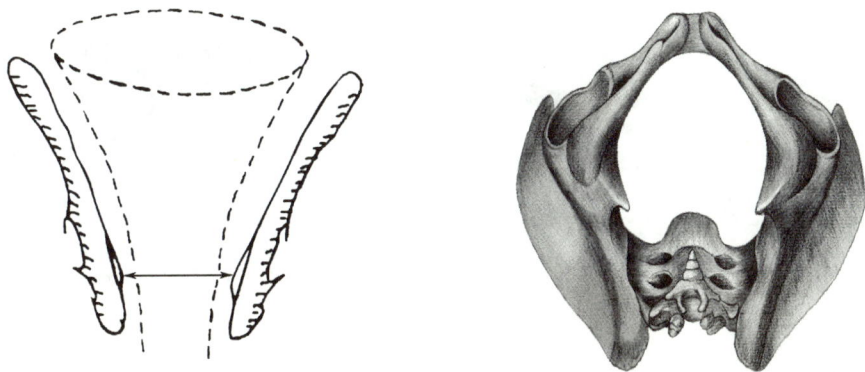

图 13-9　漏斗型骨盆

（2）**横径狭窄骨盆**（transversely contracted pelvis）：与类人猿型骨盆类似。骨盆各平面的横径均缩短，入口平面呈纵椭圆形（图 13-10）。

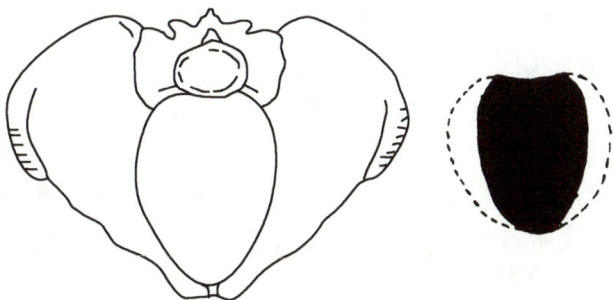

图 13-10　横径狭窄骨盆

3. 骨盆三个平面均狭窄　骨盆的外形属正常女型骨盆，但骨盆三个平面各径线均比正常骨盆小 2cm 或更多，称为均小骨盆（generally contracted pelvis）（图 13-11），常见于身材矮小、体型匀称的女性。

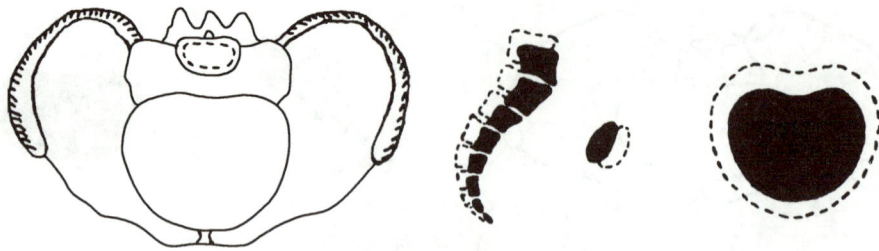

图 13-11　均小骨盆

4. 畸形骨盆　　骨盆失去正常形态和对称性,如脊柱病变、髋关节病变和骨盆外伤所致的畸形骨盆、骨软化症骨盆(osteomalacic pelvis)、偏斜骨盆(obliquely contracted pelvis)等(图 13-12)。严重骨盆畸形使骨盆形态不规则,骨盆腔狭窄。骨软化症骨盆的特征是耻骨联合向前突出、骶骨岬前突、骨盆入口呈三角形、坐骨结节间径明显缩短。

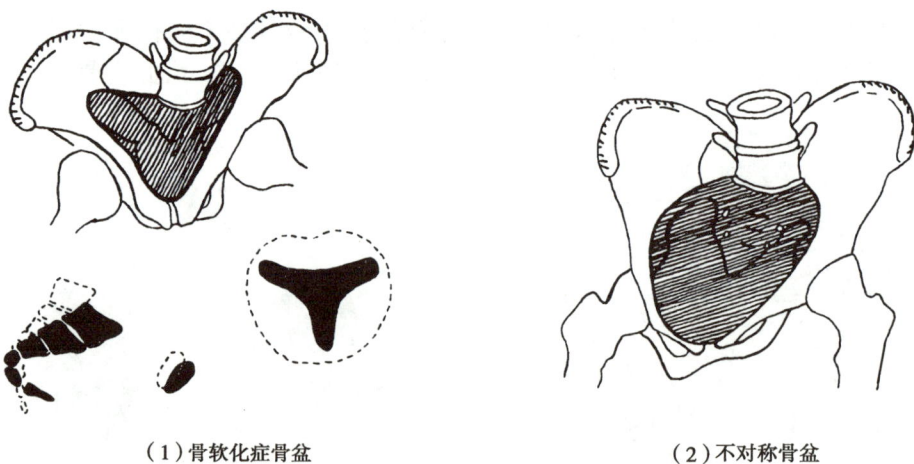

（1）骨软化症骨盆　　　　　　　　　（2）不对称骨盆

图 13-12　畸形骨盆

【对产程及母儿的影响】

1. 对产程的影响　　狭窄骨盆可使产程延长及停滞。骨盆入口狭窄影响胎先露部衔接,容易发生胎位异常;中骨盆狭窄可使胎头下降延缓、胎头下降停滞、活跃期及第二产程延长;骨盆出口狭窄可使胎头下降停滞、第二产程延长。

2. 对产妇的影响　　若为骨盆入口平面狭窄,影响胎先露部衔接,容易发生胎位异常。若为中骨盆平面狭窄,影响胎头内旋转,容易发生持续性枕横位或枕后位。胎先露下降受阻易导致继发性子宫收缩乏力,产程延长或停滞,使手术助产、软产道裂伤及产后出血增多;产道受压过久,可形成尿瘘或粪瘘。严重梗阻性难产伴宫缩过强形成病理缩复环,可致先兆子宫破裂甚至子宫破裂。因胎膜早破、手术助产增加以及产程异常行阴道检查次数过多,产褥感染机会亦增加。

3. 对围生儿的影响　　骨盆入口狭窄导致胎头高浮,使胎膜早破、脐带先露及脐带脱垂机会增多。产程延长,胎头在产道受压过久,易发生胎儿缺血缺氧。胎儿强行通过狭窄产道或手术助产,易引起颅内出血及其他新生儿产伤、感染等。

【护理评估】

（一）健康史

了解既往分娩史,内、外科疾病史,如佝偻病、脊柱和关节结核及外伤史等。经产妇应了解有无难产史,详细询问其原因、分娩方式、新生儿体重、出生后情况、有无产伤等。

（二）身体状况

1. 症状

（1）入口平面狭窄

1）胎先露及胎方位异常：骨盆入口平面狭窄影响胎先露的正常衔接，孕妇常表现为腹形异常，如悬垂腹或尖腹。胎位异常如臀先露、面先露、肩先露的发生率是正常骨盆的3倍以上。如为头先露，已临产而胎头仍不能入盆，胎头跨耻征阳性。当扁平骨盆孕妇于妊娠末期或临产时，胎头矢状缝不能衔接于骨盆入口斜径上，只能衔接于横径上，即以枕横位入盆。若胎头侧屈，其两顶部呈不均倾位入盆。有时在骨盆上方仍可触及胎头双顶径，而产瘤已达盆底，常见于单纯扁平骨盆骨盆腔较浅时。

2）产程进展异常：因胎头衔接不良，易发生继发性子宫收缩乏力，表现产程延长及停滞。相对性狭窄的产妇经充分试产，胎头衔接后，产程可顺利进展。绝对性狭窄常表现为产程停滞。

3）其他：骨盆入口狭窄因胎先露对前羊膜囊压力不均或胎先露高浮，容易引发胎膜早破和脐带脱垂。若伴有宫缩过强，因产道梗阻，产妇出现腹痛难忍、腹部拒按、排尿困难，甚至出现病理缩复环、肉眼血尿等先兆子宫破裂征象。

（2）中骨盆平面狭窄

1）胎位异常：中骨盆平面狭窄主要导致胎头俯屈与内旋转受阻，易发生持续性枕横位或枕后位，产妇表现为过早出现便意，不自主向下屏气，应及时行阴道检查。

2）产程异常：胎头能正常衔接，潜伏期及活跃期早期进展顺利，但活跃期晚期及第二产程延长或停滞、胎头下降延缓或停滞。

3）其他：胎头下降受阻，胎头极度变形，颅骨严重重叠，软组织水肿，形成较大的产瘤。中骨盆狭窄常导致继发性子宫收缩乏力，使胎头在产道内滞留过久，易发生胎儿颅内出血。胎头长时间压迫尿道及直肠，引起排尿困难，甚至发生生殖道瘘。若骨盆狭窄严重，而产力较强，可发生先兆子宫破裂及子宫破裂。

（3）出口平面狭窄：常与中骨盆平面狭窄同时存在。当单纯出口平面狭窄时，第一产程进展顺利，胎头到达盆底后下降受阻，并继发子宫收缩乏力，导致第二产程延长或停滞。如强行阴道助产，可导致软产道、骨盆底肌肉及会阴严重损伤，新生儿严重产伤，对母儿危害极大。

2. 体征

（1）一般检查：①体型：身材矮小的女性（身高<145cm），骨盆形态正常，但各径线均狭小。身材矮壮者往往骨骼粗大，骨盆外测量的各个径线可能正常，但内径可能狭窄。脊柱侧弯、后凸等都可影响骨盆形态，导致骨盆畸形。米氏菱形窝形态也可间接反映骨盆情况（图13-13），如对称与否、上下三角的形态等都有助于判断骨盆是否正常。②步态：跛足、脊髓灰质炎后遗症可使骨盆产生偏斜性畸形。

（2）腹部检查：①初产妇呈尖腹、经产妇呈悬垂腹（图13-14）常常有骨盆入口狭窄。测量子宫底高度及腹围，估计胎儿大小。②四步触诊法判断胎位是否正常。骨盆入口平面狭窄常因头盆不称，胎头不易入盆而表现为胎位异常，如臀先露、肩先露，导致临近预产期，胎先露仍高浮或腹部检查跨耻征阳性。

（3）评估头盆关系：若临产后胎头仍未入盆则应行跨耻征检查，充分估计头盆是否相称。方法：产妇排空膀胱，仰卧，两腿伸直；检查者将手置于耻骨联合上方，将浮动的胎头向骨盆腔方向推压。若胎头低于耻骨联合平面，表示胎头可以入盆，头盆相称，称为跨耻征阴性；若胎头与耻骨联合平面在同一平面，提示可疑头盆不称，即跨耻征可疑阳性；若胎头高于耻骨联合平面，表示头盆明显不称，称为跨耻征阳性。阳性产妇应嘱其两腿屈曲半卧位，再次检查跨耻征，若为阴性，提示骨盆倾斜度异常，排除头盆不称（图13-15）。

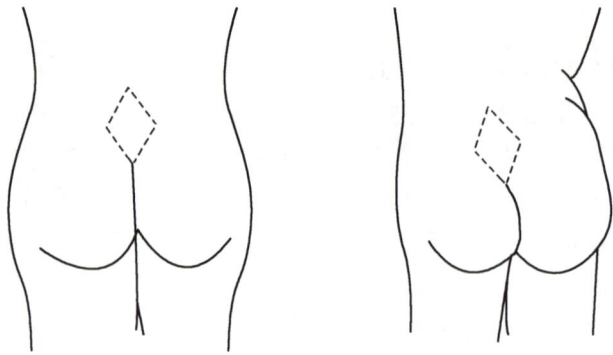

（1）对称　　　　　　　　（2）不对称

图 13-13　米氏菱形窝形态与骨盆关系

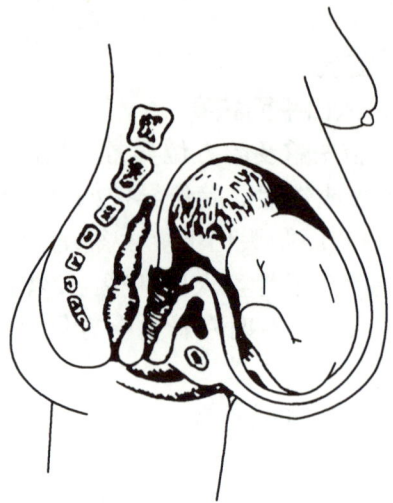

图 13-14　悬垂腹

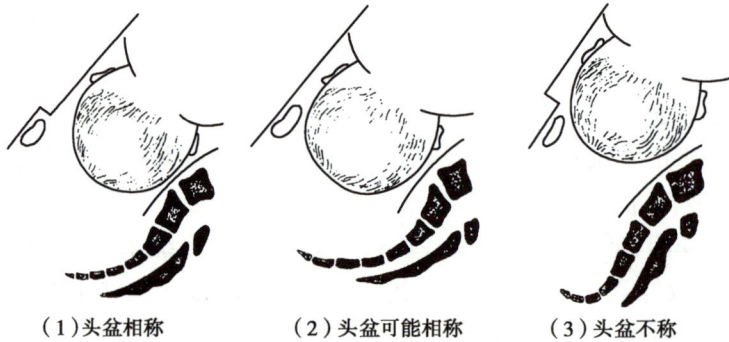

（1）头盆相称　　　　　　（2）头盆可能相称　　　　　　（3）头盆不称

图 13-15　检查头盆相称程度

（4）**骨盆测量**：检查内容包括测量对角径、中骨盆前后径、出口前后径、出口后矢状径、坐骨结节间径及耻骨弓角度等。检查骶骨岬是否突出、坐骨切迹宽度、坐骨棘突出程度、骶凹弧度及骶尾关节活动度等。骨盆各平面径线小于正常值 2cm 或以上者为均小骨盆。对角径<11.5cm，骶骨岬前突为骨盆入口平面狭窄，属扁平骨盆。中骨盆平面狭窄和骨盆出口平面狭窄常同时存在，应综合判断。若坐骨棘间径<10cm，坐骨切迹宽度<2 横指，耻骨弓角度<90°，为中骨盆平面狭窄；若坐骨结节间径<8cm，应测量出口后矢状径及检查骶尾关节活动度（图 13-16），评估骨盆出口平面的狭窄程度。若坐骨结节间径与出口后矢状径之和>15cm 者，胎头可利用后三角间隙从阴道娩出（图 13-17）。

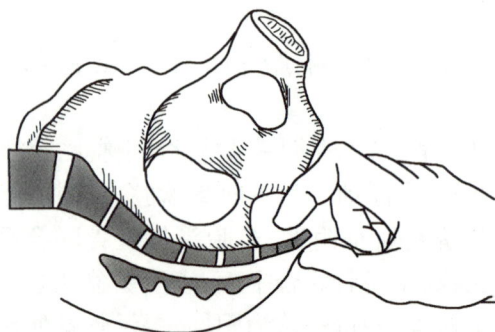

图 13-16　骶尾关节活动度

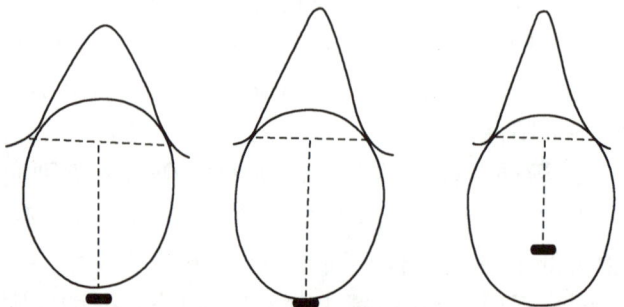

（1）正常　　（2）横径小，后矢状径大　　（3）横径，后矢状径均小

图 13-17　骨盆出口横径与后矢状径的关系

（5）**阴道检查**：狭窄骨盆常有骨盆内聚感、胎头高浮或胎位异常、宫颈水肿、产瘤形成等异常表现。

（二）辅助检查

1. 产程图动态监测　骨盆入口狭窄表现为潜伏期和活跃期延长或停滞；中骨盆及骨盆出口狭窄易致活跃期及第二产程延长或停滞；胎头下降延缓或停滞。

2. 超声检查　B型超声检查观察胎先露与骨盆的关系，通过测量胎儿多条径线，如双顶径、胸径、腹径、股骨长度，估计胎儿体重，判断能否经阴道分娩。

（四）心理-社会支持状况

当产妇被告之骨盆异常时，常表现为紧张、焦虑，不知所措，会急迫询问医护人员能否从阴道分娩。部分产妇会不听助产人员的解释，不愿意配合试产，而坚决要求剖宫产。

（五）处理原则

首先应明确狭窄骨盆的类型和程度，了解胎方位、胎儿大小、胎心率、宫缩强弱、宫颈扩张程度、胎先露下降程度、是否破膜等，并结合产妇的年龄、产次、既往分娩史等进行综合判断，选择合理的分娩方式。

1. 骨盆入口平面狭窄

（1）**绝对性狭窄**：足月活胎不能经阴道分娩，按医嘱做好剖宫产的术前准备与护理。

（2）**相对性狭窄**：若轻度头盆不称、跨耻征可疑阳性、预计胎儿体重<3 000g、枕先露、胎心率正常、产妇一般状况及产力良好，可在严密监护下试产；试产失败应考虑剖宫产。

2. 中骨盆平面狭窄　若宫口开全，胎头双顶径达坐骨棘水平以下，在宫缩正常的前提下，可用手法协助胎头内旋转成枕前位或枕后位，再行阴道助产或自然分娩。若胎头双顶径未达坐骨棘水平，或出现胎儿窘迫征象，应行剖宫产术结束分娩。

3. 骨盆出口平面狭窄　不应阴道试产。

4. 骨盆三个平面均狭窄　若头盆相称、胎位及胎心正常，产力好，可以试产。若胎儿较大，有明显头盆不称，应尽早行剖宫产术。

5. 畸形骨盆　根据畸形骨盆的种类、狭窄程度、胎儿大小、产力等情况具体分析。严重畸形、明显头盆不称者，应及时行剖宫产术。

【常见护理诊断/问题】

1. 有感染的危险　与胎膜早破、产程延长、手术操作有关。

2. 有窒息的危险　与产道异常、产程延长对新生儿的影响有关。

3. 潜在并发症：子宫破裂、胎儿窘迫。

【护理目标】

1. 产妇的感染征象得到预防和控制。

2. 新生儿出生状况良好，阿普加评分>7分。

3. 产妇能平安分娩，无并发症发生。

【护理措施】

1. 一般护理　提倡导乐陪伴分娩，指导产妇休息，注意补充营养与水分，必要时补充水、电解质、维生素C等，不能进食者静脉补充营养，以保持良好的产力，防止身体无力。指导产妇及时排尿排便，排尿困难者及时给予导尿。鼓励产妇采用自由体位待产及分娩，扩大骨盆径线，促进胎头下降。因骨盆倾斜度过大影响胎儿入盆者，可通过改变产妇体位进行纠正。方法：让产妇取半卧位，两腿弯曲，或平卧位，将两腿屈曲尽量贴近腹壁，以减小骨盆的倾斜度，有利于胎头入盆（图13-18）。

2. 病情观察　破膜后子宫颈口扩张≥5cm后，可试产，时间以4~6小时为宜，需要严密观察产程进展，动态监测胎心变化。

试产中注意事项：①必须住院分娩，有专人守护，注意观察宫缩强弱、胎心音变化及先露部下降的情况，可用胎儿电子监护仪监护胎心变化情况。②严密观察，发现宫缩过强、产程进展受阻或有先兆子宫破裂征象、胎儿窘迫，应立即停止试产，行剖宫产术。③在试产中随时有改行剖宫产的可能，因此，试产过程中不宜使用止痛、镇静剂，尤其是对胎儿呼吸有抑制作用的药物。④胎膜已破者，应采取预防感染措施，并适当缩短试产时间。⑤胎位异常，或估计胎儿较大，存在明显头盆不称，以及合并子宫瘢痕者禁止试产。

3. 预防产后出血和感染　胎儿娩出后，及时按医嘱使用缩宫素、抗生素，预防产后出血和产褥感染。保持外阴清洁，每日擦洗外阴 2 次，使用消毒会阴垫。当胎先露长时间压迫阴道或出现血尿时，产后留置导尿管，以防止发生生殖道瘘，定期更换橡皮管和尿袋，用无菌等渗盐水冲洗以保持尿管通畅和防止尿路感染。

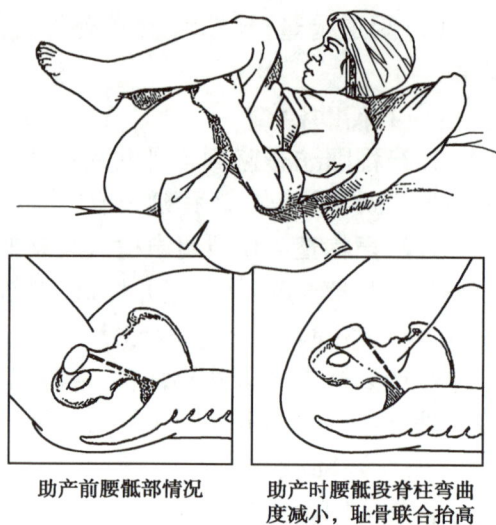

图 13-18　减小骨盆倾斜度示意图

助产前腰骶部情况　　　　助产时腰骶段脊柱弯曲度减小，耻骨联合抬高

4. 心理护理　为产妇及其家属提供心理支持和做好产妇的心理护理。向产妇及家属讲明阴道分娩的可能性及优点，调动产妇的积极性，消除恐惧心理，增强其自信心。认真解答产妇及家属提出的疑问，使产妇及家属解除未知的焦虑，给予产妇足够的心理支持和关爱，使其了解目前产程进展的情况，以取得良好的配合。

5. 新生儿护理　胎头在产道压迫时间过长或经手术助产的新生儿，应按高危儿处理，严密观察颅内出血或其他损伤的症状。

6. 健康指导　指导产妇多休息，多进食易消化且富有营养的饮食，以保持充沛的体力。不可过早向下屏气用力，及时排空膀胱。向产妇及家属讲解阴道分娩的可能性及优点，增强其自然分娩的自信心。

【护理评价】

1. 产妇未发生感染，产后体温、恶露、白细胞计数正常，伤口愈合情况好。
2. 未发生新生儿窒息。
3. 产妇积极配合产科检查及产程处理，母儿平安度过分娩期，无并发症。

二、软产道异常

软产道由阴道、宫颈、子宫下段及骨盆底软组织构成。软产道异常可由先天性发育异常及后天疾病因素引起，同样可致异常分娩。

【病因及分类】

1. 先天性发育异常

（1）**阴道异常**：包括阴道横隔、阴道纵隔。

（2）**子宫异常**：子宫畸形包括纵隔子宫、双子宫、双角子宫等。

2. 软产道瘢痕　包括阴道瘢痕、宫颈瘢痕、子宫瘢痕。

（1）**阴道瘢痕**：前次分娩、会阴修补手术后，均可形成阴道瘢痕。

（2）**宫颈瘢痕**：宫颈病变经冷冻、高频电刀或手术锥形切除治疗，或宫颈内口松弛经环扎手术治疗，宫颈坚硬、宫颈水肿均可使宫颈局部形成瘢痕、挛缩、狭窄或缺乏弹性，影响宫颈扩张。

（3）**子宫瘢痕**：剖宫产术、子宫肌瘤切除术及子宫损伤修补术等手术瘢痕。

3. 盆腔肿瘤　包括子宫肌瘤、宫颈癌、卵巢肿瘤。

4. 阴道尖锐湿疣 阴道及外阴的尖锐湿疣在妊娠期生长迅速,病灶易扩散,病变处组织质脆。

【对母儿的影响】

1. 对母体的影响 阴道横隔、纵隔阻碍分娩,增加剖宫产率。当子宫畸形时难产发生概率明显增加,胎位和胎盘位置异常的发生率增加,易出现子宫收缩乏力、产程异常、宫颈扩张延缓和子宫破裂。软产道瘢痕处弹性差,导致滞产,子宫下段瘢痕试产,易发生子宫破裂,危及生命。盆腔肿瘤阻塞产道,卵巢肿瘤易发生破裂与转移,宫颈肿瘤易引起出血,尖锐湿疣所在部位的软产道易发生软产道撕裂伤等。

2. 对围生儿的影响 产程停滞可引起胎儿窘迫,子宫破裂可致胎儿死亡,尖锐湿疣可致新生儿乳头瘤病毒的喉头种植。

【护理评估】

(一)健康史

了解产前检查的一般资料,尤其是阴道检查和超声检查结果,是否存在软产道及盆腔脏器的异常;既往疾病史,尤其是妊娠分娩史和盆腔疾病史。评估胎儿大小、胎位、头盆关系以及胎心,了解产程的进展情况。

(二)身体状况

可通过阴道检查了解阴道及宫颈等的异常情况。

1. 阴道异常 阴道横隔多位于阴道上、中段,在横隔中央或稍偏一侧常有一小口,易被误认为宫颈外口,在分娩时应仔细检查。阴道纵隔一般在阴道前后壁中线纵向走行,形成双阴道和宫颈,偏向中线形成阴道斜隔。

2. 宫颈异常 可见宫颈粘连和瘢痕、宫颈坚韧、宫颈水肿等,导致宫颈口不易扩张或扩张缓慢,产程延长或停滞。宫颈癌的癌肿组织质硬而脆,经阴道分娩易致宫颈裂伤、出血及癌肿扩散。

3. 子宫异常 子宫畸形易出现胎位和胎盘位置异常、子宫收缩乏力、产程异常、宫颈扩张延缓和子宫破裂。瘢痕子宫的妇女再孕分娩时子宫破裂的风险增加。子宫下段及宫颈部位的较大肌瘤可占据盆腔或阻塞骨盆入口,阻碍胎先露部下降(图13-19)。

4. 卵巢肿瘤 由于卵巢随子宫提升,子宫收缩的激惹和胎先露部下降的挤压,容易发生蒂扭转、破裂。

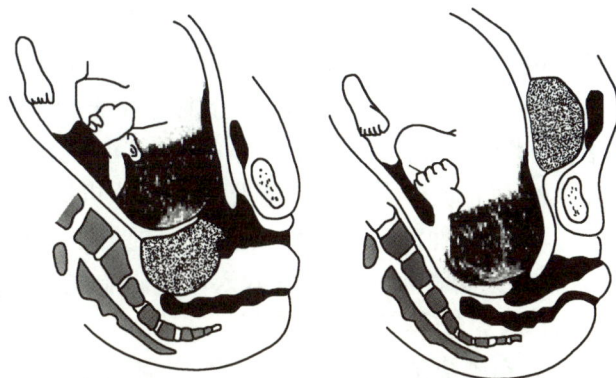

(1)胎头下降受阻　　(2)不影响胎头下降

图 13-19　妊娠合并子宫肌瘤

(三)辅助检查

可通过超声检查辅助诊断盆腔的异常情况,了解胎先露与骨盆的关系。

(四)心理-社会支持状况

加强沟通,消除产妇对分娩的顾虑和紧张情绪,增加产妇对自然分娩的信心。产后注意保持伤口清洁,避免伤口感染。

(五)处理原则

应明确软产道异常的类型和程度,了解胎方位、胎儿大小等,并结合产妇年龄、产次、既往分娩史等进行综合判断,选择合理的分娩方式。

1. 阴道异常

(1)阴道横隔:当横隔被撑薄时,可在直视下自小口处将横隔做 X 形切开。待分娩结束再切除剩余的隔,用可吸收线间断或连续锁边缝合残端。若横隔高且坚厚,阻碍胎先露部下降,则需行剖宫产术结束分娩。

(2)阴道纵隔:若阴道纵隔伴有双子宫、双宫颈,位于一侧子宫内的胎儿下降,通过该侧阴道分娩时,纵隔被推向对侧,分娩多无阻碍。当阴道纵隔发生于单宫颈时,有时纵隔位于胎先露部的前方,胎先露部继续下降,若纵隔薄可断裂,分娩无阻碍。若纵隔厚阻碍胎先露部下降时,须在纵隔中间剪断,待分娩结束后,再剪除剩余的隔,用可吸收线间断或连续锁边缝合残端。

(3)**阴道包块**:阴道壁囊肿较大时,阻碍胎先露部下降,此时可行囊肿穿刺抽出其内容物,待分娩后再选择时机进行处理。阴道内肿瘤阻碍胎先露部下降,不能经阴道切除者,应行剖宫产术,原有病变待分娩后再行处理。较大或范围广的尖锐湿疣,阴道分娩可能造成严重的阴道裂伤及感染新生儿,以行剖宫产术为宜。

2. 宫颈异常

(1)轻度的宫颈膜状粘连可试行粘连分离、机械性扩展或宫颈放射状切开,严重的宫颈粘连和瘢痕应行剖宫产术。

(2)宫颈坚韧者可于宫颈两侧各注入 0.5% 利多卡因 5~10ml,若不见缓解,应行剖宫产术。

(3)宫颈水肿轻者可抬高产妇臀部,减轻胎头对宫颈压力,也可于宫颈两侧各注入 0.5% 利多卡因 5~10ml,待宫口近开全时,用手将水肿的宫颈前唇上推,使其逐渐越过胎头,即可经阴道分娩。若经上述处理无明显效果,可行剖宫产术。宫颈癌患者应行剖宫产术。

3. 子宫异常

(1)子宫畸形合并妊娠者,临产后应严密观察,适当放宽剖宫产手术指征。

(2)较小的子宫肌瘤且无阻塞产道时可经阴道分娩,肌瘤待分娩后再行处理。子宫下段及宫颈部位的较大肌瘤可占据盆腔或阻塞骨盆入口,阻碍胎先露部下降,宜行剖宫产术。

(3)子宫瘢痕者再次妊娠分娩时并非均须剖宫产,是否能经阴道分娩应根据前次剖宫产术式、指征、术后有无感染、术后再孕间隔时间、既往剖宫产次数、有无紧急剖宫产的条件以及本次妊娠胎儿大小、胎位、产力及产道情况等综合分析决定。

4. **卵巢肿瘤**
由于卵巢随子宫提升,子宫收缩的激惹和胎先露部下降的挤压,容易发生蒂扭转、破裂。卵巢肿瘤位于骨盆入口阻碍胎先露衔接者,应行剖宫产术,并同时切除卵巢肿瘤。

【 常见护理诊断/问题 】

1. **有感染的危险**　与产程延长、手术操作有关。

2. **有窒息的危险**　与软产道异常、产程延长对新生儿的影响有关。

3. **潜在并发症**:子宫破裂、产后出血、胎儿窘迫。

【 护理目标 】

1. 消除影响产妇分娩的软产道因素,无感染发生。

2. 新生儿未发生窒息。

3. 产妇能平安分娩,无并发症发生。

【 护理措施 】

(一)一般护理

指导产妇取舒适体位,配合使用呼吸和按摩等放松技巧,以减轻分娩疼痛和促进产程进展。指导产妇的饮食,注意补充营养与水分。提醒产妇排尿排便,排尿困难时应及时导尿。

(二)病情观察

观察产妇的生命体征、宫缩、宫口扩张及胎先露下降的情况,密切监测胎心,了解产程进展情况。

(三)治疗配合

1. **消除水肿**　积极纠正原发病因,遵医嘱给予 50% 硫酸镁湿敷以减轻局部水肿。

2. 组织切开　由于会阴疾病、瘢痕等原因导致会阴伸展性差，可在分娩时预防性进行会阴切开，以保证胎先露的下降，并避免会阴部严重裂伤。在分娩过程中阴道横隔、纵隔变薄，自行断裂，分娩无阻碍。若阴道横隔、纵隔无法自行断裂，阻碍胎先露下降，可待组织被撑薄后行手术切开。

3. 剖宫产术前准备　软产道异常经处理后无效，阻止胎先露下降和娩出，或阴道分娩会加重原有病情，应及时做好剖宫产的术前准备。

4. 产后护理　仔细检查软产道损伤情况，及时进行有效的缝合和压迫止血，避免大量的渗血或血肿形成。积极预防伤口感染，大小便后用温水清洗外阴，保持外阴清洁，每日可用碘伏棉球擦洗外阴 2 次，使用消毒会阴垫。仔细观察产妇的流血情况以及生命体征。会阴伤口可使用红外线照射，促进伤口愈合。

（四）心理护理

加强沟通，消除产妇对分娩的顾虑和紧张情绪，增加其对分娩的信心。

（五）健康指导

加强产前及产时健康教育，向产妇及家属讲清楚阴道分娩的可能性及优点，增强其自信心。提倡陪伴分娩，消除紧张情绪，产后注意保持伤口清洁，避免感染。

【护理评价】

1. 产妇无感染征象，产后体温、恶露、白细胞计数正常，伤口愈合情况好。
2. 新生儿未发生窒息。
3. 产妇配合实施处理方案，母儿平安度过分娩期。

第四节　胎位异常

情境导入

刘女士，30 岁，初产妇，孕 40 周，宫缩 3 小时后收住院。入院检查：头先露，宫缩 20~30s/5min，胎心音 145 次 /min，宫口开 2.5cm，未破膜。骨盆测量：髂棘间径 25cm，髂嵴间径 28cm，骶耻外径 18cm，坐骨结节间径 8.5cm。入院 4 小时，宫口开大 4cm，宫缩 20~30s/3~4min。经积极处理后，于入院 10 小时宫口开全，宫缩 40~50s/2~3min。阴道检查：胎心音 120 次 /min，胎膜已破，羊水呈淡绿色，矢状缝于骨盆横径上，耳郭在耻骨弓下，耳背朝向母体右侧，双顶径达坐骨棘水平下 2cm。

请思考：

1. 此时的胎方位是哪一种？
2. 处理原则是什么？
3. 目前主要的护理诊断是什么？

胎位异常包括胎头位置异常、臀位、横位及复合先露。分娩时正常胎位占 90%，异常胎位占 10%，其中胎头位置异常居多，占 6%~7%，属头位难产。所以，头位难产在产科临床上占有重要地位。常见的胎头位置异常有持续性枕后位、持续性枕横位、高直位、前不均倾位和面先露等。臀位占 3%~4%，横位及复合先露极少见。

一、持续性枕后位、持续性枕横位

当正常头位分娩时，大部分胎头以枕前位衔接，仅有少数以枕后位或枕横位入盆。在下降过程中，在强有力的宫缩压力下，绝大多数胎位能向前旋转 90°~135°，转成枕前位分娩。只有少数（约

5%~10%)在分娩过程中,胎头枕骨不能转向前方,至中骨盆及盆底时仍位于母体骨盆的后方或侧方,致使分娩发生困难者,称为持续性枕后位(persistent occiput posterior position,POPP)或持续性枕横位(persistent occiput transverse position,POTP)(图13-20)。持续性枕后位/枕横位在头位难产中发生率最高。

【病因】

1. 骨盆异常 男型骨盆或类人猿型骨盆,骨盆入口前半部较狭窄,后半部较宽,胎儿枕部取枕后位或枕横位衔接;这类骨盆常伴有中骨盆平面及骨盆出口平面狭窄,阻碍胎头在中骨盆平面向前旋转。扁平骨盆和均小骨盆的骨盆入口前后径均较小,横径最长,胎头以枕横位衔接入盆;畸形骨盆多条径线异常,胎头旋转困难易致持续性枕后位或枕横位。

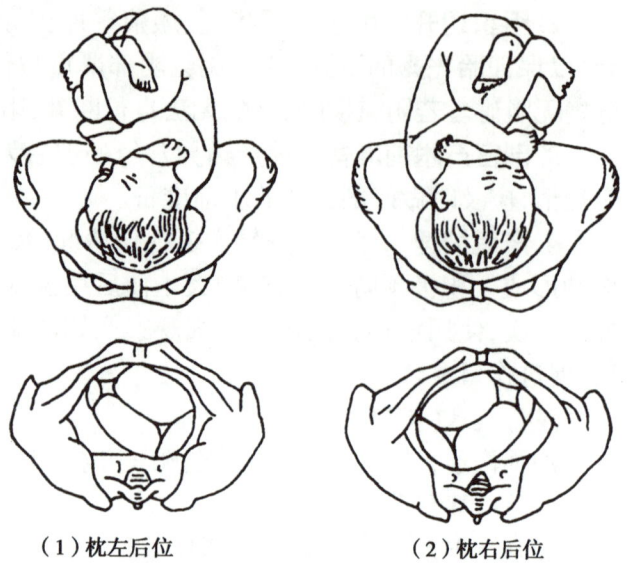

（1）枕左后位　　　　　　（2）枕右后位

图 13-20　持续性枕后位

2. 胎头俯屈不良 当胎头以枕后位衔接时,由于胎背和母体脊柱靠近,不利于胎头俯屈,头和脊背间不能形成弧形以适应产道的弯曲度。胎头俯屈不良使胎头径线与产道不相称,阻碍胎头下降及内旋转,使胎头枕部持续位于骨盆的侧方或后方。

3. 子宫收缩乏力 当子宫收缩乏力时胎头下降与旋转的动力不足,胎头易保持原来位置不变,形成持续性枕后位或枕横位,而持续性枕后位或枕横位易致继发性子宫收缩乏力,两者互为因果。

4. 头盆不称 胎头过大可妨碍胎头的内旋转,而呈持续性枕后位或枕横位。

5. 其他 当胎盘位于子宫前壁且位置较低时,膀胱充盈、子宫下段肌瘤等均可妨碍胎头的内旋转而出现持续性枕后位或枕横位。

【分娩机制】

（一）持续性枕后位

当枕后位衔接时,在良好的产力驱动下,胎头向前旋转135°,多数以枕前位娩出,或向前旋转45°以枕横位分娩。少数向后旋转45°成正枕后位(图13-21)。持续性枕后位的胎儿分娩方式有以下两种:

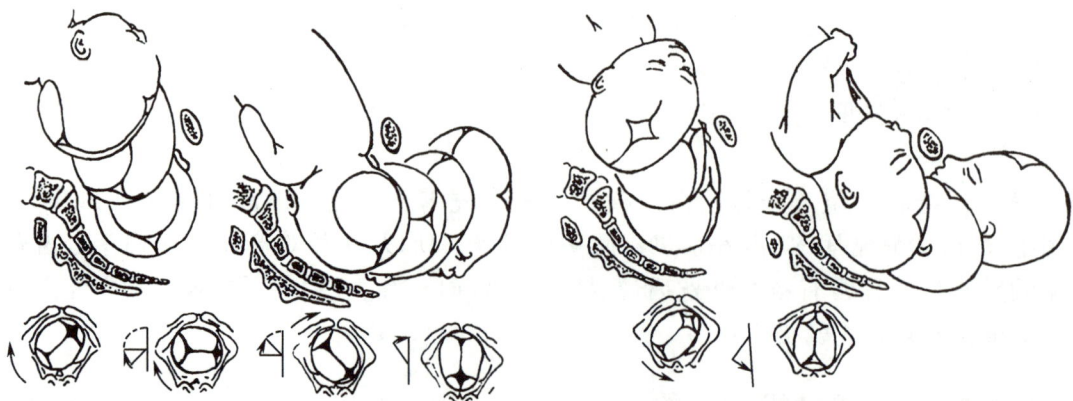

（1）枕右后位,胎头向前旋转135°,成枕前位娩出　　　（2）枕右后位,胎头向后旋转45°,成枕直后位娩出

图 13-21　枕后位分娩机制

1. 胎头俯屈良好　当胎头继续下降,前囟先抵达耻骨联合下方时,以前囟为支点,胎头继续俯屈,使顶部及枕部自会阴前缘娩出,继而胎头仰伸,相继出耻骨联合下缘娩出额、鼻、口、颏。此为最常见的分娩方式(图 13-22)。

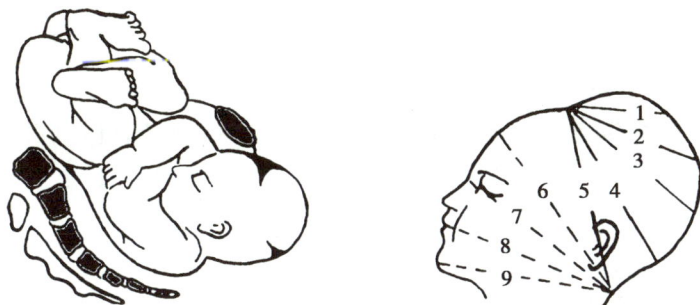

图 13-22　正枕后位以前囟为支点娩出(胎头俯屈良好)

2. 胎头俯屈不良　当鼻根出现在耻骨联合下缘时,以鼻根为支点,胎头先俯屈,从会阴前缘娩出前囟、顶部及枕部,然后胎头仰伸,使鼻、口、颏相继由耻骨联合下娩出。由于胎头以较大的枕额周径旋转,胎儿娩出更加困难,多需手术助产(图 13-23)。

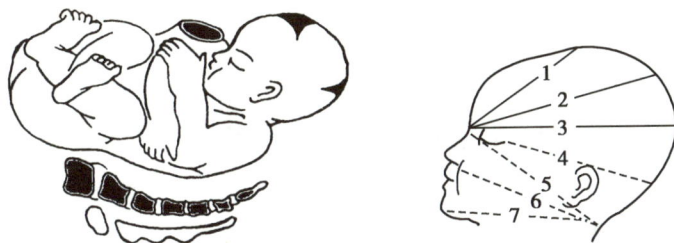

图 13-23　正枕后位以鼻根为支点娩出(胎头俯屈不良)

(二) 持续性枕横位

枕横位胎头可向前旋转 90° 以枕前位娩出,部分枕横位在下降过程中无内旋转动作,或枕后位胎头枕部仅向前旋转 45° 而形成持续性枕横位,虽然也能经阴道分娩,但多数需要用手或借助胎头吸引器将胎头转成枕前位娩出。

【对母儿的影响】
(一) 对产妇的影响
1. 手术产机会增加　当持续性枕后位/枕横位时,由于胎头以较大径线适应产道,胎头下降缓慢或停滞。由于产程长,产妇疲劳,也容易发生胎儿窘迫,常需行剖宫产术及阴道助产结束分娩。

2. 软产道损伤　胎头以较大径线适应产道分娩,容易造成产道撕裂;由于产程长,特别是第二产程延长,胎头长时间压迫软产道,可发生软组织缺血、坏死、脱落,形成生殖道瘘。

3. 产后出血　持续性枕后位/枕横位常继发子宫收缩乏力,产妇疲劳;产后子宫复旧差,容易发生产后出血。

4. 产褥感染　由于产程长,阴道检查的次数增加,阴道助产及剖宫产率增加,容易诱发产褥感染。

(二) 对围生儿的影响
由于产程长,手术助产常引起胎儿窘迫、新生儿窒息和产伤,使围生儿死亡率增高。

【护理评估】
(一) 健康史
详细阅读产前检查的资料,如身高、骨盆测量值、胎方位,估计胎儿大小、羊水量、有无前置胎盘及盆腔肿瘤等。重点询问既往分娩史,注意有无头盆不称、糖尿病史等。了解是否有分娩巨大儿、畸形儿等家族史。评估待产过程中产程进展、胎先露下降情况等。

(二)身体状况

1.症状

(1)**子宫收缩乏力**:临产后胎头衔接较晚且俯屈不良,胎先露不能紧贴子宫下段及宫颈内口,常导致继发性子宫收缩乏力和宫口扩张缓慢。

(2)**宫颈水肿**:由于胎头枕部持续位于骨盆后方压迫直肠,产妇自觉肛门坠胀,有便意感,致使宫口未开全就过早使用腹压,容易使宫颈前唇水肿和疲劳,影响产程进展,产程延长。若阴道口见到胎发,但多次宫缩屏气却不见胎头继续下降,应考虑持续性枕后位的可能。

2.体征

(1)**腹部检查**:宫底可触及胎臀,胎背在母体的后方或侧方,胎儿肢体可明显触及。若胎头已衔接,可在胎儿肢体侧耻骨联合上方触及胎儿颏部。胎心在母体偏外侧最清晰。

(2)**阴道检查**:当宫口部分扩张或开全时,如为枕后位,盆腔后部空虚,矢状缝位于骨盆的斜径上,前囟位于骨盆的右前方,后囟(枕部)位于骨盆的左后方则为枕左后位,反之为枕右后位。当枕横位时,矢状缝位于骨盆的横径上,如前囟在骨盆的左侧,后囟(枕部)在骨盆的右侧,则为枕右横位,反之为枕左横位。当出现胎头水肿,颅骨重叠,囟门常触摸不清,可通过了解胎儿耳屏的位置及耳郭的朝向,确定胎位。耳屏在耻骨联合后方或骶骨前方触及,为枕横位。耳郭朝向骨盆后方,为枕后位。

(三)辅助检查

超声检查准确率可达90%以上,根据胎头枕部、颜面及脊柱所处位置,可准确查明胎方位,并有助于了解胎头入盆的深度。

(四)心理-社会支持状况

产妇因产程过长,体力消耗,极度疲乏失去信心而产生急躁情绪,同时也非常担心自身及胎儿的安危,表现为紧张和焦虑。

(五)处理原则

当骨产道正常,胎儿不大时,可以试产,试产时应严密观察产程,注意胎头下降和宫口扩张情况、宫缩强度和胎心变化情况。

【**常见护理诊断/问题**】

1.有窒息的危险 与持续性枕后位/持续性枕横位对围生儿的影响有关。

2.焦虑 与产程延长,体力消耗有关。

3.潜在并发症:产道裂伤。

【**护理目标**】

1.新生儿未发生窒息。

2.产妇能正视分娩障碍,与医护人员合作,接受分娩处理方案。

3.产程进展顺利,阴道助产得当,未发生产道裂伤。

【**护理措施**】

(一)第一产程

1.潜伏期 以支持疗法为主,保证产妇充分摄入营养和休息。如产妇精神紧张,睡眠欠佳,子宫收缩乏力,可给予肌内注射哌替啶或地西泮,使产妇得以充分休息后,宫缩常自然转入活跃期。让产妇朝向胎背对侧的方向侧卧,有助于胎头枕部转向前方。进食少者可给予静脉输液,以补充能量和液体。经上述处理宫缩仍乏力者,应尽早静脉滴注缩宫素。

2.活跃期 如产程停滞,排除明显头盆不称后,可行人工破膜,观察羊水性状,促进产程进展。

如宫缩欠佳,可给予静脉滴注缩宫素。在宫口开全之前,嘱产妇不可用力屏气,以防宫颈水肿影响产程进展。如宫口扩张>1cm/h,伴胎先露下降,则可能经阴道分娩,可继续试产。如经上述处理后,宫颈扩张缓慢<1cm/h或停滞,或出现胎儿窘迫,应行剖宫产术结束分娩。

(二)第二产程

宫口开全后先露下降缓慢或停滞,阴道检查胎头双顶径已达坐骨棘水平以下,可试行徒手旋转胎头成枕前位(图13-24)。若旋转成功,胎头继续下降,可等待自然分娩或行阴道助产。如向前旋转困难,也可向后转为正枕后位,以产钳助产。如胎头位置偏高,可疑有头盆不称或徒手旋转胎位失败,应改行剖宫产术。

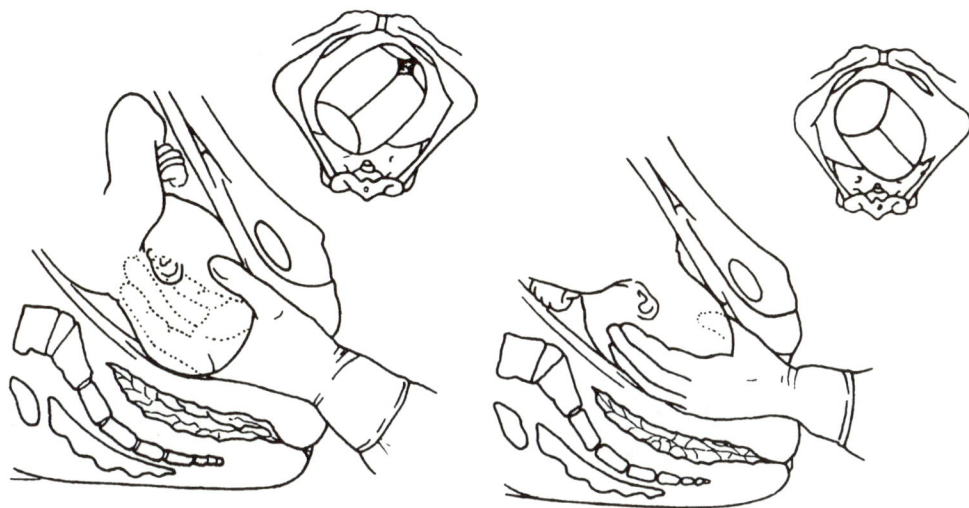

图 13-24　徒手转胎头成枕前位

助产要点包括:

1. 会阴切开切口应够大,以防会阴严重撕裂。

2. 枕后位一般用产钳助产而不用胎头吸引器,因枕后位时胎头俯屈不良,先露部为前囟,胎头吸引器的负压作用于此,易致新生儿颅内出血。

3. 枕横位如不能徒手转成枕前位,则以胎头吸引器助产为宜。胎头吸引器放置简便,旋转容易,可以一边旋转一边牵引,较易成功。产钳因锁扣使胎头径线更大,且产钳在旋转胎头时在产道内旋转弧度较难掌握,容易损伤产道。

(三)第三产程

当产程较长时容易发生产后子宫收缩乏力性出血,胎儿娩出后应立即肌内注射或静脉滴注缩宫素,以促进子宫收缩和胎盘娩出。及时修补软产道裂伤。凡手术助产、软产道撕裂、产程较长、产程中多次进行阴道检查者,产后应给予抗生素预防感染。

【护理评价】

1. 未发生新生儿窒息。

2. 产妇能与医护人员合作,接受分娩处理方案。

3. 产程进展顺利,阴道助产得当,未发生产道裂伤。

二、胎头高直位

胎头以不屈不伸的位置衔接于骨盆入口,其矢状缝与骨盆入口前后径一致,大小囟门分别位于骨盆入口前后径的两端,称为胎头高直位(sincipital presentation)。胎头枕骨在前,靠近耻骨联合者称为高直前位,又称为枕耻位;胎头枕骨向后靠近骶岬者称为高直后位,又称为枕骶位(图13-25)。胎头高直位发生率为1%左右。

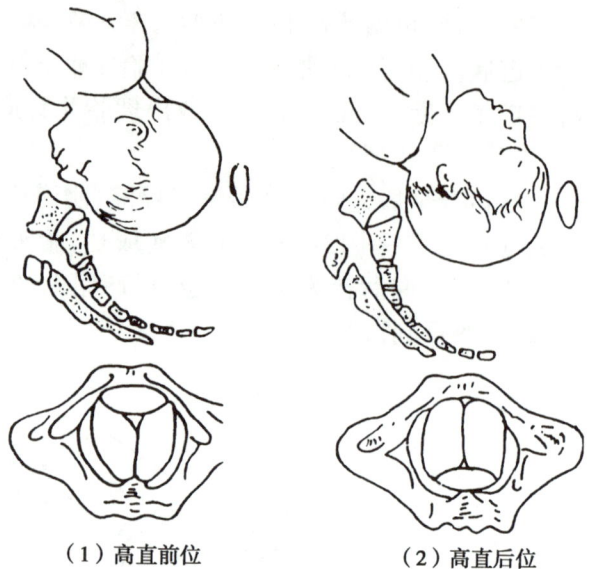

（1）高直前位　　　　（2）高直后位

图 13-25　胎头高直位

【病因】

1. 骨盆形态及大小异常　多发生于均小骨盆、扁平骨盆、类人猿型骨盆等,以扁平骨盆多见。

2. 胎头大小及形态异常　胎头过大、过小或呈长圆形胎头时易发生胎头高直位。

3. 腹壁松弛及腹直肌分离　易使胎背朝向母体前方,胎头高浮,当宫缩时易形成胎头高直位。

4. 胎膜早破　当胎头未入盆时,如突然胎膜破裂,羊水迅速流出,导致胎头骤然下降,矢状缝恰好被固定于骨盆前后径上而致胎头高直位。

【分娩机制】

1. 高直前位　临产后在强有力的宫缩作用下,发生杠杆作用,使胎头极度俯屈,胎头枕部以耻骨联合下缘为支点,胎头顶、额、颏部相继沿骶骨岬下滑入骨盆,待胎头极度俯屈的姿势得到纠正时,双顶径降至坐骨棘平面以下,胎头以正枕前位的分娩机制经阴道娩出。

2. 高直后位　临产后,胎头枕部及胎背与母体腰骶部贴近,较长的胎头矢状缝置于较短的骨盆入口前后径上,妨碍胎头俯屈及下降,胎头高浮不能入盆,即使入盆降至盆底也难以向前旋转180°,阴道分娩的可能性极小。

【对母儿的影响】

1. 对母体的影响　产程延长,产妇体力消耗量大,增加产后出血、产褥感染的机会。高直后位未及时发现可致子宫破裂。

2. 对围生儿的影响　容易引起胎儿窘迫、新生儿窒息和产伤。

【护理评估】

（一）健康史

仔细阅读产前检查的资料,着重了解骨盆大小与形态、胎方位,估计胎儿大小,是否有胎膜早破。评估产程进展及胎先露下降情况。

（二）身体状况

1. 症状　临产后,胎头仍迟迟不能入盆,使胎头不下降或下降缓慢,宫口扩张缓慢,产程延长。产妇腹壁较松弛,常感耻骨联合部位疼痛。

（1）当高直前位时,胎头入盆困难,产程图显示活跃期停滞。一旦胎头极度俯屈被纠正,胎头得以入盆,以后的分娩机制和枕前位一样,产程多能顺利进展。若胎头一直不能衔接,则产程常停滞于活跃期。

（2）当高直后位时,胎头常高浮,难以入盆,影响宫口扩张,常停滞于3~5cm,无法经阴道分娩,被认为是严重的胎位异常,如被忽视可导致先兆子宫破裂或子宫破裂。

2. 体征

（1）腹部检查:①高直前位者,胎背靠近母体腹壁,胎儿肢体不易触及,耻骨联合上触及胎头横径,故感觉胎头较小,与身体大小不相称,胎心位置较高,在腹中线偏左听得最清楚。②高直后位者,腹部可触及多个胎儿肢体,耻骨联合上方可触及胎儿的下颏部,胎心在下腹正中或稍偏右听到。

（2）**阴道检查**：胎头矢状缝与骨盆前后径相一致，左右偏差不超过15°。后囟在耻骨联合后方，前囟在骶骨前者为高直前位，反之为高直后位。由于胎头紧嵌于骨盆入口，常有宫颈水肿和胎头水肿。

（三）辅助检查

超声检查显示胎头双顶径和骨盆入口横径一致，矢状缝和骨盆入口前后径一致。

（四）心理-社会支持状况

当胎头迟迟不能入盆，产妇表现为紧张、焦虑。高直前位一旦胎头入盆后，产程进展顺利，产妇信心增强。高直后位胎头无法入盆，致产程延长，产妇体力消耗大，可能会失去信心而要求剖宫产结束分娩。

（五）处理原则

正确判断胎方位。若为高直前位，在医生指导下可予试产；若为高直后位，应积极做好剖宫产术前准备。

【常见护理诊断/问题】

1. 有窒息的危险　与胎头高直位所致产程延长、胎儿窘迫有关。

2. 焦虑　与产程延长、体力消耗有关。

3. 潜在并发症：子宫破裂。

【护理目标】

1. 未发生新生儿窒息。

2. 产妇焦虑缓解，与医护人员合作，接受分娩处理方案。

3. 及时发现高直后位，行剖宫产术，未发生子宫破裂。

【护理措施】

有50%~70%的高直前位可经阴道自然分娩。如骨盆正常，胎儿不大，产力好，应给予充分试产机会，加强宫缩同时指导产妇取侧卧位或半卧位，促使胎头俯屈、衔接、下降，胎头转成枕前位可经阴道分娩。若试产失败，再行剖宫产术结束分娩。高直后位不能从阴道分娩者，一经确诊应立即行剖宫产术。

【护理评价】

1. 未发生新生儿窒息。

2. 产妇与医护人员合作，接受分娩处理方案。

3. 产妇未发生子宫破裂。

三、前不均倾位

胎头以枕横位入盆，如其矢状缝不位于骨盆入口横径上，为胎头倾势不均。如胎头侧屈，以前顶骨先入盆，矢状缝靠近骶骨，称为前不均倾位（anterior asynclitism），发生率为0.5%~0.8%。如以后顶骨先入盆，矢状缝靠近耻骨联合，称为后不均倾位（posterior asynclitism）（图13-26）。

【病因】

1. 骨盆异常　常见于扁平骨盆。骨盆入口前后径短小，横径宽大，胎头以枕横位入盆。当骨盆入口前后径小于胎头双顶径时，胎头侧屈以不均倾势入盆。

2. 骨盆倾斜度过大　使骨盆入口平面的投影面相对狭窄，胎头为利用较大的平面入盆，容易发生前不均倾位。

3. 头盆不称　骨盆形态与结构正常而胎头过大或骨盆狭小而胎头正常大小，导致胎头不能通过骨盆，胎头与骨盆不相称。

4. 腹壁松弛及悬垂腹　胎体向前倾斜，使胎头前顶骨先入盆，形成前不均倾位。

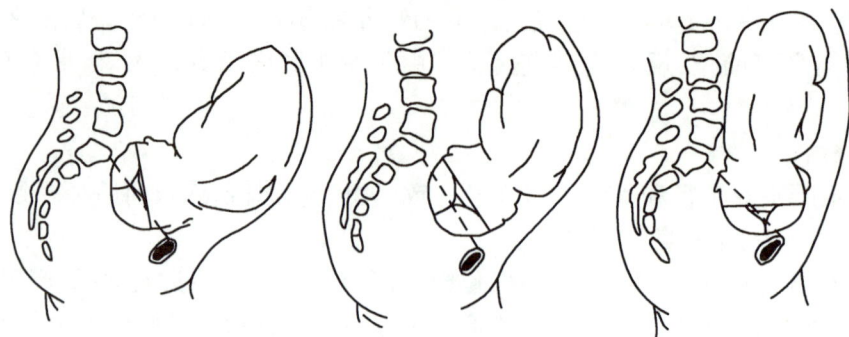

（1）前不均倾位   （2）头盆均倾   （3）后不均倾位

图 13-26　前不均倾位与后不均倾位

【分娩机制】

前不均倾位不能经阴道分娩,需行剖宫产术结束分娩。

【对母儿的影响】

由于产程长,胎头长时间嵌压于耻骨联合上方,可压迫母体膀胱、尿道及宫颈,引起膀胱损伤、血尿、尿潴留、宫颈水肿或坏死。产后出血及产褥感染发生率增高。胎头受压时间久,可导致颅内出血,围生儿死亡率增高。

【护理评估】

（一）健康史

仔细阅读产前检查的资料,着重了解是否有引起前不均倾位的因素存在,如骨盆大小与形态、胎方位,估计胎儿大小,有无胎膜早破。

（二）身体状况

1. 症状

(1) **产程特点**:产程初期宫缩正常,当产程进入活跃期后,因胎头迟迟不入盆,胎头下降停滞,常并发继发性子宫收缩乏力和胎膜早破,产程延长。

(2) **尿潴留**:因前顶骨紧嵌于耻骨联合上方,压迫尿道,产程早期即出现排尿困难及尿潴留。

(3) **宫颈和胎头水肿**:由于前顶骨压迫的作用,宫颈的血液循环和淋巴回流受阻,导致宫颈前唇水肿;胎头长时间受压,也易发生水肿,水肿的范围常和宫口扩张的大小一致。枕左横位时,胎头水肿在右顶部;枕右横位时,胎头水肿在左顶部。

2. 体征

(1) **腹部检查**:胎儿背部、肢体及胎心的位置和枕横位一样。产程早期,胎头不入盆,在耻骨联合上方可清楚地触及胎头前顶部。随产程进展,胎头继续侧屈,前顶骨入盆,胎头折叠于胎肩之后,在耻骨联合上方触不到胎头,有胎头已衔接入盆的假象,常误认为胎头已深入骨盆。

(2) **阴道检查**:胎头前顶骨紧嵌于耻骨联合之后,后顶骨架于骶岬之上,无法入盆,致使盆腔后半部空虚。胎头矢状缝平行于横径,向后移靠近骶岬。大小囟门同时向后移。因不能同时摸清两个囟门,多数只能摸到一个囟门,故容易误认为是枕前位或枕后位。宫颈前唇受压水肿,尿道受压,不易插入导尿管。

（三）辅助检查

超声检查显示胎头矢状缝和骨盆入口横径一致,并偏向骨盆后半部。

（四）心理-社会支持状况

产程初期,产妇子宫收缩力正常,对自然分娩有信心。当得知胎头迟迟不能入盆,产妇开始紧张。当出现继发性子宫收缩乏力,被告之需要剖宫产时,表现出恐惧、焦虑和无助感。

（五）处理原则

一旦确诊,应立即行剖宫产术结束分娩。护理人员应立即做好剖宫产术前的各项准备。

【常见护理诊断/问题】

1. 有窒息的危险　与前不均倾位对围生儿的影响有关。

2. 有受伤的危险　与产程延长、产妇易发生生殖道瘘有关。

3. 潜在并发症:产后出血、产褥感染。

【护理目标】

1. 新生儿未发生颅内出血。

2. 产妇未发生生殖道瘘。

3. 及时发现前不均倾位,行剖宫产术,未发生产后出血,产褥感染。

【护理措施】

临产后早期,产妇宜取坐位或半卧位减小骨盆倾斜度,避免胎头以前不均倾位衔接。助产人员应严密观察产程,认真描绘产程图,发现异常应及时寻找原因。再次评估产妇骨盆的大小与形态,胎方位等,并报告医生,请医生做进一步的检查,一旦确定为前不均倾位,应做好产妇及其家属的心理安慰和解释工作,及时做好剖宫产术前的各项准备。

【护理评价】

1. 新生儿未发生颅内出血。

2. 产妇未发生生殖道瘘。

3. 产妇未发生产后出血、产褥感染。

四、臀先露

臀先露(breech presentation)即臀位,是异常胎位中较常见的一种,在足月分娩中占 3%~4%,多见于经产妇。因胎臀比胎头小易娩出,后出胎头无明显变形,可造成胎头娩出困难。同时,由于臀先露衔接不良,易发生脐带脱垂,使臀位分娩的难产率、围生儿死亡率较头位明显增高。

【病因】

妊娠 30 周以前,臀先露较多见,30 周以后多能自然转成头先露。持续臀先露可能与以下因素有关:

1. 胎儿在宫内的活动范围过大　羊水过多、经产妇、多产妇、腹壁过于松弛、早产儿羊水量相对偏多等,胎儿在宫腔内活动频繁,易形成臀位。

2. 胎儿在宫内的活动范围受限　如双胎、羊水过少、单角子宫、纵隔子宫等,胎儿活动空间狭窄,臀位不易转成头位。

3. 胎头衔接受阻　如骨盆狭窄、巨大儿相对性头盆不称、胎儿脑积水、前置胎盘、盆腔肿瘤阻塞产道等。

【分类】

根据臀位时胎儿下肢的姿势,可分为 3 种类型:

1. 单臀先露　又称为腿直臀先露,胎儿的两髋关节屈曲,双膝关节伸直,以臀为先露,临床上最常见。

2. 完全臀先露　又称为混合臀先露。胎儿双髋关节和双膝关节均屈曲,如盘膝而坐,以臀和双足为先露,临床上较常见。

3. 不完全臀先露　以一足或双足先露,有时还可以是一侧或双侧膝先露。但膝先露是暂时的,多数在分娩时转成足先露,临床上较少见。

【分娩机制】

在胎儿身体的各部分中，胎头最大，胎肩次之，胎臀最小。当头先露时，胎头对产道进行了充分的扩张，一旦胎头娩出，身体的各个部分随即娩出。臀先露时，胎臀较小且软，不足以使产道充分扩张，径线最大的胎头最后娩出时容易发生胎头娩出困难，因此在娩出胎臀、胎肩、胎头时需按一定机制适应产道条件。下面以骶右前位为例加以阐述（图 13-27）：

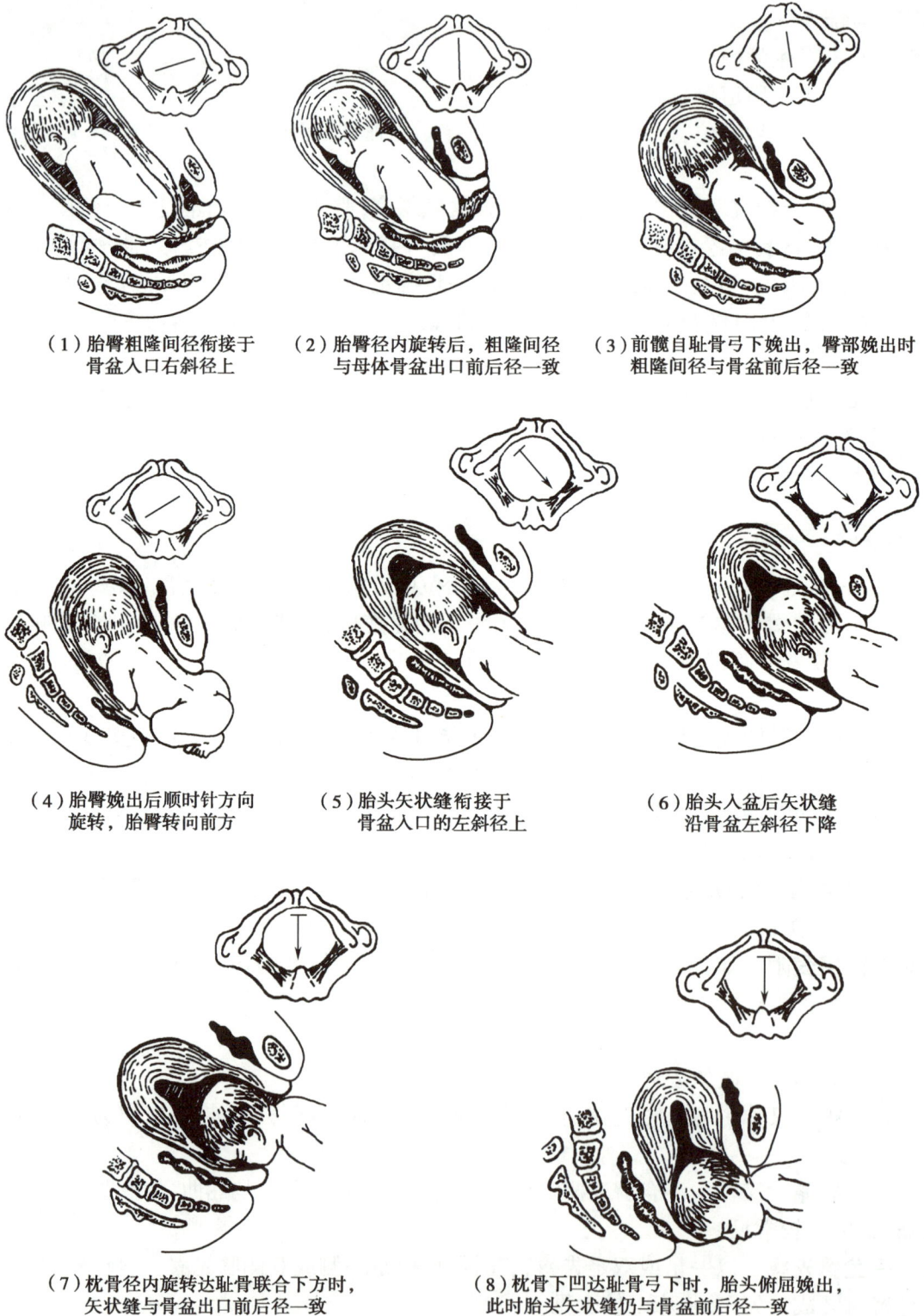

（1）胎臀粗隆间径衔接于
骨盆入口右斜径上

（2）胎臀径内旋转后，粗隆间径
与母体骨盆出口前后径一致

（3）前髋自耻骨弓下娩出，臀部娩出时
粗隆间径与骨盆前后径一致

（4）胎臀娩出后顺时针方向
旋转，胎臀转向前方

（5）胎头矢状缝衔接于
骨盆入口的左斜径上

（6）胎头入盆后矢状缝
沿骨盆左斜径下降

（7）枕骨径内旋转达耻骨联合下方时，
矢状缝与骨盆出口前后径一致

（8）枕骨下凹达耻骨弓下时，胎头俯屈娩出，
此时胎头矢状缝仍与骨盆前后径一致

图 13-27　骶右前位分娩机制

1. **胎臀娩出** 临产后,胎臀以粗隆间径衔接于骨盆入口的右斜径上,骶骨位于母体右前方。胎臀逐渐下降,前髋下降稍快,故位置较低,抵达盆底遇阻力后,发生内旋转,前髋向母体右侧旋转45°,使前髋转到母体的耻骨联合后方。此时粗隆间径和母体骨盆入口前后径一致,骶骨位于母体骨盆的右侧。胎臀继续下降,胎体由于适应产道的弯曲而稍侧屈,后髋从会阴体前缘娩出,随即胎体稍伸直,使前髋自耻骨弓下娩出,继而双下肢娩出。当胎臀和双下肢娩出后,胎体行外旋转,使胎背转向前方或右前方。

2. **胎肩娩出** 当胎体外旋转时,胎儿双肩径衔接于骨盆入口的右斜径或横径上,并沿此径线逐渐下降。当双肩到达盆底时,前肩向右旋转45°至耻骨弓下,使双肩径和骨盆出口前后径一致,同时胎体侧屈使后肩及后上肢从会阴前缘娩出,继而前肩及前上肢从耻骨弓下娩出。

3. **胎头娩出** 当胎肩通过会阴时,胎头矢状缝衔接于骨盆入口的左斜径或横径上,并沿此径线下降,同时胎头俯屈。当枕骨到达骨盆底时,胎头枕骨向母体左前方旋转45°,使枕骨朝向母体的耻骨联合。胎头继续下降,当枕骨下凹到达耻骨弓下时,以此处为支点,胎头继续俯屈,使颏、面、额部自会阴前缘相继娩出,枕部随之自耻骨弓下娩出。

【对母儿的影响】
(一) 对产妇的影响
1. **产后出血及产褥感染** 因胎先露形状不规则,不能紧贴子宫下段和子宫颈内口,易引起继发性子宫收缩乏力,导致产程延长,使产后出血及产褥感染的机会增多。

2. **软产道损伤** 由于产道扩张不充分或操作不当,宫口未开全强行牵引,容易造成复杂的宫颈、阴道裂伤,甚至延及子宫下段。

(二) 对围生儿的影响
1. **胎膜早破、早产** 因胎先露形态不规则,前羊膜囊压力不均匀,易致胎膜早破,引起早产增多、羊膜腔内感染等。

2. **脐带脱垂** 臀位脐带脱垂的发生率是头位的 10 倍。脐带受压可致胎儿窘迫,围生儿死亡率可高达 40%。单臀先露时先露形态规则,较少发生脐带脱垂,足先露时脐带脱垂的发生率最高。

3. **新生儿产伤和窒息** 因胎儿臀部小于胎头,分娩时先露部不能充分扩张产道,易致后出头困难,导致新生儿窒息及颅内出血。此外,新生儿产伤发生率较高,如臂丛神经损伤、骨折、关节脱位等。

【护理评估】
(一) 健康史
详细查阅产前检查的资料,重新测量骨盆径线、腹围、宫高,评估胎儿大小,羊水量,有无前置胎盘及盆腔肿瘤等,是否胎膜早破。着重了解臀位的类型。

(二) 身体状况
1. **症状** 妊娠晚期胎动时孕妇常有季肋部胀痛感,临产后由于胎臀或胎足不能紧贴子宫下段及宫颈内口以充分扩张宫颈及刺激宫旁、盆底神经丛,容易导致子宫收缩乏力及产程延长。体力消耗量大等因素导致产妇疲乏。当胎儿足先露时易发生胎膜早破及脐带脱垂。

2. **体征**

(1)腹部检查:子宫呈纵椭圆形,纵产式。在宫底部触及圆而硬的胎头,有浮球感。若先露未衔接,在耻骨联合上方可触到不规则、软而宽的胎臀,胎心在脐左(或右)上方听得最清晰。衔接后胎臀位于耻骨联合之下,胎心在脐周或脐下听得最清楚。

(2)阴道检查:当宫颈扩张 2cm 以上且胎膜已破时,可触及软而不规则的胎臀或下肢。同时还应注意有无脐带脱垂。如触及胎臀、外生殖器及肛门,此时应和颜面部区别(图 13-28)。如触及胎足,应与胎手鉴别(图 13-29)。

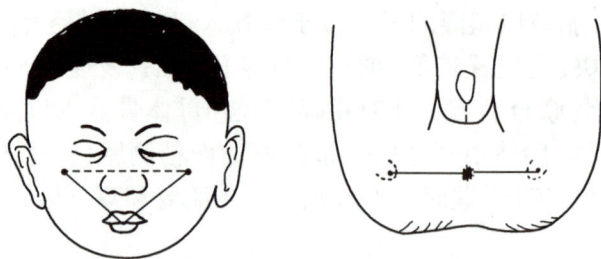

图 13-28　阴道触诊时胎儿面与臀位的鉴别

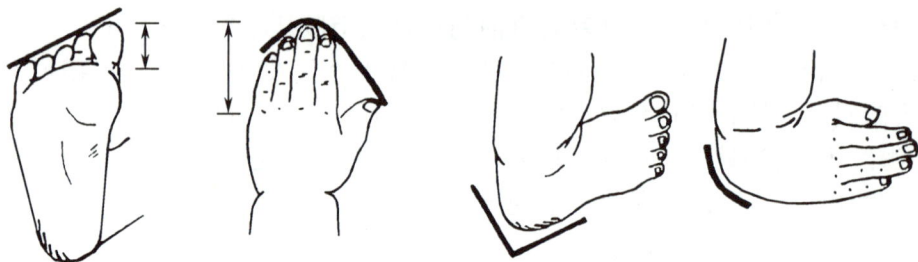

图 13-29　胎足与胎手的鉴别

（三）辅助检查

1. 实验室检查　若在妊娠 37 周之前发生胎膜早破,需行胎儿成熟度检查、胎盘功能检查等。若需行剖宫产应行血常规、血型、血生化等检查。

2. 超声检查　可准确探清臀位的类型,并估计胎儿大小、胎头姿势、胎儿畸形等,有助于分娩方式的决定。

3. 胎儿监护　通过监护仪描绘的曲线,可随时了解胎儿宫内安危。

（四）心理-社会支持状况

产程初期,产妇子宫收缩力正常,对自然分娩有信心,当产程进展不顺利,得知臀位分娩比头位分娩困难时,常失去阴道分娩的信心。若发生胎膜早破、脐带脱垂,产妇非常担心胎儿宫内的安危而表现紧张、恐惧和无助感。部分产妇及家属因对臀位分娩的知识有所了解,常要求剖宫产结束分娩。

（五）处理原则

妊娠 30 周后,应予胎位矫正。妊娠期根据产妇的产力、胎儿大小、骨盆形态、臀位类型及母体情况等综合因素,选择分娩方式。

剖宫产的指征有:①有臀位难产、死产史。②预计胎儿体重超过 3 500g,或双顶径大于 9.5cm。③足先露或胎头过度仰伸。④骨产道、软产道异常。⑤子宫收缩乏力,经加强宫缩后无改善者。⑥胎儿窘迫,脐带脱垂,脐带先露,宫口未开全而胎心尚好者。⑦严重妊娠合并症与并发症,如妊娠期高血压疾病、前置胎盘、胎盘早剥、心脏病等。⑧高龄初产,多年不孕后妊娠。

【 **常见护理诊断/问题** 】

1. 有窒息的危险　与臀先露对围生儿的影响有关。

2. 恐惧　与担心胎儿宫内安危和自身健康有关。

3. 潜在并发症:产后出血、产褥感染。

【 **护理目标** 】

1. 新生儿未发生窒息。

2. 产妇及时了解胎心情况,情绪稳定。

3. 产妇未发生产后出血、产褥感染。

【护理措施】

(一) 妊娠期

1. 矫正胎位　妊娠 30 周前，臀先露多能自行转为头先露，不必急于处理。如妊娠 30 周后仍为臀先露，可予以矫正。常用的方法有以下几种：

(1) **胸膝卧位**：让孕妇排空膀胱，松解裤带，双膝跪于床上，身体前俯，胸部尽量贴近床面，大腿与床面垂直(图 13-30)。每次 15 分钟，每日 2 次，1 周后复查。这种姿势可使胎臀退出骨盆腔，借助重心改变，使胎头与胎背所形成的弧形顺着宫底弧面滑动而完成胎位矫正。取胸膝卧位前半小时口服沙丁胺醇(舒喘灵)4.8mg 或利托君 10mg，使子宫处于松弛状态，则矫正胎位成功率更高。

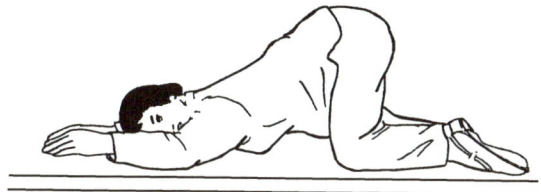

图 13-30　胸膝卧位

(2) **激光照射或艾灸至阴穴**：至阴穴位于足小趾外侧趾甲角旁 0.1 寸。每日 1 次，每次 15~20 分钟，5 次为一疗程。

(3) **外转胎位术**(external version)：经上述矫正方法无效时，可尝试行外转胎位术。

2. 提前入院待产　孕妇应于预产期前 1~2 周提前入院待产，以防意外情况出现。

(二) 分娩期

1. 第一产程　尽可能防止胎膜过早破裂，产妇取侧卧位休息，减少站立走动，予以足够的水分和营养，不灌肠，少做阴道检查，不用缩宫素引产。一旦破膜，应立即听胎心。胎心有异常者需检查有无脐带脱垂。如发现有脐带脱垂，宫口未开全，胎心尚好，应立即行剖宫产抢救胎儿；如无脐带脱垂，可以继续严密观察胎心及产程进展。当宫缩时在阴道外口见胎足时，此时宫颈口往往仅扩张 4~5cm，不可误认为宫口已开全。当宫缩时用无菌巾以手掌堵住阴道口，阻止胎臀娩出，以利于宫颈和阴道充分扩张，待宫口开全、阴道充分扩张后，才能让胎臀娩出(图 13-31)。在"堵"的过程中，应每隔 10~15 分钟听胎心一次，并注意宫颈口是否开全。不能等宫口完全开全再堵，容易引起胎儿窘迫甚至子宫破裂。

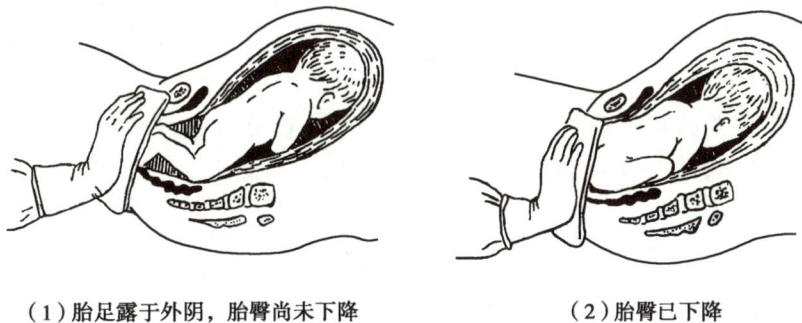

(1) 胎足露于外阴，胎臀尚未下降　　　　　(2) 胎臀已下降

图 13-31　用手堵住外阴

2. 第二产程　助产前应先导尿排空膀胱，行双侧阴部神经阻滞麻醉，以松弛产道。初产妇应行会阴侧切术。臀位分娩有 3 种方法。①自然分娩：胎儿不需任何牵拉而自然娩出，极为少见，仅见于经产妇，骨盆宽大而胎儿较小，产力好的情况下。②臀位助娩术：当胎臀自然娩出至脐部后，由助产者协助娩出胎儿肩部以上部分，是最常见的臀位分娩方式。一般在胎儿脐部娩出后，将脐带向下牵出 5~10cm，用消毒巾包裹胎儿躯干，按臀牵引法助脐带以上部位娩出，要求在 8 分钟内娩出胎儿。③臀位牵引术：胎儿全部由助产人员牵拉娩出。此种手术对胎儿损伤大，容易造成后出头困难及产伤，现已被剖宫产所取代，一般情况下禁用臀牵引术，只有在宫口开全，母儿出现紧急情况如急性胎儿窘迫、脐带脱垂时才允许使用。

3. 第三产程　应积极抢救新生儿窒息及预防产后出血。胎儿娩出后立即肌内注射缩宫素,以促使胎盘娩出,防止产后出血。胎盘娩出后,及时检查软产道有无损伤并缝合,同时给予抗生素预防感染。

(三)心理护理

因臀位为异常胎位,产妇常表现紧张、焦虑,反复询问分娩可能出现的问题,助产人员应耐心解释,讲解有关臀位分娩的知识,消除产妇紧张情绪,增强产妇自然分娩的信心。及时将检查结果和产程进展情况告之产妇及家属,并指导产妇配合医护人员。

(四)健康指导

臀位是较常见的异常胎位,在妊娠晚期应避免性生活,以防胎膜早破、脐带脱垂。一旦发生胎膜早破应立即卧床,抬高臀部,由救护车护送入院,以防继发脐带脱垂。臀位虽然是异常胎位,但在母体骨盆正常、胎儿大小正常、产妇产力好、情绪稳定的情况下,可以在助产人员的协助下经阴道分娩,不属于剖宫产的绝对指征。

【护理评价】

1. 新生儿未发生窒息。
2. 产妇及时了解胎儿宫内安危情况。
3. 产妇未发生产后出血和产褥感染。

知识链接

臀位助产法

(一)娩出臀与下肢

1. 单臀先露　单臀先露时胎儿双侧髋关节屈曲,臀部先露,形态规则,伸直的下肢增大了躯干的周径,并可保护脐带免于受压,双上肢交叉于胸前,胎头俯屈,伸直的下肢压于上肢之上。随宫缩加强,臀部和腹面部将宫颈和阴道充分扩张,助产时不必堵阴道口,而立足于"扶"的手法,即当臀部暴露于阴道口时,可行会阴切开,助产者双手扶持逐渐娩出的胎臀,躯干及下肢,随胎体下降,握持点逐渐上移,使胎儿保持下肢伸直的姿势,防止其脱出阴道外(图13-32)。

2. 完全臀先露　当胎儿下肢及臀部自然娩出至脐部,用消毒巾裹住胎臀,双手握住胎儿髋关节,拇指放置在骶部,其余四指握持髋部,保持胎儿背部向上方,使胎儿成俯卧姿势,双肩径

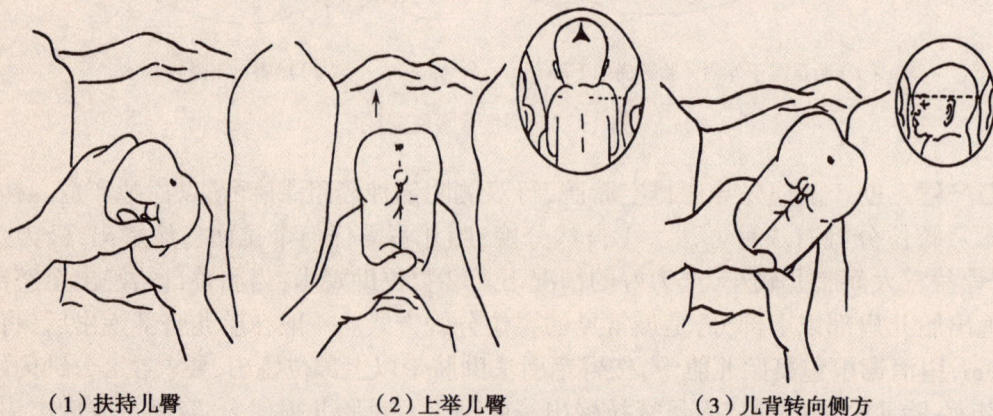

（1）扶持儿臀　　　　　　（2）上举儿臀　　　　　　（3）儿背转向侧方

图13-32　单臀先露助产法

与骨盆入口斜径或横径一致,以便通过骨盆入口(图 13-33),当肩胛下角露出后,将胎背转向母体侧方,胎儿前肩即下降至耻骨联合下。

(二)娩出上肢与胎肩

1. 滑脱法　术者一手握持胎儿双足,上提胎体,使左肩显露会阴,再用左手示、中指伸入阴道,由胎儿后肩沿上臂至肘关节处,协助后臂及肘关节沿胸前滑出阴道,然后将胎体放低,前肩自然由耻骨弓下娩出[图 13-34(1)]。

2. 旋转胎体法　术者双手握住髋部,两手拇指在背侧,其余四指在腹侧(不可压腹部),将胎体逆时针旋转,同时稍向下牵拉,使前肩及前臂从耻骨弓下自然娩出[图 13-34(2)]。然后,再将胎背顺时针旋转,娩出后肩及后臂。

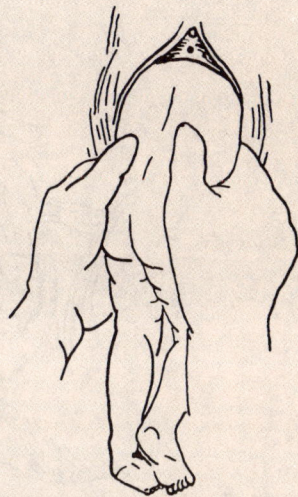

图 13-33　胎儿双肩径通过骨盆入口

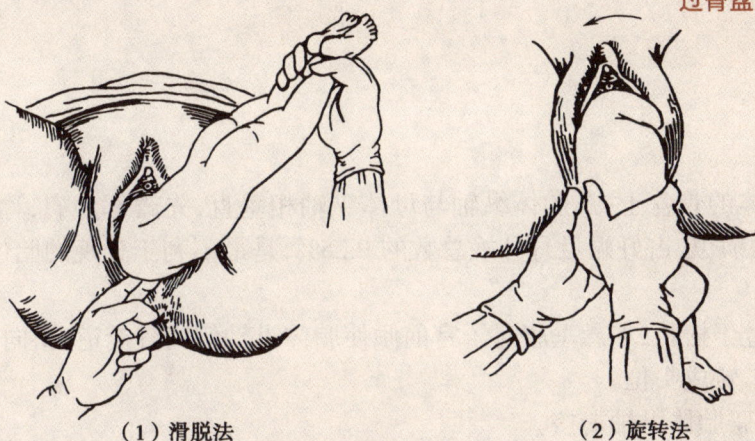

(1)滑脱法　　　　　(2)旋转法

图 13-34　娩出上肢与胎肩

(三)娩出胎头

先将胎背转向正前方,使胎头矢状缝与骨盆出口前后一致,术者将胎体骑跨在左前臂上,左手中指伸入胎儿口内压住下颌,示指和无名指扶于两侧上颌骨,使胎头俯屈,右手中指抵住胎儿枕部,使示指和无名指置于胎儿双肩及锁骨上(不可放于锁骨上窝,以免损伤臂丛神经),使胎头俯屈,两手协同用力,沿产轴向下牵引胎头(图 13-35)。当胎头枕部达耻骨联合下方时,即可以其为支点,术者将胎体上举,上提胎头,使胎儿颏、口、鼻、眼、额及顶部相继娩出(图 13-36)。

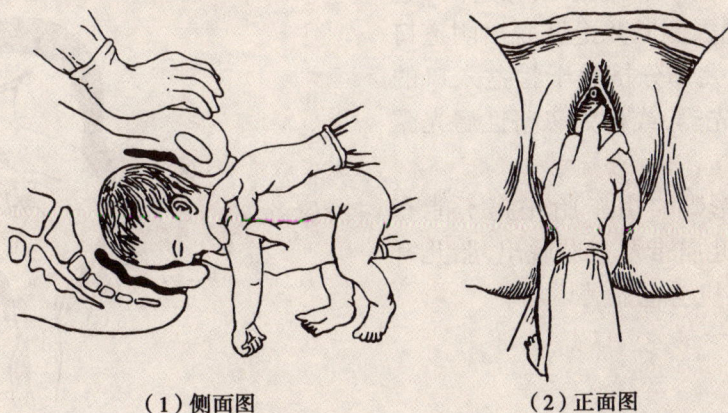

(1)侧面图　　　　　(2)正面图

图 13-35　胎头牵出法

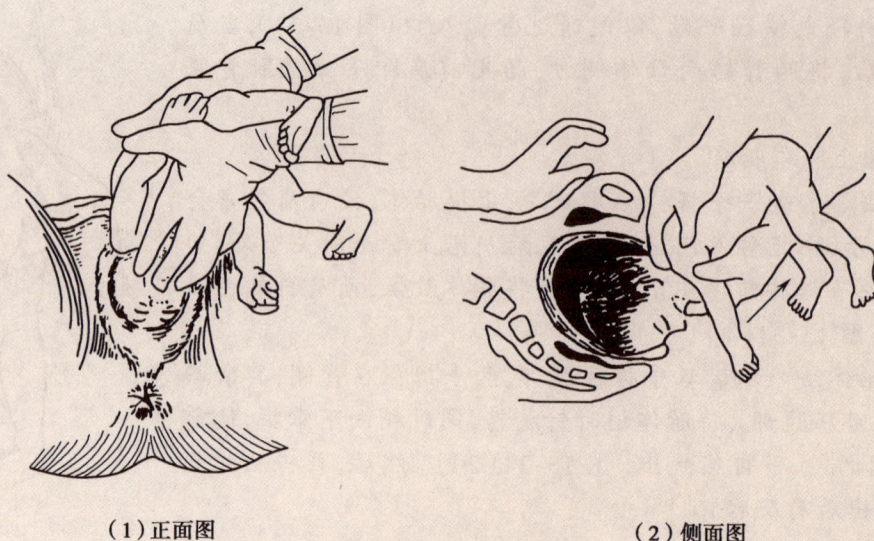

（1）正面图　　　　　　　　　（2）侧面图

图 13-36　胎头即将娩出

五、肩先露

胎体横卧于母体的骨盆上方,胎体纵轴与母体纵轴相垂直,先露部为肩,称为肩先露(shoulder presentation),又称为横位,占妊娠足月分娩总数的 0.25%,是最不利于分娩的胎位。

【病因】

1. 经产妇腹壁过于松弛,如悬垂腹时子宫前倾使胎体纵轴偏离骨产道,斜向一侧或呈横产式。

2. 未足月儿尚未转成头位。

3. 前置胎盘,阻碍胎体纵轴衔接。

4. 子宫畸形或肿瘤,阻碍胎头衔接。

5. 骨盆狭窄。

6. 羊水过多。

【分娩机制】

除死胎和部分早产儿可以折叠娩出外,足月活胎不可能经阴道娩出,需行剖宫产术结束分娩。

【对母儿的影响】

1. 对产妇的影响　容易发生胎膜早破及子宫收缩乏力。临产后随着宫缩加强,迫使胎肩下降,胎肩及一小部分胸廓被挤入盆腔内,胎体折叠弯曲,颈部被拉长,先露侧胎儿上肢脱出阴道口外,但胎头及躯干的大部分挤叠于骨盆入口的上方,形成嵌顿性肩先露,或称为忽略性肩先露(图 13-37)。

2. 对围生儿的影响　由于胎先露不能有效地衔接,易造成胎儿脐带及上肢脱出,胎儿窘迫、死产、分娩损伤的机会也显著增加。

【护理评估】

（一）健康史

详细了解有无引起横位的因素存在,如是否早产,有无骨盆狭窄、前置胎盘、子宫畸形、子

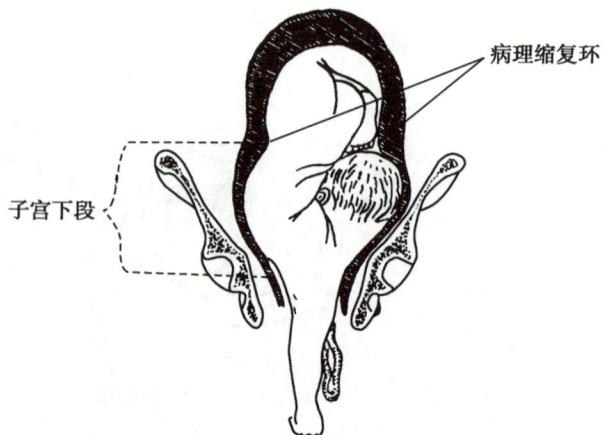

病理缩复环

子宫下段

图 13-37　忽略性肩先露及病理性缩复环

宫肌瘤或盆腔肿瘤、多胎妊娠、羊水过多等。

（二）身体状况

1. 症状 除部分孕妇自觉腹部两侧较其他孕妇略宽外，其余无明显症状。若出现忽略性横位，产妇腹痛不断增强，可引发先兆子宫破裂，也可能使子宫收缩变弱，出现麻痹。

2. 体征

（1）腹部检查：子宫轮廓呈横椭圆形，子宫底高度低于妊娠周数，子宫横径宽，宫底部和耻骨联合上方空虚，于腹部两侧触及胎儿的头臀两极。肩前位时，胎背朝向母体腹壁，触及宽大平坦的胎体；当肩后位时，胎肢朝向母体腹壁，可触及高低不平的小肢体。胎心在脐周听诊最清楚。

（2）阴道检查：如胎膜已破，宫口已扩张，阴道检查可触及胎儿肩峰、肋骨、肩胛和腋窝。根据腋窝的方向可判断胎头在母体的左侧或右侧，根据肩胛骨朝向母体的前方或后方确定肩前位或肩后位（图13-38）。如胎手已脱出阴道外，可用握手法确定是左手还是右手，术者的手只能和胎儿同侧的手相握，肩左前或肩右后时胎儿右手脱出，肩右前或肩左后时胎儿左手脱出（图13-39）。

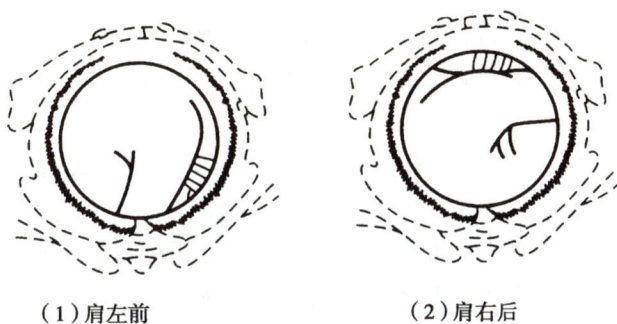

（1）肩左前　　　　　　　　　　（2）肩右后

图13-38　根据腋窝方向及肩胛骨位置确定胎位

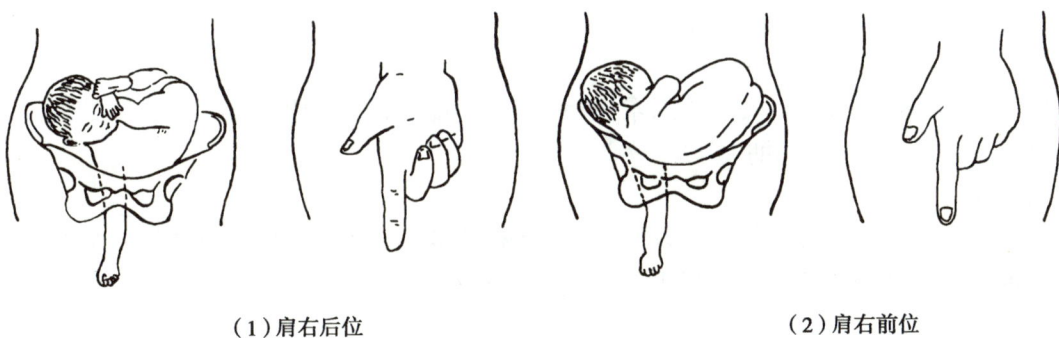

（1）肩右后位　　　　　　　　　　（2）肩右前位

图13-39　握手法判断胎方位

（三）辅助检查

1. 实验室检查 行剖宫产术前需行血常规、血型、血生化等检查。

2. 超声检查 能准确探清肩先露，并确定具体胎位，明确胎盘位置。

（四）心理-社会支持状况

产妇及家属得知横位不能从阴道分娩，当需要剖宫产结束分娩时，可能会感到焦虑、恐惧，但也能理解并服从医护人员的安排。

（五）处理原则

及时发现并纠正肩先露。临产后，需剖宫产结束分娩，应做好剖宫产术前的各项准备。

【 常见护理诊断/问题 】

1. 有受伤的危险 与肩先露对围生儿的影响有关。

2. **恐惧**　与担心胎儿宫内安危和自身健康有关。

3. **潜在并发症**：子宫破裂、产后出血、产褥感染。

【护理目标】

1. 新生儿未发生产伤。

2. 产妇能够了解胎儿及自身情况，恐惧得到缓解。

3. 产妇未发生子宫破裂、产后出血、产褥感染。

【护理措施】

（一）妊娠期

妊娠晚期发现肩先露时应及时纠正，如采取膝胸卧位或外转胎位术。如不成功，应提前住院，择期剖宫产。

（二）分娩期

1. 足月活胎

（1）初产妇无论宫口扩张程度如何以及胎膜是否破裂，均应行剖宫产术。

（2）经产妇首选剖宫产分娩。若宫口开大 5cm 以上，破膜不久，羊水尚未流尽，胎儿存活，无明显子宫破裂先兆，可在全身麻醉下行内转胎位术，将胎儿转成臀先露，待宫口开全行臀助产或臀牵引术娩出。

（3）双胎妊娠第一胎娩出后，第二胎变为肩先露，应立即行内转胎位术，使第二胎儿转成臀先露娩出。

2. 如有子宫破裂先兆，不论胎儿是否存活，宫颈口是否开全，都应立即行剖宫产术。

3. 胎儿已死或有明显畸形，无子宫破裂先兆者，宫口近开全，在全身麻醉下行毁胎术。术后常规检查子宫下段、宫颈及阴道有无裂伤，并及时缝合。

（三）产褥期

防止产后出血，应用抗生素预防感染。

（四）心理护理

告之产妇及家属可能引起横位的因素，解释横位不能经阴道分娩的原因，让产妇面对现实，积极配合医护人员安全度过分娩期。

（五）健康指导

指导产妇剖宫产后要加强营养，多进高蛋白富有营养的食物，有利于腹部切口的愈合，同时要注意休息，保持局部清洁卫生，勤换会阴垫，避免发生产褥感染。

【护理评价】

1. 新生儿未发生产伤。

2. 产妇恐惧情绪得到缓解。

3. 产妇未发生子宫破裂、产后出血、产褥感染。

（姚丽娟　刘　慧）

思考题

1. 宋女士，30 岁，初产妇，39 周妊娠。今日下午 5:00 宫口开大 6cm，规律宫缩，强度可，下午 8:00 宫口开大 7cm。

请思考：

（1）请列出目前宋女士产程中出现的异常情况。

（2）请列出你的判断依据。

ER 13-3

练习题

2. 王女士,30 岁,初产妇,妊娠 41 周,已破膜 9 小时,临产 8 小时,子宫收缩乏力。宫高 35cm,腹围 86cm。胎方位 LSA,胎心 135 次/min。骨盆测量:髂棘间径 23cm,髂嵴间径 25cm,骶耻外径 17.5cm,坐骨结节间径 8.5cm。宫口开大 3cm,疑足先露。

请思考:

(1)请列出目前王女士的护理诊断。

(2)请列出可以为王女士实施的护理措施。

第十四章 | 分娩期并发症

ER 14-1
教学课件

ER 14-2
思维导图

学习目标

1. 掌握:产后出血、子宫破裂、羊水栓塞的概念、病因、护理评估、护理诊断和护理措施。
2. 熟悉:产后出血、子宫破裂、羊水栓塞的预防。
3. 了解:羊水栓塞的病理生理。
4. 学会:识别产后出血、子宫破裂、羊水栓塞,并进行初步应急处理、配合医生处理及监护。
5. 具有爱心、同情心、责任心,细心观察病情,善于与孕产妇及家属沟通。

分娩过程中,可能会出现一些严重威胁母婴生命安全的并发症,如产后出血、子宫破裂、羊水栓塞,这些并发症是导致孕产妇死亡的主要原因。

第一节　产后出血

情境导入

张女士,30 岁,初产妇,孕 39 周入院。入院当日经阴道顺利娩出一活婴,胎儿娩出后 10 分钟胎盘完整娩出,宫颈处有一裂伤,缝合修补后阴道仍间歇性出血,出血量约为 650ml,腹部检查子宫软,轮廓不清,产妇出现眩晕、面色苍白、脉搏快而细弱。

工作任务:

1. 张女士出现上述表现的原因是什么?
2. 可以给予张女士哪些处理措施?

产后出血(postpartum hemorrhage,PPH)是指胎儿娩出后 24 小时内阴道分娩者出血量≥500ml,剖宫产者≥1 000ml。严重产后出血是指胎儿娩出后 24 小时内出血量≥1 000ml;难治性产后出血是指经过持续按压子宫或子宫按摩、使用宫缩剂等保守措施仍无法有效止血,需通过介入治疗、外科手术甚至子宫切除等手段达到止血效果。产后出血是分娩期的严重并发症,是我国孕产妇死亡的首要原因,发生率占分娩总数的 5%~10%。产后出血的预后随失血量、失血速度及产妇体质不同而异。短时间内大量失血可迅速发生失血性休克,严重者甚至危及产妇生命,休克时间过长可引起垂体缺血坏死,继发严重的腺垂体功能减退,称为希恩综合征。由于精确的测量和收集分娩时失血量有一定的困难,造成估计的失血量往往低于实际出血量,故产后出血实际发生率可能更高。

【病因】

引起产后出血的主要原因有子宫收缩乏力、胎盘因素、软产道裂伤和凝血功能障碍。这些原因可同时存在,相互影响或互为因果。

1. **子宫收缩乏力**　是产后出血最常见的原因。凡是影响子宫平滑肌收缩和缩复作用的因素均可导致子宫收缩乏力性产后出血。常见因素有：

(1) **全身因素**：产妇精神过度紧张,对分娩恐惧或对阴道分娩缺乏信心;产妇体质虚弱、高龄、肥胖或合并慢性全身性疾病等。

(2) **产程因素**：产程时间过长或难产,造成产妇体力消耗过多。

(3) **子宫因素**：①子宫过度膨胀,如羊水过多、多胎妊娠、巨大儿。②子宫病变,如子宫发育不良、子宫畸形、子宫肌瘤等。③子宫肌壁受损,如剖宫产史、子宫肌瘤剔除术后、产次过多等。④子宫肌壁水肿或渗血,如妊娠期高血压疾病、重度贫血、宫腔感染累及肌层等。⑤胎盘前置以及胎盘早剥致子宫胎盘卒中等均可引起子宫收缩乏力性产后出血。

(4) **药物因素**：临产后过多使用麻醉剂、镇静剂或子宫收缩抑制剂等。

2. **胎盘因素**　根据胎盘剥离情况,导致产后出血的胎盘因素如下：

(1) **胎盘滞留**：胎盘多在胎儿娩出后 15 分钟内娩出,若胎儿娩出后 30 分钟胎盘尚未娩出者,称为胎盘滞留 (retained placenta)。常见原因有：

1) 胎盘剥离不全：多由第三产程处理不当,过早牵拉脐带或按压子宫影响胎盘正常剥离导致胎盘剥离不全,进而剥离面血窦开放导致出血。

2) 膀胱充盈：充盈的膀胱阻碍已剥离胎盘的下降,使其滞留于宫腔。

3) 胎盘嵌顿：由于不恰当使用宫缩剂,宫颈内口附近子宫平滑肌会出现环形收缩,使已剥离的胎盘嵌顿于宫腔内。

(2) **胎盘植入**：根据胎盘绒毛侵入子宫肌层的深度可分为粘连型胎盘植入、植入型胎盘植入和穿透型胎盘植入三种类型。根据植入面积又可分为完全性胎盘植入和部分性胎盘植入。完全性胎盘粘连或植入者因胎盘全部未剥离而出血不多;部分性胎盘粘连或植入者因胎盘部分未剥离致子宫收缩不良,已剥离面血窦开放,可发生严重出血 (详见第十一章第三节胎盘植入)。

(3) **胎盘、胎膜残留**：多为部分胎盘小叶或副胎盘残留在宫腔,有时部分胎膜残留于宫腔,影响子宫收缩引起产后出血。

3. **软产道裂伤**　软产道裂伤包括会阴、阴道、宫颈裂伤,严重者裂伤可深达阴道穹隆、子宫下段甚至盆壁,形成腹膜后血肿、阔韧带内血肿而致大量出血。常见原因有阴道手术助产、巨大儿分娩、急产、外阴组织弹性差、会阴切开缝合时止血不彻底、软产道静脉曲张、外阴水肿等。

4. **凝血功能障碍**　任何原发或继发的凝血功能异常均可引起产后出血。其包括两种情况：①妊娠合并凝血功能障碍性疾病,如原发性血小板减少、白血病、再生障碍性贫血、重症肝炎等。②妊娠并发症所致凝血功能障碍,如重度子痫前期、胎盘早剥、羊水栓塞、死胎滞留过久等均可引起弥散性血管内凝血 (DIC),导致子宫大量出血。

【护理评估】

（一）健康史

评估与产后出血有关的病史,如出血性疾病、重症肝炎、子宫肌瘤及产后出血史等;此次妊娠有无前置胎盘、胎盘早剥、多胎妊娠等;评估分娩期产妇是否过多使用镇静剂、麻醉剂,有无产程过长、体力衰竭、急产或软产道裂伤等情况。

（二）身体状况

1. **症状**　胎儿娩出后阴道流血、严重者可出现失血性休克相应症状。

(1) **阴道流血**：不同原因引起的产后出血,阴道流血表现也不相同。胎儿娩出后,立即出现阴道持续流血,色鲜红,可自凝,出血时宫缩好,应考虑软产道裂伤;胎儿娩出后胎盘娩出前,阴道流血量多,色暗红,间断性流出,有血块,应考虑胎盘因素;胎盘娩出后阴道流血较多,色暗红,呈间歇性,有凝血块,多为子宫收缩乏力;胎儿娩出后持续性阴道流血,血液不凝固,同时伴有全身不同部位的出血,应考虑凝血功能障碍。如果阴道流血不多,但失血表现明显,伴阴道疼痛时,应考虑为隐匿性软产道损伤,如阴道血肿。

(2)**低血压症状**:当阴道流血量多时,产妇可出现心慌、头晕、口渴、打哈欠、烦躁不安,随之出现面色苍白、出冷汗、脉搏细速、血压下降等休克表现。

2. 体征 不同原因引起的产后出血体征不同。

(1)**子宫收缩乏力**:腹部触诊宫底升高、子宫质软、轮廓不清,按压宫底时可压出大量积血。

(2)**胎盘因素**:胎盘剥离不全、粘连、植入,无胎盘剥离征象,行徒手剥离胎盘时发现胎盘较牢固附着在子宫壁上。胎盘已剥离而排出困难者,检查可发现子宫颈内口附近呈痉挛性收缩,形成狭窄环,使已剥离的胎盘嵌顿于子宫腔内。胎盘残留,胎盘娩出后检查胎盘、胎膜不完整。

(3)**软产道裂伤**:仔细检查软产道,可发现宫颈、阴道或会阴有裂口。宫颈裂伤常发生在两侧,有时可上延至子宫下段、阴道穹隆。

(4)**凝血功能障碍**:产妇发生持续性阴道流血,血液不凝固,同时可出现全身多部位出血。而检查软产道无损伤,胎盘胎膜完整,子宫收缩良好。

3. 评估产后出血量和出血速度 若出血速度>150ml/min、3小时内出血量超过总血容量的50%、24小时内出血量超过全身总血容量,均为重症产后出血。常用测量产后出血量的方法如下:

(1)**称重法**:失血量(ml)=[胎儿娩出后接血敷料湿重(g)-接血前敷料干重(g)]/1.05(血液比重 g/ml)。此法评估的出血量较准确,但分娩过程中操作可行性小,且当敷料被羊水浸湿时无法准确估计。

(2)**容积法**:使用专用的带有容积刻度的容器收集测量阴道流血或用普通容器收集后放入量杯测量。此法与称重法一样,当混入羊水时,测量值会有偏差。

(3)**面积法**:纱布血湿面积按 10cm×10cm=10ml 计算。该法简便易行,但不同个体对于纱布浸湿程度的掌握不尽相同,可能导致估计的出血量不准确。

(4)**休克指数(shock index,SI)法**:休克指数 = 脉率/收缩压(mmHg)。SI 与估计出血量间的关系见表14-1。当SI在2.0以上,提示为重度休克,估计失血量达到或超过 2 500ml。此法方便、准确、快捷,可在第一时间粗略估计出血量。

表 14-1 休克指数与估计出血量

休克指数	估计出血量/ml	占总血容量的百分比/%
<0.9	<500	<20
1.0	1 000	20
1.5	1 500	30
2.0	≥2 500	≥50

(5)**血红蛋白水平的测定**:血红蛋白水平每下降 10g/ml,估计出血量约为 400ml。但在产后出血早期,由于血液浓缩,血红蛋白水平常不能准确反映实际出血量。

(三)辅助检查

辅助检查包括血常规检查、血型检查、出凝血时间检查、凝血酶原时间检查、纤维蛋白原及中心静脉压测定等。

(四)心理-社会支持状况

产后出血一旦发生,产妇及家属会表现异常惊慌、恐惧,由于对疾病的发展不可预测,更加担心产妇的生命安危和身体康复等问题。

（五）处理原则

针对病因迅速止血、补充血容量、防治休克，预防感染。在止血的同时应积极预防与抢救休克。

【常见护理诊断/问题】

1. 潜在并发症：失血性休克。

2. 有感染的危险　与失血过多抵抗力下降及手术有关。

3. 恐惧　与阴道大出血、担心自身安危有关。

【护理目标】

1. 及早发现产妇出血性休克征象，产妇血容量尽快得到恢复。

2. 产妇无感染发生。

3. 产妇情绪稳定，恐惧消除，并积极配合治疗与护理。

【护理措施】

（一）预防产后出血

1. 妊娠期　加强孕期保健，及早发现妊娠合并症或并发症，对可能发生产后出血的高危人群进行科学干预。高危产妇尤其是有前置胎盘、胎盘植入性疾病、凝血功能异常者（如再生障碍性贫血、严重血小板减少症、白血病等）应于分娩前转诊到有输血和抢救条件的医院分娩。

2. 分娩期　正确处理产程。

（1）**第一产程**：消除产妇紧张情绪，严密观察产程进展，加强营养，注意休息，避免产程延长。

（2）**第二产程**：正确保护会阴，掌握会阴切开的指征和时机；阴道手术做到轻柔规范；正确引导产妇使用腹压，避免胎儿娩出过快，造成软产道损伤。

（3）**第三产程**：积极处理第三产程能够有效减少产后出血量和降低发生产后出血的风险。缩宫素是预防产后出血的首选药物。头位胎儿前肩娩出后、胎位异常胎儿全身娩出后、多胎妊娠最后1个胎儿娩出后予缩宫素10U稀释后静脉滴注或肌内注射。胎盘剥离后协助胎盘娩出，并常规检查胎盘是否完整，有胎盘残留应及时取出。常规检查软产道有无损伤，有损伤时及时缝合。

3. 产褥期　产后2小时内（有高危因素者产后4小时内）是发生产后出血的高危时段，产妇应留在分娩室，严密观察产妇子宫收缩、阴道流血、会阴伤口等情况，定时测量生命体征，鼓励产妇及时排尿、早期哺乳，有感染可能者，遵医嘱应用抗生素。

（二）协助止血，纠正休克

1. 协助产妇采取中凹卧位，去枕、吸氧、保暖，立即建立静脉通道。

2. 备好急救物品及药品，遵医嘱尽快输液、输血，并记录出入量。

3. 密切监测血压、脉搏、呼吸、神志变化，观察皮肤黏膜、嘴唇及指甲的颜色，注意宫缩及阴道流血情况，发现休克征象立即报告医生。

4. 根据产后出血的不同原因，协助医生采取相应的止血措施。

（1）**子宫收缩乏力止血**

1）按摩子宫：主要是刺激子宫收缩。有经腹壁按摩宫底和腹部-阴道双手按摩子宫法。经腹壁按摩宫底法是指助产者将一手置于子宫底，拇指在前壁，其余四指在后壁，均匀而有节律地按摩子宫，加强子宫收缩，使积存在子宫腔内的血块及时排出（图14-1）。经上法按摩无效，可改用腹部-阴道双手按摩子宫法。助产者一手戴无菌手套握拳置于阴道前穹隆，顶住子宫前壁，另一手自腹部按压子宫后壁，两手相对紧紧压迫子宫并做按摩（图14-2），一般5~10分钟即可止血。

2）使用宫缩剂：常用药物包括：①缩宫素10U加于0.9%氯化钠注射液500ml静脉滴注，必要时缩宫素10U直接行宫体注射。②麦角新碱0.2~0.4mg肌内注射或宫体直接注射，或静脉快速滴注，或加入25%葡萄糖注射液20ml中静脉缓慢注射，心脏病、妊娠期高血压疾病产妇慎用。③前列腺素类药物如卡前列素氨丁三醇（该药起效快，作用可维持2小时，但哮喘、心脏病和青光眼产妇禁用）

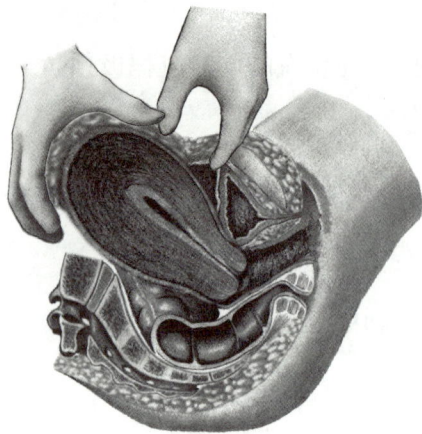

图 14-1　经腹壁按摩宫底

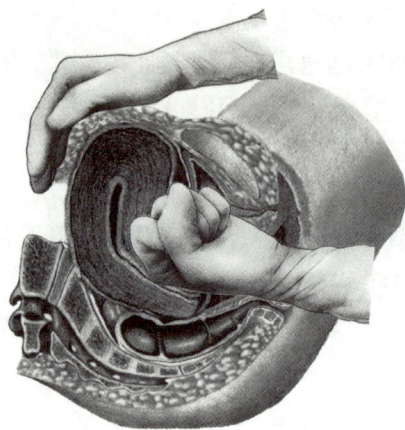

图 14-2　腹部-阴道双手按摩子宫

250μg 深部肌内注射或子宫肌层注射,或米索前列醇口服等。

3)宫腔填塞:适用于子宫松弛无力,经按摩及应用宫缩剂处理仍无效者,有宫腔球囊填塞(图 14-3)和宫腔纱条填塞(图 14-4)两种方法。阴道分娩后宜选用球囊填塞,剖宫产术中可选用球囊或纱条填塞。宫腔填塞时应注意无菌操作,术后应密切观察出血量、子宫底高度及生命体征变化,严防宫内隐性出血发生。宫腔填塞后 24~48 小时取出,取出前先注射宫缩剂,并给予抗生素预防感染。

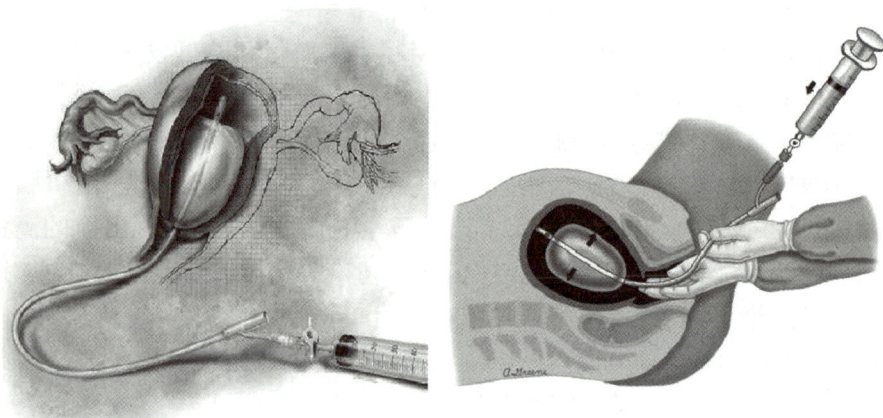

图 14-3　宫腔球囊填塞

4)结扎盆腔血管:严重的子宫收缩乏力性出血,以上方法无效时,可行子宫动脉上、下行支结扎,必要时行髂内动脉结扎。

5)髂内动脉或子宫动脉栓塞:行股动脉穿刺插入导管至髂内动脉或子宫动脉,注入吸收性明胶海绵颗粒栓塞动脉,适用于产妇生命体征稳定时进行。

6)切除子宫:当用上述几种方法抢救无效时,为挽救产妇生命,应立即行子宫次全切除术或子宫全切除术。

(2)胎盘因素止血:根据不同原因,采取相应方法娩出胎盘而止血,处理前应排空膀胱。

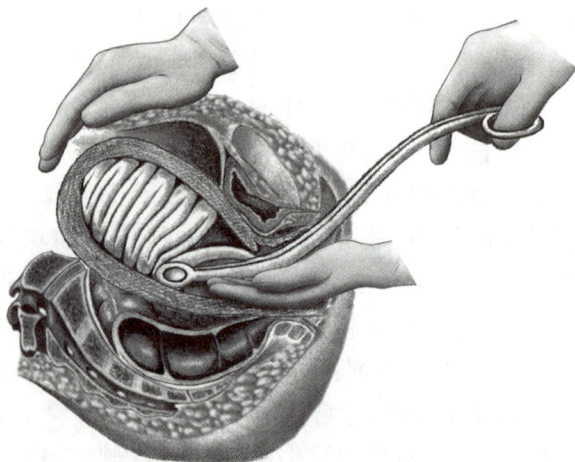

图 14-4　宫腔纱条填塞

1）胎盘剥离后滞留：助产者一手轻按子宫底并按摩子宫刺激宫缩，嘱产妇屏气向下用力，另一手轻轻牵拉脐带使胎盘娩出。

2）胎盘粘连、剥离不全：应行人工剥离胎盘术（图14-5），注意无菌操作，操作轻、稳、准，切忌挖除。

3）胎盘嵌顿：应配合麻醉师使用麻醉剂，待环松解后徒手协助胎盘娩出。

4）胎盘植入：应根据产妇出血情况及剥离面积行保守治疗或行子宫次全切除术，切忌用手指强行挖除。

5）胎盘、胎膜残留：应用手或器械清理，动作要轻柔，避免子宫穿孔。

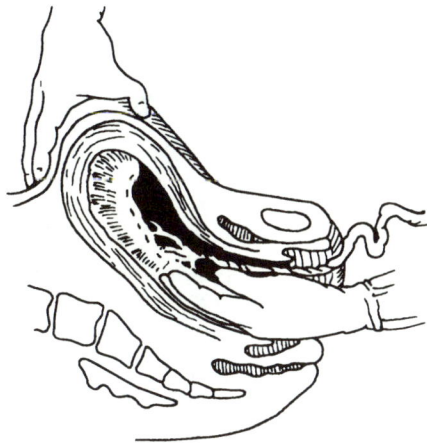

图14-5 人工剥离胎盘

（3）**软产道裂伤止血**：应按解剖关系准确地缝合直至彻底止血。软产道血肿应切开并清除积血、彻底止血缝合，必要时放置引流条。

（4）**凝血功能障碍止血**：应积极止血，治疗原发病。输新鲜血、血小板、纤维蛋白原或凝血因子等。

5. 根据医嘱准确采集各种标本，及时送检。

知识链接

产后出血的防治流程

《产后出血预防与处理指南（2023）》提到，产后出血的处理可分为预警期、处理期和危重期，分别启动一级、二级和三级急救方案。产后2小时出血量≥400ml且出血尚未控制为预警线，应迅速启动一级急救处理，包括呼救和组建抢救团队、迅速建立至少两条可靠的静脉通道（如16G或18G输液针）用于容量复苏、监测生命体征、交叉配血，同时积极寻找出血原因并进行处理；如果继续出血，当出血量为500~1 500ml，达到了处理线，应启动二级急救处理；当出血量≥1 500ml，达到了危重线，应启动三级急救处理。在抢救产后出血的过程中，团队协作非常重要，容量复苏、对因止血、必要时成分输血和病情严重程度的综合评估及动态监测相辅相成，缺一不可。如果缺乏严重产后出血的抢救条件，应尽早合理转诊。

（三）防治感染

严格按照无菌操作原则进行检查和手术操作，遵医嘱给予抗生素。积极改善产妇一般状况，加强营养，纠正贫血，给予支持疗法。保持外阴清洁，每日两次会阴擦洗，指导产妇使用消毒会阴垫。

（四）心理护理

1. 当出血发生时，护理人员保持镇静，紧张有序地开展抢救工作。

2. 尽量陪伴在产妇身旁，给予同情和关爱，增加安全感。

3. 教会产妇一些放松的方法，分散其注意力，鼓励产妇说出内心的感受，消除恐惧心理。

（五）健康指导

1. **重视孕期检查** 告知孕妇定期产前检查，若不宜妊娠，尽早终止妊娠；对可能发生产后出血的高危孕妇做好救治和转诊准备。

2. 指导产妇产后继续观察子宫复旧及恶露的情况，警惕晚期产后出血和产褥感染的发生。

3. 明确产后复查的时间、目的和意义，使产妇能按时接受检查，以便及时发现问题，及时处理，使其尽快恢复健康。

【护理评价】

1. 产妇未发生失血性休克,生命体征、尿量正常。

2. 产妇无感染征象。

3. 产妇情绪稳定,主动配合各种治疗与护理。

第二节　子宫破裂

子宫破裂(rupture of uterus)是指在妊娠晚期或分娩期子宫体部或子宫下段发生破裂,是产科严重的并发症,若未及时处理,将直接危及产妇及胎儿的生命。

【病因】

1. 子宫手术史　瘢痕子宫是近年来导致子宫破裂的常见原因。如剖宫产史、子宫肌瘤剔除术史、子宫穿孔史、宫角切除术史等,因子宫肌壁有瘢痕,当妊娠晚期或临产后因子宫收缩牵拉及宫腔内压力升高而发生破裂。宫体部瘢痕常在妊娠晚期自发破裂,多为完全性破裂;子宫下段瘢痕破裂常在临产后,且多为不完全性破裂。如存在前次手术后伴感染或伤口愈合不良、剖宫产术后间隔时间过短等情况,其发生子宫破裂的危险性更大。

2. 胎先露下降受阻　当产妇存在头盆不称、骨盆狭窄、胎位异常(特别是忽略性横位)、胎儿发育异常、软产道阻塞等情况时,胎先露下降受阻,子宫体部为克服阻力而强烈收缩,从而使子宫下段变薄破裂。

3. 宫缩剂使用不当　未正确掌握缩宫素的使用指征、用法和用量,应用过程中缺乏监护或子宫对缩宫素过于敏感,均可引起强烈子宫收缩,如果此时胎先露下降受阻,就会发生子宫破裂。

4. 手术创伤或外伤　不适当或粗暴的阴道助产术,如宫口未开全行产钳助产,肩先露行内倒转术,中、高位产钳牵引或臀牵引术,胎盘植入时强行剥离等;少数可因外伤引起。

5. 其他因素　子宫发育异常或多次宫腔操作等,因局部肌层菲薄亦可发生子宫破裂。

【分类】

子宫破裂按破裂原因分为自然破裂和损伤性破裂;按破裂部位分为子宫体部破裂和子宫下段破裂;按发生时间分为妊娠期破裂和分娩期破裂;按破裂程度分为完全性破裂和不完全性破裂。以破裂程度分类更具有临床意义。

【护理评估】

(一)健康史

评估与子宫破裂有关的既往史与现病史,如剖宫产史,此次妊娠是否有胎位不正或头盆不称,分娩期是否有宫缩剂使用不当,是否有阴道助产手术操作史及外伤史等。

(二)身体状况

当子宫破裂多数发生于分娩过程中,也可发生在妊娠晚期尚未临产时。子宫破裂通常是渐进的,可分为先兆子宫破裂和子宫破裂两个阶段,症状与破裂的时间、部位、范围、内出血的量、胎儿及胎盘排出的情况以及子宫收缩的程度有关。

1. 先兆子宫破裂　常见于胎先露部下降受阻、产程长的产妇。主要表现为:

(1)**下腹部疼痛**:子宫呈强直性或痉挛性过强收缩,产妇下腹部疼痛难忍,压痛明显,且烦躁不安,呼吸急促,脉搏加快。

(2)**病理性缩复环形成**:在临产过程中,当胎先露下降受阻时,子宫收缩加强,强有力的宫缩使子宫下段拉长变薄,而子宫体增厚变短,两者之间形成明显环状凹陷,称为病理性缩复环(图14-6),此时子宫外形呈葫芦状。随产程进展,该环可逐渐上升至脐部或脐部以上。

(3)**排尿困难及血尿**:由于膀胱受压充血,可出现排尿困难或血尿。

（4）**胎心率改变**：宫缩过强、过频，胎儿氧供受阻，可出现胎动活跃，胎心增快、减慢或听不清。

2. 子宫破裂 根据破裂程度可分为完全性子宫破裂和不完全性子宫破裂两种。

（1）**不完全性子宫破裂**：子宫肌层全部或部分破裂，而浆膜层尚未破裂，宫腔与腹腔不相通，胎儿及其附属物仍在宫腔内。腹部检查：子宫轮廓清楚，破裂处压痛明显。若破裂发生在两侧子宫血管可导致急性大出血；若破裂发生在子宫侧壁，可形成阔韧带内血肿，此时在宫体一侧可触及边界不清、逐渐增大且有压痛的包块。胎心音多不规则或消失。

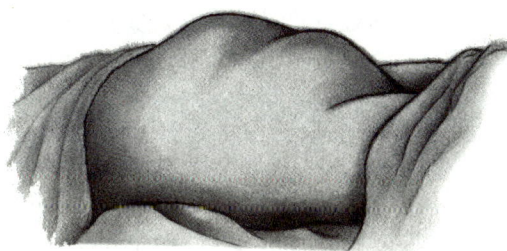

图 14-6　子宫病理性缩复环

（2）**完全性子宫破裂**：子宫肌壁全层破裂，宫腔与腹腔相通，常发生于瞬间。当破裂时，产妇突感腹部撕裂样剧痛，随即宫缩骤然停止，腹痛暂缓解，产妇顿感轻松，但很快因羊水、血液进入腹腔刺激腹膜，全腹出现持续性疼痛，并伴有呼吸急促、面色苍白、脉搏细速、血压下降等休克征象。腹部检查：全腹压痛明显、有反跳痛，叩诊有移动性浊音。子宫缩小在腹部一侧，胎心和胎动消失。阴道检查：胎先露部升高甚至消失（胎儿进入腹腔），宫颈口较原来回缩，部分产妇可触及子宫破裂口。

（三）辅助检查

1. B 型超声检查 协助确定子宫破裂部位、胎儿与子宫的关系。

2. 电子胎心监护 结果异常可提示胎儿窘迫。

3. 实验室检查 血常规检查血红蛋白值下降，白细胞计数增加；尿常规检查可见肉眼血尿或镜下血尿。

（四）心理-社会支持状况

产妇因剧烈疼痛、子宫破裂情况紧急而焦虑、恐惧、烦躁不安，担心自身及胎儿安危。家属亦感恐慌，表现出紧张不安、不知所措。

（五）处理原则

1. 先兆子宫破裂 立即采取措施抑制子宫收缩，如肌内注射哌替啶 100mg、静脉全身麻醉等，同时准备立即行剖宫产术，防止子宫破裂。

2. 子宫破裂 一旦确诊子宫破裂，不管胎儿是否存活，均应在输血、输液、抢救休克的同时尽快手术。手术方式应根据产妇全身情况、子宫破裂程度及部位、有无感染以及产妇有无生育要求等综合考虑。手术前后需给予足量足疗程广谱抗生素控制感染。

【常见护理诊断/问题】

1. 急性疼痛 与强直性子宫收缩、子宫破裂血液刺激腹膜有关。

2. 有外周组织灌注无效的危险 与有效循环血量减少有关。

3. 有感染的危险 与子宫完整性受损、大量出血等有关。

【护理目标】

1. 强直性子宫收缩得到抑制，产妇疼痛减轻。

2. 产妇低血容量得到纠正和控制，无休克发生。

3. 产妇无感染症状。

【护理措施】

（一）预防子宫破裂

1. 建立健全三级保健网，宣传孕期保健知识，加强产前检查。

2. 对有剖宫产史、子宫手术史及产道异常等高危因素者，应提前入院待产。

3. 严格掌握子宫收缩剂的使用指征和方法，用药期间应有专人守护、严密观察。

4. 正确处理产程,严密观察产程进展,及时发现先兆子宫破裂征象并恰当处理。

5. 正确掌握产科手术助产的指征及操作常规,阴道助产术后应仔细检查软产道,及时发现损伤并给予修补。

(二)先兆子宫破裂的护理

1. 密切观察产程进展,观察宫缩和腹部形态,及时发现先兆子宫破裂的征象,并立即报告医生。

2. 遵医嘱给予抑制宫缩药物。

3. 给予吸氧、建立静脉通道,同时做好剖宫产术前准备。

4. 协助医生向产妇家属交代病情,取得其配合治疗。

(三)子宫破裂的护理

1. 协助产妇取中凹卧位或平卧位,给予吸氧、保暖并迅速建立静脉通道。

2. 遵医嘱给予输液、输血,补充电解质和碱性药物,纠正酸中毒、电解质紊乱;积极抢救休克的同时快速做好术前准备。

3. 严密观察并记录生命体征和液体出入量。

4. 手术前后遵医嘱应用足量抗生素预防感染。

(四)心理护理

1. 安抚产妇及家属,使产妇减轻焦虑、恐惧情绪,向产妇及家属解释子宫破裂的治疗计划和对再次妊娠的影响。

2. 对胎儿死亡或子宫切除的产妇及家属所表现的悲伤情绪,应表示同情和理解,帮助其度过悲伤期。

3. 为产妇及家属提供舒适的环境,给予生活上的护理,给予产妇更多的陪伴,鼓励产妇进食,以更好地恢复体力。

(五)健康指导

1. **孕期保健**　对既往有子宫手术史、子宫发育不良等高危人群重点宣教,宣传定期高危门诊检查的必要性,做好分娩方式规划。

2. **出院指导**　提供产妇产褥期休养计划,做好避孕指导;子宫切除的产妇,告知其术后相关注意事项;嘱产妇定期去产后门诊随访。

【护理评价】

1. 强直性子宫收缩得到抑制,产妇疼痛缓解。

2. 产妇血容量得到及时补充,生命体征、尿量正常。

3. 产妇伤口愈合良好,白细胞计数恢复正常,无感染征象。

第三节　羊水栓塞

羊水栓塞(amniotic fluid embolism,AFE)是指羊水突然进入母体血液循环引起肺动脉高压、低氧血症、循环衰竭、弥散性血管内凝血(DIC)、多器官功能衰竭等一系列病理生理变化的分娩期并发症,是产科特有的罕见并发症。其临床特点为发病急、病情凶险、难以预测、病死率高。发病率为(1.9~7.7)/10万,死亡率为19%~86%。其多发生于分娩过程中,尤其是胎儿娩出前后的短时间内,极少数发生在羊膜腔穿刺术中、中期妊娠引产或外伤时。

【病因】

羊水栓塞具体原因尚未完全清晰,可能与下列因素有关:

1. **羊膜腔内压力过高**　产妇临产后,尤其是在第二产程子宫收缩时,羊膜腔内压力升高可达100~175mmHg,当羊膜腔内压力明显高于静脉压时,羊水就有被挤入破损的微血管而进入母体血液循环的风险。

2. 血窦开放　分娩过程中由各种原因引起的宫颈或宫体损伤会导致血管开放、血窦破裂,此时羊水即可进入母体血液循环。

3. 胎膜破裂　胎膜破裂后,羊水即可从子宫蜕膜或宫颈管破损的小血管进入母体血液循环。

高龄初产、多产、宫颈裂伤、子宫破裂、多胎妊娠、羊水过多、子宫收缩过强、急产、胎膜早破、前置胎盘、胎盘早剥、剖宫产术、刮宫术等可能是羊水栓塞的诱发因素。

【病理生理】

羊水进入母体血液循环后,通过阻塞肺小血管,引起变态反应并导致凝血机制异常,使机体发生一系列病理生理变化。

1. 过敏性反应　羊水中有形成分作为致敏原,作用于母体可引起Ⅰ型变态反应,导致肥大细胞脱颗粒、异常的花生四烯酸代谢产物包括白三烯、前列腺素、血栓素等进入母体血液循环,出现过敏性反应。

2. 肺动脉高压　羊水中有形成分直接形成栓子,经肺动脉进入肺循环,在肺小血管内造成机械性栓塞;羊水中含有大量促凝物质,可激活外源性凝血系统,在血管内形成大量微血栓,进一步阻塞肺小血管;肺小血管栓塞反射性引起迷走神经兴奋,引起支气管痉挛和支气管分泌物增多,使肺通气、换气量减少,又反射性地引起肺内小血管痉挛,致肺动脉高压。肺动脉高压可引起急性右心衰,继而导致呼吸循环衰竭,患者可突然死亡。

3. 炎症损伤　当羊水栓塞时,易感母体会发生炎性介质系统的突然激活,引起类似全身炎症反应综合征。

4. DIC　是羊水栓塞的临床特点之一,甚至是唯一的临床表现,也常是最终死亡的主要原因。羊水中含有大量促凝物质,可激活外源性凝血途径,在血管内形成大量微血栓,消耗大量凝血因子和纤维蛋白原。同时,羊水中含有纤溶激活酶,可激活纤溶系统。由于大量凝血物质的消耗和纤溶系统的激活,产妇血液系统由高凝状态迅速转变为纤溶亢进状态,导致血液不凝固,可导致严重的产后出血及失血性休克。

【护理评估】

(一)健康史

评估是否存在引起羊水栓塞的各种因素,如是否有胎膜早破或人工破膜、前置胎盘、胎盘早剥、宫缩过强、中期妊娠引产或钳刮术、羊膜腔穿刺等病史。

(二)身体状况

羊水栓塞常起病急骤、来势凶险。大多发生在分娩前2小时至产后30分钟之间。羊水栓塞70%发生在阴道分娩时,19%发生在剖宫产时。其可分为典型羊水栓塞和不典型羊水栓塞。

1. 典型羊水栓塞　以骤然出现的低氧血症、低血压(血压与失血量不符)和凝血功能障碍为特征,也称为羊水栓塞三联征。

(1)**前驱症状**:30%~40%的患者会出现前驱症状,表现为憋气、气促、寒战、呛咳、胸痛、心慌、头晕、烦躁不安、恶心、呕吐、胎心减速、胎心基线变异消失等。评估前驱症状有利于及早识别羊水栓塞。

(2)**心肺衰竭和休克**:出现突发呼吸困难、发绀、心动过速、低血压、抽搐、昏迷、突发血氧饱和度下降、肺底湿啰音,心电图示ST段改变及右心受损,严重者可在数分钟内死亡。

(3)**凝血功能障碍**:出现以子宫出血为主的全身出血倾向,如切口渗血、全身皮肤黏膜出血、针眼渗血、血尿及消化道出血等。

(4)**急性肾衰竭等脏器受损**:全身器官均可受损,除心肺衰竭及凝血功能障碍外,肾脏和中枢神经系统是最常受损的器官和系统。典型羊水栓塞的临床表现有时按顺序(前驱症状、心肺衰竭和休克、凝血功能障碍、急性肾衰竭等脏器受损)出现,有时不按顺序出现,表现具有复杂性和多样性。

2. 不典型羊水栓塞 临床表现不典型,仅出现低血压、呼吸短促、心律失常、抽搐、急性胎儿窘迫、心搏骤停、产后出血、凝血功能障碍或典型的羊水栓塞的前驱症状。当其他原因不能解释时,应考虑羊水栓塞。

(三)辅助检查

1. 胸部 X 线检查 可见双肺出现弥散性点片状浸润影,沿肺门周围分布,伴有右心扩大。

2. 床旁心电图或心脏彩色多普勒超声 右心房、右心室扩大,左心室缩小,ST 段下降。

3. 实验室检查 血常规、凝血功能检查、心肌酶谱检查、血气分析、血液流变学检查、血栓弹力图检查等有助于羊水栓塞的诊断和病情监测。

知识链接

羊水栓塞临床诊断标准

目前尚无国际统一的羊水栓塞诊断标准和有效的实验室诊断依据,《羊水栓塞临床诊断与处理专家共识(2018)》中建议的诊断标准,以下 5 条需全部符合:①急性发生的低血压或心搏骤停。②急性低氧血症:呼吸困难、发绀或呼吸停止。③凝血功能障碍:有血管内凝血因子消耗或纤溶亢进的实验室证据,或临床上表现为严重的出血,但无其他可以解释的原因。④上述症状发生在分娩、剖宫产术、刮宫术或是产后短时间内(多数发生在胎盘娩出后 30 分钟内)。⑤对于上述出现的症状和体征不能用其他疾病来解释。

(四)心理-社会支持状况

羊水栓塞发病急骤,病情凶险,产妇会感到痛苦和恐惧。家属毫无心理准备,当产妇和胎儿的生命受到威胁时会感到焦虑,一旦抢救无效会对医务人员产生抱怨和不满,甚至愤怒。

(五)处理原则

一旦出现羊水栓塞的临床表现,应立即抢救。羊水栓塞的处理原则是维持生命体征和保护器官功能,主要采取支持性和对症性方法,包括增加氧合、血流动力学支持、抗过敏、纠正凝血功能障碍、预防肾衰竭及感染和正确处理产科问题等。多学科团队密切协作可以提高抢救成功率。

【常见护理诊断/问题】

1. 气体交换受损 与肺动脉高压、肺水肿有关。

2. 有外周组织灌注无效的危险 与弥散性血管内凝血及失血有关。

3. 恐惧 与病情危重,濒死感有关。

【护理目标】

1. 产妇胸闷,呼吸困难有所改善。

2. 产妇能维持体液平衡,生命体征平稳。

3. 产妇情绪稳定,并积极配合治疗与护理。

【护理措施】

(一)预防羊水栓塞

1. 严格掌握剖宫产手术指征,预防子宫或产道损伤。剖宫产术中刺破羊膜前保护好子宫切口,避免羊水进入切口处开放性血管。

2. 正确掌握缩宫素的使用方法,防止宫缩过强。

3. 人工破膜应避开宫缩,当胎死宫内和强烈宫缩时,破膜应予以推迟。人工破膜不兼行胎膜剥离,以免宫颈管内口或子宫下段由于分离胎膜而损伤血管,在宫缩增强的情况下易使羊水进入母体血循环。

4. 当中期妊娠引产时,宜先破膜,羊水放出后再钳刮;先取胎儿后取胎盘;刮宫前不用缩宫素;术中减少子宫的损伤。

5. 及早发现前置胎盘、胎盘早剥等并发症并及时处理,对死胎、胎盘早剥的孕产妇,密切观察出凝血情况。

(二)急救处理与配合

1. 改善氧合 立即保持呼吸道通畅,尽早实施面罩给氧、气管插管或人工辅助呼吸,保证氧气供给,改善重要脏器的缺氧症状。

2. 血流动力学支持

(1)**维持血流动力学稳定**:羊水栓塞初始阶段表现为肺动脉高压和右心功能不全。治疗首选药是多巴酚丁胺、磷酸二酯酶-5抑制剂,二者具有强心和扩张肺动脉的双重作用。用法:低血压时升压,多巴酚丁胺 $5\mu g/(kg\cdot min)$ 静脉泵入;磷酸二酯酶-5抑制剂首剂 $25\sim75\mu g/kg$ 静脉注射,然后以 $1.2\sim3mg/h$ 的速度泵入;去甲肾上腺素 $0.05\sim0.1\mu g/(kg\cdot min)$ 静脉泵入。

(2)**解除肺动脉高压**:可选用磷酸二酯酶-5抑制剂、一氧化氮及内皮素受体拮抗剂等特异性舒张肺血管平滑肌的药物。用法:前列环素 $1\sim2ng/(kg\cdot h)$,静脉泵入;西地那非 $20mg/次$,口服,每日3次。其也可使用盐酸罂粟碱、阿托品、氨茶碱、酚妥拉明等药物。

(3)**液体管理**:管理液体入量,做好产妇出入量记录,避免左心衰竭和肺水肿。

3. 抗过敏 如氢化可的松 $500\sim1~000mg/d$ 静脉滴注;或地塞米松 $20mg$ 加 25% 葡萄糖注射液静脉注射,随后 $20mg$ 加 $5\%\sim10\%$ 葡萄糖注射液静脉滴注。

4. 纠正凝血功能障碍 ①及时处理产后出血。②补充凝血因子,输注大量的新鲜血、血浆、冷沉淀等。③肝素治疗羊水栓塞DIC,但由于DIC早期高凝状态难以把握,使用肝素治疗弊大于利,因此不推荐肝素治疗,并且此法目前尚存在争议。

5. 产科处理 分娩前发生羊水栓塞者应考虑立即终止妊娠,发生心搏骤停者立即行心肺复苏,复苏后仍无自主心跳可考虑紧急实施剖宫产。出现凝血功能障碍时应配合医生快速实施子宫切除术。积极协助医生做好抢救新生儿窒息的准备工作。

6. 器官功能支持与保护 急救成功后继续做好呼吸循环支持、稳定血流动力学、血氧饱和度和血糖维护、神经系统保护、血液透析的适时应用、胃肠功能维护等。

(三)病情监测

1. 密切监测产妇的神志、面色、末梢循环、血压、呼吸、心率、血氧饱和度、动脉血气、中心静脉压、出入水量等,并做好记录。

2. 观察出血量、血液凝固情况,如子宫出血不止,做好子宫切除术的术前准备。

3. 密切观察尿量,尿量减少时应及早补充血容量,如尿量仍少,遵医嘱及时给予利尿剂预防和治疗肾衰竭。

(四)心理护理

1. 医护人员应沉着冷静、从容有序地展开救治工作,勿惊慌失措、高声喧哗,否则将加重产妇和家属的恐惧感。

2. 陪伴、鼓励、支持产妇,使其增强信心,相信自己的病情会得到控制。

3. 向家属解释病情,介绍羊水栓塞的相关知识、胎儿和产妇可能发生的意外,减轻或消除其恐惧心理,取得家属的理解和配合。

(五)健康指导

做好出院指导。指导产妇加强营养,增强机体抵抗力,预防产褥感染;产后42日复查时应做肾功能和凝血功能检查;想再生育者做好避孕指导。

【护理评价】

1. 产妇胸闷、呼吸困难的症状改善。
2. 产妇无并发症发生,生命体征、尿量保持正常。
3. 产妇情绪稳定,恐惧感减轻。

(周昔红)

思考题

1. 张女士,32岁,初产妇,妊娠38周,双胎妊娠,阴道分娩时,当第二个胎儿娩出后,阴道出血约650ml,色暗红,伴血块。检查胎盘、胎膜完整,子宫时软时硬,轮廓不清。产妇面色苍白、脉搏快而细弱、血压下降。

练习题

请思考:

(1)请列出该产妇主要护理诊断/问题。

(2)请列出当前对该产妇的主要护理措施。

2. 赵女士,26岁,初产妇,妊娠39周,产程进展24小时,宫口开大4cm,应用缩宫素加强宫缩,应用过程中宫缩持续不缓解,胎心100次/min,产妇烦躁不安,腹痛难忍。检查:子宫下段压痛明显,腹部外观呈葫芦形。

请思考:

(1)该产妇最可能发生了什么情况?

(2)当前对该产妇采取的护理措施和病情观察要点有哪些?

第十五章 | 高危新生儿

ER 15-1
教学课件

ER 15-2
思维导图

学习目标

1. 掌握：新生儿窒息的概念及复苏技术，新生儿窒息、新生儿颅内出血与产伤的护理评估和护理措施。
2. 熟悉：新生儿窒息、新生儿颅内出血与产伤的病因。
3. 了解：新生儿产伤的处理原则。
4. 学会：熟练备齐新生儿复苏器械并配合医生进行抢救；能做好复苏后新生儿的护理。
5. 具有良好沟通能力、一定的评判性思维和良好的应急反应能力，关爱母儿的健康。

第一节　新生儿窒息

情境导入

张女士，30岁，患妊娠期高血压疾病，住院治疗期间曾用过地西泮和硫酸镁等药物，分娩过程中发生过胎儿缺氧，采用了产钳阴道助产，新生儿娩出后没有哭声，肤色苍白，四肢松软。

工作任务：
1. 此新生儿出现了什么问题？
2. 新生儿发生这种问题的原因有哪些？
3. 应如何应急处理？

新生儿窒息（asphyxia of newborn）指新生儿出生后不能建立正常的自主呼吸而导致低氧血症、高碳酸血症及全身多脏器损伤，是引起新生儿死亡和儿童伤残的重要原因之一。

【病因】

窒息的本质是缺氧，凡是影响胎儿、新生儿气体交换的因素均可引起窒息。可发生在妊娠期，大多数发生于产程开始之后，新生儿窒息多为胎儿窒息（宫内窘迫）的延续，常见的原因如下：

1. 孕妇因素　是导致新生儿窒息的重要原因之一，主要包括因呼吸功能不全、严重贫血及一氧化碳中毒等引起的母体胎儿新生儿缺氧；心力衰竭、血管收缩（如妊娠期高血压疾病）、低血压、心动过缓等可导致胎盘循环功能障碍；孕妇年龄>35岁或<16岁及多胎妊娠等窒息发生风险较高。

2. 胎盘因素　前置胎盘、胎盘早剥和胎盘老化等。

3. 脐带异常　脐带受压、脱垂、绕颈、打结、过短和牵拉等。

4. 胎儿因素　早产儿、小于胎龄儿、过期产儿、多胎、巨大儿等；某些先天畸形，如后鼻孔闭锁、肺膨胀不全、先天性肺囊肿、先天性心脏病等；宫内感染；呼吸道阻塞，如胎粪吸入等。

5. 分娩因素　难产、高位产钳、胎头吸引、臀位助产，产程中应用麻醉剂、镇痛剂及催产药物等。

【护理评估】

（一）健康史

了解有无导致新生儿窒息的诱因,如孕期是否患有妊娠期高血压疾病、前置胎盘、胎盘早剥、妊娠合并心脏病、胎膜早破等;胎儿有无先天性心脏病或呼吸道畸形等;产妇分娩中是否有产程延长、脐带脱垂、胎儿窘迫,使用镇静剂等。了解新生儿有无早产、颅内出血等。

（二）身体状况

1. 胎儿窘迫 早期有胎动增加,胎心率≥160次/min;晚期则胎动减少,甚至消失,胎心率<100次/min,羊水胎粪污染。

2. 窒息程度判断 阿普加评分是临床评估新生儿出生时生命状况、出生窒息程度和复苏效果的一种经典而简易的方法。内容包括皮肤颜色、心率、对刺激反应、肌张力和呼吸5项指标,分别于出生后1分钟、5分钟、和10分钟进行评分,需复苏的新生儿15分钟和20分钟时仍需要评分。每项0~2分,总共10分。1分钟阿普加评分8~10分为正常,4~7分为轻度（青紫）窒息,0~3分为重度（苍白）窒息。1分钟评分反映窒息严重程度,5分钟评分除反映严重程度外,还可反映窒息复苏的效果,有助于判断预后。

3. 多脏器受损表现

（1）**中枢神经系统**:缺血缺氧性脑病、颅内出血等。

（2）**呼吸系统**:胎粪吸入综合征、急性呼吸窘迫综合征及肺出血等。

（3）**心血管系统**:缺血缺氧性心肌损害、持续肺动脉高压等。

（4）**泌尿系统**:急性肾小管坏死、肾功能不全及肾静脉血栓形成等。

（5）**消化系统**:应激性溃疡、坏死性小肠结肠炎等。

（6）**代谢紊乱**:低血糖或高血糖、低钙血症及低钠血症等。

此外,窒息可导致血小板数量及功能异常,严重时发生DIC,还可导致新生儿黄疸加重和持续时间延长。

（三）辅助检查

1. 胎儿宫内监测 对宫内缺氧胎儿可通过羊膜镜了解羊水胎粪污染程度或胎头露出宫口时取头皮血进行血气分析,以评估胎儿宫内缺氧程度。应重视围生期缺氧病史,尤其强调胎儿窘迫及胎心率异常,需在有条件的医院常规定期做胎心监护,胎心监护可呈现不同程度的胎心减慢、可变减速、晚期减速、胎心变异消失等,作为新生儿窒息的辅助诊断标准,尤其是对于没有条件做脐动脉血气分析的单位,可作为诊断的辅助条件。

2. 脐动脉血气分析及阿普加评分 在二级以上或有条件的医院出生后应即刻做脐动脉血气分析,阿普加评分要结合血气分析结果做出窒息的诊断。①轻度窒息:1分钟阿普加评分≤7分,或5分钟阿普加评分≤7分,伴脐动脉血pH<7.2。②重度窒息:1分钟阿普加评分≤3分,或5分钟阿普加评分≤5分,伴脐动脉血pH<7.0。

3. 其他 出生后应检测新生儿血糖、血电解质、血尿素氮和血肌酐等生化指标。

知识链接

低阿普加评分

取得脐动脉血气分析结果的,阿普加评分异常,可称之为"低阿普加评分"。考虑到目前国际、国内的疾病诊断编码的现状,对于"低阿普加评分"的病例,阿普加评分≤3分列入严重新生儿窒息;阿普加评分≤7分列入轻或中度新生儿窒息的诊断。需要说明的是,"低阿普加

(四)心理-社会支持状况

产妇因担心新生儿死亡或留下后遗症,而表现为焦虑、恐惧、悲伤等。

(五)处理原则

出生后立即进行复苏和评估,而不应延迟至1分钟阿普加评分后进行,并由产科医生、儿科医生、助产士(师)及麻醉医生共同协作进行。参考中国新生儿复苏项目专家组编写的《中国新生儿复苏指南(2021年修订)》,复苏步骤见新生儿复苏流程图(图15-1)。复苏后的新生儿可能潜在多器官损害的危险,应尽快转新生儿科治疗。

【 常见护理诊断/问题 】

1. 气体交换受损　与胎儿窘迫未纠正,新生儿呼吸道阻塞、呼吸中枢抑制或损害有关。

2. 有受伤的危险　与抢救操作、缺氧损害新生儿心脑脏器有关。

3. 有感染的危险　与新生儿受凉、全身抵抗力下降、抢救操作有关。

4. 体温过低　与环境温度低和新生儿缺氧有关。

5. 有适应不良性悲伤的危险　与新生儿的生命受到威胁有关。

【 护理目标 】

1. 新生儿呼吸道通畅,建立自主、规则呼吸,复苏成功。

2. 新生儿缺氧并发症降至最低。

3. 新生儿未发生感染。

4. 新生儿体温维持在正常范围。

5. 产妇情绪稳定。

【 护理措施 】

(一)复苏前准备

分娩前做好新生儿复苏的设备和物品准备,一切均在正常工作状态。

(二)一般护理

窒息复苏后的新生儿置暖箱中保暖,维持肛温36.5~37℃;保持安静,减少刺激;应延迟哺乳,以静脉补液维持营养。

(三)抢救配合

必须强调新生儿窒息复苏,不能等待新生儿出生1分钟评分来判断新生儿窒息的状况,应及时复苏,以免延误抢救时机。新生儿窒息复苏可分为5个步骤:快速评估、初步复苏、正压通气、胸外按压、给药进行。

(四)病情观察

新生儿复苏后进入新生儿监护室,复苏后的新生儿有多器官损害的危险,应继续监护。①体温管理。②监护新生儿呼吸道是否通畅,注意观察面色、呼吸、心率。③早期发现并发症。监测:心率、血压、血氧饱和度、血细胞比容、血糖、血气分析及血电解质等。复苏后立即对新生儿进行血气分析有助于评估窒息的程度;对新生儿的脑、心、肺、肾及胃肠等器官进行功能监测,早期发现异常并及时干预,减少新生儿的死亡和伤残率。

(五)心理护理

向家长介绍本病的相关医学知识,告知家长该病可能引起缺血缺氧性脑病,发生神经系统严重后遗症,各项操作前应取得家长的理解和配合。

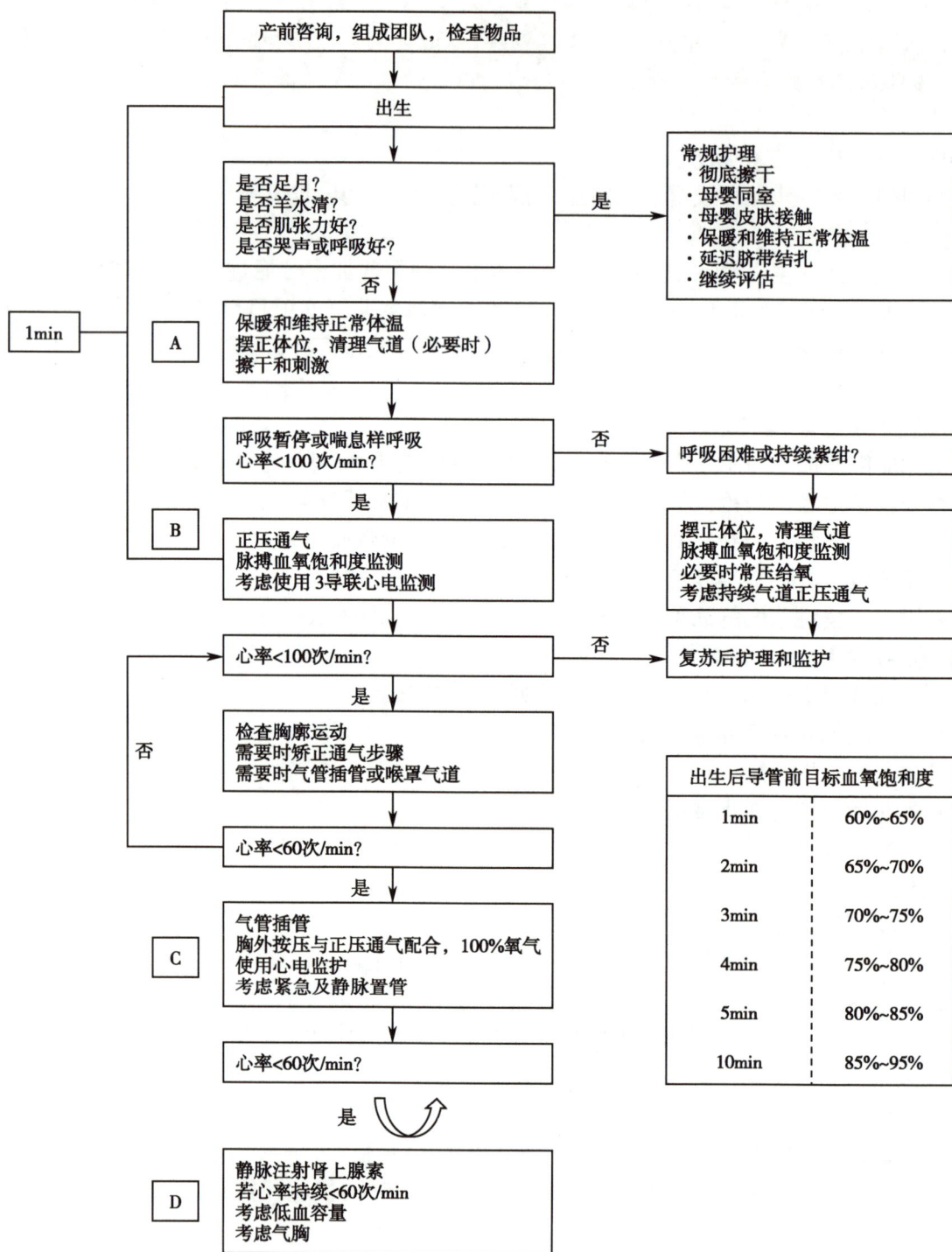

```
产前咨询，组成团队，检查物品
          │
          ▼
         出生
          │
          ▼
  是否足月？                            常规护理
  是否羊水清？          是            ·彻底擦干
  是否肌张力好？        ──────▶       ·母婴同室
  是否哭声或呼吸好？                   ·母婴皮肤接触
          │ 否                       ·保暖和维持正常体温
          ▼                          ·延迟脐带结扎
  保暖和维持正常体温                   ·继续评估
  摆正体位，清理气道（必要时）
  擦干和刺激
          │
          ▼
  呼吸暂停或喘息样呼吸     否
  心率<100次/min?      ──────▶    呼吸困难或持续紫绀？
          │ 是                           │
          ▼                             ▼
  正压通气                        摆正体位，清理气道
  脉搏血氧饱和度监测               脉搏血氧饱和度监测
  考虑使用3导联心电监测            必要时常压给氧
          │                       考虑持续气道正压通气
          ▼
  心率<100次/min?        否
          │           ──────▶    复苏后护理和监护
          │ 是
          ▼
  检查胸廓运动
  需要时矫正通气步骤
  需要时气管插管或喉罩气道
          │
          ▼
  心率<60次/min?
          │ 是
          ▼
  气管插管
  胸外按压与正压通气配合，100%氧气
  使用心电监护
  考虑紧急及静脉置管
          │
          ▼
  心率<60次/min?
          │ 是
          ▼
  静脉注射肾上腺素
  若心率持续<60次/min
  考虑低血容量
  考虑气胸
```

出生后导管前目标血氧饱和度	
1min	60%~65%
2min	65%~70%
3min	70%~75%
4min	75%~80%
5min	80%~85%
10min	85%~95%

图 15-1　新生儿复苏流程图

（六）健康指导

对恢复出院的患儿应指导定期复查。对有后遗症的患儿,应指导家长学会康复护理的方法。

【护理评价】

1.新生儿建立自主、规则呼吸。

2.新生儿未发生缺氧并发症。

3.新生儿未发生感染。

4. 新生儿体温恢复正常。

5. 产妇能接受事实,情绪稳定。

附:新生儿窒息复苏技术

1. 快速评估 出生后立即快速评估 4 项指标:①足月吗? ②羊水清吗? ③有哭声或呼吸吗? ④肌张力好吗? 如 4 项均是"是",应快速彻底擦干,和母亲皮肤接触,进行常规护理。如 4 项中有 1 项为"否",则需进行初步复苏。如羊水有胎粪污染,进行有无活力的评估及决定是否气管插管吸引胎粪。

2. 初步复苏

(1) **保暖**:产房温度设置为 24~26℃。提前预热辐射保暖台,足月儿辐射保暖台温度设置为 32~34℃,早产儿根据其中性温度设置。所有新生儿均需擦干头部并保暖。足月儿用预热毛巾包裹、擦干后置于辐射保暖台上。复苏胎龄<32 周和/或出生体重<1 500g 的早产儿时,摆好体位后继续初步复苏的其他步骤。避免高温,防止引发呼吸抑制。新生儿体温(腋下)应维持在 36.6~37.5℃。

(2) **体位**:置新生儿于头轻度仰伸位(鼻吸气位)。

(3) **吸引**:不建议常规进行口鼻咽部及气道吸引,以免增加心动过缓和呼吸抑制的风险。如新生儿气道有较多分泌物且呼吸不畅,可用吸引球或吸痰管清理气道,先口后鼻。应限制吸痰管插入的深度和吸引时间,吸引负压 80~100mmHg(1mmHg=0.133kPa)。

(4) **羊水胎粪污染(简称"羊水粪染")时的处理**:《国际新生儿复苏指南(2015 年)》已不再推荐羊水粪染无活力新生儿常规给予气管插管吸引胎粪,但对于正压通气时有气道梗阻的新生儿,气管插管吸引胎粪可能有益。根据我国国情和实践经验,建议当羊水粪染时,仍首先评估新生儿有无活力:有活力时,继续初步复苏;无活力时,应在 20 秒内完成气管插管及吸引胎粪(图 15-2)。胎粪吸引管的使用,施行气管内吸引胎粪时,将胎粪吸引管直接连接气管导管。吸引时,复苏者用手指按压住胎粪吸引管的侧孔使其产生负压,边吸引边退出气管导管,3~5 秒内完成。如不具备气管插管条件而新生儿无活力,应快速清理口鼻后立即使用面罩气囊开始正压通气。

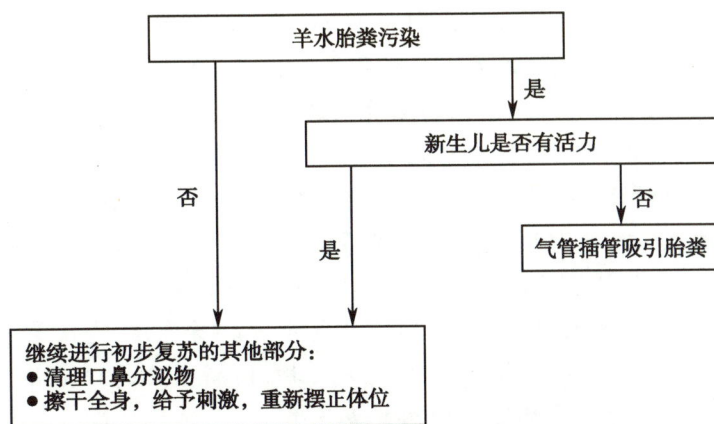

图 15-2 对羊水胎粪污染新生儿的处理

注:无活力,肌张力低、无呼吸或喘息样呼吸、心率<100 次/min,3 项具备其中 1 项。

(5) **擦干和刺激**:快速彻底擦干头部、躯干和四肢,拿掉湿毛巾。彻底擦干即是对新生儿的刺激以诱发自主呼吸。如仍无呼吸,用于轻拍或手指弹患儿足底或摩擦背部 2 次以诱发自主呼吸。如这些措施无效,表明新生儿处于继发性呼吸暂停,需要正压通气。

（6）**评估呼吸和心率**：初步复苏后，应观察新生儿呼吸状况并评估心率。心前区听诊是最初评估心率的首选方法，计数心率 6 秒，数值乘以 10 即得出每分钟心率。

3. 正压通气　新生儿复苏成功的关键是建立有效的通气。

（1）**指征**：呼吸暂停或喘息样呼吸；心率<100 次/min。对有上述指征者，要求在"黄金 1 分钟"内实施有效的正压通气。如果新生儿有呼吸，心率>100 次/min，但有呼吸困难或持续发绀，应监测脉搏血氧饱和度，可常压给氧或给予持续气道正压通气。经上述处理，血氧饱和度仍不能达到目标值，可考虑正压通气。有自主呼吸的早产儿，出生后如需要即刻呼吸支持，应给予持续气道正压通气而不是气管插管正压通气。

（2）**气囊面罩正压通气**

1）压力：通气压力需要 20~25cmH₂O（$1cmH_2O=0.098kPa$）。少数病情严重的新生儿可用 2~3 次 30cmH₂O 压力通气。对需要正压通气的新生儿，最好同时提供呼气末正压。

2）临床常用的新生儿复苏气囊为自动充气式气囊（250ml），使用前要检查减压阀，有条件时最好使用具备呼气末正压的复苏气囊并配备压力表。

（3）**T-组合复苏器**：是一种由气流控制、有压力限制的机械装置，能提供恒定的吸气峰压及呼气末正压，维持功能残气量，有助于提高早产儿复苏效率和安全性，推荐医疗机构使用。

1）T-组合复苏器使用前需连接压缩气源，采用空氧混合仪调节氧浓度。需预先设定吸气峰压 20~25cmH₂O、呼气末正压 5cmH₂O、最大气道压 40cmH₂O。频率和吸气时间：正压通气的频率为 40~60 次/min，用"吸-2-3"的节律大声计数以保持正确的速率。无论足月儿还是早产儿，正压通气的吸气时间≤1 秒。不推荐对早产儿正压通气时增加吸气时间，因采用持续肺膨胀策略有潜在危害。

2）推荐使用空氧混合仪及脉搏血氧饱和度仪。无论足月儿或早产儿，正压通气均在脉搏血氧饱和度的监测指导下进行。足月儿和胎龄≥35 周早产儿开始用 21% 氧气进行复苏。由于使用纯氧与死亡风险增高有关，故不建议使用。胎龄<35 周早产儿自 21%~30% 氧气开始，根据脉搏血氧饱和度调整给氧浓度，使脉搏血氧饱和度达到目标值。

分娩机构应配备脉搏血氧饱和度仪和空氧混合仪。在缺乏相应设备的情况下，可采用自动充气式气囊得到 4 种氧浓度：气囊不连接氧源，氧浓度为 21%（空气）；连接氧源，不加储氧器，氧浓度为 40%；连接氧源，加袋状或管状储氧器，氧浓度分别为 100% 或 90%。

脉搏血氧饱和度仪的传感器应放在新生儿动脉导管前位置（即右上肢，通常是手腕或手掌的中间表面）。在传感器与仪器连接前，先将传感器与新生儿连接有助于最迅速地获得信号。

（4）**判断有效通气**：有效的正压通气表现为胸廓起伏良好、心率迅速增加。正压通气开始后，边操作边观察胸廓是否起伏，同时连接脉搏血氧饱和度仪，考虑使用 3 导联心电监测仪。在需要复苏的新生儿，脉搏血氧饱和度监测和 3 导联心电监测是重要的辅助手段，可提供持续的心率评估。为了更快速、准确地评估心率，当胸外按压时，推荐使用 3 导联心电监测。

（5）**矫正通气步骤**：如未达到有效通气，需做矫正通气步骤。首先，检查面罩和面部之间是否密闭；其次通畅气道，可调整体位为鼻吸气位、清理气道分泌物、使新生儿的口张开；最后，适当增加通气压力。当上述步骤无效时，进行气管插管或使用喉罩气道。

（6）**评估及处理**：经 30 秒有效正压通气后，评估新生儿心率。①如心率≥100 次/min，逐渐降低正压通气的压力和频率，同时观察自主呼吸是否良好。如心率持续>100 次/min，自主呼吸好，则逐渐停止正压通气。如脉搏血氧饱和度未达到目标值，可常压给氧。②如心率在 60~99 次/min，再次评估通气的有效性，必要时再做矫正通气步骤，可考虑气管插管正压通气。③如心率<60 次/min，再次评估通气有效性，必要时再做矫正通气步骤，给予气管插管，增加氧浓度至 100%，连接 3 导联心电监测仪，开始胸外按压。

(7)**其他**:持续气囊面罩正压通气(>2分钟)可造成胃充盈,需经口插入胃管,用注射器抽气并保持胃管远端处于开放状态。

4.气管插管

(1)**指征**:气管内吸引胎粪;面罩气囊正压通气无效或需要长时间正压通气;需胸外按压;经气管注入药物时(肾上腺素、肺表面活性物质);特殊复苏情况,如先天性膈疝等。

(2)**准备**:进行气管插管必需的器械和用品应放置在一起,在产房、手术室、新生儿室和急救室随时备用。常用的气管导管为不带套囊、不透射线且有刻度表示的直管。如使用金属导丝,前端不可超过管端。气管导管型号(内径)和插入深度的选择方法见表15-1、表15-2。

表15-1 不同气管导管内径适用的新生儿出生体重和胎龄

导管内径/mm	出生体重/g	胎龄/周
2.5	<1 000	<28
3.0	1 000~2 000	28~34
3.5	>2 000	>34

表15-2 不同胎龄、体重新生儿气管导管插入深度

胎龄/周	出生体重/g	插入深度/cm
23~24	500~600	5.5
25~26	700~800	6.0
27~29	900~1 000	6.5
30~32	1 000~1 400	7.0
33~34	1 500~1 800	7.5
35~37	1 900~2 400	8.0
38~40	2 500~3 100	8.5
41~43	3 200~4 200	9.0

(3)**方法**:将新生儿置于轻度仰伸位。左手持喉镜,使用带直镜片(早产儿用0号,足月儿用1号)的喉镜经口气管插管。喉镜镜片应沿舌面右侧滑入,推进镜片直至其顶端达会厌软骨谷,暴露声门,插入气管导管,使导管声带线标识达声带水平,即管端置于声门与气管隆凸之间,接近气管中点。整个操作要求在20~30秒内完成。

(4)**插管深度(唇端距离)**:公式法为出生体重(kg)+(5.5~6.0)cm;胎龄和体重法见表15-2。

(5)**判断插管成功的方法**:胸廓起伏对称;听诊双肺呼吸音一致;无胃部扩张;呼气时导管内有雾气;心率和血氧饱和度上升。

(6)**喉罩气道**:喉罩气道是用于正压通气的气道装置,多用于出生体重≥2 000g的新生儿。①适应证:新生儿存在口、唇、舌、上腭和颈部的先天性畸形,面罩气囊难以形成良好的气道密闭,或使用喉镜观察喉部有困难或不可能;面罩气囊正压通气无效及气管插管不可能或不成功。②方法:喉罩气道由一个可充气的软椭圆形边圈(喉罩)与弯曲的气道导管连接而成。弯曲的喉罩越过舌产生比面罩更好的气道密闭和更有效的双肺通气。采用"盲插"法,用示指将喉罩罩体开口向前插入新生儿口腔,并沿硬腭滑入至不能推进为止,使喉镜气囊环置于声门上方。向喉镜边圈注入2~4ml空气并使充气控制球达到适当压力,使喉罩覆盖声门。喉罩气道导管可直接连接复苏气囊或T-组合复

苏器进行正压通气。

5.胸外按压

(1)**指征**:有效正压通气30秒后心率<60次/min。在正压通气同时须进行胸外按压。

(2)**方法**:胸外按压的位置为胸骨下1/3(两乳头连线中点下方)。按压和放松的比例为按压时间稍短于放松时间,放松时拇指或其他手指应不离开胸壁。

按压的方法有拇指法,即双手拇指的指端按压胸骨,根据新生儿体型不同,双拇指重叠或并列,双手环抱胸廓支撑背部(图15-3)。拇指法可改善新生儿血压和减少操作者疲劳。

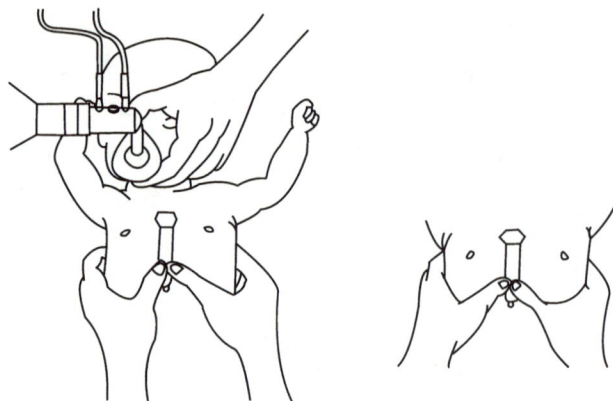

图15-3 胸外心脏按压(拇指法)

当胸外按压时,需气管插管进行正压通气,将氧浓度提高至100%,同时进行脉搏血氧饱和度和3导联心电监测,考虑脐静脉置管。

(3)**胸外按压和正压通气的配合**:由于通气障碍是新生儿窒息的首要原因,胸外按压和正压通气同时进行。胸外按压和正压通气的比例应为3:1,即每2秒有3次胸外按压和1次正压通气,达到每分钟约120个动作。胸外按压者大声喊出"1-2-3-吸",其中"1-2-3-"为胸外按压,"吸"为助手做正压通气配合。

(4)**胸外按压时心率的评估**:研究显示,胸外按压开始后60秒新生儿的自主循环可能才得以恢复,因此应在建立了协调的胸外按压和正压通气60秒后再评估心率。尽量避免中断胸外按压,因为按压停止后,冠状动脉灌注减少,延迟心脏功能的恢复。如心率≥60次/min,停止胸外按压,以40~60次/min的频率继续正压通气。如心率<60次/min,应检查正压通气和按压操作是否正确,以及氧浓度是否为100%,如以上操作均正确,应做紧急脐静脉置管,给予肾上腺素。为便于脐静脉置管操作,胸外按压者移位至新生儿头侧继续进行胸外按压。

6.药物 当新生儿复苏时,很少需要用药。新生儿心动过缓通常是由于肺部通气不足或严重缺氧引起,纠正心动过缓的最重要步骤是有效的正压通气。

(1)**肾上腺素**

1)**指征**:有效的正压通气和胸外按压60秒后,心率持续<60次/min。

2)**剂量**:应使用1:10 000的肾上腺素,静脉用量为0.1~0.3ml/kg;气管内用量为0.5~1ml/kg。

3)**方法**:首选脐静脉给药。如脐静脉置管尚未完成或没有条件行脐静脉置管时,可气管内快速注入;若重复给药,则应选择静脉途径。静脉给药后1~2ml生理盐水冲管,气管内给药后要快速挤压气囊几次,确保药物迅速进入体内。骨髓腔也是给药途径之一。

(2)**扩容剂**:指征为根据病史和体格检查怀疑有低血容量的新生儿。首次剂量为10ml/kg,经脐静脉或骨髓腔5~10分钟缓慢推入。必要时可重复使用。

(3)**其他**:分娩现场新生儿复苏时不推荐使用碳酸氢钠。

(4)**脐静脉置管**:脐静脉是静脉注射的最佳途径,用于注射肾上腺素以及扩容剂。当新生儿需要正压通气及胸外按压、预期使用肾上腺素或扩容时,复苏团队中的1名成员应放置脐静脉导管,而其他人员继续进行正压通气和胸外按压。

置管方法如下:常规消毒铺巾,沿脐根部用粗线打一个松结,如断脐后出血过多,可将此结拉紧。在夹钳下离脐根部约2cm处用手术刀切断脐带,可在11、12点位置看到大而壁薄的脐静脉。脐静脉导管连接三通和5ml注射器,充以生理盐水,抽吸有回血即可。早产儿插入脐静脉导管要稍浅。避免将空气推入脐静脉。

7.复苏特殊情况　如按复苏流程规范复苏,新生儿心率、脉搏、氧饱和度和肌张力状况应有改善。如无良好的胸廓运动,未听及呼吸音,持续发绀,可能有表 15-3。

表 15-3　新生儿复苏的特殊情况

特殊情况	病史/临床表现	干预措施
气道梗阻		
后鼻孔闭锁	哭时红润,安静时发绀,用吸痰管经鼻孔插入后咽不能通过	经口插入口咽气道或大号气管导管至口咽部
咽部气道畸形[如皮-罗(Pierre-Robin)综合征]	小下颌,仰卧时吸气性呼吸困难	仰卧位;经鼻插入小号气管导管至后咽深部,或喉罩气道
肺部病变		
气胸	突发呼吸困难,持续发绀;患侧呼吸音减弱,胸壁透光试验阳性	胸腔穿刺术
胸腔积液	呼吸苦难,持续发绀;呼吸音减低,常伴有全身水肿	气管插管,正压通气胸腔穿刺术,引流放液
先天性膈疝	宫内诊断,出生喉呼吸困难、持续发绀、双肺呼吸音不对称、舟状腹	气管插管,正压通气插入胃管排气

第二节　新生儿颅内出血

> **情境导入**
>
> 　　患儿,男,5 日龄,其母亲因规律宫缩于 2023 年 12 月 21 日 18:00 入院,次日 13:00 胎儿娩出,体重 4 100g,出生时轻度窒息,MR 检查提示颅内出血。
> 　　**工作任务:**
> 　　1. 该患儿会出现哪些临床表现?
> 　　2. 该患儿如何进行护理?

　　新生儿颅内出血(intracranial hemorrhage of newborn)主要由缺氧或产伤引起,早产儿多见,是新生儿死亡的重要原因之一,存活者神经系统后遗症较多。

【病因】

　　1.缺氧　多见于早产儿,胎龄越小发生率越高。可因胎儿窘迫、产时和产后窒息缺氧导致血管通透性增加,血液外渗,出现室管膜下出血、脑实质点状出血、蛛网膜下腔出血。

　　2.产伤　以足月儿、巨大儿多见。可因胎头过大,头盆不称、臀位助产、急产、胎头吸引器或产钳助产等,使头部受挤压、牵拉而引起颅内血管撕裂。出血部位以硬脑膜下多见。近年产伤导致颅内出血发生率已明显下降。

　　3.其他　快速输入高渗液体、血压波动过大、机械通气不当、颅内先天性血管畸形或全身出血性疾病也可引起颅内出血。

【护理评估】

（一）健康史

　　了解是否为早产儿、巨大儿;了解分娩过程中是否发生急产、臀位助产、胎头吸引术或产钳术助产;了解是否发生胎儿窘迫和新生儿窒息等。

（二）身体状况

临床表现与出血部位和出血量有关。主要表现有：①意识改变：如激惹、过度兴奋、嗜睡或昏迷。②眼征：如凝视、斜视、眼震颤等。③颅内压增高的表现：如脑性尖叫、前囟隆起、惊厥等。④呼吸改变：呼吸增快、减慢、不规律、暂停等。⑤肌张力改变：早期增高，以后减低。⑥瞳孔不等大，对光反射减弱或消失。⑦黄疸或贫血。一般先出现兴奋症状，后转为抑制。产伤引起者多见于足月儿，以兴奋症状为主；缺氧引起者多见于早产儿，临床表现不典型，常表现为抑制症状，也可无明显症状。

（三）辅助检查

脑脊液检查、影像学检查，如超声检查、CT 或 MRI 等有助于确诊出血部位、范围及程度等。

（四）心理-社会支持状况

患儿父母因担心其神经系统预后不良而表现焦虑、无助。因此，需评估家长的心理以及家庭经济状况等。

（五）处理原则

1. 镇静、止痉　首选苯巴比妥钠，如果惊厥未被控制可加用地西泮或水合氯醛等。

2. 降低颅内压　可用呋塞米，严重者可加脱水剂如 20% 甘露醇。一般不主张用地塞米松。

3. 控制出血　可选用维生素 K_1、酚磺乙胺（止血敏）等。重症患儿可输少量新鲜血或血浆，每次 10ml/kg 以促进凝血。

4. 其他治疗　使用恢复脑细胞功能的药物；根据血气分析结果酌情给予 5% 碳酸氢钠静脉滴注；及时处理合并症。

【常见护理诊断/问题】

1. 低效性呼吸型态　与新生儿呼吸中枢受损有关。

2. 有窒息的危险　与新生儿惊厥、昏迷有关。

3. 营养失调：低于机体需要量　与新生儿摄入量不足有关。

4. 潜在并发症：新生儿脑水肿。

5. 恐惧　与担心新生儿预后不良有关。

【护理目标】

1. 患儿的呼吸维持正常。

2. 患儿的惊厥得到控制，意识恢复。

3. 患儿生理需要量得到满足，体重有所增加。

4. 患儿脑水肿得到控制，颅内压维持正常。

5. 家长了解患儿的病情，能面对现实，情绪稳定，配合治疗。

【护理措施】

1. 一般护理　保持环境安静，患儿绝对静卧，头部抬高 15°~30°。若需将头偏向一侧时，整个身躯也应取同向侧位，保持头呈正中位，以免颈动脉受压。

2. 病情观察　密切观察患儿生命体征、神志、瞳孔变化、呼吸型态、肌张力及反射等；及时清除呼吸道分泌物，保持呼吸道通畅；仔细观察有无惊厥，及时报告医生并记录惊厥发生的时间、性质等。

3. 治疗配合　将护理和治疗集中进行，动作做到轻、稳、准，静脉穿刺最好用留置针，减少反复穿刺，尽量减少对患儿的移动和刺激。

（1）遵医嘱给止血药或血浆，必要时扩容、纠正酸中毒。

（2）合理用氧，根据缺氧的程度给予氧疗，注意用氧的方式，控制给氧的浓度和时间。

（3）保证热量供给，维持正常体温。注意：患儿多有脑水肿，总液量按每日 60~80ml/kg 计算，满足患儿机体的基本需要；当病情稳定后，让患儿自行吸吮或滴管、鼻饲，不应抱起患儿喂奶，以免加重出血;注意保暖,病初一般宜置于暖箱中,病情稳定出暖箱后仍需注意保暖。

4. 心理护理 随时与家属联系,告知病情的严重程度、治疗效果及预后,并安慰家属。

5. 健康指导 新生儿颅内出血的远期预后影响因素较多,结局难以预料,主要与出血灶的大小和受累的范围有关。病灶较小的患儿神经系统预后较好。有后遗症的患儿,指导家长护理患儿的方法,并做好患儿智力开发、肢体功能康复的训练。

【护理评价】

1. 患儿的呼吸型态正常。

2. 患儿的意识恢复正常。

3. 患儿的体重增加。

4. 患儿的颅内压维持正常。

5. 家长能面对患儿的现实情况,情绪稳定,配合治疗。

第三节　产　伤

> **情境导入**
>
> 杨女士,G_1P_0,孕 40 周,规律宫缩 16 小时,发生肩难产,新生儿娩出后,右肩锁骨骨折。
>
> **工作任务:**
>
> 1. 该患儿如何进行护理?
>
> 2. 新生儿常见的产伤还有哪些?

产伤(birth trauma)是指胎儿在分娩过程中,因机械因素对胎儿或新生儿所造成的损伤。临床上产伤多数与难产相伴,以产程延长、产科手术或分娩处理不当引起的损伤多见。因此,产科工作者应加强责任心,提高产科技术与质量,避免产伤发生。本节仅介绍临床常见的产伤。

一、头颅血肿

【病因】

新生儿颅骨骨膜下血管破裂,血液聚积于骨膜与颅骨之间所致。多因分娩时胎儿颅骨和母体骨盆相摩擦或因胎头受压时间过长损伤颅骨骨膜所致,亦可因胎头负压吸引术或产钳手术引起。

【护理评估】

(一)健康史

了解胎龄、出生体重、分娩经过,了解有无难产、手术产史等。

(二)身体状况

注意头颅血肿与胎头水肿的区别。除了评估局部情况外,还应观察全身情况,如神志、肌张力、血压、心率、末梢循环、肤色等表现。血肿常位于顶骨的一侧,以顶骨边缘为界,不超过骨缝;肿块有囊样感,表面皮肤正常;严重者可有颅骨骨折或并发颅内出血。头颅血肿需与胎头水肿(产瘤)鉴别(图 15-4,表 15-4)。

(三)心理-社会支持状况

家长担心患儿头颅血肿是否能恢复,是否会影响患儿智力。

(四)处理原则

头颅血肿一般不需特殊处理,但应保持患儿安静,忌按揉,切忌血肿内穿刺,以免感染。血肿较大者,给予维生素 K_1 肌内注射,每日 1 次,共 3 次。

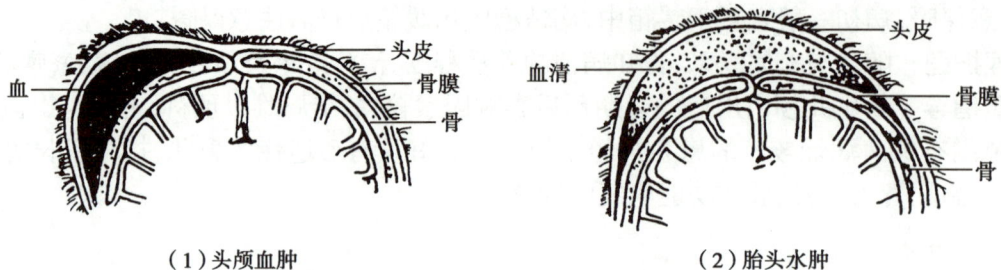

（1）头颅血肿 　　　　　　　　　（2）胎头水肿

图 15-4　头颅血肿与胎头水肿的鉴别

表 15-4　头颅血肿与胎头水肿的鉴别

项目	头颅血肿	胎头水肿
部位	骨膜下血肿	胎先露皮下组织
范围	不超过骨缝	不受骨缝限制
出血时间	产后 2~3d	娩出时存在
局部特点	有波动感	凹陷性水肿
消失时间	3~8 周	产后 2~4d
处理	静卧,肌内注射维生素 K_1	不需处理

【常见护理诊断/问题】

1. **焦虑**　与家长担心会影响患儿智力有关。

2. **潜在并发症**:患儿贫血、休克。

【护理目标】

1. 缓解患儿家长的焦虑与担心。

2. 患儿无并发症发生。

【护理措施】

1. **一般护理**　应静卧,尽量避免对患儿的移动和刺激。

2. **病情观察**　除了观察患儿生命体征、意识、肌张力、肤色和原始反射外,还应注意头颅血肿范围是否扩大,有无吸收。

3. **治疗配合**　保持呼吸道通畅,如有呼吸困难或发绀,需报告医生并遵医嘱给氧及药物。

4. **心理护理**　对病情危重的患儿告知家长病情的严重程度及治疗效果,并安慰家长。

5. **健康指导**　介绍相关的医学知识,指导家长学会观察和护理患儿,使其配合诊疗。

【护理评价】

1. 家长的焦虑与担心有效缓解。

2. 患儿的血压、血液循环状态维持正常。

二、骨折

新生儿骨折大多数发生在难产中。常见的骨折有锁骨骨折、颅骨凹陷性骨折、肱骨或股骨骨折等。新生儿骨折愈合快,引起永久性畸形者少见。正确掌握各种难产助产手法及助产动作轻柔是防止新生儿骨折的关键。

（一）锁骨骨折

锁骨骨折是产伤骨折中最常见的一种,常因无明显症状而被忽略,多发生于巨大儿肩娩出困难或臀牵引术牵拉肩部时用力过猛者,自然分娩时也偶有发生。锁骨骨折多发生在锁骨中外 1/3 交界处。表现为患儿患侧肩部活动受限,局部可有肿胀和压痛,有时除拥抱反射消失外,局部可无明显表现。

(二) 颅骨凹陷性骨折

颅骨凹陷性骨折多因母体骨盆突出的骶尾骨压迫胎头所致。存活婴儿的颅骨凹陷性骨折可随着生长发育而逐渐矫正。

(三) 肱骨骨折

肱骨骨折多因臀位牵引术中,胎儿上肢娩出困难,助产者未按操作规程进行操作,动作粗暴所致;头位分娩时,如果上肢通过耻骨联合下方,压力过大或娩出时将胎肩抬得过高,尤其巨大儿,也容易发生肱骨骨折。骨折部位多在肱骨中段,常为横断骨折,移位明显,患侧上肢活动受限。

(四) 股骨骨折

股骨骨折多见于使用臀牵引术时,因用手钩取下肢时操作不当所致。骨折部位多在股骨中下 1/3 处。患肢活动受限,局部肿胀明显,按压患处患儿因疼痛而啼哭。

【护理评估】

(一) 健康史

了解分娩时的情况,是否有阴道助产以及助产方式;了解患儿出生体重;评估患儿有无被动活动患肢而哭闹等表现。

(二) 身体状况

锁骨骨折:可见局部肿胀、压痛,患儿上臂活动减少或被动活动时哭闹。肱、股骨干骨折表现:患肢出现肿胀、畸形、皮下瘀斑,被动活动时患儿哭闹。颅骨骨折:可触及颅骨局部凹陷,有时伴有软组织损伤。

(三) 辅助检查

X 线、CT 或 MRI 检查有助于骨折的诊断。

(四) 心理-社会支持状况

家长担心骨折能否愈合,担心是否有肢体残疾等后遗症。

(五) 处理原则

1. 锁骨骨折　产伤性骨折一般不需处理,应避免压迫患儿伤处或牵动患肢,可将患侧上臂固定于躯干上,使患侧手部到达对侧锁骨水平,2 周可治愈。

2. 颅骨凹陷性骨折　若脑组织受压可采取颅骨撬起手术复位治疗,若未合并脑组织受压,可采取保守治疗。

3. 肱骨骨折　可在患侧腋下置一棉垫,使肘关节处于直角位,前臂屈曲置于胸前,然后加以固定,一般 2 周即可治愈。

4. 股骨骨折　处理时可用小夹板固定或悬垂牵引,2 周后可治愈。

【常见护理诊断/问题】

1. 急性疼痛　与患儿骨折周围软组织损伤、肿胀、血肿压迫等因素有关。

2. 焦虑　与产妇及家属担心患儿伤痛及预后有关。

【护理目标】

1. 治疗患儿损伤,缓解疼痛。

2. 产妇及家属了解患儿骨折的原因,能够配合诊疗。

【护理措施】

1. 治疗配合　固定患肢,避免压迫患处或牵动患肢,遵医嘱保持好固定的位置以免移位。颅骨骨折患儿应静卧,减少不必要的刺激与搬动。

2. 心理护理　与家长沟通,使其了解患儿的病情以及多数能够完全恢复的结局,争取其配合治疗与护理。

3. 健康指导　介绍有关骨折的医学及护理知识,教会家长对患儿患肢进行功能锻炼,争取患儿完全康复。

【护理评价】

1. 患儿的疼痛得以缓解,损伤减轻,患肢的功能得以恢复。

2. 产妇及家属了解病情,能理解原因并配合治疗及护理。

三、肌肉和神经损伤

(一)胸锁乳突肌损伤

胸锁乳突肌损伤多因前肩娩出时过度旋转或用力牵拉胎头引起,也可能是一侧胸锁乳突肌先天性过短所致。患儿表现为斜颈。局部可有小血肿形成,血肿可于 3~7 日消失。

(二)面神经麻痹

面神经麻痹多由产钳压迫面神经或面神经周围有血肿压迫而引起,以周围性面神经麻痹最常见。其多在生后第 1~2 日出现,患侧鼻唇沟平坦,眼睑不能闭合,啼哭时口角向健侧歪斜,哺乳时乳汁从口角溢出。

(三)臂丛神经麻痹

臀位分娩时旋转或牵引头部,或头位分娩时过度牵拉胎头可导致臂丛神经损伤,与锁骨骨折同样表现为上臂活动减少。有时锁骨骨折同时发生臂丛神经损伤,易被漏诊。其表现为患肢下垂、上臂靠胸内旋,肘部不能弯曲,可伴有前臂小肌群瘫痪。

【护理评估】

(一)健康史

了解患儿分娩时的情况,包括胎位、分娩方式、阴道助产方式、新生儿出生体重等。询问患儿出生后有无患肢活动受限、吸吮力弱及哺乳时口角溢乳等表现。

(二)身体状况

观察患儿有无异常,如在安静时头向一侧倾斜并扪及胸锁乳突肌小血肿;有口角歪斜的患儿患侧鼻唇沟平坦,眼睑不能闭合,啼哭时口角向另一侧歪斜。若患儿一侧上肢下垂,检查上臂是否内旋、肘部是否能弯曲。

(三)心理-社会支持状况

家长担心患儿神经、肌肉损伤的康复效果,是否会留下残疾等问题。

(四)处理原则

胸锁乳突肌损伤一般不需要处理;面神经麻痹,给予支持性治疗;臂丛神经麻痹,出生后最初几日可用保守疗法,1 周后开始做按摩及被动运动,以防肌肉萎缩。多数患儿在出生后数周可以完全恢复;如有症状加重或恢复缓慢者,应请外科医生会诊。

【常见护理诊断/问题】

1. 活动耐力下降　与新生儿患肢神经损伤造成运动障碍有关。

2. 焦虑　与担心患儿损伤的治疗效果以及是否会留下残疾有关。

【护理目标】

1. 患儿损伤程度减轻,肢体功能或面部表情恢复正常。

2. 家长能了解患儿的病情,理解其原因,对治愈有信心,能配合诊疗,直到患儿康复。

【护理措施】

1. 治疗配合　对于周围性面神经麻痹患儿,眼睑不能闭合者,用眼罩或在睡眠时涂眼膏以保护患侧角膜;臂丛神经损伤患儿注意保持患肢呈松弛状态,即患臂置于外展、外旋、肘部屈曲位;1周后开始做按摩及被动运动,以防肌肉萎缩。

2. 心理护理 向家长介绍患儿病情,注意避免不良语言刺激家长,争取其理解原因并使其树立患儿能被治愈的信心。

3. 健康指导 耐心教会家长保护患儿的患肢,以及被动运动的方法,积极配合诊疗,争取患儿早日康复。

【护理评价】

1. 患儿的损伤程度减轻,肢体功能或面部表情恢复正常。

2. 家长了解患儿的病情,理解其原因,能配合诊疗。

(宋沉思)

思考题

1. 新生儿,女,出生时,助产士对其进行评估,发现心率80次/min,呼吸微弱而不规则,四肢肌张力松弛,喉反射消失,全身皮肤青紫,躯干红。

ER 15-3

练习题

请思考:

(1)该新生儿阿普加评分应得多少分?

(2)对于该新生儿应如何进行护理?

2. 周女士,25岁,G_3P_0,孕期定期孕检,未发现异常。因"孕39^{+4}周,阵发性腹痛2小时",于2022年2月26日入院待产,行会阴侧切顺娩一男婴,体重4100g,左肩锁骨骨折。

请思考:

(1)该新生儿发生左肩锁骨骨折的原因可能是什么?

(2)对于该新生儿应如何进行护理?

第十六章 | 异常产褥

ER 16-1
教学课件

ER 16-2
思维导图

学习目标

1. 掌握：产褥感染、产褥病率、晚期产后出血的概念、护理评估及护理措施。
2. 熟悉：产褥感染、晚期产后出血的病因及预防。
3. 了解：产后抑郁症的病因、护理评估及护理措施。
4. 学会：识别产褥感染、晚期产后出血，并配合医生进行处理。
5. 具有良好的沟通能力，理解关爱产妇，注重保护产妇隐私。

第一节 产褥感染

情境导入

刘女士，30岁，G_1P_0，孕38周，胎膜早破1日入院。分娩中产程延长，产钳助产。产后第3日，T 38.8℃，下腹痛，恶露血性浑浊，有异味，宫底平脐。白细胞 18.5×10^9/L，中性粒细胞0.90。

工作任务：

（1）刘女士最可能发生了什么情况？

（2）确诊后应给予哪些护理措施？

产褥感染（puerperal infection）是指分娩及产褥期生殖道受病原体侵袭，在产褥期引起的生殖器官局部或全身的炎症变化。产褥感染是常见的产后并发症，是产妇死亡的四大原因之一。分娩24小时后的10日内，每日测体温4次，间隔时间4小时，有2次达到或超过38℃者，称为产褥病率（puerperal morbidity）。

产褥病率最常见的原因是产褥感染，此外还有泌尿系统感染、上呼吸道感染、急性乳腺炎等感染性疾病。

【病因】

1. 病原体 引起产褥感染病原体有需氧菌、厌氧菌、支原体、衣原体等，种类繁多，且常为混合感染，许多非致病菌在特定环境下也可以致病。厌氧菌是产褥感染最常见的病原体。

2. 感染途径 分内源性感染与外源性感染。

（1）**内源性感染**：正常孕妇的生殖道内或其他部位寄生的病原体，多数并不致病，当机体抵抗力下降，出现感染诱因时可致病。

（2）**外源性感染**：由外界的病原体侵入生殖道引起的感染，常由被污染的衣物、用具、各种手术诊疗器械或妊娠晚期不洁性交、盆浴等，将致病菌带入生殖道引起感染。

【护理评估】

（一）健康史

了解妊娠、分娩经过，有无营养不良、孕期贫血、慢性疾病、胎膜早破、产科手术操作、产程延长、滞产、产后出血等诱发因素的存在；了解产妇个人卫生习惯等。

（二）身体状况

产褥感染多以发热、疼痛、恶露改变为主要症状。由于感染部位、机体反应程度、病原体种类不同，其临床表现也不同。

1. 会阴伤口感染　会阴裂伤或会阴切口部位感染，以葡萄球菌和大肠埃希菌感染为主，表现为会阴部疼痛、排尿困难，活动受限，常不能取坐位。伤口局部充血水肿、脓性分泌物流出、压痛明显。严重者，发生伤口裂开或者整个会阴部水肿、表皮溃疡。

2. 阴道、宫颈感染　阴道感染可由会阴伤口感染而来，或由阴道裂伤直接所致。当感染部位较深时，可引起阴道旁结缔组织炎，甚至阴道壁粘连和瘢痕、尿瘘。阴道感染表现为黏膜充血、水肿或溃疡。产妇有阴道局部疼痛，甚至出现寒战、高热、心率增快等全身症状。宫颈裂伤常见，但很少发展为明显的感染。当宫颈严重裂伤，延至阔韧带时，可能出现感染，引起淋巴管炎、宫旁组织炎，甚至菌血症或脓毒症。

3. 子宫感染　包括急性子宫内膜炎、子宫肌炎。病原体经胎盘剥离面侵入子宫蜕膜层，称为子宫内膜炎；侵入子宫肌层，称为子宫肌炎，两者常伴发。若为子宫内膜炎，子宫内膜充血、坏死，阴道流出大量有臭味的脓性分泌物。若为子宫肌炎，则腹痛，子宫压痛明显，子宫复旧不良，恶露增多呈脓性，可伴有高热、寒战、头痛，白细胞明显增高等全身感染症状。发热是产后子宫感染最重要的症状，伴有寒战的发热提示菌血症。

4. 急性盆腔结缔组织炎、急性输卵管炎　病原体经淋巴、血行扩散至宫旁组织而引起盆腔结缔组织炎，累及输卵管可致输卵管炎。表现为持续高热、寒战等全身症状。体征为下腹部明显压痛、反跳痛、肌紧张。妇科检查或肛门检查可触及宫旁组织增厚或有边界不清的实性包块，压痛明显，严重者整个盆腔似乎被冻结，称为"冰冻骨盆"。

5. 急性盆腔腹膜炎及弥漫性腹膜炎　炎症扩散至子宫浆膜层，形成盆腔腹膜炎。继续发展为弥漫性腹膜炎。临床表现为全身中毒症状，如寒战、高热、全腹剧痛，伴呕吐、腹胀；腹部压痛、反跳痛明显伴腹肌紧张。若脓肿波及肠管、膀胱时，可出现腹泻、里急后重、排尿困难。

6. 血栓性静脉炎　多发生于产后 1~2 周，常表现为盆腔血栓性静脉炎与下肢血栓性静脉炎两类。盆腔血栓性静脉炎常继发于子宫内膜炎后，临床表现为寒战、高热并反复发作，症状可持续数周。下肢血栓性静脉炎，病变多在股静脉、腘静脉及大隐静脉，表现为弛张热，下肢持续性疼痛，局部静脉压痛或触及硬索状，使血液回流受阻，引起下肢水肿，皮肤发白，习称"股白肿"。彩色超声多普勒检查可协助诊断。

7. 脓毒血症及败血症　是产褥感染最严重阶段。感染血栓脱落进入血液循环可引起脓毒血症，随后可并发感染性休克和迁徙性脓肿，如肺脓肿及肾脓肿。若病原体大量进入血液循环并繁殖形成败血症，表现为持续高热、寒战、全身明显中毒症状，可危及生命。

（三）辅助检查

1. 血液检查　白细胞计数增高及分类核左移，预示有感染存在。检测血清 C 反应蛋白 >8mg/L，有助于早期诊断感染。

2. 细菌培养　取会阴、阴道、宫腔分泌物，脓肿穿刺液，后穹隆穿刺液进行细菌培养和药物敏感试验，确定病原体及敏感的抗生素。

3. 影像学检查　利用 B 型超声、彩色多普勒超声、CT、磁共振成像等，检查子宫及盆腔组织，了解感染部位及病变情况。对感染形成的炎性包块、脓肿及静脉血栓做出定位和定性诊断。

（四）心理-社会支持状况

了解产妇的情绪及心理情况,评估产妇及家属是否有焦虑、沮丧等情绪。

（五）处理原则

1. 支持疗法　高热者给予物理降温;伤口疼痛者给予止痛剂;病情严重者注意纠正水电解质失衡。

2. 抗生素治疗　当未确定病原体时,根据临床表现及经验选用广谱高效抗生素。根据细菌培养和药物敏感试验结果,调整抗生素的种类和剂量。重度感染者常用广谱高效抗生素,但应考虑药物对哺乳的影响。

3. 手术治疗　若会阴伤口或腹部切口感染,则应切开引流,如宫腔有残留物或积脓,应在控制感染后清理宫腔;如已形成盆腔脓肿可经腹或后穹隆切开引流。

4. 抗凝治疗　血栓性静脉炎在应用抗生素的同时,加用肝素钠或尿激酶进行溶栓治疗。用药期间检查凝血功能,同时还可口服双香豆素、阿司匹林等其他抗凝药物。

【常见护理诊断/问题】

1. 体温过高　与感染因素存在有关。

2. 舒适度减弱　与疼痛、高热有关。

3. 焦虑　与担心疾病预后、母子分离有关。

【护理目标】

1. 产妇感染得到控制,体温正常,白细胞计数正常。

2. 产妇疼痛减轻或消失,舒适感增强。

3. 产妇情绪稳定,焦虑明显减轻或消失。

【护理措施】

1. 一般护理

（1）**休息**:保证产妇充足的休息与睡眠,取半卧位或将床头抬高以利于恶露排出、盆腔炎症局限。如为血栓性静脉炎,应绝对卧床休息 2 周左右。

（2）**饮食**:增强营养,给予高热量、高蛋白、高维生素、易消化的食物,保证足够的液体摄入,保持大小便通畅,减轻盆腔充血,以利于子宫复旧,必要时少量输血,纠正贫血,提高机体抵抗力。

2. 局部护理　保持外阴清洁、干燥,取健侧卧位,用 0.05% 聚维酮碘擦洗外阴,每日 2 次,大小便后及时擦洗。外阴伤口感染者早期行远红外线灯照射,每日 2 次,每次 20~30 分钟;脓肿已形成者应提前拆线引流;产妇用物及时消毒、更换。严格做好床边隔离措施,防止交叉感染。

3. 疼痛、高热的护理　协助患者采取合适的体位。下肢血栓性静脉炎产妇应抬高患肢,局部保暖、湿热敷,以增加血液回流,减轻肿胀,以支架支撑衣被等覆盖物,防止摩擦引起疼痛。体温高达 39℃者应采取有效的物理降温措施,鼓励产妇多饮水,遵医嘱补液,促进毒素排出,准确记录出入量,维持机体水、电解质平衡。

4. 用药护理　遵医嘱正确使用抗生素,严格遵守药物配伍原则。注意抗生素使用的时间间隔,维持血液中有效药物浓度。

5. 心理护理　向产妇及家属讲解病情变化,耐心解答产妇及家属的疑问,减轻其心理焦虑。说明应用抗生素的必要性和注意事项,指导产妇自我护理技巧,提供母婴接触的机会,鼓励家属为产妇提供有力的社会支持。

6. 健康教育　加强孕期指导,临产前 2 个月禁止性生活及盆浴。嘱患者养成良好的个人卫生习惯,保持会阴部清洁,便后及时清洁会阴,勤换会阴垫。告诉产妇有异常及时就诊。指导产妇定时挤奶、吸奶维持泌乳,感染控制后可继续哺乳。

【护理评价】

1. 产妇感染得到控制,体温及白细胞计数正常。

2. 产妇疼痛减轻或消失,舒适感增强。

3. 产妇情绪稳定,焦虑减轻或消失。

第二节　晚期产后出血

晚期产后出血(late puerperal hemorrhage)是指分娩 24 小时后,在产褥期内发生的子宫大量出血,又称产褥期出血。产后 1~2 周发病最常见,亦有迟至产后 6 周发病。

【病因】

1. **胎盘、胎膜残留**　为阴道分娩后晚期产后出血最常见的原因,常发生于产后 10 日左右。残留的胎盘组织发生变性、坏死、机化,当坏死组织脱落时,暴露基底部血管,引起大出血。

2. **蜕膜残留**　若蜕膜剥离不全,长时间残留,可致子宫复旧不全,继发子宫内膜炎症,引起出血。

3. **子宫胎盘附着面感染或复旧不全**　子宫胎盘附着面血管在分娩后即有血栓形成,继而血栓机化,出现玻璃样变,血管上皮增厚,管腔变窄、堵塞,子宫内膜逐渐修复,此过程需 6~8 周。若胎盘附着面感染、复旧不全可引起出血。

4. **感染**　以子宫内膜炎多见,炎症引起胎盘附着面复旧不良和子宫收缩欠佳,血窦关闭不全导致子宫出血。

5. **剖宫产术后子宫切口裂开**　多见于子宫下段剖宫产横切口两侧端。常因切口感染导致肠线溶解脱落,血窦重新开放,引起大量阴道出血。由于近年多采取子宫下段横切口剖宫产,横切口裂开引起大量出血病例有所增加。

6. 产后子宫滋养细胞肿瘤、子宫黏膜下肌瘤等也可引起晚期产后出血。

【护理评估】

(一)健康史

了解产妇分娩史,若为阴道分娩,应注意产程进展及产后恶露变化,有无反复或突然阴道流血病史;若为剖宫产,应了解手术指征、术式及术后恢复情况。

(二)身体状况

1. **症状**

(1)**阴道流血**:胎盘胎膜残留、蜕膜残留引起的阴道流血多在产后 10 日发生。胎盘附着部位复旧不良常发生在产后 2 周左右,可以反复多次阴道流血,也可突然大量阴道流血。剖宫产子宫切口裂开或愈合不良所致的阴道流血多在术后 2~3 周发生,常常是子宫突然大量出血,可导致失血性休克。

(2)**腹痛和发热**:常合并感染,伴恶露增加且有恶臭味。

(3)**全身症状**:继发性贫血,严重者因失血性休克危及生命。

2. **体征**　子宫复旧不佳,可扪及子宫增大、变软、宫口松弛,有时可触及残留组织和血块;伴有感染者子宫明显压痛。

(三)辅助检查

1. **血常规**　了解感染与贫血的情况。

2. **B 型超声检查**　了解子宫大小、宫腔内有无残留物,子宫切口愈合状况等。

3. **病原体检查和药物敏感试验**　以便选择有效的广谱抗生素。

4. **病理检查**　宫腔刮出物或切除子宫标本应送病理检查。

（四）心理-社会支持状况

因阴道反复流血、腹痛、发热,产妇会产生焦虑、抑郁情绪;若突然发生的阴道大量出血,常使产妇惊慌失措、紧张、恐惧;不能很好照顾新生儿,影响正常哺乳而烦躁不安。家属担心产妇身体能否完全康复而忧虑。

（五）处理原则

1. 止血

（1）少量或中等量阴道流血,给予宫缩剂及支持疗法,同时应用抗生素。

（2）疑剖宫产子宫切口裂开,仅少量阴道流血也应住院治疗,密切观察病情变化,给予广谱抗生素及支持疗法。

（3）多量阴道流血,可行剖腹探查。

2. 刮宫

疑有胎盘、胎膜、蜕膜残留或胎盘附着部位复旧不良,在建立静脉通道输液、做好输血准备下行刮宫术。刮宫时操作轻柔,以防子宫穿孔,刮出物应送病理检查,以明确诊断;术后继续用抗生素及宫缩剂。

【常见护理诊断/问题】

1. **有感染的危险** 与失血后机体抵抗力下降及手术操作有关。
2. **疲乏** 与失血性贫血、产后体质虚弱有关。
3. **恐惧** 与阴道出血多,担心生命安危有关。

【护理目标】

1. 产妇无感染症状,产妇低血容量迅速得到纠正,生命体征平稳。
2. 产妇主诉疲劳感觉减轻。
3. 产妇能主动配合临床治疗和护理,恐惧明显减轻。

【护理措施】

1. **一般护理** 保持病房安静、舒适,保证产妇有充足的休息和睡眠;给予高蛋白、高维生素、高热量、易消化的食物,增强机体的抗病能力。

2. **病情观察** 观察产妇全身情况,密切观察生命体征、子宫复旧、阴道出血情况,一旦阴道出血增多或出现出血性休克的早期征兆(皮肤、黏膜发白,四肢厥冷,尿量减少等)应及时通知医生,并做好抢救休克的准备。

3. **治疗配合** 遵医嘱进行相关检查,查明出血原因,并配合医生采取止血措施。例如:应用宫缩剂;发现大块胎盘胎膜残留,应在输液、输血的情况下配合完成清宫术,刮出物送病理检查;如为子宫切口裂开,保守治疗无效,需做好剖腹探查术准备。一旦出现休克,应积极配合医生采取有效的急救措施,建立良好的静脉通路进行输液、输血、补充血容量。

4. **预防感染** 保持环境清洁,定期消毒。保持床单的清洁干燥,指导产妇经常更换会阴垫,每日用碘伏棉球擦洗外阴,并遵医嘱给予有效的抗生素。

5. **心理护理** 产妇因阴道出血时间长、出血量多,非常紧张,医护人员应主动安慰产妇,使产妇保持安静;向产妇及家属做好解释工作,解除产妇及家属的不安、焦虑等不良情绪。允许家属陪伴,给予产妇关爱及关心,增加安全感。

6. **健康指导** 指导产妇加强营养,多吃含蛋白质、含铁丰富食物,注意休息,避免过度劳累。教会产妇做好产褥期保健,指导会阴护理,保持会阴清洁,避免产褥感染,督促产妇早期下床活动,以促进子宫复旧。

【护理评价】

1. 产妇无感染症状,产妇低血容量迅速得到纠正,生命体征平稳。
2. 产妇疲劳感减轻,生活能够自理,血红蛋白恢复正常。

3. 产妇主动配合临床治疗和护理,恐惧明显减轻。

第三节　产后抑郁症

产后抑郁症(postpartum depression,PPD)指产妇在产褥期出现抑郁症状,是产褥期精神综合征中最常见的一种类型。表现为抑郁、悲伤、沮丧、哭泣、易激惹、烦躁,重者出现幻觉或自杀等症状。其发病率为 10%~30%,但有逐年增高的趋势。产后抑郁症不仅影响产妇的生活质量、人际关系、社会功能状态和亲子行为,还影响婴幼儿的情绪、认知行为发育,给家庭和社会造成很大负担。

【病因】

产后抑郁症发生的确切原因不明,目前认为可能与下列因素有关:

1. 生物学因素　产后 24 小时体内激素水平急剧变化,目前认为雌、孕激素水平的降低严重影响了产妇的情绪,这与雌、孕激素具有稳定精神神经的作用有关。有研究表明,某些女性对激素水平的变化特别敏感,在生育期表现为心理脆弱,对环境和生理压力缺乏调节能力。由于妊娠分娩阶段激素水平的急剧变化,发生心理疾病的概率明显增高。

2. 心理-社会因素　产妇对婴儿的期待,对即将承担的母亲角色尚不适应,既新鲜又恐惧,对照料婴儿的一切事物都需从头学起,这些都对产妇造成心理压力,导致过度紧张及情绪紊乱;有的产妇因婴儿有生理缺陷或意外死亡心情沮丧。此外,睡眠不足、身体疲惫以及对自己现状不满,缺少他人关怀和支持等问题也是导致产后抑郁症的重要原因。

3. 遗传因素　通过对家族遗传史及双胎的追踪性研究发现,一级亲属中有情绪异常相关疾病的女性发生产后抑郁症的概率比普通人群的发生率明显增高。这类产妇对某些心理障碍疾病具有易感性,以自我为中心,敏感、好强、认真和固执的性格特征会加重产后心理的不稳定状况。

除此以外,有学者研究发现,产后抑郁还可能与以下因素有关:与分娩有关的身体创伤及心理创伤史;产前及产时焦虑;新生儿窒息或有异常情况人工喂养;精神抑郁病史;吸烟;低自尊;经济状况低下;低社会支持;计划外或非意愿怀孕;单亲母亲或婚姻关系差等。

【护理评估】

(一)健康史

询问产妇有无抑郁症、精神病个人史和家族史,有无重大精神创伤史。了解本次妊娠过程及分娩是否顺利,有无难产、滞产、手术产以及产时产后的并发症,以及婴儿健康状况、婚姻家庭关系及社会支持系统等因素。

(二)身体状况

1. 临床表现　多见产后 2 周内发病,产后 4~6 周症状明显。主要表现有:

(1)**情绪改变**:最突出症状是持久的情绪低落,表现为表情阴郁,无精打采、易流泪和哭泣。患者常用“郁郁寡欢”“凄凉”“沉闷”“空虚”“孤独”等来描述自己的心情。

(2)**认知改变**:对事物缺乏兴趣,自卑、自责、内疚。思维和反应迟钝,思考问题困难。对生活失去信心,无望和无助感,性欲减退,甚至企图自杀。

(3)**行为改变**:意志活动减退,注意力不集中。想参与社交,但又缺乏勇气和信心。

(4)**生理改变**:主要表现为失眠或者睡眠过度、食欲减退或增加、体重显著下降或增加、疲乏、心悸、出汗、眼花、耳鸣、头晕、头痛。这些症状将随着抑郁情绪的解除而消失。

2. 诊断标准　当前世界各国对产后抑郁症至今尚无统一的诊断标准。目前应用较多的是美国精神病学会在《精神障碍诊断与统计手册》一书中制定的诊断标准(表 16-1)。

表 16-1　产后抑郁症的诊断标准

在产后 2 周内出现下列 5 条或 5 条以上症状,必须具备(1)(2)两条
(1)情绪抑郁
(2)对全部或多数活动明显缺乏兴趣或愉悦
(3)体重显著下降或增加
(4)失眠或睡眠过度
(5)精神运动性兴奋或阻滞
(6)疲劳或乏力
(7)遇事皆感毫无意义或自罪感
(8)思维力减退或注意力不集中
(9)反复出现死亡或自杀的想法

(三)辅助检查

产褥期抑郁症临床诊断困难,产后问卷调查(如爱丁堡产后抑郁量表、产后抑郁筛查量表等)对早期发现和诊断有很大帮助。

(四)心理-社会支持状况

产褥期妇女情感处于脆弱阶段,特别是产后 1 周情绪变化更为明显,心理处于严重不稳定状态;产妇对即将承担母亲角色的不适应,造成心理压力,常感到心情压抑、沮丧、情绪低落,甚至焦虑、恐惧、易怒,自我评价降低,自暴自弃、自责、负罪,或表现对身边的人充满敌意、戒心;对生活缺乏信心,觉得生活无意义。

(五)处理原则

1. 心理治疗　能有效减轻抑郁症状,通过主动与产妇交流,尽可能消除致病的心理因素;给予产妇关心、体贴和精心照顾,指导其养成良好的睡眠习惯;调整好家庭和社会关系,来自丈夫与长辈的帮助有利于产妇树立对生活的信心。

2. 药物治疗　对于中重度产后抑郁、焦虑患者,可给予药物干预。应用抗抑郁药,主要选择5-羟色胺再摄取抑制剂和三环类抗抑郁药,如盐酸帕罗西汀、盐酸舍曲林等。

【常见护理诊断/问题】

1. 应对无效　与情绪抑郁、心理沮丧有关。

2. 有自残的危险　与自我评价降低、丧失生活信心有关。

【护理目标】

1. 产妇抑郁症状消除,生理、心理舒适感增加。

2. 产妇进入母亲角色,主动关心、照顾婴儿。

【护理措施】

加强对产妇的照顾是缓解产后抑郁症最有效的方法。

1. 一般护理　提供温馨、舒适的环境,保证产妇有足够的睡眠。鼓励产妇白天可从事多次短暂的轻体力活动。合理安排饮食,保证产妇的营养摄入。

2. 心理护理　让产妇感到被支持、尊重和理解,增强产妇的信心、自我控制能力和交流的能力,激发产妇的内在动力去应对自身问题。医护人员要鼓励产妇宣泄和抒发自身的感受,耐心倾听产妇诉说感受和困难,做好心理疏导工作。同时,鼓励和指导家属给予产妇更多的关心和爱护,减少或避免不良的精神刺激和压力。

3. 角色转换指导　帮助产妇逐渐适应母亲角色的转换,指导母乳喂养,鼓励产妇与婴儿多交流、多接触,并多参与照顾婴儿,培养产妇的自信心。此外,丈夫及家庭成员的情感支持、物质支持等有利于产妇顺利实现角色转换。

4. 治疗配合　指导产妇及家属正确使用抗抑郁药,并注意观察药物疗效及不良反应。

5. 防止意外发生　做好安全防护,恰当安排产妇的生活和居住环境。产后患有抑郁症产妇的睡眠障碍主要表现为早醒,而自伤等意外事件多发生在此期间,应特别注意。

6. 出院指导　本病预后良好,大多数产妇在 1 年内治愈,极少数持续 1 年以上,再次妊娠复发率约为 20%,其下一代认知能力可能受影响,因此,应该为产妇提供心理咨询的机会。

7. 预防　产后抑郁症的发生受社会、心理及妊娠因素的影响,因此,应该加强对孕产妇的精神关怀。产前可利用孕妇学校等多种途径宣传普及有关妊娠、分娩知识,减轻孕产妇对妊娠、分娩的恐惧心理,提高自我保健能力。在分娩过程中应对产妇多加关心和爱护,进行心理疏导。产后及时向产妇及家属传授育婴知识,指导如何进行母乳喂养、护理新生儿,利用心理量表对产妇进行产后抑郁症的早期筛查。

【护理评价】

1. 产妇情绪稳定,生活信心增强,主动配合医护人员的治疗和护理。
2. 产妇能正确进行母乳喂养,并掌握护理婴儿的技巧。

(杨　波)

思考题

1. 张女士,孕 39⁺⁴ 周,因"臀位,胎膜早破"行剖宫产分娩一活女婴。新生儿体重为 3 400g,阿普加评分为 10 分,胎盘、胎膜娩出完整,手术顺利。术后第 2 日,体温 37℃,宫底为脐上 2 指,血性恶露,量中等。术后 5 日出院。出院后阴道一直不规则流血,呈褐色,自诉无异味,淋漓不尽,量少。术后 12 日突然出现阴道大量流血,伴血块,暗红色,呈量约 500ml,急诊以"晚期产后出血,失血性贫血"收入院。

ER 16-3

练习题

请思考:

(1)请列出目前产妇的主要护理诊断。

(2)请列出当前需要对该产妇采取的主要护理措施。

2. 王女士,30 岁,以"G_1P_1,孕 40 周,胎膜早破"诊断入院。临产进入第二产程,胎儿呈持续性枕后位,胎头吸引术助产,产后出血不多。产后第 6 日体温为 37.8~38.6℃,两乳房稍胀,无肿块,宫底为脐下 1cm,轻压痛,血性恶露,量多、有臭味,会阴切开伤口已愈合。

请思考:

(1)请列出目前的首优护理诊断。

(2)当前对该产妇的主要护理措施是什么?

第十七章 | 产房常用手术及护理配合适宜技术

教学课件

思维导图

学习目标

1. 掌握：胎心监护、会阴消毒、阴道检查技术、缩宫素静脉滴注技术、会阴切开及缝合术的适应证、禁忌证、注意事项。

2. 熟悉：人工破膜术、胎头吸引术、低位产钳术、臀位牵引术、人工剥离胎盘术的适应证、禁忌证、注意事项；剖宫产术的适应证。

3. 了解：剖宫产术的手术步骤，临床产科使用的新技术。

4. 学会：胎心监护、会阴消毒、阴道检查技术、缩宫素静脉滴注技术、会阴切开及缝合术操作项目的实施；胎头吸引术、低位产钳术、臀位牵引术、人工剥离胎盘术的手术配合；判断并分析胎心监护的结果；常见产科紧急情况处理流程，能够迅速做出判断和配合医生处理。

5. 具备爱心、耐心、同理心和良好的沟通能力，建立良好的护患关系；具备高度的职业道德，严格遵守医疗伦理和职业道德规范；具备良好的团队协作能力，确保母婴安全。

第一节 电子胎心监护

情境导入

王女士，28 岁，G_1P_0，孕 37^{+3} 周，无妊娠合并症与并发症，现因自觉胎动减少 1 天来助产士门诊就诊。

工作任务：

1. 该孕妇就诊后应立即做何种检查呢？

2. 如何评估检查的结果？实施该项检查过程中注意事项有哪些？

电子胎心监护是借助电子胎心监护仪来监测胎儿的心率和宫缩压力波形的医疗技术。通过胎心基线率水平、胎心基线变异、胎心周期性变化来综合判断胎儿储备能力，评估胎儿的健康状况和宫内安危情况。

【操作目的】

通过检测胎动、胎心率以及孕妇宫缩等情况，助产士能分析出胎心率基线水平、胎心基线变异、周期性胎心改变来综合判断胎儿储备能力，评估胎儿宫内安危情况。

【操作准备】

1. 环境准备 安静整洁，温湿度适宜，光线适中，注意保护孕妇的隐私。

2. 物品准备 胎心监护仪、耦合剂、腹带、纸巾。

3. 人员准备

(1)孕妇：排空膀胱，不宜空腹，舒适体位。

(2)操作者：着装规范，修剪指甲，洗手；操作前评估如孕周、宫高、腹围、孕妇自理能力和合作程度、局部皮肤情况、胎方位、胎动情况等。

【操作步骤】

1. 携用物至床旁，核对孕妇姓名及腕带信息。

2. 向孕妇解释操作目的，取得孕妇的合作。

3. 协助孕妇取合适的体位(半卧位、侧卧位或坐位)。

4. 接通电源，打开监护仪开关，核对日期。

5. 适当暴露孕妇腹部，注意保暖和保护孕妇隐私，采用四步触诊确定宫底高度及胎儿背部，找到胎心听诊部位。

6. 将电子胎心监护仪的胎心探头涂少许耦合剂后，用具有弹性的腹带将探头固定于孕妇腹壁(胎背的胎心听诊区)，松紧要适中。

7. 如为无应激试验，将胎动计数按钮交予孕妇，嘱其自觉胎动时按动按钮。

8. 如为宫缩应激试验，除将胎动计数按钮交予孕妇，嘱其自觉胎动时按动按钮外，还需将宫缩压力探头置于子宫底下2~3横指处，固定(图17-1)。

9. 在无宫缩时将宫缩压力调整到基线起始状态。

10. 打开描记开关，观察胎心、宫缩曲线描记情况。

11. 一般监测20分钟，视胎心、胎动及监测情况决定是否需要延长监测时间。

12. 监测结束，取下监护探头。擦净孕妇腹部和监护探头的耦合剂，协助孕妇整理衣裤，取舒适卧位。

13. 取下监护记录纸，关闭监护仪开关，拔去电源，电子胎心监护仪归位放置。

14. 洗手、分析结果并记录。

15. 告知孕妇监护结果，协助孕妇离开。

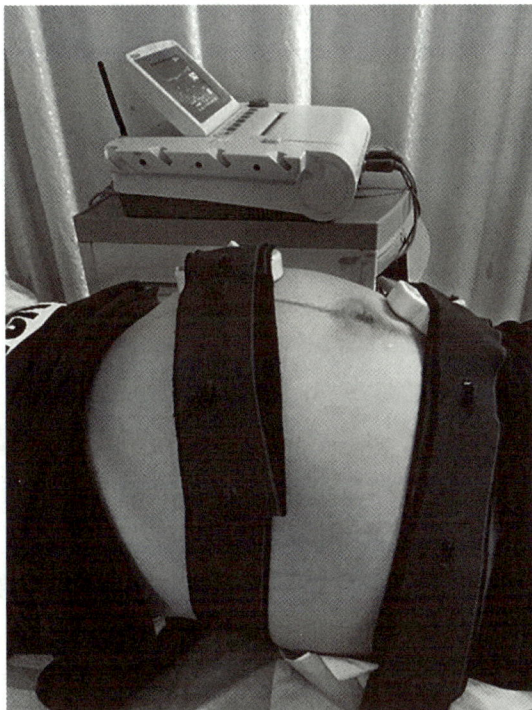

图 17-1　固定探头

【注意事项】

1. 开始监护前检查监护仪性能是否良好，是否处于备用状态，时间是否准确。

2. 操作时操作者注意温暖双手，为孕妇保暖，保护孕妇的隐私，加强人文关怀。

3. 教会孕妇自觉胎动时手按按钮的方法，及时记录胎动，强调连续动时只按一次按钮。

4. 监护过程中应关注胎心率的变化，注意仪器走纸是否正常，图纸描记线是否连续。

5. 注意孕妇有无不适主诉，有无翻身等导致探头脱落等情况。

【胎心监护判读】

1. **基线**　在任何10分钟内胎心率平均水平(除外胎心加速、减速和显著变异的部分)，至少观察20分钟以上的图形，该图形可以是不连续的。

(1)**正常胎心基线范围**：110~160次/min。

(2)**胎儿心动过速**：胎心基线>160次/min，持续≥10分钟。

(3)**胎儿心动过缓**：胎心基线<110次/min，持续≥10分钟。

　　2. **基线变异**　是胎心率基线在振幅和频率上的不规则波动或小的周期性波动，又称为基线摆动，包括胎心率摆动幅度和摆动频率。振幅变异指每分钟胎心率自波峰到波谷的振幅波动范围。

　　(1)**变异消失**：指振幅波动完全消失。

　　(2)**微小变异**：指振幅波动≤5次/min。

　　(3)**中度变异(正常变异)**：指振幅波动6~25次/min。

　　(4)**显著变异**：指振幅波动>25次/min。

　　3. **加速**　指基线胎心率突然显著增加，开始到波峰时间<30秒。从胎心率开始加速至恢复到基线胎心率水平的时间为加速时间。

　　(1)**妊娠≥32周胎心加速标准**：胎心加速≥15次/min，持续时间>15秒，但不超过2分钟。

　　(2)**妊娠<32周胎心加速标准**：胎心加速≥10次/min，持续时间>10秒，但不超过2分钟。

　　(3)**延长加速**：胎心加速持续2~10分钟。如胎心加速≥10分钟则考虑胎心率基线变化。

　　4. **减速**

　　(1)**早期减速(ED)**：一般发生在第一产程后期，宫缩时胎头受压引起。

　　(2)**晚期减速(LD)**：一般认为是胎盘功能不良、胎儿缺氧的表现。

　　(3)**变异减速(VD)**：一般认为宫缩时脐带受压，兴奋迷走神经所致。

知识链接

助产士门诊

　　助产士门诊是以助产士为主体的门诊单元，为孕产妇提供高质量、个性化的妊娠期、分娩期和产后保健与咨询的新型助产服务模式。

　　助产士门诊起源于澳大利亚，2006年以来逐步在我国各地开展"一对一"陪产服务。

　　助产士门诊不仅提供各种孕产知识、特色服务等问题的咨询与指导，还能够协助制订个体化护理计划，达到控制孕期体重、减轻并发症、改善分娩方式与结局、提高母乳喂养率，形成衔接产前、产时及产后的一体化照护模式。同时助产士门诊通过责任制形式，让孕妇提前认识、接触助产士，获得心理疏导和情感支持，减轻负性情绪，提高满意度，也增强了助产士的职业认同感。

第二节　会阴消毒、阴道检查技术

情境导入

　　王女士，G_1P_0，因"妊娠41^{+3}周，阵发性腹痛3小时"入院。体格检查：体温36.5℃，血压120/70mmHg，脉搏72次/min，呼吸20次/min。专科检查：胎方位LOA，胎心率140~145次/min。骨盆外测量各径线正常，现宫缩30~40s/3~4min。

　　工作任务：

　　1. 作为助产士，你应该做好哪些接产前准备工作？

　　2. 为判断产程的进展，助产士做阴道检查的内容包括哪些？

　　会阴消毒是临产和接产前进行的无菌操作，可避免产道逆行感染，同时可促进产妇舒适。阴道检查技术主要应用于临产前,通过阴道内检查了解骨盆腔大小、宫颈软硬度、宫颈消失程度、宫口扩张程度、是否破膜,确定胎产式、胎先露、胎方位及胎先露的下降程度。

【操作目的】

1. 会阴消毒 为阴道操作、自然分娩、妇产科手术做无菌准备。

2. 阴道检查技术

(1)**阴道分娩前的常规检查**:了解骨盆腔情况、尾骨活动度,确定胎先露、胎方位,胎先露高低,宫口扩张情况,评估产程的进展。

(2)**排除脐带先露或脐带脱垂**:胎膜破后胎心率有变化,特别是胎位不正时,排除脐带先露或脐带脱垂。

(3)产程进展缓慢,查找原因。

(4)轻度头盆不称,试产 4~6 小时产程进展缓慢。

(5)在多胎妊娠时,证实胎儿的轴线和双胎的胎先露,明确是否需要破膜。

【操作准备】

1. 物品准备 治疗车 1 辆、弯盘 1 个、无菌持物钳 1 把、无菌卵圆钳 2 把、有盖无菌敷料罐 3 个(分别为 10% 肥皂水棉球、无菌干棉球、0.5% 碘伏棉球)、治疗巾或一次性会阴垫、冲洗壶、38~40℃ 的温开水(500~1 000ml)、便盆、无菌手套(图17-2)。

2. 环境准备 产房按手术室的无菌要求设置,整洁、明亮,调节室内温度为 24~26℃,相对湿度为 50%~60%,必要时屏风遮挡。

3. 产妇准备 核对姓名、床号及病史、产程持续时间,宫口扩张程度,胎儿大小,胎先露高低,胎心情况,宫缩强弱,会阴软组织局部条件,评估产妇心理及合作程度。

【操作流程】

1. 医护人员 备齐并检查物品,戴好帽子、口罩,外科洗手,携用物至床旁,核对产妇,向产妇说明外阴消毒与阴道检查的目的。

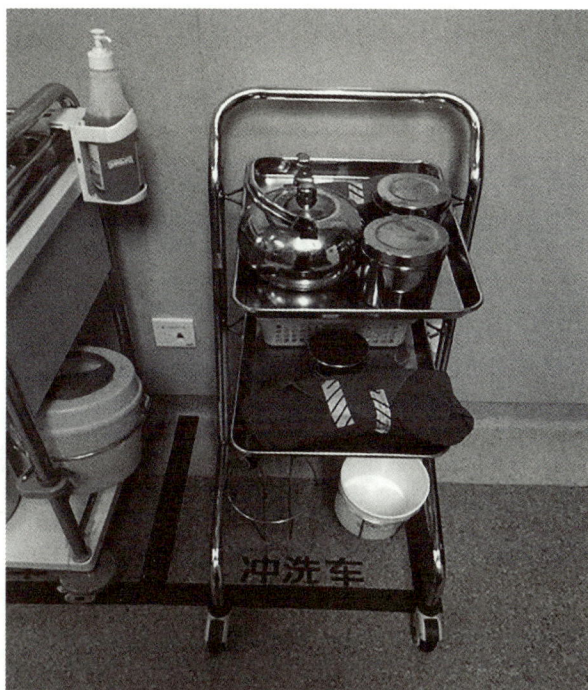

图 17-2 冲洗消毒用物

2. 安置体位 嘱产妇排空膀胱,仰卧位,协助产妇脱去裤子,两腿屈曲分开,充分暴露会阴部。抬高臀部,铺一次性垫单,置便盆于产妇臀下。

3. 消毒步骤

(1)**擦洗**:持卵圆钳(第一把)夹取无菌干燥大棉球堵住阴道口,再夹取 1 个肥皂水棉球擦洗外阴,顺序:尿道口→阴道口→左右侧小阴唇→大阴唇→阴阜→两侧大腿内上 1/3 →会阴体→两侧臀部→肛门周围→肛门(图 5-17)。

(2)**冲洗**:用温开水由外至内、自上而下,先周围后中间顺序冲洗干净,约需 1 分钟,冲洗顺序:阴阜→大腿内上 1/3 →腹股沟→大小阴唇→两侧臀部→会阴→肛门(要求冲洗前,助产士应将少量的水倒在手腕部测水温,待水温合适后,再给产妇冲洗,冲洗时两手配合边冲边擦洗,冲洗液总量合适)。

(3)必要时重复擦洗和冲洗一遍或多遍,以确保外阴清洁。

(4)**擦干**:用无菌干纱布擦干残留液体,顺序:尿道口→阴道口→小阴唇→大阴唇→腹股沟→阴阜→大腿内上 1/3 →会阴→两侧臀部及肛门。

（5）**消毒**：用卵圆钳（第二把）夹取 0.5% 碘伏棉球消毒外阴，顺序同擦洗。

（6）撤去便盆与臀下一次性会阴垫，垫好无菌治疗巾。

4. 安置产妇 询问产妇的感觉，协助产妇取膀胱截石位，双手置于身体两侧，嘱其不要污染已消毒区。

5. 阴道检查步骤

（1）操作者右手戴无菌手套，站在产妇右侧。

（2）操作者左手放置于宫底部，在宫缩来临时轻压宫底。

（3）**触诊**：宫缩间歇期，操作者右手示指、中指轻轻伸入阴道内，示指、中指伸直并拢检查，其余手指屈曲。示指指腹向后触及尾骨尖端，了解尾骨活动度，再触摸两侧坐骨棘是否突出并确定胎先露高低。然后用指腹探查宫口，摸清其四周边缘，估计宫口扩张厘米数及先露周围有无脐带等异常组织，若先露为头，还需了解矢状缝及囟门的情况，确定胎方位。

（4）**终末处理**：脱去手套，协助产妇穿好衣裤，告知产妇检查结果、将要采取的助产措施与配合要点。

（5）洗手、记录。

【 **注意事项** 】

1. 会阴消毒

（1）操作中严格按照无菌原则执行。

（2）当进行第二遍外阴消毒时，消毒范围不能超过第一遍范围。

（3）注意保护产妇隐私及保暖，关心体贴产妇。

2. 阴道检查

（1）有前置胎盘或不明原因的产前阴道流血者禁止阴道检查。

（2）临产后应在宫缩间歇期开始阴道检查，等待一次宫缩，感受宫口扩张，胎先露下降情况。阴道检查时注意动作轻柔，观察产妇对检查的反应，并做相应调整。

（3）一次检查清楚为原则，不得反复进出阴道，同时应控制检查的次数。

知识链接

自由体位分娩

　　自由体位分娩是指产妇根据自己的舒适度和助产士的建议而选择站立、行走、坐、半卧、侧卧、跪位、蹲位和手膝位等不同的姿势和体位，以增加舒适感、缓解紧张情绪、减轻疼痛、促进产程进展。如手膝位为让产妇跪下身体向前趴，用双膝及双手掌或拳头支持身体，利用重力作用使胎儿下降，同时由于胎儿重心随着前倾位转向前方，带动胎儿枕部转向骨盆前方，加速产程进展。世界卫生组织（WHO）在 1996 年出版的《正常分娩监护实用手册》中已将自由体位作为"有效措施"进行推荐。

　　自由体位的应用需遵循安全、有利、舒适的原则，"动"起来非常关键，同时提供相应的"支持系统"，包括亲人陪伴、导乐服务、分娩镇痛及辅助设施等，满足孕产妇心理需求，使其获得高质量的分娩体验，助力人性化助产服务模式。

第三节　人工破膜术

情境导入

王女士,G₁P₀,妊娠 41⁺³ 周,规律宫缩 5 小时入院。22 小时后,胎心监护显示:胎心率 140~155 次/min,宫缩持续 10~20s/6~7min;宫缩时按压宫底肌壁有凹陷,宫缩间隙子宫壁完全放松;阴道检查:宫口开 6cm,胎膜未破,无头盆不称,胎先露:S⁺²、未扪及胎盘组织、脐带、血管搏动。

工作任务:

1. 该产妇目前的诊断是什么?
2. 作为助产士,下一步我们该如何处理?

人工破膜术(artificial rupture of membranes)为目前常用的引产催产方法,是用针头、手术钳或细小的钩子,经阴道、子宫颈到达羊膜,将羊膜刺破,排出羊水,宫腔容积改变,使胎头直接紧贴子宫下段及宫颈内口,引起反射性子宫收缩,加速产程进展,同时可以观察羊水性状,帮助判断胎儿宫内情况。一般情况下,无需人工破膜,只有在产程停滞、查看羊水情况或需要引产等必要时,才使用这项技术。

【适应证】

1. **引产**　孕妇需要提前分娩或预产期延期需要终止妊娠的,宫颈已成熟,宫颈口扩张 1cm 以上,伴有宫颈退缩,毕晓普评分在 6 分以上。

2. **加速产程进展**　宫口扩张≥3cm,无头盆不称,胎头已衔接而产程延缓者,可行人工破膜加速产程进展。

3. 宫口开全,但胎膜不能自破者。

4. 行胎心内监护时。

5. 疑胎儿窘迫为了解胎儿宫内情况,可人工破膜观察羊水情况。

6. 宫腔内减压。

【禁忌证】

1. 有明显头盆不称、产道阻塞者。

2. 胎位异常如横位、臀位者。

3. 胎盘功能严重减退者。

4. 宫颈不成熟者。

【操作准备】

1. **物品准备**　一次性产垫、人工破膜包(弯血管钳、卵圆钳、弯盘、无菌棉球若干)、0.5% 聚维酮碘溶液、胎心监护仪或胎心听诊仪、耦合剂。

2. **环境准备**　产房按手术室的无菌要求设置,整洁、明亮,调节室内温度为 24~26℃,相对湿度为 50%~60%,必要时用屏风遮挡。

3. **产妇准备**　核对产妇、了解病史,阴道检查、评估条件,胎心监护、了解胎儿情况,评估心理状态与需求,签署知情同意书。

【操作流程】

1. 向产妇及家属说明操作目的,取得产妇及家属的配合,嘱产妇排空膀胱。

2. 保护产妇隐私,必要时用屏风遮挡;协助产妇取膀胱截石位,垫消毒巾于臀下,常规消毒外阴。

3. 测量血压和听胎心。

4. 操作者外科洗手或已使用手消毒剂，戴无菌手套，将示指、中指伸入阴道，了解软产道及骨产道有无异常，然后将两指伸入子宫颈内，了解有无脐带、血管和胎盘。

5. 将两指伸入子宫颈内触到前羊膜囊，左手执弯血管钳在右手指指引下，触到前羊膜囊，在宫缩间歇期钳破胎膜，让羊水缓慢流出，立即听取胎心音。

6. 检查的手指暂时停留在阴道内等待 1~2 次宫缩，术者再将手指取出，以免羊水流出过速致脐带脱垂，同时观察羊水的量、颜色、性状和胎心变化。

7. 及时更换臀部的消毒巾，协助孕妇取舒适体位；告知孕妇羊水及胎心情况，同时给予健康指导。

8. 洗手、记录。

【注意事项】

1. 当进行人工破膜时，严格无菌操作。

2. 破膜前后听胎心音，破膜须在宫缩间歇时进行，避免羊水急速流出引起脐带脱垂或羊水栓塞。

3. 在破膜过程中发现脐带脱垂、羊水严重粪染，则配合医生做好急救准备。

4. 破膜口要小，破口位置要低，让羊水缓缓流出。

5. 若破膜后羊水流出较少，可用手指扩大胎膜破口或将胎先露部稍向上轻推，使羊水流出。

6. 破膜后观察羊水量、颜色、性状等，破膜后若宫缩仍未改善可考虑使用缩宫素加强宫缩。

第四节　缩宫素静脉滴注技术

情境导入

　　王女士，27 岁，G_1P_0，孕 39^{+2} 周。"阵发性腹痛 8 小时" 入院。查体：宫高 32cm，腹围 96cm，胎心 140 次/min，宫缩 30s/3~4min，宫缩强。阴道检查：宫口开 1 指，宫颈管长 0.5cm，胎先露：S^{+2}，宫颈软，居中。入院后的 4 小时与 10 小时，阴道检查宫口开大都为 7cm，现宫缩 20s/5~6min，质弱，胎膜已破，考虑活跃期停滞，继发性子宫收缩乏力，医嘱予小剂量缩宫素静脉滴注加强宫缩，后顺娩一女婴。

工作任务：

1. 王女士迫切希望阴道分娩，如何评估经阴道分娩的成功率？

2. 医嘱给予王女士缩宫素促进宫缩，王女士担心对胎儿有影响，如何做好解释？

　　引产主要应用于分娩过程中因子宫收缩乏力而出现产程进展缓慢的情况，包括产程延长和产程停滞。缩宫素是由下丘脑分泌，储存于神经垂体中的一种激素，可以选择性兴奋子宫平滑肌，促进宫颈成熟、增强子宫收缩力及收缩频率，小剂量的静脉滴注缩宫素为常用安全的引产方法，但在宫颈不成熟时引产效果不佳，因此滴注前要评估宫颈成熟度。

【适应证】

1. 妊娠已达 41 周仍未临产者或过期妊娠。

2. 胎儿及其附属物因素，如胎膜早破、羊水过少、胎儿生长受限（FGR）、死胎、胎儿畸形等需要终止妊娠者。

3. 胎膜早破，破膜后 2~12 小时仍未临产者。

4. 糖尿病、慢性高血压等妊娠合并症能耐受阴道分娩需终止妊娠者。

5. 产程中原发性或继发性子宫收缩乏力 协调性子宫收缩乏力,胎心好,胎位正常,头盆相称者。

【绝对禁忌证】

1. 骨盆、胎位异常等明显头盆不称因素,不能经阴道分娩者。

2. 软产道异常,如未经治疗的疱疹感染活动期、急性生殖道病毒感染性疾病、宫颈浸润癌等不能经阴道分娩者。

3. 子宫过度膨胀,如羊水过多、多胎妊娠。

4. 孕妇患严重合并症或并发症,不能耐受阴道分娩者。

5. 因胎儿附属物异常不能经阴道分娩者,如完全性及部分性前置胎盘或前置血管、严重胎盘功能不良、脐带先露或脐带隐性脱垂等。

【相对禁忌证】

1. 具备阴道分娩条件的臀位。

2. 经产妇分娩次数≥5次者。

3. 畸形子宫或瘢痕子宫。

【静滴指征】

协调性子宫收缩乏力,宫口开大3cm,胎心好,胎位正常,头盆相称者。

【操作准备】

1. **物品准备** 阴道检查用物、0.5% 聚维酮碘溶液、胎心监护仪、耦合剂、外周静脉穿刺物品、生理盐水注射液/乳酸钠林格注射液、缩宫素1支(5U)、胶布、醒目标记贴纸、微量泵静脉输液器、血压计。

2. **环境准备** 待产室安静、整洁,室温为24~26℃,相对湿度为50%~60%。

3. **产妇准备** 核对姓名、床号及病史、产程持续时间,行宫颈毕晓普评分,评估缩宫素引产成功率,了解操作的目的和风险,取得知情同意。

4. **术者准备** 着装整齐,洗手,戴口罩。

【操作前评估】

1. 核对引产指征和孕周。

2. **排除阴道分娩禁忌证** 评估骨盆情况、胎儿大小、胎位、头盆关系等。

3. **判断胎儿成熟度** 如胎肺未成熟,在许可情况下,尽可能先行促胎肺成熟后再引产。

4. **评估高危妊娠病情** 充分评估妊娠合并内科疾病及产科并发症者其严重程度及经阴道分娩的风险,并完善相关检查,制订详细的处理方案。

5. **评估阴道分娩成功率** 毕晓普评分法评价宫颈成熟度,判断阴道分娩成功率。

6. **评估胎儿宫内状况** 重视胎儿监护,引产前需行胎心监护,必要时行超声检查。

【操作流程】

1. **滴注前检查** 监测胎心,测量孕妇血压。

2. **建立静脉通路** 当建立静脉通路时,切忌将2.5U缩宫素溶于液体中直接穿刺行静脉滴注,避免穿刺成功后首次冲管时输入含缩宫素的液体速度过快。临床有两种建立静脉通路的方法。①留置针连接生理盐水注射液/乳酸钠林格注射液500ml,静脉穿刺成功后夹闭输液器,在500ml的生理盐水注射液/乳酸钠林格注射液中加入缩宫素2.5U,将药液摇匀,在输液袋上贴标记,将输液器中不含缩宫素药液的液体排掉,设置起始滴速。一般起始滴速为8滴/min,对于宫缩不规律或者经产妇进行引产,起始滴速可调整为4滴/min开始。再次确认滴速无误后开始滴注。②使用留置针连接5ml生理盐水注射器,排气后静脉穿刺,穿刺成功后连接输液器,将配好的生理盐水注射液/乳酸钠林格注射液500ml+缩宫素2.5U按照起始滴数进行滴注。

3. 调节滴速 缩宫素个体敏感度差异极大,应从小剂量开始循序增量。

(1)根据宫缩、胎心情况,应用等差法,即从 8 滴/min 调整至 16 滴/min,再增至 24 滴/min。

(2)每 15~30 分钟调整一次滴速,直至诱发有效宫缩即 10 分钟内出现 3 次宫缩每次宫缩持续 30~60 秒,伴有宫颈的缩短和宫口扩张。

(3)也可从每分钟 8 滴开始,每次增加 4 滴,直至出现有效宫缩。最大滴速不得超过 40 滴/min,即 13.2mU/min。

(4)如仍无宫缩,可根据医嘱适当增加浓度,酌情加缩宫素至 5U/500ml,滴速减半后再循序增加,直至宫缩发动,且持续有效。有效宫缩的标准为 10 分钟内出现 3 次宫缩,维持宫缩时宫腔内压力达到 50~60mmHg(1mmHg=0.133kPa),每次宫缩持续 40~60 秒,伴有宫颈的缩短和宫口的扩张。

(5)缩宫素引产成功率与宫颈成熟度、孕周、胎先露高低有关。缩宫素引产之前进行充分的促宫颈成熟,将会提高阴道分娩成功率。

4. 健康教育 做好缩宫素静脉滴注的健康教育,如勿随意调节滴速,如有便意感、强烈腹痛、呼吸困难等不适时及时告知助产士等。

5. 记录 在缩宫素静脉滴注观察记录单上记录日期、时间;注明静脉滴注缩宫素的剂量、滴速以及目的(引产或加速产程)。

【注意事项】

1. 专人护理 应由经过训练的专人观察宫缩强度、频率、持续时间及胎心率的变化,及时记录。宫缩未调好前,每 15 分钟听一次胎心,调好宫缩后行胎心监护。

2. 警惕过敏反应。

3. 禁止给药途径 禁止肌内注射、皮下注射、穴位注射及鼻黏膜用药。

4. 用量不宜过大 宫缩过强及时停用缩宫素,必要时使用宫缩抑制剂。

5. 引产失败 缩宫素引产成功率与宫颈成熟度、孕周、胎先露高低有关。如连续使用 2~3 日,仍无明显进展,应改用其他方法引产。

第五节　会阴切开缝合术

情境导入

　　王女士,28 岁,G_1P_0,孕 41^{+2} 周。宫口于 3 小时前开全,胎先露:S^{+3},胎头拨露时,会阴过紧,外阴水肿,胎心监护出现晚期减速,助产士为该产妇实施了会阴侧切术,胎儿顺利娩出。

工作任务:

1. 助产士为什么要为该产妇施行会阴切开?

2. 会阴侧切伤口应如何缝合?

3. 缝合后的会阴侧切伤口应如何护理?

　　会阴切开缝合术是产科常用手术之一,其目的是避免会阴严重裂伤,减轻分娩时的阻力,有利于胎儿娩出,缩短第二产程。常用的手术方式有会阴侧斜切及会阴正中切两种,临床上以前者多用。

【适应证】

1. 母体局部因素 可能引起会阴严重裂伤者,如会阴过紧、会阴体过长等。

2. 胎儿因素 早产儿、巨大儿、胎儿宫内窘迫等。

3. 阴道助产术 胎头吸引术、低位产钳术或臀位助产术、肩难产等。

4. 缩短第二产程 第二产程延长、需要缩短第二产程的情况,如重度子痫前期、妊娠合并心脏病、胎儿窘迫等。

【禁忌证】

1. 估计不能经阴道分娩,如梗阻性难产;不宜经阴道分娩,如生殖器疱疹等。

2. 会阴条件好或足月胎儿较小者等。

3. 人免疫缺陷病毒感染者。

【术前准备】

1. 用物准备 10ml 注射器 1 支,长穿刺针头 1 个,会阴侧切剪刀 1 把,弯止血钳 4 把,带尾纱布 1 块,持针器 1 把,有齿镊 1 把,无齿镊 1 把,圆缝合针 2 个,三角缝合针 2 个,0.5%~1% 普鲁卡因 20ml 或 0.5% 利多卡因 10ml,2-0 号或 3-0 号可吸收线,1 号丝线,治疗巾 4 块,巾钳 4 把,治疗碗 1 个,纱布数块等。

2. 心理准备 向产妇说明会阴切开术的目的,取得产妇的积极配合。

【操作步骤】

1. 产妇取膀胱截石位,外阴常规消毒、铺巾。

2. 麻醉 采用阴部神经阻滞或局部浸润麻醉。阴部神经阻滞麻醉有止痛和松弛盆底肌肉的作用。操作步骤:术者将一手示指、中指伸入阴道内做指引,触及坐骨棘,另一手持带长针头装有 0.5%~1% 普鲁卡因 20ml 或 0.5% 利多卡因 5~10ml 的注射器,在肛门与坐骨结节连线中点进针,将针头刺向坐骨棘尖端内侧约 1cm 处注入药液 1/2,再将针头抽回至皮下,沿切开侧的大阴唇、会阴体皮下做扇形注射,松弛盆底肌肉。当正中切开时,则在会阴体局部行浸润麻醉(图 17-3、图 17-4)。

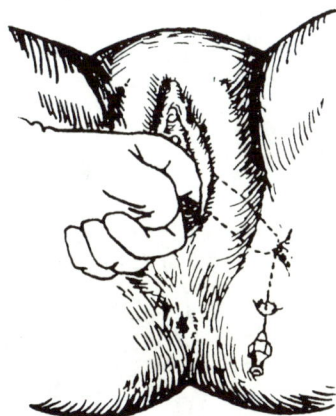

图 17-3 阴部神经阻滞麻醉

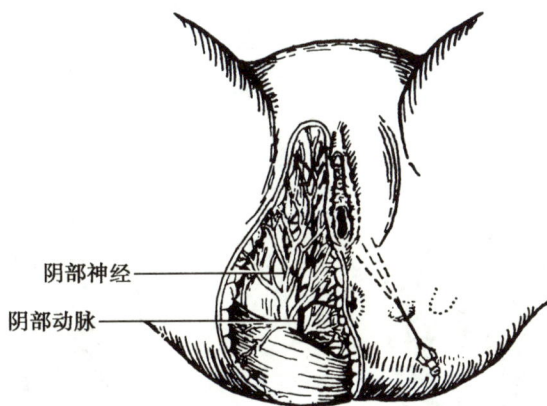

阴部神经——

阴部动脉——

图 17-4 阴部神经局部浸润麻醉

3. 切开会阴

(1)**会阴侧斜切开**:一般采用会阴左侧斜切开术。术者左手示指、中指伸入阴道,置胎先露和阴道左侧后壁之间,撑起阴道壁,以保护胎儿并指示切口位置,右手持剪刀放在会阴后联合中线左侧呈 45°,会阴高度膨隆时可为 60°,剪刀刃与皮肤垂直,于宫缩时一次全层切开,切口一般长 4~5cm(图 17-5)。

会阴侧斜切开术的优点是可充分扩大阴道口,不易出现会阴及盆底严重裂伤,故临床上较常采用。缺点是切开组织较多,出血多,缝合技术要求较高,术后疼痛较重。

(2)**会阴正中切开**:沿会阴后联合的中央向肛门方向垂直切开,长 2~3cm,注意不要伤及肛门外括约肌。

会阴正中切开术的优点是切开组织少,出血少,易缝合,愈合好,术后疼痛轻。缺点是如会阴切口下延,可造成会阴Ⅲ度裂伤,故胎儿较大、手术助产等分娩不宜采用;接产技术不够熟练、经验不足的接生者不宜采用。

4.止血 出血处立即用纱布压迫止血,小动脉出血时应予以结扎。

5.缝合会阴 待胎盘完整娩出后,检查软产道其他部位有无撕裂,将一带尾纱布置入阴道内,以免宫腔血液外流妨碍手术视野。

(1)**缝合阴道黏膜**:用左手示、中指撑开阴道壁,自切口顶端上方0.5cm处开始,用可吸收线以约1cm针距间断或连续缝合至处女膜环,并对齐处女膜环(图17-6)。

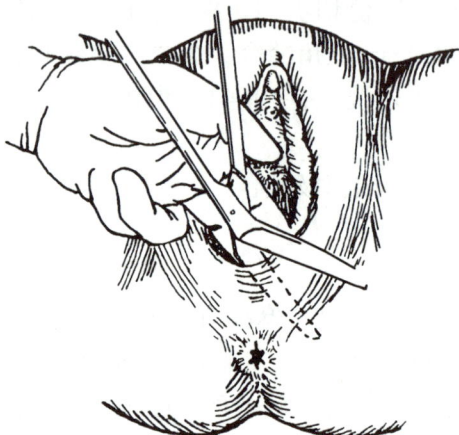

图 17-5　会阴左侧斜切开

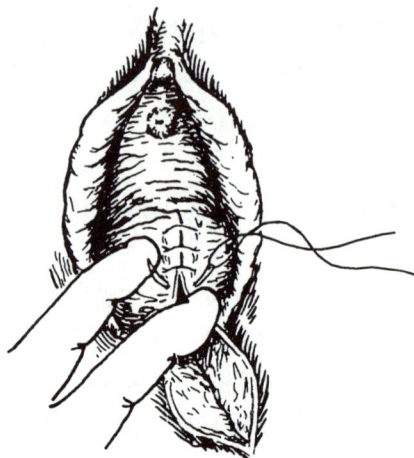

图 17-6　缝合阴道黏膜

(2)**缝合肌层和皮下组织**:用同样肠线间断缝合肌层(图17-7)和皮下组织(图17-8)。

(3)**缝合皮肤**:最后用1号丝线间断缝合皮肤,也可用3-0号可吸收线连续皮内缝合法缝合皮肤(此法可不拆线)(图17-9)。缝合完毕取出阴道内带尾纱布。

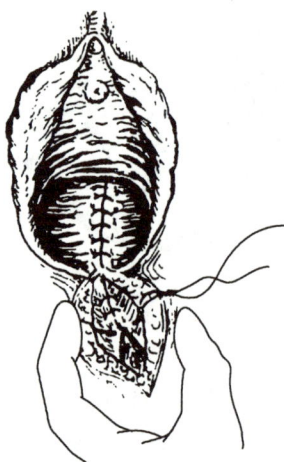

图 17-7　缝合肌层

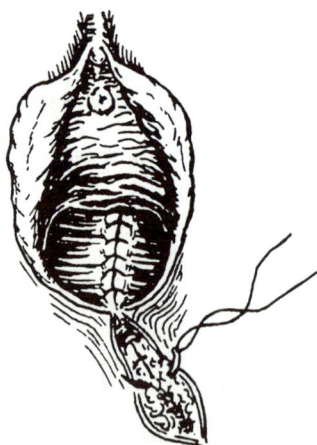

图 17-8　缝合皮下组织

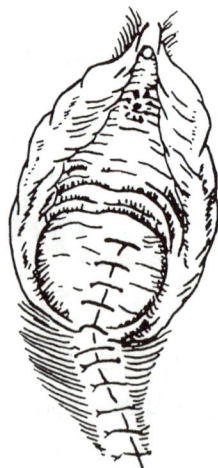

图 17-9　缝合皮肤

6.常规肛门检查 检查有无缝线穿透直肠黏膜。如有,应立即拆除,重新消毒缝合。

7.术后注意与巡回护士清点纱布器械无误,并完成相关记录。

【注意事项】

1.会阴切开时间应在预计胎儿娩出前5~10分钟,不宜过早;于宫缩同时切开会阴,把握切开时机。

2. 切开时剪刀刃应与皮肤垂直,一次全层剪开,黏膜、肌层与皮肤切口长度应一致。

3. 缝合时注意层次清楚,切口对齐,勿留死腔。缝合阴道黏膜时注意不能穿透直肠黏膜,如有缝线穿过直肠黏膜,应立即拆除,重新缝合,防止形成阴道直肠瘘。

4. 缝线不可过紧,以免组织水肿,缝线嵌入组织内,影响愈合。

【护理要点】

1. 术后保持会阴清洁。及时更换会阴垫;术后 5 日内用碘伏棉球擦洗外阴,2 次/d;大小便后及时擦洗外阴。

2. 术后查看会阴伤口恢复情况。如产妇会阴伤口疼痛剧烈或有肛门坠胀感,应及时报告医生,检查阴道及会阴伤口有无血肿;如无血肿,产妇感觉会阴伤口胀痛,可遵医嘱 24 小时内冷敷或 95% 乙醇湿敷,24 小时后可用 50% 硫酸镁湿热敷或红外线照射。

3. 术后查看会阴伤口有无感染征象。如伤口出现红、肿、热、硬结或针眼渗出脓性分泌物,应配合医生及时拆线、清创、换药等处理。如会阴伤口感染及愈合不良,可于产后 7~10 日起给予高锰酸钾溶液坐浴。

4. 术后嘱产妇多向健侧卧位。如需拆线,伤口正常在 3~5 天愈合后拆线,并记录拆线情况。

ER 17-3

会阴切开缝合术

第六节 胎头吸引术

情境导入

张女士,29 岁,G₂P₁,孕 41⁺² 周。"阵发性腹痛 10 小时,阴道少量血性分泌物" 入院,查体:宫高 34cm,腹围 100cm,胎儿估重为 3 800g 左右。行硬膜外麻醉术,阴道检查:宫口开全,胎先露:S⁺³,胎位 LOP,指导产妇正确用力 1 小时 30 分钟后,胎头拨露不明显,汇报医生后考虑给予胎头吸引术助产。

工作任务:

1. 考虑给予胎头吸引术助产的指征有哪些?

2. 胎头吸引术的手术步骤有哪些?

胎头吸引术(vacuum extraction)是将胎头吸引器置于胎头上,形成一定负压后吸住胎头,按胎头娩出机制,通过牵引协助胎头娩出的手术。其优点为易于掌握,对母儿危害小,可用以代替低位产钳。缺点为如若负压不足,吸引器滑脱可造成胎儿伤害;如负压过大,牵引时间过长,易损伤头皮,甚至发生颅内出血。目前临床常用的有金属直筒状、牛角形或扁圆形及硅胶喇叭形胎头吸引器(图 17-10)。

【适应证】

1. **缩短第二产程** 常用于产妇有妊娠期高血压疾病、心脏病等不宜分娩时用力者;轻度胎儿窘迫需尽快结束分娩者;子宫收缩乏力导致第二产程延长者。

2. **转正胎位,助娩胎头** 持续性枕横位或枕后位须做胎头旋转并牵引胎头助产者。

【禁忌证】

1. 头盆不称,胎位异常(颜面位、额先露、横位、臀位等)。

2. 产道畸形、阻塞,子宫颈癌。

3. 子宫脱垂手术后,尿瘘修补术后。

4. 刚进行过胎儿头皮采血者。

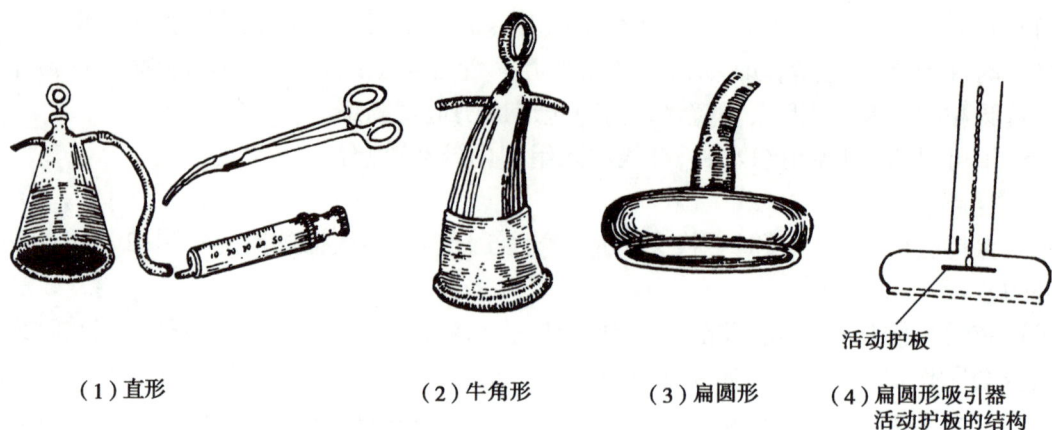

| （1）直形 | （2）牛角形 | （3）扁圆形 | 活动护板
（4）扁圆形吸引器
活动护板的结构 |

图 17-10　胎头吸引器的种类与结构

【手术条件】

1. 活胎,顶先露。
2. 头盆相称。
3. 胎头双顶径已达坐骨棘水平以下。
4. 宫口开全,胎膜已破。
5. 有一定强度的子宫收缩。

【术前准备】

1. **用物准备**　胎头吸引器 1 个,橡皮管 1 根,50ml 注射器 1 支,止血钳 1 把,治疗巾 2 块,低压吸引器 1 台,一次性吸痰管 1 根,吸氧面罩 1 个,无菌纱布数块,导尿包,消毒液状石蜡,会阴切开缝合术包,氧气,抢救药品等。

2. **心理准备**　向产妇说明胎头吸引术的目的及方法,可能发生的并发症,取得产妇和家属的理解并签订知情同意书。

【操作步骤】

1. **检查器械**　检查吸引器有无损坏,漏气,并将橡皮管接在吸引器空心管柄上。
2. **体位**　产妇取膀胱截石位,外阴常规消毒、铺巾,导尿以排空膀胱。
3. **阴道检查**　明确是否符合手术条件。
4. **会阴切开**　初产妇或会阴较紧张者,行麻醉后做会阴侧斜切开术。
5. **放置胎头吸引器**　先将吸引器开口缘涂好润滑油,术者用左手指撑开阴道后壁,右手持吸引器沿阴道后壁放入,然后用手指环形拨开阴道口四周,使整个胎头吸引器滑入阴道内,并使其开口缘与胎头贴紧(图 17-11)。用手指沿吸引器检查一周,了解吸引器是否紧贴胎儿头皮,有无阴道壁及宫颈组织夹于吸引器及胎头之间(图 17-12),检查无误后调整吸引器牵引柄,使之与胎头矢状缝方向一致,作为旋转胎头的标记。
6. **抽吸负压**　术者将胎头吸引器顶住胎头,助手将注射器接上胎头吸引器的橡皮管,分次缓慢地抽出吸引器内空气 150~200ml,使吸引器内变成负压,负压相当于 200~300mmHg,硅胶喇叭形吸引器抽空气 60~80ml 即可。用血管钳钳夹住橡皮管,取下注射器,等候 2~3 分钟,使胎头形成产瘤,吸引器与胎头吸牢(图 17-13)。
7. **牵引吸引器**　如为枕前位,待宫缩时,让产妇向下屏气,术者手持牵引柄顺骨盆轴方向,按正常分娩机制进行牵引,使胎头俯屈、仰伸、娩出,同时注意保护会阴。宫缩间歇期暂停牵引(图 17-14)。若胎头为枕横位或枕后位时,可先旋转后牵引。
8. **助娩胎体**　当胎头双顶径牵出阴道口时,即可松开止血钳,解除吸引器负压,取下吸引器,相

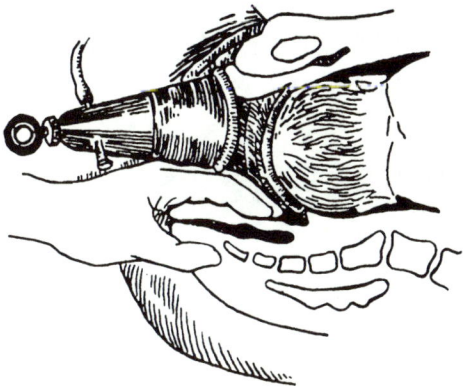

图 17-11　放置胎头吸引器

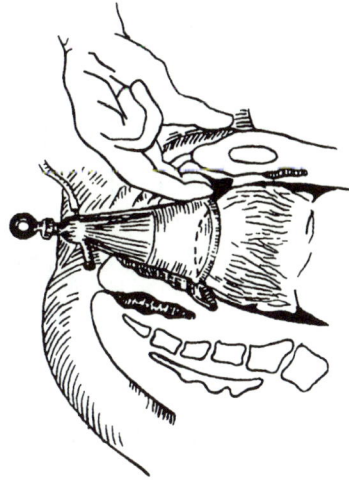

图 17-12　检查胎头吸引器附着位置

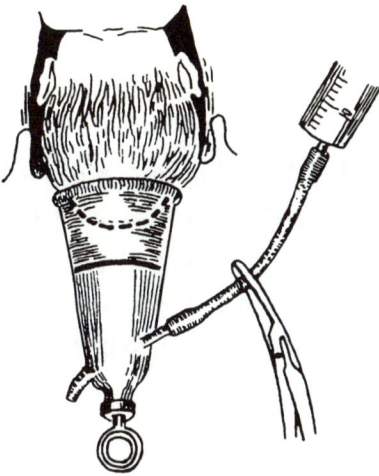

图 17-13　抽吸空气形成负压

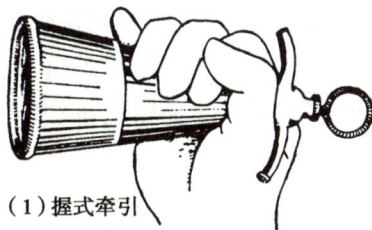

（1）握式牵引

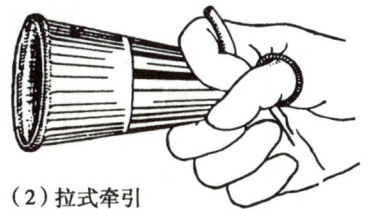

（2）拉式牵引

图 17-14　牵引吸引器手法

继娩出胎体。

【注意事项】

1. 严格掌握适应证,如早产儿、胎儿窘迫者慎用。

2. 吸引器必须放置正确,应避开囟门。

3. 放置胎头吸引器前后及每次牵引后听胎心,了解胎儿情况。

4. 宫缩时沿着产轴方向牵引,牵引用力均匀,切忌左右摇晃,切勿用力过大。

5. 牵引时如有漏气或脱落,应查找其原因。如系牵引方向错误、负压不够,可重新放置。放置一般不超过 2 次,牵引时间一般主张 10~15 分钟,全部牵引时间不宜超过 20 分钟,否则应改用产钳术助产。

6. **预防感染**　由于阴道操作次数多,术后常规给予抗生素。

【护理措施】

1. **治疗配合**　做好术前用物、产妇及新生儿窒息抢救的各项准备工作,积极协助医生完成胎头吸引术的操作过程。胎儿娩出后及时清理呼吸道。

2. **一般护理**　嘱产妇产后加强营养,多进高能量、易消化、富含维生素及微量元素的食物。

3. 病情监护

（1）术后检查新生儿有无产伤。如新生儿有头皮损伤、头皮血肿及颅内出血等，及时配合医生处理。

（2）术后仔细检查产妇软产道，如有裂伤应及时缝合。定时观察产妇宫缩情况，预防产后出血。注意观察会阴伤口愈合情况，每日清洁、消毒外阴。术后按医嘱给予抗生素治疗。

第七节　低位产钳术

情境导入

陈女士，28 岁，G_2P_1，孕 39 周，已进入第二产程 2 小时，助产士发现，该产妇胎儿的胎心率为 102 次/min，助产士报告医生后，配合医生为该产妇实施了产钳助产。胎儿娩出后立即复苏，1 分钟阿普加评分为 8 分。

工作任务：

1. 该产妇产钳助产的适应证是什么？
2. 助产士如何配合医生进行产钳助产？
3. 产妇进行产钳助产后应如何护理？

产钳术是用产钳牵引胎头，协助胎儿娩出的手术。根据手术时胎头骨质最低部在骨盆内的位置，美国妇产科协会（ACOG）产钳助产术分为出口产钳术、低位产钳术、中位产钳术和高位产钳术 4 类。出口产钳术用于胎儿颅骨已到达骨盆底，可见于阴道口；低位产钳术用于胎儿颅骨指示点在胎先露：S^{+2} 以下；中位产钳术用于胎儿颅骨指示点在胎先露：$S^0 \sim S^{+2}$ 之间；高位产钳术用于胎儿颅骨指示点在坐骨棘以上。目前我国助产绝大部分采用低位产钳术（low forceps delivery），中位以上的产钳术已被剖宫产术替代。

【产钳构造】

临床常用的产钳为短弯型和臀位后出头产钳（图 17-15）。

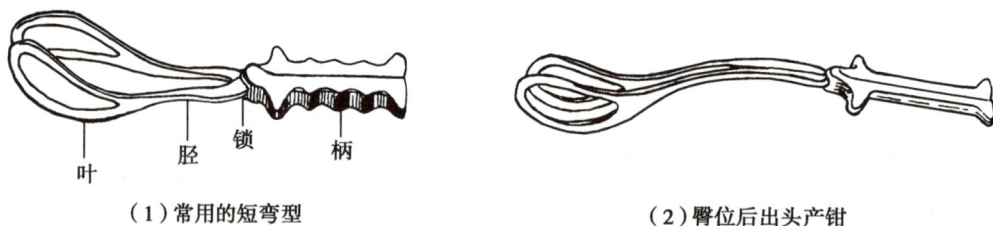

（1）常用的短弯型　　　　　　　　　　　（2）臀位后出头产钳

图 17-15　产钳构造

产钳分为左叶和右叶，两叶之间最宽的距离为 9cm，每叶产钳由钳匙、钳胫、钳锁、钳柄 4 部分组成。钳匙是长圆形，中央有卵圆形窗孔，是夹持胎儿的部分。钳匙有 2 个弯度，钳匙内面凹，外面凸，以抱住胎头；另一个是盆弯，钳匙向上弯，上面凹，下面凸，以适应产道及骨盆的弯度，两叶产钳交合部为钳锁。钳匙与钳锁间是钳胫。钳锁下方为钳柄，为术者握持牵拉的部分。

【适应证】

1. 同胎头吸引术。
2. 胎头吸引术失败者或产妇昏迷不能增加腹压者。
3. 臀位分娩后出胎头困难者，剖宫产胎头娩出困难者。

4.面先露（颏前位）娩出困难者。

【禁忌证】

1.绝对和相对头盆不称，胎头未衔接。胎方位异常，如颏后位、额先露、高直位、横位等。

2.严重胎儿窘迫，估计短时间内不能经阴道结束分娩者。

3.畸形儿、死胎。

4.宫口未开全。

【手术条件】

1.与胎头吸引术条件基本相同。

2.胎先露必须明确，如顶先露或颏前位等。

3.臀位产只用于牵拉后出头。

【术前准备】

1.**用物准备**　高压灭菌的产钳，消毒液状石蜡，导尿包，会阴切开缝合术用物，新生儿急救用物等。

2.**心理准备**　向产妇及家属交代病情，讲解产钳助产的目的及可能出现的并发症及预后，取得产妇及家属的积极配合，术前签字。

【操作步骤】

1~4步骤同胎头吸引术。

5.**放置产钳**　产钳两叶涂好润滑油，术者以右手掌面四指伸入阴道左侧壁和胎头之间，左手持左叶钳柄，使钳叶下垂，钳盆弯朝前，将左钳叶沿右手掌与胎头之间缓缓插入（图17-16），使钳叶置于胎头左侧，由助手将钳叶固定。继而放置右叶，术者右手持右叶钳柄，左手四指伸入阴道右侧壁与胎头之间，引导产钳右叶至胎头右侧（图17-17），达产钳左叶对应位置。右叶产钳在左叶产钳之上。

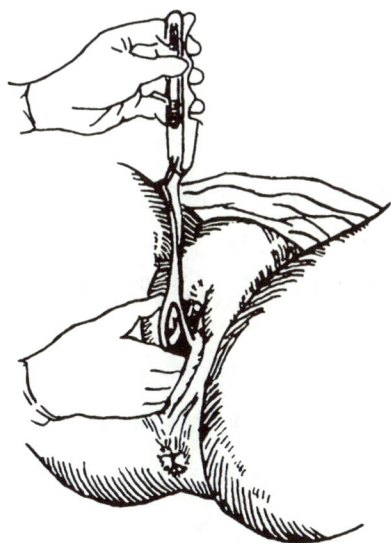

图17-16　放置左叶产钳

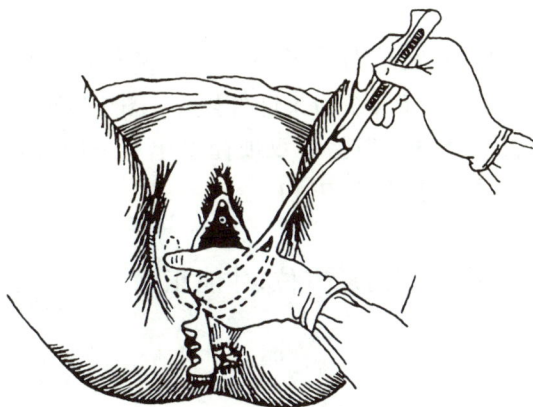

图17-17　放置右叶产钳

6.**合拢产钳**　将两钳叶柄平行交叉，扣合锁扣，钳柄对合（图17-18）。

7.**检查钳叶位置**　产钳扣合后，伸手入阴道内，检查钳叶与胎头之间有无软组织或脐带夹入，两钳叶是否分别置于胎儿面颊部位，胎头矢状缝是否在两钳叶正中。

8.**试牵产钳**　术者左手握住钳柄，右手掌固定在左手背上，并将右手中指尖抵于胎先露，向外、向下缓慢牵拉（图17-19）。如中指尖远离胎头，则表示产钳从胎头上已滑脱，须重新放置；如中指尖随产钳下降未离开胎头，则表明位置正确，可正式牵引。

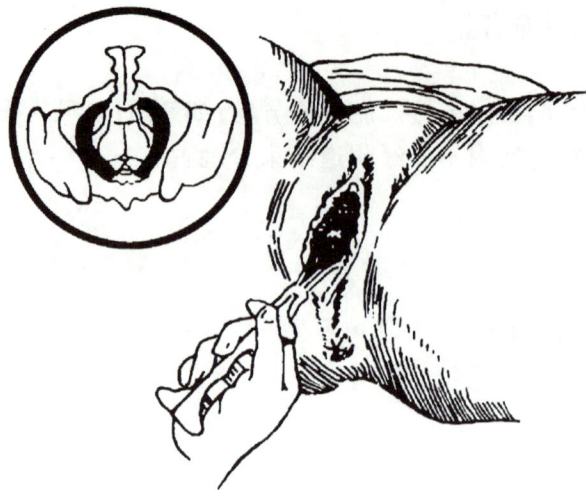

图 17-18　扣合钳锁

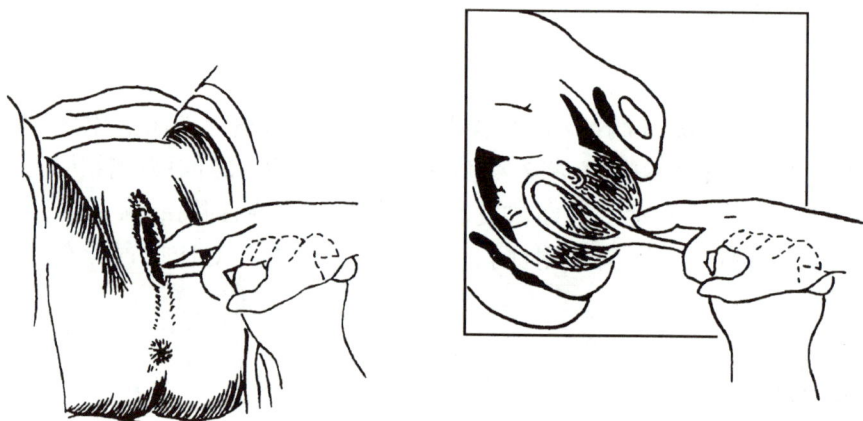

图 17-19　试牵产钳

9. 牵引　在宫缩时术者握住钳柄先向外,后稍向下,沿产轴方向进行缓慢牵拉。当先露部着冠时,逐渐将钳柄上提,使胎头仰伸娩出(图 17-20),此时助手应注意保护会阴。

10. 取下产钳　当胎头双顶径娩出后,即可取下产钳,松解钳锁,先取下右钳叶,再取下左钳叶,应顺胎头缓慢滑出(图 17-21)。

【注意事项】

1.术前必须查清胎方位,才能正确放置产钳。如放置不正确有可能导致胎儿或母体软组织损伤。

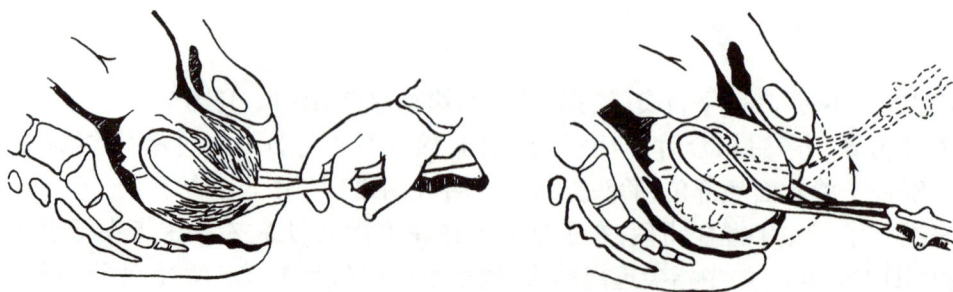

图 17-20　按产轴方向牵引

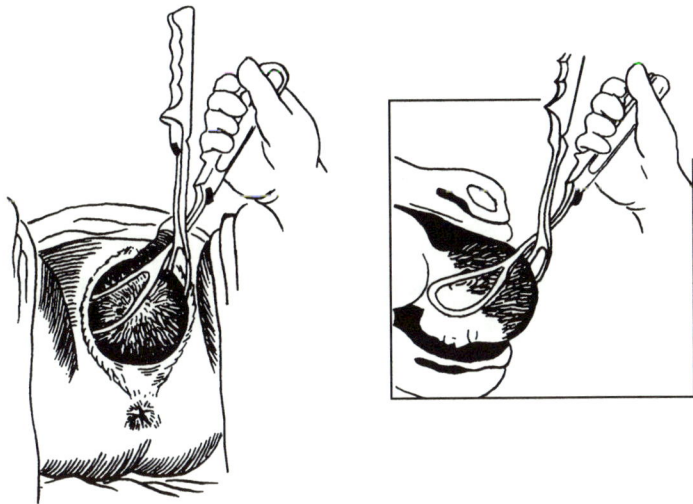

图 17-21 取下产钳

2. 牵拉产钳时用力要均匀,速度不宜过快,产钳不能左右摇晃。

3. 当胎头仰伸、额部外露时,立即停止用力,以免造成严重的会阴裂伤。

4. 胎盘娩出后,常规检查软产道有无裂伤,有裂伤给予缝合。

【护理措施】

同胎头吸引术,尤其应注意以下几点:

1. 检查新生儿产伤 注意检查新生儿有无面部软组织损伤、眼球压伤、颅内出血等,若有上述产伤,及时配合医生处理。

2. 预防产后出血 仔细检查软产道,尤其宫颈、阴道壁有无裂伤,阴道侧切伤口有无延长,会阴是否Ⅲ度裂伤,一经确诊,立即修补。

3. 缝合会阴侧斜切伤口 产钳助产者会阴侧斜切伤口相对较大,常伤及会阴浅层肌肉,应仔细缝合。

4. 预防产后尿潴留 实施产钳术的产妇,由于产程延长,膀胱黏膜受压水肿,产后易发生尿潴留,应尽早处理,必要时导尿。

ER 17-4

产钳助产术

> **知识链接**
>
> ### 阴道助产要点
>
> 英国皇家妇产科医师学会《阴道助产(2020)》指出,阴道助产与孕产妇和新生儿的患病率有关,临床中应采取相应管理策略避免不必要的阴道助产操作。阴道助产的分类需结合腹部查体及阴道检查,根据胎头位置将阴道助产分为出口阴道助产、低位阴道助产、中位阴道助产。阴道助产没有绝对的适应证,需要根据孕妇和胎儿的情况、孕妇的意愿及结合自身经验进行临床决策。不推荐联合使用产钳和胎头吸引器进行阴道助产,当胎头不能渐进性下降或遇到阻碍时,立即放弃阴道助产。若进行3次牵引胎头仍不下降,应放弃阴道助产。胎头牵引术中应用快速负压,减少手术时间,在产妇和新生儿的结局上没有差异。产科医生应根据分娩时情况和孕妇意愿决策是否行会阴侧切术,不推荐常规行会阴切开术。

第八节　臀位助产术

情境导入

　　王女士,28 岁,G₁P₀,孕 39⁺² 周,规律宫缩 8 小时入院,现宫缩 40~50s/2~3min,胎心 145 次/min,B 超提示单臀先露,LSA,胎头无仰伸,胎儿 2 500g 左右,行阴道检查:骨盆条件好,宫口扩张 4cm,胎先露:S⁺³,宫缩时阴道外口见到胎臀。助产士为其行臀位助产术,产妇顺利分娩,10 小时后娩出一健康男婴。

工作任务:

1. 该产妇行臀位助产术的适应证是什么?

2. 助产士如何配合医生进行臀位助产术?

　　臀位分娩分为自然分娩、臀位助产和臀位牵引等。臀位牵引术因胎儿臀部及下肢不能很好地扩张软产道,易致胎臂上举或后出胎头困难,臀位牵引术娩出的新生儿死亡率高。目前,臀位牵引术已逐渐被剖宫产术取代,臀位助产术即胎臀自然娩出至脐部后,胎肩及后出胎头由接产者协助娩出。

【适应证】

1. 孕周≥36 周。

2. 胎儿为单臀先露或混合臀先露,且其体重不超过 3 500g,无胎头仰伸。

3. 产道无异常。

4. 死胎或估计胎儿出生后难以存活者。

【禁忌证】

1. 胎儿足先露。

2. 胎儿窘迫。

3. 有妊娠合并症或并发症不适于阴道分娩者。

4. 胎头仰伸呈所谓"望星式"者。

5. 脐带先露或隐性脐带脱垂。

6. 有难产史者。

【术前准备】

1. 环境准备　环境安静、清洁、温湿度适宜,保护产妇隐私。

2. 用物准备　准备好后出胎头产钳及新生儿复苏物品。

3. 产妇准备　产妇取膀胱截石位,外阴常规消毒、阴道检查明确符合手术条件、铺巾,导尿排空膀胱。

【操作步骤】

　　1. 堵臀　第一产程宫口未开全,接产者应在宫缩时以右手掌垫一无菌巾堵住阴道口,阻止胎臀娩出,以利于宫颈和阴道充分扩张。"堵"的过程中,应每隔 10~15 分钟听胎心一次,并注意宫口是否开全。胎儿臀部将软产道充分扩张、宫口开全时,才能让胎儿臀部娩出。

　　2. 麻醉及会阴切开　初产妇采用阴部神经阻滞或局部浸润麻醉后做会阴侧斜切开术。

　　3. 自然娩出下肢及臀部(以骶右前位为例)　单臀先露或混合臀先露,当宫缩时应协助胎臀自然娩出至脐部。

　　4. 牵出躯干、牵引胎肩及上肢　当胎臀娩出后,术者双手握住胎儿髋关节,拇指放置在骶部,其余四指握持髋部,向下牵拉躯干,一边牵引,一边保持胎儿背部向上方向,使胎儿成俯卧姿势,双肩径与骨盆入口斜径或横径一致,以便通过骨盆入口,牵引至肋缘、肩胛下角相继露出,将胎背转向母体侧方,胎儿前肩即下降至耻骨联合下。此时,可用两种方法娩出胎肩及上肢。

(1)**滑脱法**:术者右手握持胎儿双足,向前上方提,使左肩显露于会阴,再用左手示、中指伸入阴道,由胎儿后肩及上臂滑行屈其肘关节,协助后臂及肘关节沿胸前滑出阴道,然后将胎体放低,前肩自然由耻骨弓下娩出[图13-34(1)]。

(2)**旋转胎体法**:术者双手握住胎臀,两手拇指在背侧,另四指在腹侧(不可按压胎腹),将胎背按逆时针旋转,同时稍向下牵拉,使右肩及右臂从耻骨弓下自然娩出[图13-34(2)]。然后再将胎背顺时针旋转,使左肩及左臂娩出。

5. **娩出胎头** 胎肩及上肢娩出后,将胎背转向正前方,使胎头矢状缝与骨盆出口前后径一致,在耻骨联合上方下压胎头,使胎头俯屈。术者将胎体骑跨在左前臂上,左手中指伸入胎儿口中内压下颌,食指和无名指至于胎儿上颌骨部,右手中指压低胎头枕部,食指和无名指置于胎儿双肩及锁骨上。两手一同用力沿产轴向下牵引胎头。当胎头枕部达耻骨联合下缘时,将胎体上举,以枕部为支点,使胎儿颏部、口、鼻、额部及顶部相继娩出(图13-36)。

【注意事项】

1. 脐部娩出到胎头娩出一般于2~3分钟,最长不能超过8分钟,以免因脐带受压而至死产。

2. 在堵臀的过程中,应每隔10~15分钟听一次胎心。

3. 胎头娩出时不应猛力牵拉,以防胎儿颈部过度牵拉造成臂丛神经麻痹及颅骨剧烈变形引起大脑镰和小脑幕等硬脑膜撕裂而致颅内出血。

4. 第三产程继发子宫收缩乏力易使产程延长导致产后出血,应肌内注射缩宫素或前列腺素制剂预防产后出血;同时应积极抢救新生儿窒息。

5. 应仔细检查软产道,如有裂伤应及时缝合,给予抗生素预防感染。

【护理措施】

1. 第二产程应及时做好导尿、麻醉、会阴侧斜切开术及抢救新生儿的准备;配合助产者严格按照臀位牵引术操作规程协助胎儿娩出;积极抢救新生儿。第三产程注意子宫收缩、胎盘剥离及阴道出血情况,分娩结束后需详细记录产程。

2. 注意观察并发症的发生,余护理同产钳术。

ER 17-5

臀位助产术

第九节 人工剥离胎盘术

情境导入

郭女士,27岁,G_2P_0,孕39周,曾有1次人工流产及宫腔感染史。今晨7:00阴道娩出一男活婴,体重约3 400g,当时阴道少量出血,胎儿娩出后40分钟胎盘未娩出,阴道出血量增多,共约600ml,血压110/80mmHg,脉搏110次/min。

工作任务:

1. 该产妇的临床诊断有哪些?

2. 对于该产妇的诊断依据有哪些?

3. 应给予该产妇哪些处理方法?

人工剥离胎盘术是指用手剥离并取出滞留于子宫腔内胎盘组织的手术。

【适应证】

1. 胎儿娩出后,胎盘部分剥离引起子宫出血,不到30分钟出血量已达200ml者。

2. 胎儿娩出后 30 分钟,经一般处理,胎盘仍未排出者。

3. 某些难产手术,胎儿娩出后,需立即娩出胎盘者。

【术前准备】

1. 用物准备　无菌产包、注射器、无菌导尿包、无菌手套、无菌纱布数块,阿托品注射液,哌替啶注射液,缩宫素。

2. 心理准备　向产妇讲解人工剥离胎盘的目的,指导产妇如何配合,解除产妇的恐惧。

【操作步骤】

1. 产妇取膀胱截石位,导尿以排空膀胱。

2. 重新消毒外阴,更换无菌手套。

3. 按医嘱肌内注射哌替啶 50~100mg 用于麻醉镇痛。

4. 术者一手在腹壁紧握并下推子宫,另一手五指合拢成圆锥状,沿脐带伸入宫腔,触及胎盘边缘。宫腔内的手掌展开,四指并拢,手背紧贴宫壁,进入胎盘与子宫壁之间,以手掌的尺侧缘做钝性剥离(图 17-22)。待整个胎盘剥离后,将胎盘握在手掌中取出。

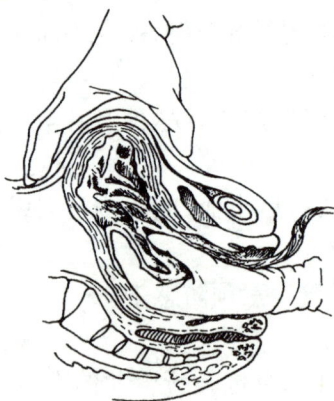

（1）徒手剥离胎盘侧面观　　　　　（2）徒手剥离胎盘正面观

图 17-22　徒手剥离胎盘侧面观及正面观

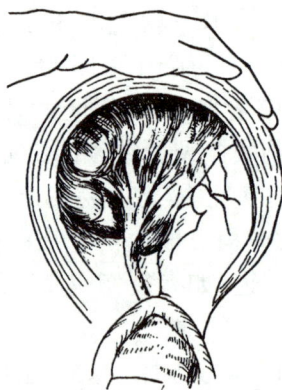

5. 检查胎盘胎膜,如不完整,可再探查子宫腔,或用干纱布擦拭宫腔,或用大刮匙轻轻搔刮宫腔,清除残留的胎盘胎膜。

【注意事项】

1. 徒手剥离胎盘应一次完成,因反复进出宫腔会增加感染机会。

2. 当剥离胎盘时,应触摸清胎盘与子宫壁的接触面,操作轻柔,切忌强行剥离和抓挖子宫壁,防止穿破子宫壁。如发现胎盘与子宫壁之间无明显界限,且有根样组织扎进子宫壁,找不到疏松剥离面时,应考虑胎盘植入,立即停止操作,必要时切除子宫。

3. 术后注射缩宫素预防产后出血,给抗生素预防感染。

【护理措施】

1. 病情监护　术中严密观察产妇生命体征、阴道出血、子宫收缩情况,及时做好输血准备。

2. 配合治疗　配合医生尽快完整娩出胎盘,遵医嘱给予抗生素和缩宫素。

3. 心理护理　向产妇解释此项手术的必要性,身旁有专人留守解除产妇恐惧、指导产妇术中配合。

第十节　剖宫产术

情境导入

王女士,36 岁,G₁P₀,孕 39 周,"阵发性腹痛 2 小时"入院。产科检查:宫高 36cm,腹围 100cm,LSA,先露未入盆,胎心 130 次/min,宫缩 30~40s/5~6min。B 超提示:混合臀先露,单活胎,双顶径(BPD)0.5cm,估计胎儿体重约 3 700g。入院 1 小时后,胎心监护提示胎心突然下降,波动在 100 次/min 左右,行阴道检查:宫颈展平,宫口扩张 3cm,胎膜未破,臀先露,先露前触及搏动的条索状物,需紧急剖宫产终止妊娠,产妇较紧张。

工作任务:

1. 作为助产士,如何为王女士做术前指导,减轻她紧张恐惧的心理?
2. 针对王女士情况,术后应给予哪些健康指导?

剖宫产术(cesarean section)是指妊娠≥28 周,经切开腹壁及子宫壁取出胎儿及其附属物的手术。20 世纪 70 年代以来剖宫产术已被广泛应用于临床。由于剖宫产技术的不断提高,对母婴相对较安全,但也存在感染、出血和脏器损伤的危险,甚至造成各种严重并发症,如出血、羊水栓塞、感染、盆腔脏器损伤、器官粘连、子宫瘢痕等,对产妇的健康和安全造成威胁。因此,产科工作者应严格掌握手术适应证,提高手术质量,严格无菌操作,做好围手术期的各项工作。

【适应证】

(一)母体方面

1. **产道异常**　如骨盆狭窄、软产道异常,有瘢痕组织或盆腔肿瘤阻碍先露下降者。
2. **产力异常**　如子宫收缩乏力经处理无效者。
3. **胎位异常**　如持续性枕后位、枕横位不能经阴道分娩者;初产妇臀先露,胎儿较大,产力不佳者,应适当放宽指征。
4. **妊娠合并症或并发症**　产前出血者或心脏病等全身性疾病未能控制者。
5. **其他因素**　有剖宫产史或子宫有瘢痕者;有先兆子宫破裂征象者;引产或阴道助产失败,需短期内结束分娩者;高龄初产妇、多年不孕或有异常分娩史无子女者。

(二)胎儿方面

1. 胎儿窘迫或胎盘功能明显减退者,羊水过少短时间内不能经阴道分娩者。
2. 脐带脱垂,胎心良好,估计短时间内不能经阴道分娩者。
3. 双胎妊娠等可适当放宽指征。

【术前准备】

1. 物品准备

(1)剖宫产手术包 1 个,内有 25cm 不锈钢盆 1 个,弯盘 1 个,卵圆钳 6 把,1 号、7 号刀柄各 1 把,解剖镊 2 把,小无齿镊 2 把,大无齿镊 1 把,18cm 弯血管钳 6 把,10cm、12cm、14cm 直血管钳各 4 把,组织钳 4 把,持针器 3 把,吸引器头 1 个,阑尾拉钩 2 个,腹腔双头拉钩 2 个,刀片 3 个,双层剖腹单 1 块,手术衣 6 件,治疗巾 10 块,纱布垫 4 块,纱布 20 块,手套 6 副,1 号、4 号、7 号丝线各 1 个,肠线若干包。

(2)断脐包 1 个,内有血管钳 2 把,剪刀 1 把,消毒棉签,脐带卷等;新生儿复苏用品,如气管插管、吸氧面罩及急救药品等;新生儿衣物、包被及尿布等。

2. 心理准备

告之产妇及家属剖宫产的目的,耐心解答有关疑问,缓解其焦虑。告之可能出现的并发症,请家属签字。

3. 肠道准备

择期剖宫产者,手术前日晚上进流食,当日早晨禁饮、禁食,急诊剖宫产需立即禁饮、禁食。

4.其他 进行交叉配血试验、药物敏感试验,备血;术前禁用呼吸抑制剂;腹部准备同一般开腹手术;留置导尿。

【体位】

一般取仰卧位,为防止仰卧位低血压综合征的发生,亦可取左侧倾斜 10°~15° 卧位。

【麻醉方式】

首选硬膜外麻醉,也可用局部麻醉加强化麻醉,必要时可用全身麻醉。

【术式选择】

1.子宫下段剖宫产 切口在子宫下段,在膀胱腹膜反折下方,此处宫壁薄,出血少,切口容易愈合,感染、粘连及再次孕产子宫破裂机会相对较少,为目前临床最常用的剖宫产术式。

2.新式剖宫产术 是改进后的子宫下段剖宫产术。其特点是子宫肌层全层缝合及不缝合腹膜、膀胱反折腹膜的方法。关腹方法为连续缝合筋膜,皮肤及皮下脂肪全层缝合。

3.子宫体部剖宫产 切口在子宫体部。特点是操作简单,但切口处宫壁厚、出血多,术后与腹腔脏器易粘连、感染,切口愈合不如子宫下段术式,再次妊娠瘢痕裂开可能性大,故已极少采用。子宫体部剖宫产仅用于前置胎盘等为抢救产妇和胎儿需紧急剖宫产者。

4.腹膜外剖宫产 剖宫产术各步骤未进入腹腔,均在腹膜外进行,需分离推开膀胱暴露子宫下段,手术较复杂。因可避免手术对腹腔内脏器功能干扰及感染扩散,且术后恢复快等优点,故对于胎膜早破、严重宫腔感染者尤为适用。但未进入产程者或为紧急抢救产妇及胎儿者不宜采用。

5.剖宫产子宫切除术 剖宫产娩出胎儿、胎盘后立即行子宫切除术,适用于胎盘早剥、羊水栓塞所致子宫胎盘卒中、子宫收缩乏力大出血难以控制或合并严重子宫感染者。

【手术步骤】

(一)子宫下段剖宫产术

1.准备 常规消毒腹部皮肤、铺巾。

2.切开腹壁 取下腹正中纵切口或耻骨联合上横切口,长约 12cm,逐层切开腹壁,进入腹腔。

3.探查 探查子宫体有无右旋、子宫下段伸展情况及有无胎盘附着,胎头位置、高低、大小。扶正子宫位置,塞入生理盐水纱布,保护肠管。

4.剪开膀胱腹膜反折 在膀胱腹膜反折外下 2cm 处,横形剪开一小口,继向两侧弧形剪开膀胱子宫反折腹膜,延长至约 12cm(图 17-23)。注意弧形凹面向上,距圆韧带约 2cm,以防损伤宫旁及韧带内的血管丛。用鼠齿钳提起切口下缘,用手指下推膀胱,将膀胱与子宫下段钝性分离,暴露子宫下段(图 17-24)。

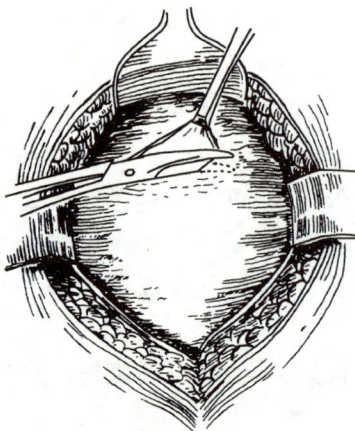

图 17-23　弧形剪开膀胱子宫反折腹膜　　　　　图 17-24　下推膀胱

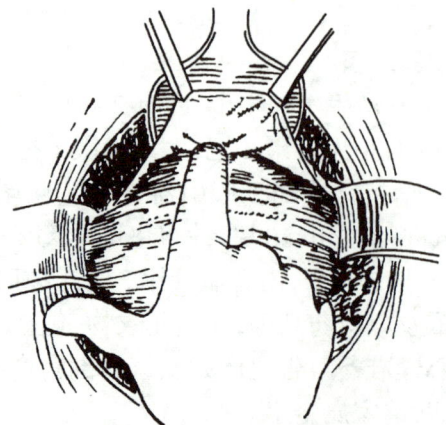

5. 切开子宫　在已暴露的子宫下段正中做一小横切口约 3cm（图 17-25），直达宫腔，尽可能勿刺破胎膜。用血管钳刺破胎膜，尽量吸净羊水后，术者用两手示指，向左右两侧将切口钝性撕开长 10~12cm（图 17-26）。

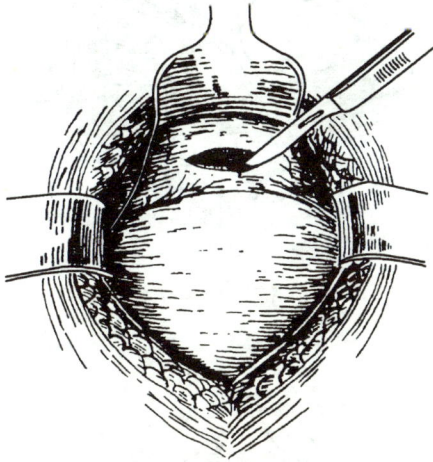

图 17-25　切开子宫

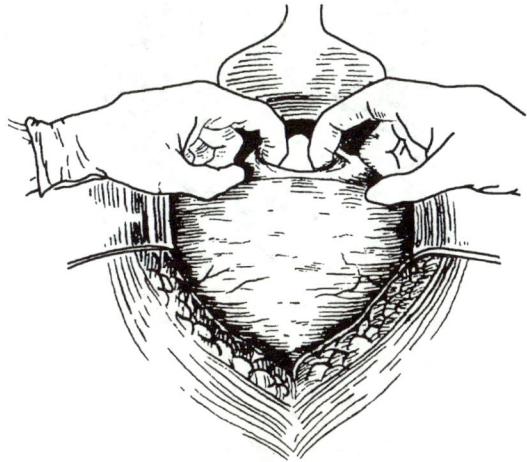

图 17-26　钝性扩大切口

6. 娩出胎儿　术者一手伸入宫腔，绕过胎头最低点，托起胎头，另一手于子宫底部加压，协助娩出胎头（图 17-27）。胎头娩出后立即清除口、鼻腔黏液，胎体相继娩出。若为臀先露，则牵出胎足，按臀位牵引法协助娩出（图 17-28），胎儿娩出后再清除口、鼻腔黏液与羊水。断脐后，新生儿交助手处理。在子宫体或静脉注入 10U 缩宫素或麦角新碱 0.2mg，妊娠期高血压疾病及妊娠合并心脏病者禁用麦角新碱。

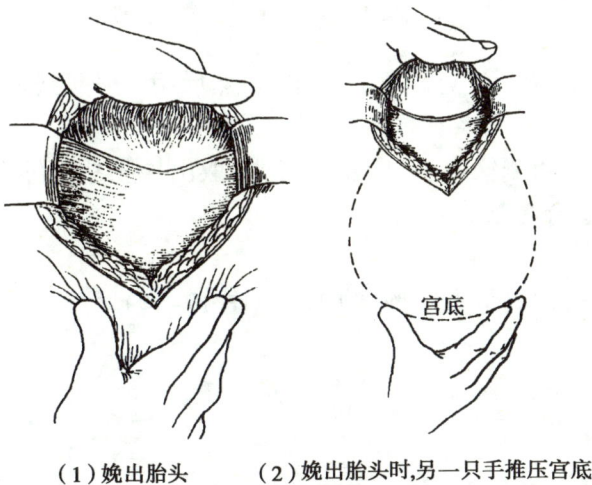

（1）娩出胎头　　（2）娩出胎头时，另一只手推压宫底

图 17-27　娩出胎头

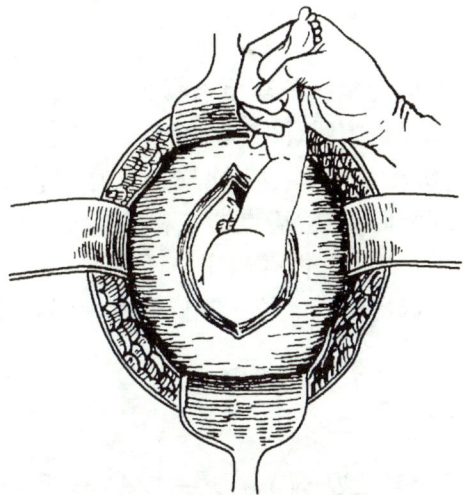

图 17-28　臀位牵引娩出胎儿

7. 娩出胎盘　胎儿娩出后，用卵圆钳或组织钳钳夹子宫切口边缘及左右角（图 17-29），稍等胎盘自然剥离，若出血多或不能自然剥离者，徒手剥离胎盘并娩出（图 17-30）。继用卵圆钳夹持干纱布，擦拭子宫腔两遍，擦净宫腔内残留的胎盘、胎膜组织。

8. 缝合子宫壁切口　用 1 号肠线缝合，第一层做全层连续或间断缝合，勿穿透子宫内膜（图 17-31），第二层做连续褥式包埋缝合子宫下段浅肌层（图 17-32）。

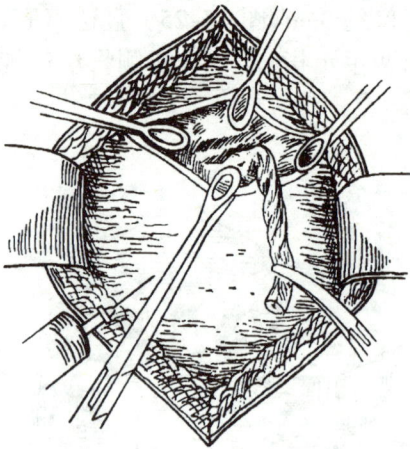

图 17-29　卵圆钳钳夹子宫切口边缘止血

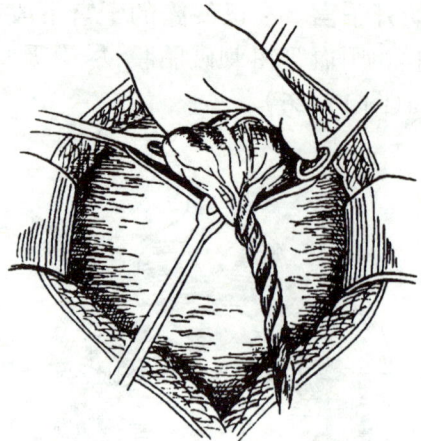

图 17-30　徒手剥离胎盘并娩出

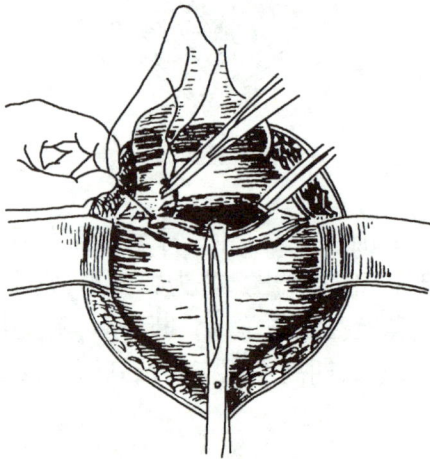

图 17-31　连续缝合内层肌

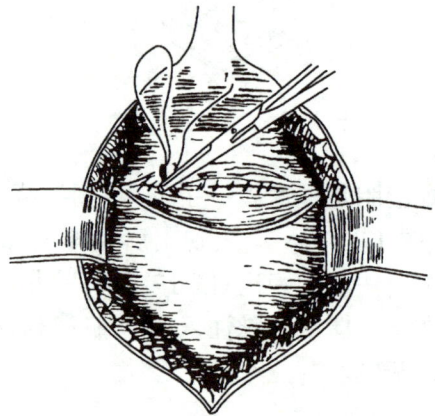

图 17-32　连续缝合外层肌

9. 缝合膀胱子宫反折腹膜　检查子宫缝合口,特别注意两角有无出血,然后用 1 号肠线连续缝合膀胱反折腹膜(图 17-33)。

10. 缝合腹壁　再次检查子宫缝合处无渗血,两侧输卵管、卵巢无异常,取出护肠盐水纱布,彻底清理腹腔积液,清点器械和纱布无误后,逐层缝合腹壁。

(二) 新式剖宫产术

1. 选择切口　位于双侧髂前上棘连线下 3cm,切口呈直线型,约 15cm(图 17-34)。

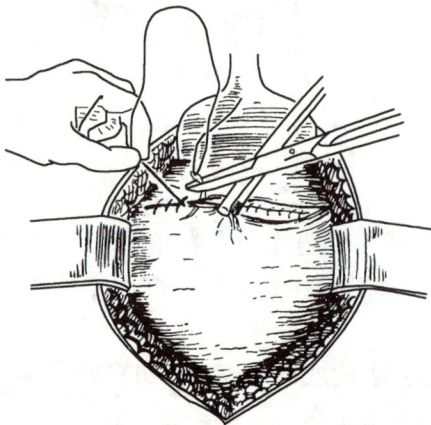

图 17-33　缝合膀胱子宫反折腹膜

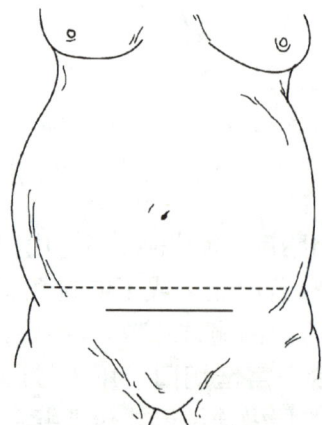

图 17-34　新式剖宫产切口的选择

2. 切开皮肤 一般在消毒前设计切口位置、长度,可用血管钳钳夹做出标志,只切开皮肤。

3. 切开皮下脂肪、筋膜进入腹膜外腔 于切口中间向下切开脂肪层2~3cm达筋膜层,再将筋膜切开2~3cm(图17-35),用直剪刀向两侧剪开筋膜层,暴露腹直肌。术者与助手配合向两侧钝性撕开皮下脂肪和腹直肌,暴露腹膜外腔(图17-36)。

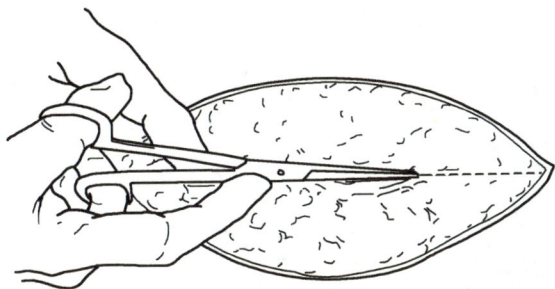

图 17-35　剪开筋膜层

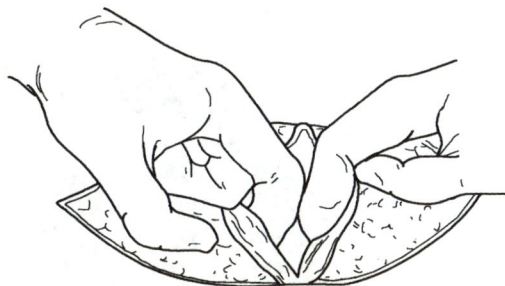

图 17-36　撕拉腹直肌

4. 切、撕开腹膜 用止血钳夹起腹膜,确认无误后将腹膜剪一小口,然后横向撕开,暴露子宫下段(图17-37)。

5. 切开子宫 子宫切口选择在距膀胱上缘约3cm,于子宫下段肌层中央切开2~3cm横口,勿切破胎膜,术者两手配合向两侧撕开子宫肌层扩大切口达10~12cm。

6. 手取胎儿胎盘 刺破胎膜,吸净羊水,按分娩机制娩出胎儿,胎儿娩出后立即手取胎盘,用干纱布擦拭宫腔。

7. 缝合子宫切口 将子宫暴露于切口外,按摩子宫,必要时用缩宫素,用组织钳钳夹子宫切口下缘中间部位。对尚未临产的产妇,用宫颈扩张器扩张宫颈,以免术后宫腔积血。用1号肠线自子宫切口一侧全层锁边缝合切口,若有出血,再单独缝合止血。

8. 缝合腹壁切口 探查子宫及双侧附件无异常,清除凝血块,用1号肠线连续缝合筋膜层,对合脂肪和皮肤,用普通丝线将脂肪和皮肤一起缝合,一般采用垂直褥式缝合,仅缝合3针。

(三)子宫体部剖宫产

操作步骤与子宫下段剖宫产不同之处如下:

1. 切口与切开腹壁 取正中或旁正中切口,为便于暴露子宫体,应较子宫下段剖宫产切口略高,根据皮肤弹性,可于耻骨联合上方4~5cm至脐旁上2~3cm。

2. 切开子宫 在子宫前壁正中做纵切口4~5cm,然后用剪刀延长切口至10~12cm(图17-38)。

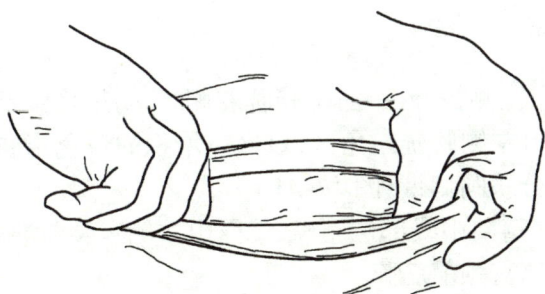

图 17-37　撕开腹膜暴露子宫下段

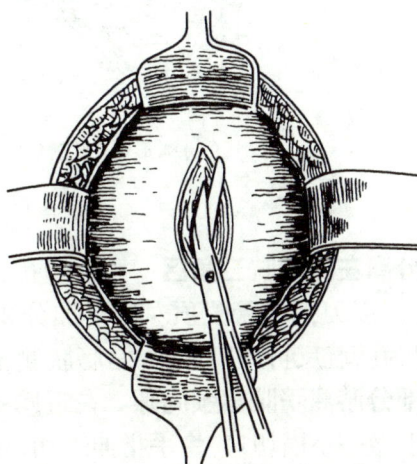

图 17-38　子宫体部纵切口

3. **娩出胎儿** 破膜后,吸净羊水,一手伸入宫腔,握住胎足以臀位娩出。

4. **缝合子宫切口** 因子宫体部肌层较厚,故需用 1 号肠线缝合 3 层。第一层间断缝合近子宫内膜侧 1/2 肌层,勿穿透内膜。第二层间断缝合近浆膜层的 1/2 肌层。第三层连续包埋缝合浆肌层(图 17-39)。

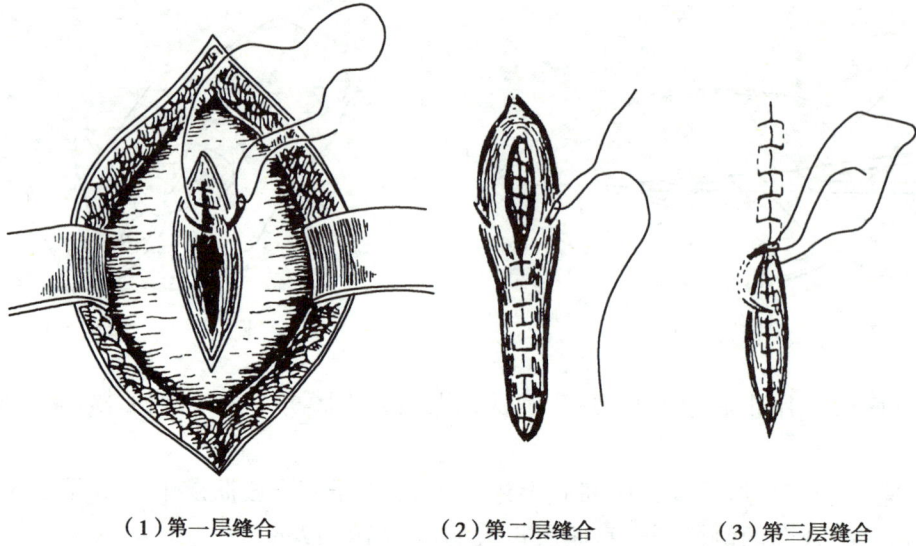

（1）第一层缝合　　　　　　（2）第二层缝合　　　　　　（3）第三层缝合

图 17-39　缝合子宫切口

（四）腹膜外剖宫产术

麻醉、术前准备、体位及腹部切口均同于子宫下段剖宫产,只是不打开腹膜,分离膀胱腹膜与膀胱,暴露出子宫下段不入腹腔。多采用顶入法和侧入法相结合,其较为容易分离反折腹膜。

1. **切开膀胱前筋膜** 在距膀胱顶缘 2~3cm 处中点用止血钳分离膀胱前筋膜,并用剪刀向两侧剪开,左侧达膀胱左侧壁,按上法逐层分离膀胱前筋膜(图 17-40),直达膀胱肌层。

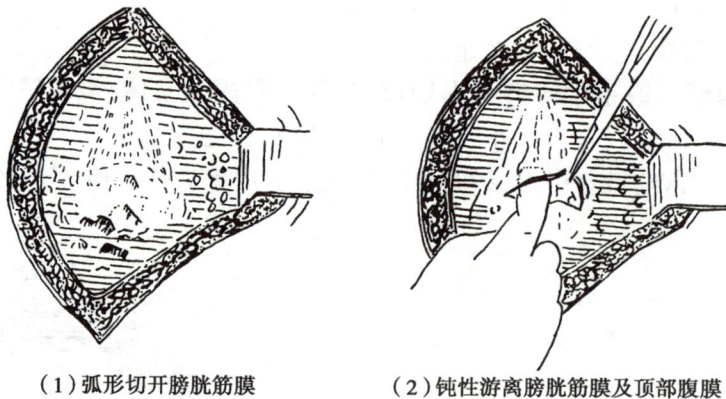

（1）弧形切开膀胱筋膜　　　　　（2）钝性游离膀胱筋膜及顶部腹膜

图 17-40　切开剥离膀胱前筋膜

2. **分离左侧膀胱三角区** 用腹壁拉钩将腹直肌向左侧拉开,暴露出膀胱左侧缘,勿损伤腹壁下动、静脉。以刀柄沿膀胱顶左侧稍加分离,即能暴露出左侧膀胱三角区,该区以堆积的黄色脂肪为界,上界为膀胱反折腹膜,下界是膀胱侧缘,外侧为部分脐圆韧带(图 17-41)。

3. **部分游离膀胱宫颈间隙** 在近膀胱角处将膀胱壁向中线部位剥离,暴露出左侧宫颈前筋膜,并在其上做一小横切口,将手指伸入切口内行钝性剥离宫颈前筋膜。

4. **分离膀胱反折腹膜** 宫颈前筋膜被分离后,即可清楚地见到左侧脐圆韧带附着腹膜处和左侧膀胱的起始处。在直视下将反折腹膜及膀胱向右侧钝性剥离,附着较紧处可行锐性分离。这样较多地推下膀胱,暴露出子宫下段(图 17-42)。

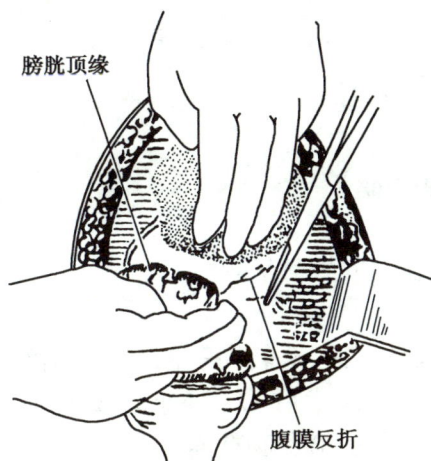

图 17-41　暴露膀胱三角区

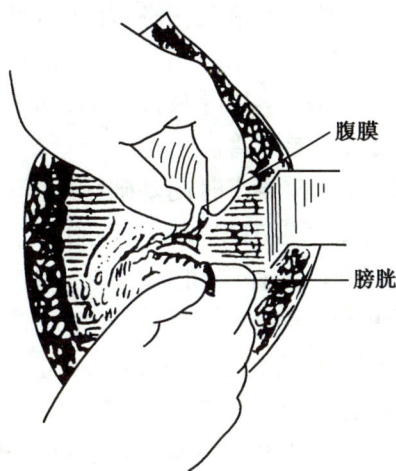

图 17-42　分离膀胱反折腹膜

5. **切开子宫**　取出胎儿、胎盘,缝合子宫同子宫下段剖宫产术式。

6. **复位膀胱**　以 1 号肠线缝合膀胱筋膜。检查膀胱左侧三角区,有无出血。

7. **逐层缝合腹壁。**

【注意事项】

1. **子宫切口的选择**　切口够大、部位适宜是预防术中出血及顺利娩出胎头的关键。子宫下段横切口应选择相当胎头最大周径的部位,胎头位置较高或较低,切口可适当调整,但不宜超出子宫下段。如切口下有胎盘附着,应改为跨子宫上下段的纵切口或子宫体部切口。切口的大小应根据胎头的大小而决定。钝性撕开切口时,要注意子宫右旋的特点,避免切口偏向一侧损伤子宫动脉,造成大出血。向左右两侧延伸切口勿用暴力,遇到阻力大即停止。如切口不够大时,可向上做弧形剪开。

2. **胎头娩出困难的处理**　胎头娩出困难时,应及时分析原因。常见的原因为腹壁或子宫切口过小、胎头位置过低或高浮、枕后位等,应针对原因行相应处理。延长腹壁切口应注意皮肤与筋膜之阻力;当子宫切口过小时,可于切口上缘中点向上做 T 形切口。胎头嵌入骨盆过深,术者可用手伸入宫腔握住胎足以臀位娩出,或用单叶产钳娩出,或由助手经阴道上推胎头娩出。胎头位置不正应矫正后娩出。

3. **对齐解剖层次**　子宫切口缝合必须解剖层次清楚,对合整齐,不留死腔,缝线松紧适度,以防伤口愈合不良。

4. 术中仔细清理宫腔,防止胎膜胎盘残留,有感染可能者用 0.5% 甲硝唑冲洗宫腔,以防术后宫腔感染。

5. 关腹前清除腹腔的羊水及积血,以防术后感染与粘连。

6. 术毕常规行阴道检查,如宫颈口未扩张,可用示指使之扩张,同时另一手按压宫底,排出宫腔与阴道积血。

【护理措施】

1. **术前准备**

(1)向产妇进行解释并给予安慰,使其解除恐惧。

(2)**备皮**:行择期剖宫产的产妇,术前嘱产妇沐浴、洗发、剪指(趾)甲。腹部和外阴部按一般妇科手术备皮范围准备。

(3)重新测量产妇生命体征,复核各项辅助检查结果,如有异常及时报告医生。

(4)药物过敏试验:如普鲁卡因、青霉素等药物过敏试验。

(5)核实交叉配血情况,并做好输血准备。

(6)指导产妇练习术后病床上翻身、饮水、用餐、咳嗽、吐痰等技巧。

(7)术前4小时禁用呼吸抑制剂,如吗啡,以防新生儿窒息。

(8)安放留置导尿管。

(9)按医嘱术前半小时用基础性麻醉药物(阿托品0.5mg)。

(10)在腹部消毒前须常规复查胎心率并记录。

(11)做好新生儿保暖和抢救准备,如新生儿急救器械、药品、氧气等。

2.术后护理

(1)产妇回病室后,全身麻醉患者应有专人护理,去枕平卧,头转向一侧,及时清除呕吐物及呼吸道分泌物,避免吸入性肺炎;硬膜外麻醉患者,平卧6小时,术后12~24小时改半卧位,2~3天可坐起,以利于恶露排出。协助产妇翻身,鼓励产妇早下床活动,避免肠粘连。

(2)严密观察并定时监测血压、脉搏、呼吸、输液管、导尿管及腹部切口等的情况,并记录。术后24小时拔除导尿管。

(3)指导产妇在翻身、咳嗽时轻按腹部两侧以减轻疼痛,必要时按医嘱给予止痛药物,如哌替啶等。

(4)术后24小时内注意观察阴道流血及子宫收缩情况,流血多者及时按摩子宫,并按医嘱给予促子宫收缩的药物。

(5)术后母儿无特殊情况,在麻醉清醒后可抱新生儿接触、吸吮乳头。热敷乳房,指导产妇的哺乳姿势,做好乳房护理。

(6)术后6~12小时进流质饮食,以后根据胃肠功能恢复情况,改半流质及普通饮食。不能进食或进食不足者,应给静脉补充液体及电解质。

(7)预防感染:遵医嘱使用抗生素,擦洗外阴每日2次,避免上行感染。每日观察腹部切口有无渗血、血肿、红肿、硬结等。观察恶露性状及气味,子宫复旧情况,发现异常及时报告医生并配合处理。

(8)健康指导

1)注意外阴卫生:指导产妇保持外阴清洁。

2)补充营养:术后每日应给予高热量、高蛋白、高纤维素的食物。

3)保健操:嘱产妇出院后坚持做产后保健操,积极参加合适的体育锻炼,以利于体力恢复。

4)产后复查:告知产妇于产后42天到门诊复查,了解各器官特别是生殖器官的恢复情况、乳房及泌乳情况。

5)避孕:指导产妇产后6周内禁止性生活,产后落实避孕措施,术后应至少避孕2年方可再孕,以免再次妊娠发生子宫破裂。

(崔 萱 李咏冰 薛凯凯)

思考题

1. 田女士,27岁,流产1次,G_2P_0。临产12小时后于今日11:00经阴道娩出一男活婴,体重3 400g,胎儿娩出后30分钟胎盘未娩出,阴道出血量约600ml,血压110/70mmHg,脉搏110次/min。

请思考:

(1)该产妇的临床诊断有哪些?

（2）应给予哪些处理方法？

2. 郝女士，34 岁，G_1P_0，孕 40 周，已临产 16 小时，宫口已开全 3 小时，头先露，胎头双顶径达坐骨棘水平下 1cm，胎心率 100 次/min，会阴较紧。B 超提示：胎头双顶径 9.5cm。

练习题

请思考：

（1）对于该产妇应如何处理？

（2）给予上述处理的适应证是什么？

（3）进行处理的注意事项有哪些？

［1］谢幸,孔北华,殷涛.妇产科学［M］.9 版.北京:人民卫生出版社,2018.

［2］魏碧蓉.助产学［M］.2 版.北京:人民卫生出版社,2019.

［3］余艳红,陈叙.助产学［M］.北京:人民卫生出版社,2017.

［4］余艳红,杨慧霞.助产学［M］.2 版.北京:人民卫生出版社,2023.

［5］安力彬,陆虹.妇产科护理学［M］.7 版.北京:人民卫生出版社,2022.

［6］王玉琼,莫洁玲.母婴护理学［M］.3 版.北京:人民卫生出版社,2017.

［7］丁焱,李笑天.实用助产学［M］.北京:人民卫生出版社,2018.

［8］刘兴会,贺晶,漆洪波.助产［M］.北京:人民卫生出版社,2018.

［9］杨小玉,柳韦华.助产学［M］.北京:中国医药科技出版社,2018.

［10］丁文龙,刘学政.系统解剖学［M］.9 版.北京:人民卫生出版社,2018.

［11］曹皓宁,刘兴会,吴琳.2022 年 FIGO 产后出血指南解读［J］.实用妇产科杂志,2023,39（03）:188-191.

［12］中华医学会妇产科学分会产科学组.羊水栓塞临床诊断与处理专家共识（2018）［J］.中华妇产科杂志,2018,53（12）:831-835.

［13］中华医学会妇产科学分会产科学组,中华医学会围产医学分会,中国妇幼保健协会妊娠合并糖尿病专业委员会.妊娠期高血糖诊治指南（2022）:第一部分［J］.中华妇产科杂志,2022,57（1）:3-12.

［14］中华医学会妇产科学分会产科学组.前置胎盘的诊断与处理指南（2020）［J］.中华妇产科杂志,2020,55（1）:3-8.

53检